U0802007

中医基础与疾病临床

主编　袁周萍　刘西华　王　玮　周绍龙
赵贤忠　裴永斌　王　新

黑龙江科学技术出版社
HEILONGJIANG SCIENCE AND TECHNOLOGY PRESS

图书在版编目(CIP)数据

中医基础与疾病临床 / 袁周萍等主编. -- 哈尔滨：黑龙江科学技术出版社，2024.7. -- ISBN 978-7-5719-2494-2

Ⅰ. R22

中国国家版本馆CIP数据核字第2024A6C000号

中医基础与疾病临床

ZHONGYI JICHU YU JIBING LINCHUANG

主　　编　袁周萍　刘西华　王　玮　周绍龙　赵贤忠　裴永斌　王　新

责任编辑　包金丹

封面设计　宗　宁

出　　版　黑龙江科学技术出版社

地址：哈尔滨市南岗区公安街70-2号　邮编：150007

电话：（0451）53642106　传真：（0451）53642143

网址：www.lkcbs.cn

发　　行　全国新华书店

印　　刷　黑龙江龙江传媒有限责任公司

开　　本　787 mm×1092 mm　1/16

印　　张　23.5

字　　数　595千字

版　　次　2024年7月第1版

印　　次　2024年7月第1次印刷

书　　号　ISBN 978-7-5719-2494-2

定　　价　198.00元

【版权所有，请勿翻印、转载】

编委会

主　编

袁周萍　刘西华　王　玮　周绍龙

赵贤忠　裴永斌　王　新

副主编

温鑫皓　王雨笋　赵海荣　李　怡

李传宾　张　旭

编　委（按姓氏笔画排序）

王　玮（山东省泰安市泰山区徐家楼街道社区卫生服务中心）

王　新（山东省邹平市高新街道社区卫生服务中心）

王雨笋（莱州市人民医院）

刘西华（山东省枣庄市山亭区人民医院）

孙博雅（青岛市即墨区中医医院）

李　怡（山东医药技师学院）

李传宾（山东省邹平市明集中心卫生院）

张　旭（邯郸市武安市中医院）

周绍龙（山东省莱州市朱桥中心卫生院）

赵贤忠（曹县县立医院）

赵海荣（枣庄市峄城区中医院）

袁周萍（日照市中医医院）

温鑫皓（招远市人民医院）

裴永斌（枣庄市山亭区城头镇卫生院）

前言

FOREWORD

中医学有着数千年的悠久历史，是中华民族在长期医疗实践和生活实践中积累而成的具有中国文化特色的医学体系。随着科学技术的飞速发展，临床中医学的基础知识和诊疗技术都取得了长足的进步，许多病症的病因、病机的认识已日益明确和深化，诊断、辨证分型上有了进一步规范，防病、治病方法上也有了许多创新。鉴于此，为了拓宽临床中医科医师的知识领域，了解和掌握病症的诊断方法与治疗规范，提高医学水平，编者在参阅大量文献的基础上，结合自身多年来的临床工作经验，编写了《中医基础与疾病临床》一书。

本书以辨证论治为核心，以继承和发展中医学基本理论、更好地指导中医临床实践为目标，重点阐述了临床常见科室病证的中医治疗。本书首先对中医基础内容进行了简要介绍，包括中医诊断方法、针灸治疗技术、临床常用中药及五运六气；然后详细阐述了临床常见科室病证的辨证治疗、针灸治疗与推拿治疗；最后简单介绍了常见病证的中西医结合治疗。本书既继承了历代医家的学术思想和临床经验，同时又汲取了现代中医在理论与实践方面的新成就、新进展、新技术。本书结构层次清楚，资料翔实，简明实用，体现了严谨科学、与时俱进的创新性。本书内容新颖、专业度高、实用性强，适合中医科医师参考使用，同时也可供中医院校医学生学习和参考。

在本书的编写过程中，编者付出了巨大努力。但由于编写经验不足，加之编写时间仓促，疏漏或不足之处恐在所难免，恳请广大读者和同行批评指正，以便改进、提高，使之逐步完善。

《中医基础与疾病临床》编委会

2024年5月

目录

CONTENTS

第一章　中医诊断方法

第一节　望　诊

望诊是医师运用视觉观察患者的神色形态、局部表现，通过舌象、分泌物和排泄物色质的变化来诊察病情的方法。望诊应在充足的光线下进行，以自然光线为佳。

一、全身望诊

全身望诊主要是望患者的精神、面色、形体、动态等，从而对病性的寒热虚实，病情的轻重缓急形成总体的认识。

（一）望神

神，广义是指高度概括的人体生命活动的外在表现，狭义是指神志、意识、思维活动。望神即通过观察人体生命活动的整体表现来判断病情。

1.得神

得神多见精力充沛，神志清楚，表情自然，言语正常，反应灵敏，面色明润含蓄，两目灵活明亮，呼吸顺畅，形体壮实，肌肉丰满等。

2.少神

少神多见于神气不足，精神倦怠，动作迟缓，气短懒言，反应迟钝，面色少华等。

3.失神

失神多见于神志昏迷，或烦躁狂乱，或精神萎靡；目光呆滞或晦暗无光，转动迟钝；形体消瘦，或全身水肿；面色晦暗或鲜明外露；还可见到呼吸微弱，或喘促鼻翼翕动，甚则猝然仆倒，目闭口开，手撒遗尿，或搓空理线，寻衣摸床等。

4.假神

假神多见大病、久病、重病之人，精神萎靡，面色晦暗，声低气弱，懒言少食，病未好转，突然见精神转佳，两颊色红如妆，语声清亮，喋喋多言，思食索食等。也称“回光返照”“残灯复明”。

（二）望色

望色是指通过观察皮肤色泽变化以了解病情的方法，能了解脏腑功能状态和气血盛衰、病邪的性质及邪气部位。

1.常色

正常的面色与皮肤色包括主色与客色。

(1)主色:终身不变的色泽。

(2)客色:受季节、气候、生活和工作环境、情绪及运动的因素影响所致气色的短暂性改变。

2.病色

病色包括五色善恶与五色变化。五色善恶主要通过色泽变化反映出来,明润光泽而含蓄为善色;晦暗枯槁而显露为恶色。五色变化主要表现有青、赤、黄、白、黑五色,主要反映主病、病位、病邪性质和病机。

(1)青色:主寒证、痛证、惊风、血瘀。

(2)赤色:主热。

(3)黄色:主湿、虚、黄疸。

(4)白色:主虚、寒、失血。

(5)黑色:主肾虚、水饮、瘀血。

(三)望形体

形体指患者的外形和体质。

1.胖瘦

胖瘦主要反映阴阳气血的偏盛偏衰的状态。

2.水肿

面浮肢肿而腹胀为水肿证;腹胀大如裹水,脐突、腹部有青筋是臌胀之证。

3.瘦瘪

大肉消瘦,肌肤干瘪,形肉已脱,为病情危重之恶病质。小儿发育迟缓,面黄肌瘦,或兼有胸廓畸形,前囟迟闭等,多为疳积之证。

(四)望动态

动态指患者的行、走、坐、卧、立等体态。

1.动静

阳证、热证、实证者多以动为主;阴证、寒证、虚证者多以静为主。

2.咳喘

呼吸气粗,咳嗽喘促,难于平卧,坐而仰首者,是肺有痰热,肺气上逆之实证;喘促气短,坐而俯首,动则喘甚,是肺虚或肾不纳气;身肿心悸,气短咳喘,喉中痰鸣,多为肾虚水泛,水气凌心射肺之证。

3.抽搐

抽搐多为动风之象。手足拘挛,面颊牵动,伴有高热烦渴者,为热盛动风;伴有面色萎黄,精神萎靡者,为血虚风动;手指震颤蠕动者,多为肝肾阴虚,虚风内动。

4.偏瘫

猝然昏仆,不省人事,偏侧手足麻木,运动不灵,口眼㖞斜,为中风偏枯。

5.痿痹

关节肿痛,屈伸不利,沉重麻木或疼痛者,多是痹证;四肢痿软无力,行动困难,多是痿证。

二、局部望诊

局部望诊是对患者的某些局部进行细致的观察以了解病情的方法。

(一)望头面

头部过大过小均为异常,多由先天不足而致;囟门陷下或迟闭,多为先天不足或津伤髓虚;面肿者,或为水湿泛溢,或为风邪热毒;腮肿者,多为风温毒邪,郁阻少阳;口眼㖞斜者,或为风邪中络,或为风痰阻络,或为中风。

(二)望五官

1.望眼

眼部内应五脏,可反映五脏的情况。其中目眦血络属心,白睛属肺,黑睛属肝,瞳子属肾,眼胞属脾。望眼主要包括望眼神、色泽、形态的变化以了解人体气血盛衰的变化。

2.望耳

耳主要反映肾与肝胆情况。

3.望鼻

鼻主要反映肺与脾胃的情况。

4.望口唇

口唇主要反映脾胃的情况。

5.望齿龈

齿龈主要反映肾与胃的情况。

(三)望躯体

瘿瘤者,为肝气郁结,气结痰凝;瘰疬者,为肺肾阴虚,虚火灼津,或感受风火时毒,郁滞气血;颈项强直者,为风寒外袭,经气不利,或为热极生风;鸡胸者,多为先天不足,或为后天失养;腹部深陷,多为久病虚弱,或为新病津脱;腹壁青筋暴露者,多属肝郁血瘀。

(四)望皮肤

主要观察皮肤的外形变化及斑疹、痘疮、痈疽、疔疖等情况。

(五)望毛发

主要观察色泽、分布及有无脱落等情况。

三、望排出物

望排出物包括望排泄物和分泌物。如痰、涎、涕、唾,呕吐物,大小便等,通过观察性状、色泽、量的多少等辨别疾病的寒热虚实,脏腑的盛衰和邪气的性质。

四、望小儿指纹

望小儿指纹适用于3岁以内的小儿,与成人诊寸口脉具有相同的诊断意义。小儿指纹是手太阴肺经的分支,按部位可分为风、气、命三关。示指第一节为风关,第二节为气关,第三节为命关。正常指纹为红黄隐于示指风关之内。其临床意义可概括为纹色辨寒热,即红紫多为热证,青色主惊风或疼痛,淡白多为虚证;淡滞定虚实,即色浅淡者为虚证,色浓滞者为实证;浮沉分表里,即指纹浮显者多为表证,指纹深沉者多为里证;三关测轻重,即指纹突破风关,显至气关,甚至显于命关,表明病情渐重,若直达指端称为“透关射甲”,为临床危象。

五、望舌

舌诊对了解疾病本质，指导辨证论治有重要意义。

望舌时应注意光线充足，以自然光线为佳。患者应自然伸舌，不可太过用力。并注意辨别染苔。正常舌象可概括为淡红舌，薄白苔，即舌质淡红明润，胖瘦适中，柔软灵活；舌苔薄白均匀，干湿适中，不黏不腻，揩之不去。

（一）望舌质

1.舌色

（1）淡白舌：舌色红少白多，色泽浅淡，多为阳气衰弱或气血不足，为血不盈舌，舌失所养而致。主虚证、寒证。

（2）红舌：舌色鲜红或正红，多由热邪炽盛，迫动血行，舌之血脉充盈所致。主热证。

（3）绛舌：舌色红深，甚于红舌。主邪热炽盛，主瘀。

（4）青紫舌：色淡紫无红者为青舌，色深绛而暗是紫舌，二者常常并见。青舌主阴寒，瘀血；紫舌主气血壅滞，瘀血。

2.舌形

（1）老嫩：舌质粗糙，坚敛苍老，主实证或热证，多见于热病极期；浮胖娇嫩，或边有齿痕，主虚证或寒证，多见于疾病后期。

（2）胖瘦：舌体肥大肿胀为胖肿舌，舌体瘦小薄瘪为瘦瘪舌。

（3）芒刺：舌乳头增生、肥大高起，状如草莓星点，为热盛之象。

（4）裂纹：舌面有裂沟，深浅不一，浅如划痕，深如刀割，常见于舌面的前半部及舌尖侧，多因阴液耗伤。

（5）齿印：舌边有齿痕印记称为齿痕舌，多属气虚或脾虚。

（6）舌疮：以舌边或舌尖为多，形如粟粒，或为溃疡，局部红痛，多因心经热毒壅盛而成。

（7）舌下络脉：舌尖上卷，可见舌底两侧络脉，呈青紫色。若粗大迂曲，兼见舌有瘀斑瘀点，多为有瘀血之象。

3.舌态

（1）痿软：舌体痿软无力，伸卷不灵，多为病情较重。

（2）强硬：舌体板硬强直，活动不利，言语不清，称为舌强。

（3）震颤：舌体震颤抖动，不能自主。常因热极生风或虚风内动所致。

（4）㖞斜：舌体伸出时，舌尖向左或向右偏斜，多为风中经络，或风痰阻络而致。

（5）卷缩：舌体卷缩，不能伸出，多为危重之证。

（6）吐弄：舌体伸出，久不回缩为吐舌。舌体反复伸出舐唇，旋即缩回为弄舌，为心脾经有热所致。

（7）麻痹：舌体麻木，转动不灵称为舌麻痹。常见于血虚风动或肝风挟痰等证。

（8）舌纵：舌体伸出，难以收回称为舌纵，多属危重凶兆。

（二）望舌苔

1.苔质

（1）厚薄：透过舌苔能隐约见到舌质者为薄，不见舌质者为厚。苔质的厚薄可反映病邪的浅深和轻重。苔薄者多邪气在表，病轻邪浅；苔厚者多邪入脏腑，病较深重。由薄渐厚，为病势渐增;由厚变薄,为正气渐复。

(2)润燥:反映津液之存亡。苔润表示津液未伤;太过湿润,水滴欲出者为滑苔,主脾虚湿盛或阳虚水泛。苔燥多为津液耗伤,或热盛伤津,或阴液亏虚。舌质淡白,口干不渴,或渴不欲饮,多为阳虚不运,津不上承。

(3)腐腻:主要反映中焦湿浊及胃气的盛衰情况。颗粒粗大,疏松而厚,易于刮脱者,称为腐苔,多为实热蒸化脾胃湿浊所致;颗粒细小,状如豆腐渣,边缘致密而黏,中厚或糜点如渣,多为湿热或痰热所致;苔厚,刮之不脱者,称为腻苔,多为湿浊内蕴,阳气被遏所致。

2.苔色

(1)白苔:多主表证、寒证、湿证。

(2)黄苔:多主里证、热证。黄色越深,热邪越重。

(3)灰苔:多主痰湿、里证。

(4)黑苔:主里证,多见于病情较重者。苔黑干焦而舌红,多为实热内炽;苔黑燥裂,舌绛芒刺,为热极津枯;苔薄黑润滑,多为阳虚或寒盛。

3.苔形

舌苔布满全舌者为全苔,分布于局部者为偏苔,部分剥脱者为剥苔。全苔主痰湿阻滞;偏苔,多属肝胆病证;苔剥多处而不规则称花剥苔,主胃阴不足;小儿苔剥,状如地图者,多见于虫积;舌苔光剥,舌质绛如镜面,为肝肾阴虚或热邪内陷。

(王　新)

第二节　闻　　诊

闻诊是通过听声音和嗅气味来诊察疾病的方法。

一、听声音

(一)声音

实证和热证,声音重浊而粗、高亢洪亮,烦躁多言;虚证和寒证,声音轻清、细小低弱,静默懒言。

(二)语言

1.谵语

神志不清,语无伦次,语意数变,声音高亢。多为热扰心神之实证。

2.郑声

神志不清,声音细微,语多重复,时断时续。为心气大伤,精神散乱之虚证。

3.独语

喃喃自语,喋喋不休,逢人则止。属心气不足之虚证,或痰气郁结清窍阻蔽所致。

4.狂言

精神错乱,语无伦次,不避亲疏。多为痰火扰心。

5.言謇

舌强语謇，言语不清。多为中风。

(三)呼吸

呼吸主要与肺肾病变有关。呼吸声高气粗而促，多为实证和热证；呼吸声低气微而慢，多为虚证和寒证。呼吸急促而气息微弱，为元气大伤的危重证候。

1.气喘

呼吸急促，甚则鼻翼翕动，张口抬肩，难以平卧，多为肺有实邪或肺肾两虚所致。

2.哮

呼吸时喉中有哮鸣音。哮证有冷热之别，多时发时止，反复难愈，多为缩痰内状，或外邪所诱发。

3.上气

气促咳嗽，气逆呕呃。多为痰饮内停，或阴虚火旺，气道壅塞而致。

4.太息

时发长吁短叹，以呼气为主。多为情志抑郁，肝不疏泄所致。

(四)咳嗽

有声无痰为咳，有痰无声为嗽，有痰有声为咳嗽。暴咳声哑为肺实；咳声低弱而少气，或久咳喑哑，多为虚证。

(五)呕吐

胃气上逆，有声有物自口而出为呕吐，有声无物为干呕，有物无声为吐。虚证或寒证，呕吐来势徐缓，呕声低微无力；实证或热证，呕吐来势较猛，呕声响亮有力。

(六)呃逆

气逆于上，自咽喉出，其声呃呃，不能自主，俗称“打呃”。虚寒者，呃声低沉而长，气弱无力；实热者，呃声频发，高亢而短，响而有力。

二、嗅气味

(一)口气

酸馊者是胃有宿食；臭秽者，是脾胃有热，或消化不良；腐臭者，可为牙疳或内痈。

(二)汗气

汗有腥膻味为湿热蕴蒸；腋下汗臭者，多为狐臭。

(三)痰涕气味

咳唾浊痰脓血，味腥臭者为肺脓肿；鼻流浊涕，黄稠有腥臭为肺热鼻渊。

(四)二便气味

大便酸臭为肠有积热；大便溏薄味腥为肠寒；失气奇臭为宿食积滞；小便臭秽黄赤为湿热；小便清长色白为虚寒。

(五)经带气味

白带气味臭秽，多为湿热；带下清稀腥臊，多为虚寒。

(赵贤忠)

第三节 问　诊

问诊包括询问一般情况、主诉、既往史、个人生活史、家族史，并围绕主诉重点询问现在证候等。

一、问寒热

（一）恶寒发热

恶寒与发热同时出现，多为外感病初期，是表证的特征。

（二）但寒不热

多为里寒证。新病畏寒为寒邪直中；久病畏寒为阳气虚衰。

（三）但热不寒

高热不退，为壮热，多为里热炽盛；按时发热，或按时热盛为潮热（日晡潮热者，为阳明腑实证；午后潮热，入夜加重，或骨蒸痨热者，为阴虚）。

（四）寒热往来

恶寒与发热交替而发，为正邪交争于半表半里，见于少阳病和疟疾。

二、问汗

主要诊察是否汗出，汗出部位、时间、性质、多少等。

（一）表证辨汗

表实无汗，多为外感风寒；表证有汗，为表虚证或表热证。

（二）里证辨汗

汗出不已，动则加重者为自汗，多因阳气虚损，卫阳不固；睡时汗出，醒则汗止为盗汗，为阴虚内热；身大热大汗出，为里热炽盛，迫津外泄；汗热味咸，脉细数无力，为亡阴证；汗凉味淡，脉微欲绝者，为亡阳证。

（三）局部辨汗

头汗可因阳热或湿热；半身汗出者，多无汗部位为病侧，可因痰湿或风湿阻滞，或中风偏枯；手足心汗出甚者，多因脾胃湿热，或阴经郁热而致。

三、问疼痛

（一）疼痛的性质

新病疼痛，痛势剧烈，持续不解而拒按者为实证；久病疼痛，痛势较轻，时痛时止而喜按者为虚证。

（二）疼痛的部位

头痛，痛连项背，病在太阳经；痛在前额或连及眉棱骨，病在阳明经；痛在两颞或太阳穴附近，为少阳经病；头痛而重，腹满自汗，为太阴经病；头痛连及脑齿，指甲微青，为少阴经病；痛在巅顶，牵引头额、额角，气逆上冲，甚则作呕，为厥阴经病。胸痛多为心肺之病。常见于热邪壅肺，痰浊阻肺，气滞血瘀，肺阴不足及肺结核、肺脓肿、胸痹等证。胁痛，多与肝胆病关系密切，可见于肝郁气滞、肝胆湿热、肝胆火盛、瘀血阻络及水饮内停等病证。脘腹痛，其病多在脾胃。可因寒凝、热结、气滞、血瘀、食积、虫积、气虚、血虚、阳虚所致。喜暖为寒，喜凉为热，拒按为实，喜按为虚。腰痛，或为寒湿痹证，或为湿热阻络，或为瘀血阻络，或为肾虚所致。四肢痛，多见于痹证。疼痛游走者，为行痹；剧痛喜暖者，为寒痹；重着而痛者，为湿痹；红肿疼痛者，为热痹。足跟或胫膝酸痛为气血亏虚，经气不利常见。

四、问饮食口味

主要问食欲好坏，食量多少，口渴饮水，口味偏嗜，冷热喜恶，呕吐与否等情况，以判断胃气有无及脏腑虚实寒热。

五、问睡眠

主要有失眠与嗜睡。不易入睡，或睡而易醒不能再睡，或睡而不酣，易于惊醒，甚至彻夜不眠者为失眠，为阳不入阴，神不守舍所致。时时欲睡，眠而不醒，精神不振，头沉困倦者为嗜睡，多见于痰湿内盛、困阻清阳、阳虚阴盛或气血不足。

六、问二便

主要了解二便的次数、便量、性状、颜色、气味，以及便时有无疼痛、出血等。

七、问小儿及妇女

（一）问小儿

主要应了解出生前后的情况、预防接种和传染病史、传染病接触史，小儿常见致病因素有易感外邪、易伤饮食、易受惊吓等。

（二）问妇女

应了解月经的初潮、月经周期、行经天数、经量、经色、经质、末次月经，或痛经、带下、妊娠、产育，以及有无经闭或绝经年龄等情况。

（王雨笋）

第四节　切　　诊

一、脉诊的部位与方法

（1）脉诊的常用部位是手腕部的寸口脉，并分为寸、关、尺三部。通常以腕后高骨为标记，其内侧为关，关前（腕侧）为寸，关后（肘侧）为尺。其临床意义大致为左手寸候心、关候肝胆，右手寸候肺、关候脾胃，两手尺候肾。

（2）以中指定关位，示指切寸位，环指（无名指）切尺位。诊脉时用轻力切在皮肤上称为浮取或轻取；用力不轻不重称为中取；用重力切按筋骨间称为沉取或重取。诊脉时，医师的呼吸要自然均匀，以医师正常的一呼一吸的时间去计算患者的脉搏数。切脉的时间必须在 50 秒以上。

二、正常脉象

正常脉象：三部有脉，沉取不绝，一息四至（每分钟 70～80 次），不浮不沉，不大不小，从容和缓，流畅有力。临床所见斜飞脉、反关脉均为脉道位置的变异，不属于病脉。

三、常见病脉与主病

（一）浮脉

1.脉象

轻取即得，重按反减；举之有余，按之稍弱而不空。

2.主病

主表证，为卫阳与邪气交争，脉气鼓动于外而致。也见于虚证，多因精血亏损，阴不敛阳或气虚不能内守，脉气浮散于外而致。内伤里虚见浮脉，为虚象严重。

（二）洪脉

1.脉象

脉形宽大，状如波涛，来盛去衰。

2.主病

气分热盛，证属实证，乃邪热炽盛，正气抗邪有力，气盛血涌，脉道扩张而致。

（三）大脉

1.脉象

脉体阔大，但无汹涌之势。

2.主病

邪盛病进，又主正虚。根据脉之有力与无力，辨别邪正的盛衰。

（四）沉脉

1.脉象

轻取不应，重按始得。

2.主病

里证：里实证可见于气滞血瘀、积聚等，为邪气内郁，气血困阻，阳气被遏，不能浮应于外而致，多脉沉而有力，按之不衰。里虚证，为气血不足，阳气衰微，不能运行营气于脉外所致，多脉沉无力。

（五）弱脉

1.脉象

轻取不应，重按应指细软无力。

2.主病

气血不足，元气耗损。阳气衰微，鼓动无力而脉沉。阴血亏虚，脉道空豁而脉细无力。

（六）迟脉

1.脉象

脉来缓慢，一息脉动不足四至。

2.主病

寒证：脉迟无力，为阳气衰微的里虚寒证；脉迟有力，为里实寒证。

(七)缓脉

1.脉象

一息四至,应指徐缓。

2.主病

湿证、脾虚,亦可见正常人。

(八)结脉

1.脉象

脉来缓中时止,止无定数。

2.主病

主阴盛气结,寒痰瘀血,气血虚衰。实证者脉实有力,迟中有止,为实邪郁遏,心阳被抑,脉气阻滞而致。虚证者脉虚无力,迟中有止,为气虚血衰,脉气不相顺接所致。

(九)数脉

1.脉象

脉来急促,一息五至以上(每分钟 90 次以上)。

2.主病

热证:若数而有力,多因邪热鼓动,气盛血涌,血行加速而致。数而无力,多因精血亏虚,虚阳外越,致血行加速,脉搏加快。

(十)促脉

1.脉象

往来急促,数而时止,止无定数。

2.主病

实证多为阳盛热实或邪实阻滞,见脉促有力。阳盛热实因阳热亢盛,迫动血行而脉数,热灼阴津,津血衰少,致急行血气不相接续,故脉有歇止。邪实阻滞由气滞、血瘀、痰饮、食积等有形之邪阻闭气机,脉气不相接续而致;虚证多为脏气衰败,可见脉促无力。多因阴液亏耗,真元衰惫,气血不相接续而致。

(十一)虚脉

1.脉象

举之无力,按之空虚,应指软弱。

2.主病

虚证,多见于气血两虚。因气虚则血行无力,血少则脉道空虚而致。

(十二)细脉

1.脉象

脉细如线,应指明显,按之不绝。

2.主病

主气血两虚,诸虚劳损;又主伤寒、痛甚及湿证。虚证因营血亏虚,脉道不充,血运无力而致。实证因暴受寒冷或疼痛,则脉道拘急收缩,细而弦紧。湿邪阻遏脉道,则见脉象细缓。

(十三)代脉

1.脉象

脉来迟缓力弱,时发歇止,止有定数。

2.主病

虚证多脉代而无力，良久不能自还，为脏气衰微，脉气不复所致。实证多脉代而有力，多为痹证、痛证、七情内伤、跌打损伤等邪气阻遏脉道，血行涩滞而致。

(十四)实脉

1.脉象

脉来坚实，三部有力，来去俱盛。

2.主病

实证：乃邪气亢盛，正气不衰，正邪剧烈交争，气血涌盛，脉道坚满而致。若虚证见实脉则为真气外越之险候。

(十五)滑脉

1.脉象

往来流利，应指圆滑，如盘走珠。

2.主病

痰饮、食积、实热。为邪正交争，气血壅盛，脉行通畅所致。脉滑和缓者，可见于青壮年的常脉和妇人的孕脉。

(十六)弦脉

1.脉象

形直体长，如按琴弦。

2.主病

肝胆病、诸痛、痰饮、疟疾。弦为肝脉，以上诸因致使肝失疏泄，气机失常，经脉拘急而致；老年人脉象多弦硬，为精血亏虚，脉失濡养而致。此外，春令平脉亦见弦象。

(十七)紧脉

1.脉象

脉来绷紧有力，屈曲不平，左右弹指，如牵绳转索。

2.主病

寒证、痛证、宿食。乃邪气内扰，气机阻滞，脉道拘急紧张而致。

(十八)濡脉

1.脉象

浮而细软。

2.主病

主诸虚，又主湿。

(十九)涩脉

1.脉象

脉细行迟，往来艰涩不畅，如轻刀刮竹。

2.主病

气滞血瘀，伤精血少，痰食内停。

四、按诊

按诊是医师用手直接触摸或按压患者某些部位，以了解局部冷热、润燥、软硬、压痛、肿块或其他异常变化，从而推断疾病部位、性质和病情轻重等情况的一种诊病方法。

（一）按胸胁

主要了解心、肺、肝的病变。

（二）按虚里

虚里位于左乳下心尖冲动处，反映宗气的盛衰。

（三）按脘腹

主要检查有无压痛及包块。腹部疼痛，按之痛减，局部柔软者为虚证；按之痛剧，局部坚硬者为实证。

（四）按肌肤

主要了解寒热、润燥、肿胀等内容。肌肤灼热为热证，清冷为寒证。

（五）按手足

诊手足的冷暖，可判断阳气的盛衰。

（六）按俞穴

通过按压某些特定俞穴以判断脏腑的病变。

（王　玮）

第二章 针灸治疗技术

第一节 耳针疗法

耳针是指在相应的耳穴上采用针刺或其他方法进行刺激以防治疾病的方法。耳穴是指分布在耳郭上与脏腑经络、组织器官、四肢躯干相互沟通的特定区域。当人体发生疾病时，常会在耳穴出现“阳性反应”，如压痛、变形、变色、结节、丘疹、凹陷、脱屑、电阻降低等，这些反应点是耳针防治疾病的刺激点。耳针治疗范围广泛，操作方便，且对疾病诊断有一定的参考意义。

一、耳与经络脏腑的联系

（一）耳与经络

《阴阳十一脉灸经》记载了“耳脉”，《黄帝内经》对耳与经脉、经别、经筋的关系做了较详细的阐述。手太阳、手足少阳、手阳明等经脉、络脉、经别均入耳中，足阳明、足太阳的经脉则分别上耳前、至耳上角。六阴经虽不直接入耳，但也通过经别与阳经相合，而与耳相联系。因此，十二经脉均直接或间接上达于耳。奇经八脉中阴跷、阳跷脉并入耳后，阳维脉循头入耳。故《灵枢・口问》曰：“耳者，宗脉之所聚也。”

（二）耳与脏腑

《灵枢・脉度》曰：“肾气通于耳，肾和则耳能闻五音矣。”《难经・四十难》曰：“肺主声，故令耳闻声。”《证治准绳・杂病》曰：“肾为耳窍之主，心为耳窍之客。”《厘正按摩要术》曰：“耳珠属肾，耳轮属脾，耳上轮属心，耳皮肉属肺，耳背玉楼属肝”“耳上属心……耳下属肾……耳后耳里属肺……耳后耳外属肝……耳后中间属脾”，进一步将耳郭分为心、肝、脾、肺、肾五部，说明耳与脏腑在生理、病理上是息息相关的。

二、耳郭表面解剖

耳郭分为凹面的耳前和凸面的耳背，其表面解剖见图 2-1、图 2-2。

三、耳穴的分布特点

耳穴是指分布在耳郭上的一些特定区域。耳穴在耳郭的分布犹如一个倒置在子宫内的胎儿，头部朝下臀部朝上。分布规律：与头面相应的耳穴在耳垂和对耳屏；与上肢相应的耳穴在耳舟；与躯干和下肢相应的耳穴在对耳轮体部和对耳轮上、下脚；与内脏相应的耳穴集中在耳甲，其中与腹腔脏器相应的耳穴多在耳甲艇，与胸腔脏器相应的耳穴多在耳甲腔，与消化道相应的耳穴多在耳轮脚周围(图 2-3)。

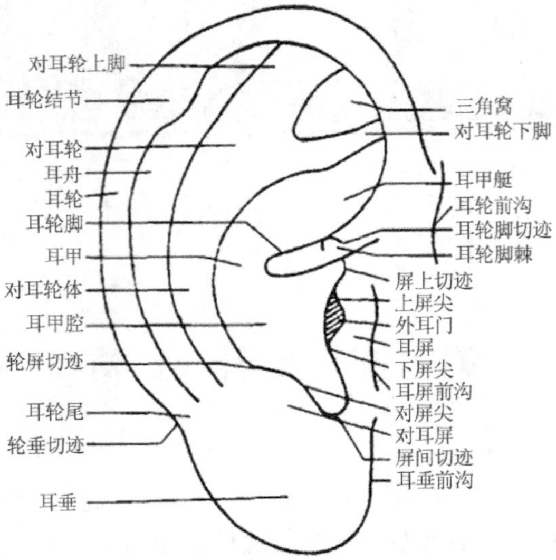

图 2-1　耳郭表面的解剖(前)

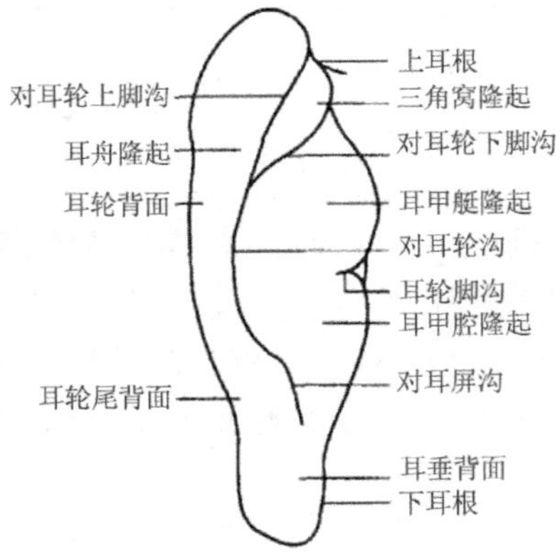

图 2-2　耳郭表面的解剖(背)

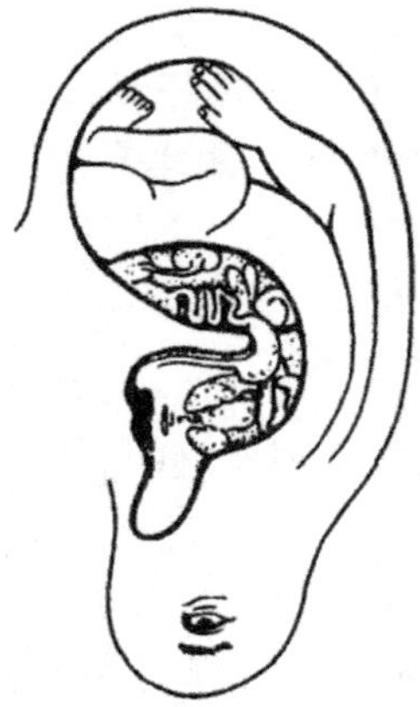

图 2-3　耳穴形象分布规律图

四、耳穴的定位和主治

为了方便准确取穴,《耳穴名称与部位的国家标准方案》按耳的解剖将每个部位划分成若干个区,并依区定穴,共计 91 个穴位(图 2-4、图 2-5)。

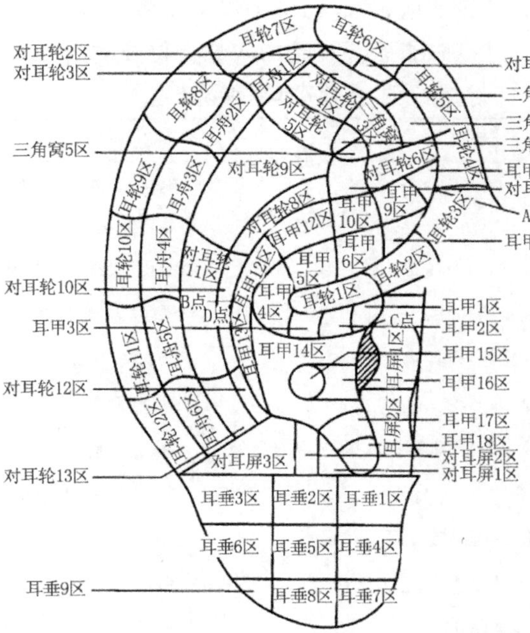

图 2-4　耳穴分区示意图

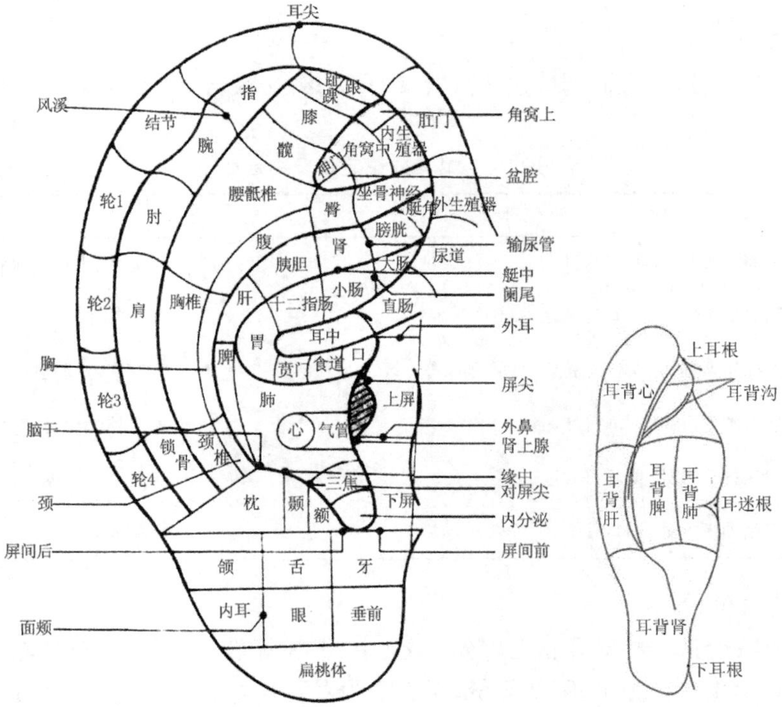

图 2-5　耳穴定位示意图

(一)耳轮穴位

耳轮分为 12 个区。耳轮脚为耳轮 1 区;将耳轮脚切迹到对耳轮下脚上缘之间的耳轮分为 3 等份,自下向上依次为耳轮 2 区、3 区、4 区;对耳轮下脚上缘到对耳轮上脚前缘之间的耳轮为耳轮 5 区;对耳轮上脚前缘到耳尖之间的耳轮为耳轮 6 区;耳尖到耳轮结节上缘为耳轮 7 区;耳轮结节上缘到耳轮结节下缘为耳轮 8 区;耳轮结节下缘到轮垂切迹之间的耳轮分为 4 等份,自上而下依次为耳轮 9 区、10 区、11 区和 12 区。耳轮的穴位定位及主治见表 2-1。

表 2-1　耳轮穴位定位及主治

穴名	部位	主治
耳中	在耳轮脚处,即耳轮 1 区	呃逆、荨麻疹、皮肤瘙痒症、小儿遗尿、咯血、出血性疾病
直肠	在耳轮脚棘前上方的耳轮处,即耳轮 2 区	便秘、腹泻、脱肛、痔疮
尿道	在直肠上方的耳轮处,即耳轮 3 区	尿频、尿急、尿痛、尿潴留
外生殖器	在对耳轮下脚前方的耳轮处,即耳轮 4 区	睾丸炎、附睾炎、阴道炎、外阴瘙痒症
肛门	在三角窝前方的耳轮处,即耳轮 5 区	痔疮、肛裂
耳尖	在耳郭向前对折的上部尖端处,即耳轮 6 区、7 区交界处	发热、高血压病、急性结膜炎、睑腺炎、牙痛、失眠
结节	在耳轮结节处,即耳轮 8 区	头晕、头痛、高血压病
轮 1	在耳轮结节下方的耳轮处,即耳轮 9 区	发热、扁桃体炎、上呼吸道感染
轮 2	在轮 1 下方的耳轮处,即耳轮 10 区	发热、扁桃体炎、上呼吸道感染
轮 3	在轮 2 下方的耳轮处,即耳轮 11 区	发热、扁桃体炎、上呼吸道感染
轮 4	在轮 3 下方的耳轮处,即耳轮 12 区	发热、扁桃体炎、上呼吸道感染

(二)耳舟穴位

将耳舟分为 6 等份,自上而下依次为耳舟 1 区、2 区、3 区、4 区、5 区、6 区,耳舟的穴位定位及主治见表 2-2。

表 2-2　耳舟穴位定位及主治

穴名	部位	主治
指	在耳舟上方处,即耳舟 1 区	甲沟炎、手指麻木和疼痛
腕	在指区的下方处,即耳舟 2 区	腕部疼痛
风溪	在耳轮结节前方,指区与腕区之间,即耳舟 1 区、2 区交界处	荨麻疹、皮肤瘙痒症、变应性鼻炎
肘	在腕区的下方处,即耳舟 3 区	肱骨外上髁炎、肘部疼痛
肩	在肘区的下方处,即耳舟 4 区、5 区	肩关节周围炎、肩部疼痛
锁骨	在肩区的下方处,即耳舟 6 区	肩关节周围炎

(三)对耳轮穴位

对耳轮分为 13 个区。将对耳轮上脚分为上、中、下 3 等份,下 1/3 为对耳轮 5 区,中 1/3 为对耳轮 4 区;再将上 1/3 分为上、下 2 等份,下 1/2 为对耳轮 3 区;再将上 1/2 分为前后 2 等份,后 1/2 为对耳轮 2 区,前 1/2 为对耳轮 1 区。将对耳轮下脚分为前、中、后 3 等份,前 2/3 为对耳轮 6 区，后 1/3 为对耳轮 7 区。将对耳轮体从对耳轮上、下脚分叉处至轮屏切迹分为 5 等份，再沿对耳轮耳甲缘将对耳轮体分为前 1/4 和后 3/4 两部分，前上 2/5 为对耳轮 8 区，后上 2/5 为对耳轮 9 区，前中 2/5 为对耳轮 10 区，后中 2/5 为对耳轮 11 区，前下 1/5 为对耳轮 12 区，后下 1/5 为对耳轮 13 区。对耳轮的穴位定位及主治见表 2-3。

表 2-3 对耳轮穴位定位及主治

穴名	部位	主治
跟	在对耳轮上脚前上部，即对耳轮 1 区	足跟痛
趾	在耳尖下方的对耳轮上脚后上部，即对耳轮 2 区	甲沟炎、趾部疼痛
踝	在趾、跟区下方处，即对耳轮 3 区	踝关节扭伤
膝	在对耳轮上脚的中 1/3 处，即对耳轮 4 区	膝关节疼痛、坐骨神经痛
髋	在对耳轮上脚的下 1/3 处，即对耳轮 5 区	髋关节疼痛、坐骨神经痛、腰骶部疼痛
坐骨神经	在对耳轮下脚的前 2/3 处，即对耳轮 6 区	坐骨神经痛、下肢瘫痪
交感	在对耳轮下脚末端与耳轮内缘相交处，即对耳轮 6 区前端	胃肠痉挛、心绞痛、胆绞痛、输尿管结石、自主神经功能紊乱
臀	在对耳轮下脚的后 1/3 处，即对耳轮 7 区	坐骨神经痛、臀筋膜炎
腹	在对耳轮体前部上 2/5 处，即对耳轮 8 区	腹痛、腹胀、腹泻、急性腰扭伤、痛经、产后宫缩痛
腰骶椎	在腹区后方，即对耳轮 9 区	腰骶部疼痛
胸	在对耳轮体前部中 2/5 处，即对耳轮 10 区	胸胁疼痛、肋间神经痛、胸闷、乳腺炎
胸椎	在胸区后方，即对耳轮 11 区	胸痛、经前乳房胀痛、乳腺炎、产后泌乳不足
颈	在对耳轮体前部下 1/5 处，即对耳轮 12 区	颈肌痉挛、颈项疼痛
颈椎	在颈区后方，即对耳轮 13 区	颈肌痉挛、颈椎综合征

（四）三角窝穴位

将三角窝由耳轮内缘至对耳轮上、下脚分叉处分为前、中、后 3 等份，中 1/3 为三角窝3 区；再将前 1/3 分为上、中、下 3 等份，上 1/3 为三角窝 1 区，中、下 2/3 为三角窝 2 区；再将后 1/3 分为上、下 2 等份，上 1/2 为三角窝 4 区，下 1/2 为三角窝 5 区。三角窝穴位定位及主治见表 2-4。

表 2-4 三角窝穴位定位及主治

穴名	部位	主治
角窝前	在三角窝前 1/3 的上部，即三角窝 1 区	高血压病
内生殖器	在三角窝前 1/3 的下部，即三角窝 2 区	痛经、月经不调、白带过多、功能失调性子宫出血、阳痿、遗精、早泄
角窝中	在三角窝中 1/3 处，即三角窝 3 区	哮喘
神门	在三角窝后 1/3 的上部，即三角窝 4 区	失眠、多梦、戒断综合征、癫痫、高血压病、神经衰弱、痛证
盆腔	在三角窝后 1/3 的下部，即三角窝 5 区	盆腔炎、附件炎

（五）耳屏穴位

耳屏分成 4 区。将耳屏外侧面分为上、下 2 等份，上部为耳屏 1 区，下部为耳屏 2 区；将耳屏内侧面分为上、下 2 等份，上部为耳屏 3 区，下部为耳屏 4 区。耳屏的穴位定位及主治见表 2-5。

表 2-5　耳屏穴位定位及主治

穴名	部位	主治
上屏	在耳屏外侧面上 1/2 处，即耳屏 1 区	咽炎、鼻炎
下屏	在耳屏外侧面下 1/2 处，即耳屏 2 区	鼻炎、鼻塞
外耳	在屏上切迹前方近耳轮部，即耳屏 1 区上缘处	外耳道炎、中耳炎、耳鸣
屏尖	在耳屏游离缘上部尖端，即耳屏 1 区后缘处	发热、牙痛、斜视
外鼻	在耳屏外侧面中部，即耳屏 1、2 区之间	鼻前庭炎、鼻炎
肾上腺	在耳屏游离缘下部尖端，即耳屏 2 区后缘处	低血压、风湿性关节炎、腮腺炎、链霉素中毒、眩晕、哮喘、休克
咽喉	在耳屏内侧面上 1/2 处，即耳屏 3 区	声音嘶哑、咽炎、扁桃体炎、失语、哮喘
内鼻	在耳屏内侧面下 1/2 处，即耳屏 4 区	鼻炎、上颌窦炎、鼻衄
屏间前	在屏间切迹前方耳屏最下部，即耳屏 2 区下缘处	咽炎、口腔炎

（六）对耳屏穴位

对耳屏分为 4 区。由对屏尖及对屏尖至轮屏切迹连线的中点，分别向耳垂上线做两条垂线，将对耳屏外侧面及其后部分成前、中、后 3 区，前部为对耳屏 1 区、中部为对耳屏 2 区、后部为对耳屏3 区；对耳屏内侧面为对耳屏 4 区。对耳屏的穴位定位及主治见表 2-6。

表 2-6　对耳屏穴位定位及主治

穴名	部位	主治
额	在对耳屏外侧面的前部，即对耳屏 1 区	偏头痛、头晕
屏间后	屏间切迹后方对耳屏前下部，即对耳屏 1 区下缘处	额窦炎
颞	在对耳屏外侧面的中部，即对耳屏 2 区	偏头痛、头晕
枕	在对耳屏外侧面的后部，即对耳屏 3 区	头晕、头痛、癫痫、哮喘、神经衰弱
皮质下	在对耳屏内侧面，即对耳屏 4 区	痛证、间日疟、神经衰弱、假性近视、失眠
对屏尖	在对耳屏游离缘的尖端，即对耳屏 1、2、4 区交点处	哮喘、腮腺炎、睾丸炎、附睾炎、神经性皮炎
缘中	在对耳屏游离缘上，对屏尖与轮屏切迹的中点处，即对耳屏 2、3、4 区交点处	遗尿、内耳性眩晕、尿崩症、功能失调性子宫出血
脑干	在轮屏切迹处，即对耳屏 3、4 区之间	眩晕、后头痛、假性近视

（七）耳甲穴位

将耳甲用标志点、线分为 18 个区。在耳轮的内缘上，设耳轮脚切迹至对耳轮下脚间中、上 1/3 交界处为 A 点；在耳甲内，由耳轮脚消失处向后做一水平线与对耳轮耳甲缘相交，设交点为 D 点；设耳轮脚消失处至 D 点连线的中、后 1/3 交界处为 B 点；设外耳道口后缘上 1/4 与下 3/4 交界处为 C 点。从 A 点向 B 点做一条与对耳轮耳甲艇缘弧度大体相仿的曲线；从 B 点向 C 点做一条与耳轮脚下缘弧度大体相仿的曲线。

将 BC 线前段与耳轮脚下缘间分成三等份，前 1/3 为耳甲 1 区，中 1/3 为耳甲 2 区，后 1/3 为耳甲 3 区。ABC 线前方，耳轮脚消失处为耳甲 4 区。将 AB 线前段与耳轮脚上缘及部分耳轮内缘间分成 3 等份，前 1/3 为 7 区，中 1/3 为 6 区，后 1/3 为 5 区。将对耳轮下脚下缘前、中 1/3 交界处与A点连线，该线前方的耳甲艇部为耳甲8区。将AB线前段与对耳轮下脚下缘间耳甲8区以后的部分，分为前、后2等份，前1/2为耳甲9区，后1/2为耳甲10区。在AB线后段上方的耳甲艇部，将耳甲10区后缘与BD线之间分成上、下二等份，上1/2为耳甲11区，下1/2为耳甲12区。由轮屏切迹至B点做连线，该线后方、BD线下方的耳甲腔部为耳甲13区。以耳甲腔中央为圆心，圆心与BC线间距离的1/2为半径做圆，该圆形区域为耳甲15区。过15区最高点及最低点分别向外耳门后壁做两条切线，切线间为耳甲16区。15、16区周围为耳甲14区。将外耳门的最低点与对耳屏耳甲缘中点相连，再将该线以下的耳甲腔部分为上、下二等份，上1/2为耳甲17区，下1/2为耳甲18区。耳甲的穴位定位及主治见表2-7。

表2-7 耳甲穴位定位及主治

穴名	部位	主治
口	在耳轮脚下方前1/3处，即耳甲1区	面神经麻痹、口腔炎、胆囊炎、胆石症、戒断综合征、牙周炎、舌炎
食道	在耳轮脚下方中1/3处，即耳甲2区	食管炎、食管痉挛
贲门	在耳轮脚下方后1/3处，即耳甲3区	贲门痉挛、神经性呕吐
胃	在耳轮脚消失处，即耳甲4区	胃痉挛、胃炎、胃溃疡、消化不良、恶心呕吐、前额痛、牙痛、失眠
十二指肠	在耳轮脚及耳轮与AB线之间的后1/3处，即耳甲5区	十二指肠溃疡、胆囊炎、胆石症、幽门痉挛
小肠	在耳轮脚及部分耳轮与AB线之间的中1/3处，即耳甲6区	消化不良、腹痛、腹胀、心动过速、心律不齐
大肠	在耳轮脚及部分耳轮与AB线之间的前1/3处，即耳甲7区	腹泻、便秘、咳嗽、牙痛、痤疮
阑尾	在小肠区与大肠区之间，即耳甲6、7区交界处	单纯性阑尾炎、腹泻
艇角	在对耳轮下脚下方前部，即耳甲8区	前列腺炎、尿道炎
膀胱	在对耳轮下脚下方中部，即耳甲9区	膀胱炎、遗尿、尿潴留、腰痛、坐骨神经痛
肾	在对耳轮下脚下方后部，即耳甲10区	腰痛、耳鸣、神经衰弱、肾盂肾炎、遗尿、遗精、阳痿、早泄、哮喘、月经不调
输尿管	在肾区与膀胱区之间，即耳甲9、10区交界处	输尿管结石绞痛
胰胆	在耳甲艇的后上部，即耳甲11区	胆囊炎、胆石症、胆管蛔虫症、偏头痛、带状疱疹、中耳炎、耳鸣、急性胰腺炎
肝	在耳甲艇的后下部，即耳甲12区	胁痛、眩晕、经前期综合征、月经不调、更年期综合征、高血压病、假性近视、单纯性青光眼
艇中	在小肠区与肾区之间，即耳甲6、10区交界处	腹痛、腹胀、胆管蛔虫症
脾	在BD线下方，耳甲腔的后上部，即耳甲13区	腹胀、腹泻、便秘、食欲缺乏、功能失调性子宫出血、白带过多、内耳眩晕症
心	在耳甲腔正中凹陷处，即耳甲15区	心动过速、心律不齐、心绞痛、无脉症、神经衰弱、癔症、口舌生疮
气管	在心区与外耳门之间，即耳甲16区	哮喘、支气管炎
肺	在心、气管区周围处，即耳甲14区	咳嗽、胸闷、声音嘶哑、皮肤瘙痒症、荨麻疹、便秘、戒断综合征
三焦	在外耳门后下，肺与内分泌区之间，即耳甲17区	便秘、腹胀、上肢外侧疼痛、水肿、耳鸣

续表

穴名	部位	主治
内分泌	在屏间切迹内，耳甲腔的前下部，即耳甲 18 区	痛经、月经不调、更年期综合征、痤疮、间日疟、甲状腺功能减退或亢进

(八)耳垂穴位

将耳垂分为 9 区。在耳垂上线至耳垂下缘最低点之间做两条等距离平行线，于上平行线上引两条垂直等分线，将耳垂分为 9 个区，上部由前到后依次为耳垂 1 区、2 区、3 区；中部由前到后依次为耳垂 4 区、5 区、6 区；下部由前到后依次为耳垂 7 区、8 区、9 区。耳垂的穴位定位及主治见表 2-8。

表 2-8　耳垂穴位定位及主治

穴名	部位	主治
牙	在耳垂正面前上部，即耳垂 1 区	牙痛、牙周炎、低血压
舌	在耳垂正面中上部，即耳垂 2 区	舌炎、口腔炎
颌	在耳垂正面后上部，即耳垂 3 区	牙痛、颞下颌关节炎
垂前	在耳垂正面前中部，即耳垂 4 区	神经衰弱、牙痛
眼	在耳垂正面中央部，即耳垂 5 区	急性结膜炎、电光性眼炎、睑腺炎、假性近视
内耳	在耳垂后面正中部，即耳垂 6 区	内耳性眩晕症、耳鸣、听力减退、中耳炎
面颊	在耳垂正面，眼区与内耳区之间，即耳垂 5、6 区交界处	周围性面神经麻痹、三叉神经痛、痤疮、扁平疣、面肌痉挛、腮腺炎
扁桃体	在耳垂正面中部，即耳垂 7、8、9 区	扁桃体炎、咽炎

(九)耳背穴位

将耳背分为 5 区。分别过对耳轮上、下脚分叉处耳背对应点和轮屏切迹耳背对应点做两条水平线，将耳背分为上、中、下三部，上部为耳背 1 区，下部为耳背 5 区；再将中部分为内、中、外三等份，内 1/3 为耳背 2 区，中 1/3 为耳背 3 区，外 1/3 为耳背 4 区。耳背的穴位定位及主治见表 2-9。

表 2-9　耳背穴位定位及主治

穴名	部位	主治
耳背心	在耳背上部，即耳背 1 区	心悸、失眠、多梦
耳背肺	在耳背中内部，即耳背 2 区	哮喘、皮肤瘙痒症
耳背脾	在耳背中央部，即耳背 3 区	胃痛、消化不良、食欲缺乏
耳背肝	在耳背中外部，即耳背 4 区	胆囊炎、胆石症、胁痛
耳背肾	在耳背下部，即耳背 5 区	头痛、头晕、神经衰弱
耳背沟	在对耳轮沟和对耳轮上、下脚沟处	高血压病、皮肤瘙痒症

(十)耳根穴位

将耳根分为上、中、下 3 区。耳根穴位定位及主治见表 2-10。

表 2-10 耳根穴位定位及主治

穴名	部位	主治
上耳根	在耳根最上处	鼻衄
耳迷根	在耳轮脚后沟的耳根处	胆囊炎、胆石症、胆管蛔虫症、腹痛、腹泻、鼻塞、心动过速
耳根下	在耳根最下处	低血压、下肢瘫痪、小儿麻痹后遗症

五、临床应用

(一)适用范围

耳针在临床上应用十分广泛，不仅用于许多功能性疾病，而且对一部分器质性疾病也有一定的疗效。

1.疼痛性疾病

如各种扭挫伤、头痛和神经性疼痛等。

2.炎性疾病及传染病

如急性和慢性牙周炎、咽喉炎、扁桃体炎、胆囊炎、肠炎、流感、百日咳、菌痢、腮腺炎等。

3.功能紊乱及内分泌代谢紊乱性疾病

如胃肠神经症、心脏神经症、心律不齐、高血压病、眩晕症、多汗症、月经不调、遗尿、神经衰弱、癔症、甲状腺功能亢进或减退、糖尿病、肥胖症、围绝经期综合征等。

4.过敏及变态反应性疾病

如荨麻疹、哮喘、变应性鼻炎、过敏性结肠炎、过敏性紫癜等。

5.其他

耳穴还有催乳、催产，防治输血、输液反应，美容、戒烟、戒毒、延缓衰老、防病保健等作用。

(二)选穴原则

耳针处方选穴具有一定的原则，通常有按相应部位选穴、中医辨证选穴、西医学理论选穴和临床经验选穴 4 种原则，可以单独使用，亦可配合使用。

1.按相应部位选穴

当机体患病时，在耳郭的相应部位上有一定的敏感点，它便是本病的首选穴位，如胃痛取“胃”穴，眼病取“眼”穴，腰痛取“腰”穴等。

2.按中医辨证选穴

根据脏腑学说的理论，按各脏腑的生理功能和病理反应进行辨证取穴，如耳鸣选肾穴，因“肾开窍于耳”；皮肤病选肺穴，因“肺主皮毛”等。根据十二经脉循行和其病候选取穴位，如坐骨神经痛取“膀胱”或“胰胆”穴，牙痛取“大肠”穴等。

3.按西医学理论选穴

耳穴中一些穴名是根据西医学理论命名的，如“交感”“肾上腺”“内分泌”等。这些穴位的功能基本上与西医学理论一致，故在选穴时应考虑其功能，如炎性疾病取“肾上腺”穴，月经不调取“内分泌”穴，内脏痉挛取“交感”等。

4.按临床经验选穴

如“神门”穴有较明显的止痛镇静作用；“耳尖”穴对外感发热血压偏高者有较好的退热降压效果。另外临床实践还发现有些耳穴具有治疗本部位以外疾病的作用，如“外生殖器”穴可以治疗腰腿痛等。

(三)耳穴探查方法

当人体发生疾病时,常会在耳穴出现“阳性反应”点,如压痛、变形、变色、结节、丘疹、凹陷、脱屑、电阻降低等,这些“阳性反应”点是诊断和治疗疾病的重要部位。耳郭上的这些反应点通常需要仔细探查后确定,临床常用的耳穴探查方法有以下 3 种。

1.直接观察法

在未刺激耳郭之前,用肉眼或借助于放大镜在自然光线下,由上而下、从内至外观察耳郭上有无变形、变色等征象,如脱屑、水疱、丘疹、充血、硬结、疣赘、软骨增生、色素沉着,以及血管的形状、颜色的变异等。

2.压痛点探查法

这是目前临床最为常用的探查方法。临床上可用较圆钝的弹簧探棒、毫针柄或火柴棒等以均匀的压力,在与疾病相应的耳郭部从周围逐渐向中心探压;或自上而下、自外而内对整个耳郭进行普查,耐心寻找压痛点。当探棒压迫痛点时,患者会发现皱眉、眨眼、呼痛或躲闪等反应。探查时手法必须轻、慢、均匀。少数患者耳郭上一时测不到压痛点,可用手指按摩一下该区域,而后再测。

3.电测定法

医者根据耳郭反应点的电阻低、导电性高的原理,制成各种小型晶体管良导电测定器,测定耳穴皮肤电阻、电位、电容等变化。探测时,患者手握电极,医者手执探测头,在患者的耳郭上进行探查,当电棒触及电阻低的敏感点(良导点)时,可以通过指示信号、音响或仪表数据等反映出来。电测定法具有操作简便、准确性较高等优点。

(四)耳穴的刺激方法

耳穴的刺激方法较多,目前临床常用压丸法、毫针法、皮内针法。此外,还可用艾灸、放血、穴位注射、皮肤针叩刺等方法。

1.压丸法

在耳穴表面贴敷王不留行籽、油菜籽、小米、绿豆、白芥子及特制的磁珠等,并间歇揉按的一种简易疗法。由于本法既能持续刺激穴位,又安全方便,是目前临床上最常用的耳穴刺激方法。现应用最多的是王不留行籽压丸法,可先将王不留行籽贴附在 0.6 cm×0.6 cm 大小的胶布中央,用镊子夹住,贴敷在选用的耳穴上(图 2-6)。每天自行按压 3～5 次,每次每穴按压 30～60 秒,以局部微痛发热为度,3～7 天更换 1 次,双耳交替。

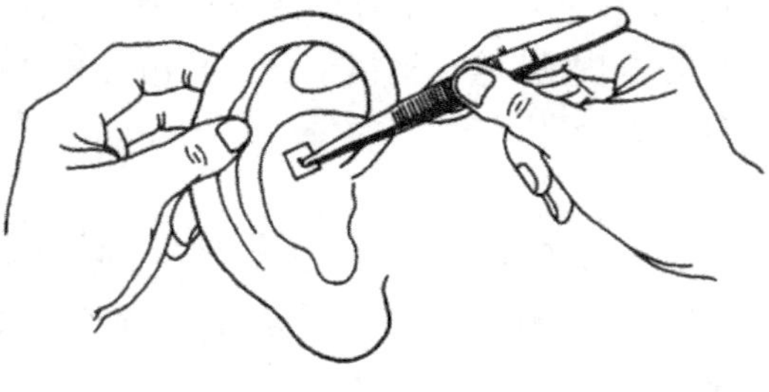

图 2-6　**耳穴压丸法**

2.毫针法

毫针法是利用毫针针刺耳穴,治疗疾病的一种较常用的方法。操作步骤:首先定准耳穴,然后先用 2.5%碘伏，再用 75%的乙醇脱碘进行严格消毒，待乙醇干后施术。针具选用 26～30 号 0.3～0.5 寸的不锈钢针。进针时，医者左手拇、示二指固定耳郭，中指托着针刺部的耳背，然后用右手拇、示二指持针，用快速插入的速刺法或慢慢捻入的慢刺法进针均可。刺入深度应视患者耳郭局部的厚薄灵活掌握，一般以刺入皮肤 2～3 分，以达软骨后毫针直立不摇晃为准。刺入耳穴后，如局部感应强烈，患者症状往往有即刻减轻感；如局部无针感，应调整针刺的方向、深度和角度。刺激强度和手法依病情、体质、证型、耐受度等综合考虑。耳毫针的留针时间一般为 15～30 分钟，慢性病、疼痛性疾病留针时间适当延长。出针时，医者左手托住耳郭，右手迅速将毫针垂直拔出，再用消毒干棉球压迫针眼，以免出血。也可在针刺获得针感后，接上电针仪，采用电针法。通电时间一般以 10～20 分钟为宜。

3.皮内针法

皮内针法是将皮内针埋入耳穴以治疗疾病的方法，适用于慢性和疼痛性疾病，起到持续刺激、巩固疗效和防止复发的作用。使用时左手固定常规消毒后的耳部，右手用镊子夹住皮内针针柄，轻轻刺入所选耳穴，再用胶布封盖固定(图 2-7)。一般埋入患侧耳穴，必要时埋入双耳，每天自行按压 3 次，每次留针 3～5 天，5 次为 1 个疗程。

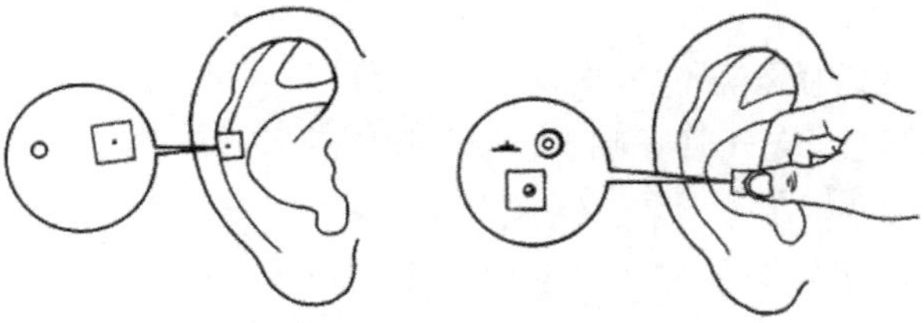

图 2-7 耳穴皮内针法

(五)注意事项

(1)严格消毒，防止感染。因耳郭表面凹凸不平、血管丰富、结构特殊，针刺前必须严格消毒，有创面或炎症部位禁针。针刺后如针孔发红、肿胀，应及时涂 2.5%碘伏，防止化脓性软骨膜炎的发生。

(2)耳针刺激比较疼痛，治疗时应注意防止发生晕针，一旦发生应及时处理。

(3)对扭伤和运动障碍的患者，进针后应嘱其适当活动患部，有助于提高疗效。

(4)有习惯性流产的孕妇应禁针。

(5)患有严重器质性病变和伴有严重贫血者不宜针刺，对严重心脏病、高血压病患者不宜行强刺激法。

(袁周萍)

第二节 头针疗法

头针又称头皮针，是指在头皮部特定的穴线进行针刺以防治疾病的方法。

头针的理论依据主要有二：一是根据传统的脏腑经络理论。手、足六阳经皆上循于头面，六阴经中手少阴与足厥阴经直接循行于头面部，其他阴经则通过各自的经别与阳经相合后上达于头面。因此，头面部是脏腑经络之气汇集的重要部位，《素问·脉要精微论篇》曰："头者精明之府。"二是根据大脑皮质功能定位在头皮的投影，确立相应的头穴线。

头针因其疗效独特、适应证广泛而成为临床医师常用的针灸治疗方法之一。为了适应国际上头针疗法的推广与交流，中国针灸学会根据分区定经、经上选穴、穴点连线及古代透刺方法等拟定了《头皮针穴名标准化国际方案》，并在日本召开的世界卫生组织西太区会议上正式通过。本节标准头针线的名称、定位等均依据该方案。

一、标准头针线的定位和主治

标准头穴线共 25 条，分别位于额区、顶区、颞区、枕区 4 个区域的头皮部。标准化头针线见图 2-8～图 2-12，各区定位及主治如下。

（一）额区

1.额中线

(1)部位：在头前部，从督脉神庭穴向下引一直线，长 1 寸(图 2-8)。

(2)主治：癫痫、精神失常、鼻病等。

2.额旁 1 线

(1)部位：在头前部，从膀胱经眉冲穴向前引一直线，长 1 寸(图 2-8)。

(2)主治：冠心病、心绞痛、支气管哮喘、支气管炎、失眠。

3.额旁 2 线

(1)部位：在头前部，从胆经头临泣穴向前引一直线，长 1 寸(图 2-8)。

(2)主治：急性和慢性胃炎、胃十二指肠溃疡、肝胆疾病等。

4.额旁 3 线

(1)部位：在头前部，从胃经头维穴内侧 0.75 寸起向下引一直线，长 1 寸(图 2-8)。

(2)主治：功能失调性子宫出血、子宫脱垂、阳痿、遗精、尿频、尿急等。

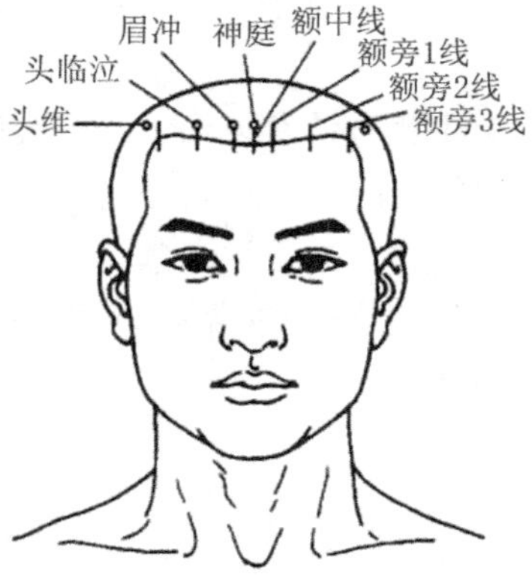

图 2-8　标准化头针线额区图

（二）顶区

1.顶中线

(1)部位：在头顶部，即从督脉百会穴至前顶穴连线(图 2-9)。

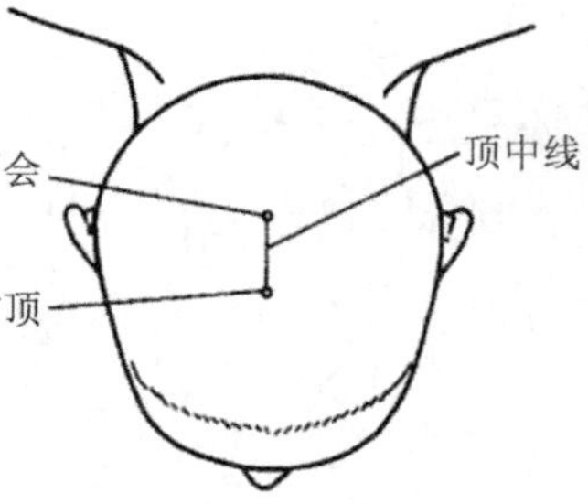

图 2-9　标准化头针线顶区图

(2)主治:腰腿足等病证,如瘫痪、麻木、疼痛,以及皮质性多尿、脱肛、小儿夜尿、高血压病、头顶痛等。

2.顶旁 1 线

(1)部位:在头顶部,督脉旁 1.5 寸,从膀胱经通天穴向后引一直线,长 1.5 寸(图 2-10)。

(2)主治:腰腿足等病证,如瘫痪、麻木、疼痛等。

3.顶旁 2 线

(1)部位:在头顶部,督脉旁开 2.25 寸,从胆经正营穴向后引一直线,长 1.5 寸到承灵穴(图 2-10)。

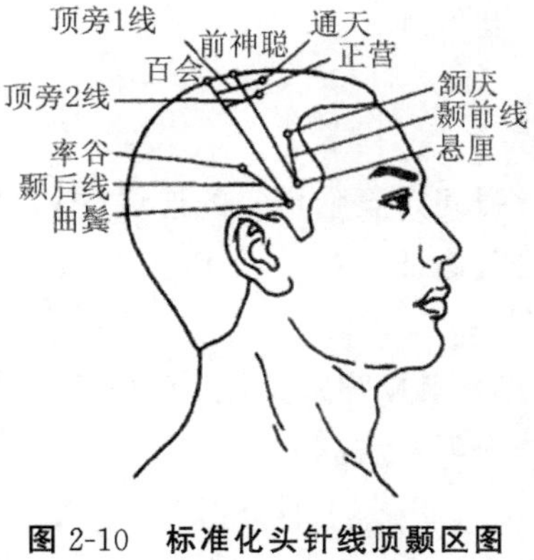

图 2-10　标准化头针线顶颞区图

(2)主治:头痛、偏头痛,以及肩、臂、手等病证,如瘫痪、麻木、疼痛等。

(三)颞区(包括顶颞区)

1.顶颞前斜线

(1)部位:在头顶部、头侧部,头部经外奇穴前神聪(百会前 1 寸)与颞部胆经悬厘穴引一斜线(图 2-11)。

(2)主治:将该线分为 5 等份,上 1/5 治疗对侧下肢和躯干瘫痪,中 2/5 治疗上肢瘫痪,下2/5 治疗中枢性面神经麻痹、运动性失语、流涎、脑动脉粥样硬化等。

2.顶颞后斜线

(1)部位:在头顶部、头侧部,顶颞前斜线之后 1 寸,与其平行的线。即从督脉百会穴至颞部胆经曲鬓穴引一斜线(图 2-11)。

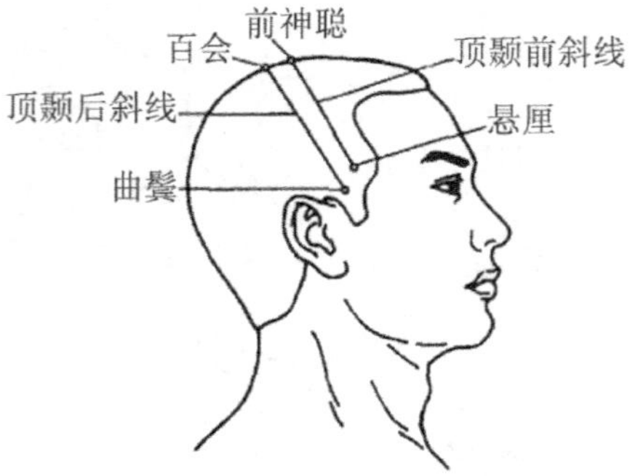

图 2-11　标准化头针线颞区图

(2)主治:将该线分为5等份,上1/5治疗对侧下肢和躯干感觉异常,中2/5治疗上肢感觉异常,下2/5治疗头面部感觉异常等。

3.颞前线

(1)部位:在头的颞部,从胆经颔厌穴至悬厘穴连一直线。

(2)主治:偏头痛、运动性失语、周围性面神经麻痹和口腔疾病。

4.颞后线

(1)部位:在头的颞部,从胆经率谷穴向下至曲鬓穴连一直线。

(2)主治:偏头痛、耳鸣、耳聋、眩晕等。

(四)枕区

1.枕上正中线

(1)部位:在后头部,即从督脉强间穴至脑户穴的连线(图2-12)。

(2)主治:眼病、颈项强痛、癫狂、痫证。

2.枕上旁线

(1)部位:在后头部,由枕外隆凸督脉脑户穴旁开0.5寸起,向上引一直线,长1.5寸(图2-12)。

(2)主治:皮质性视力障碍、白内障、近视等。

3.枕下旁线

(1)部位:在后头部,从膀胱经玉枕穴向下引一直线,长2寸(图2-12)。

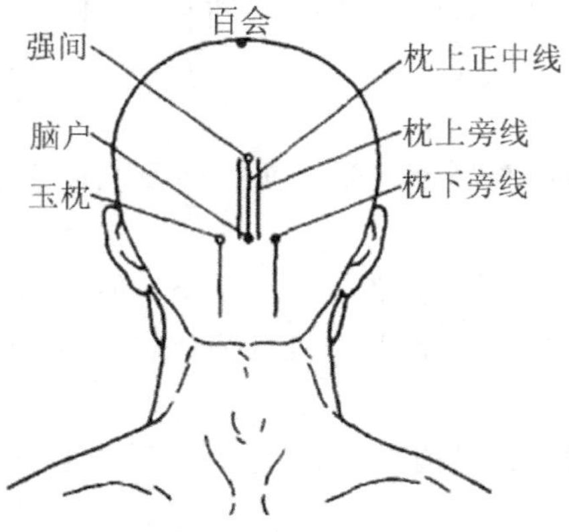

图 2-12　标准化头针线枕区图

(2)主治:小脑疾病引起的平衡障碍、后头痛等。

二、适用范围

（一）脑源性疾病

脑源性疾病如脑血管意外后遗症、皮质性视力障碍、小脑性平衡障碍、皮质性多尿、遗尿、帕金森病等。

（二）非脑源性疾病

非脑源性疾病如腰腿痛、神经痛、哮喘、呃逆、耳源性眩晕、耳鸣、听力障碍、胃脘痛、子宫脱垂等。

（三）其他

外科手术的针刺麻醉。

三、操作方法

（一）穴位选择

单侧肢体疾病，选用对侧头针线；双侧肢体疾病，选用双侧头针线；内脏全身疾病或不易区别左右的疾病，可双侧取穴。一般根据具体的病情选用相应的头针线，如下肢瘫痪，可选顶旁 1 线配顶颞前斜线、顶颞后斜线的上 1/5。

（二）进针方法

患者多取坐位或卧位，局部常规消毒。一般选用 28～30 号长 1.5～3 寸的毫针，针尖与头皮成 30°左右，快速将针刺入头皮下，当针尖抵达帽状腱膜下层时，指下感到阻力减小，然后使针与头皮平行，继续捻转进针，刺入相应深度（线段的长度）。若进针角度不当，患者痛甚且医者手下有抵抗感，应调整进针角度（图 2-13）。

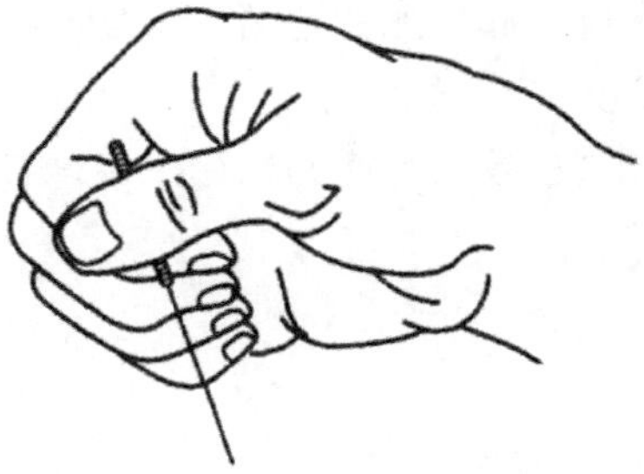

图 2-13 头针进针法

（三）行针手法

头针的行针多捻转不提插。一般以拇指掌面和示指桡侧面夹持针柄，以示指的掌指关节快速连续屈伸，使针体左右旋转，捻转速度每分钟 200 次左右（图 2-14）。进针后持续捻转 2～3 分钟，留针 20～30 分钟，留针期间间歇操作 2～3 次即可。一般经 3～5 分钟刺激后，部分患者在病变部位会出现热、麻、胀、抽动等感觉。按病情需要可适当延长留针时间。偏瘫患者留针期间嘱其活动肢体（重症患者可做被动活动），有助于提高疗效。亦可用电针仪在主要穴线通电，以代替手法捻针，频率多选用 200～300 次/分。

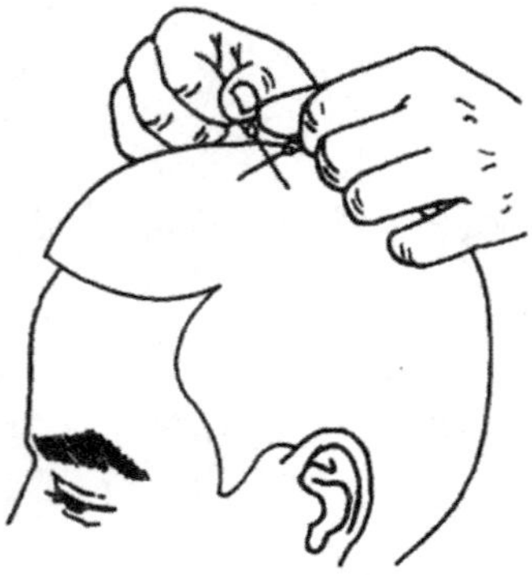

图 2-14 头针行针法

(四)出针

刺手夹持针柄轻轻捻转松动针体,押手固定穴区周围头皮,如针下无紧涩感,可快速出针。出针后需用消毒干棉球按压针孔片刻,以防出血。

(五)疗程

每天或隔天针 1 次,一般 10 次为 1 个疗程,休息 5～7 天再进行第二个疗程。

四、注意事项

(1)因为头部有毛发,故必须严格消毒,以防感染。

(2)由于头针的刺激较强,刺激时间较长,医者必须注意观察患者表情,以防晕针。

(3)婴儿由于颅骨缝的骨化不完全,不宜采用头针疗法。

(4)中风患者急性期如因脑出血引起昏迷、血压过高或不稳定时,不宜用头针疗法,需待血压和病情稳定后应用;如因脑血栓形成引起偏瘫的患者,宜及早采用头针疗法。凡有高热、急性炎症和心力衰竭时,一般慎用头针疗法。

(5)由于头皮血管丰富,容易出血,故出针时必须用干棉球按压针孔 1～2 分钟。如有出血或皮下血肿,可轻轻揉按,促使其消散。

(袁周萍)

第三节 三棱针疗法

三棱针疗法是用三棱针刺破血络或腧穴,放出适量血液,或挤出少量液体,或挑断皮下纤维组织,以治疗疾病的方法。《灵枢·官针》篇称三棱针疗法为络刺、赞刺等。

三棱针古称锋针,是一种"泻热出血"的常用工具。现三棱针多由不锈钢材料制成,针长约 6 cm,针柄稍粗呈圆柱体,针体呈三棱状,尖端三面有刃,针尖锋利(图 2-15)。

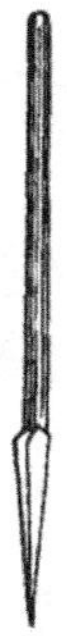

图 2-15 三棱针

一、操作方法

(一)持针方法

一般医者右手持针,用拇、示二指捏住针柄,中指指腹紧靠针体下端,针尖露出 3~5 mm(图 2-16)。

(二)刺法

三棱针的针刺方法一般分为点刺法、散刺法、刺络法、挑刺法 4 种。

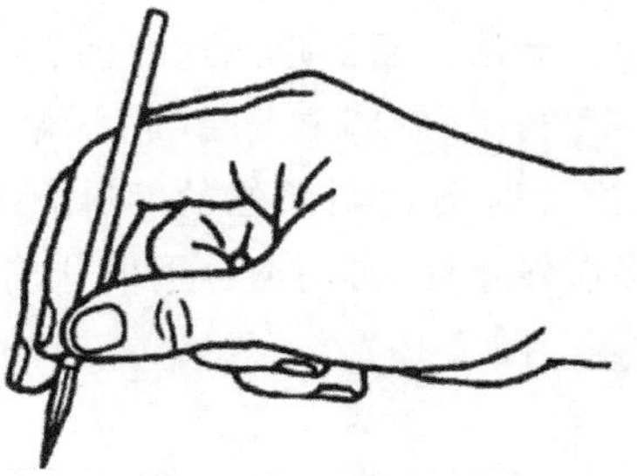

图 2-16 三棱针持针法

1.点刺法

点刺法是点刺腧穴放出少量血液或挤出少量液体的方法。此法多用于四肢末端及肌肉浅薄处的部位。如十宣穴、十二井穴,以及耳尖、头面部的攒竹、上星、太阳、印堂等穴。

操作时,医者先在点刺穴位的上下用手指向点刺处推按,使血液积聚于点刺部位,继而常规消毒,再用左手固定点刺部位,右手持针对准已消毒的部位点刺,轻轻挤压针孔周围,使出血少许,然后用消毒干棉球按压针孔(图 2-17)。

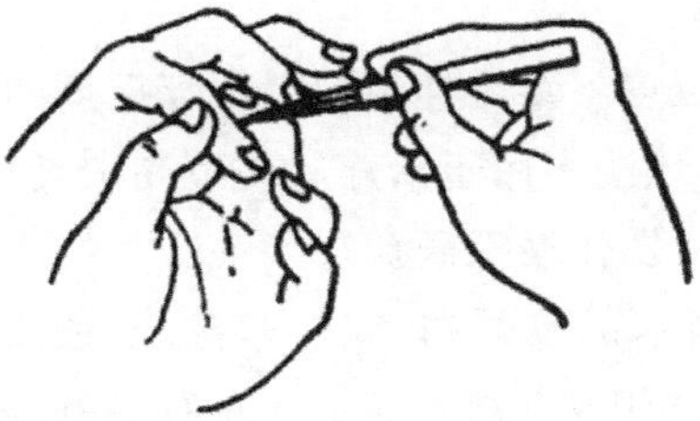

图 2-17 点刺法

2.散刺法

散刺法是在病变局部及其周围进行连续点刺以治疗疾病的方法。此法多用于局部瘀血、血肿或水肿、顽癣等。

操作时，根据病变部位大小的不同，可点刺 10～20 针，由病变外缘呈环形向中心点刺（图 2-18），点刺后可配合挤压或拔罐等方法，以促使瘀血或水肿的排除，达到祛瘀生新、通经活络的目的。

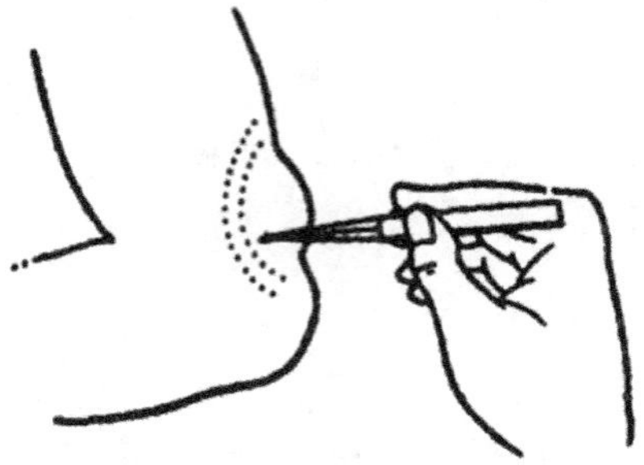

图 2-18　散刺法

3.刺络法

此法是刺入浅表血络或静脉放出适量血液的方法。此法多用于曲泽、委中等肘膝关节附近有较明显浅表血络或静脉的部位。此法用于治疗急性吐泻、中暑、发热等。

操作时，先用松紧带或橡皮带结扎针刺部位上端（近心端），然后常规消毒，针刺时，左手拇指压在被针刺部位下端，右手持三棱针对准针刺部位的静脉，斜向上刺入脉中 2～3 mm，立即出针，使其流出一定量的血液，待出血停止后，再用消毒干棉球按压针孔。当出血时，也可轻轻按压静脉上端，以助瘀血排出、毒邪得泻（图 2-19）。

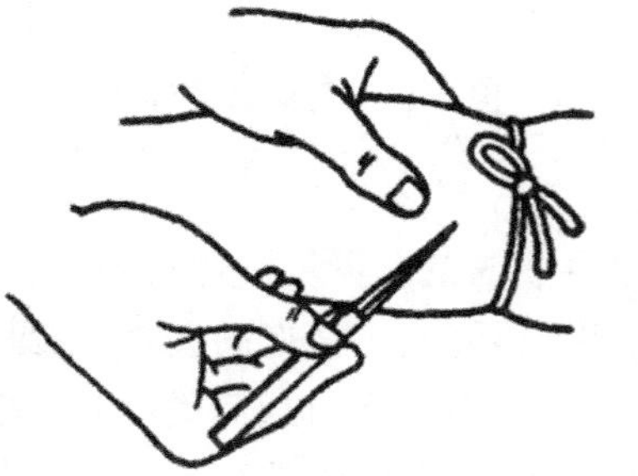

图 2-19　刺络法

4.挑刺法

挑刺法是用三棱针挑断穴位皮下纤维样组织以治疗疾病的方法。此法常用于比较平坦的利于挑提牵拉的部位，如背俞穴。该法多用于治疗肩关节周围炎、胃痛、颈椎病、失眠、支气管哮喘、血管神经性头痛等较顽固的反复发作性疾病。

操作时，医者用左手按压施术部位两侧，或捏起皮肤，使皮肤固定，右手持针迅速刺入皮肤 1～2 mm，随即将针体倾斜挑破表皮，再刺入 5 mm 左右，将针体倾斜并使针尖轻轻挑起，挑断皮下白色纤维样组织，尽量将施术部位的纤维样组织挑断，然后出针，覆盖消毒敷料。由于挑提牵拉伴有疼痛，可根据情况配合局部表浅麻醉。

(三)出血量及疗程

每天或隔天治疗 1 次,1～3 次为 1 个疗程,出血量多者,每周 1～2 次。一般每次出血量以 3～5 mL 为宜。

二、适用范围

三棱针法具有通经活络、开窍泻热、调和气血、消肿止痛等作用。临床上适用范围广泛,多用于实证、热证、瘀血、疼痛等,如高热、中暑、中风闭证、咽喉肿痛、目赤肿痛、顽癣、痈疖初起、扭挫伤、疳证、痔疮、顽痹、头痛、丹毒、指(趾)麻木等。

三、注意事项

(1)严格消毒,防止感染。

(2)点刺时手法宜轻、稳、准、快,不可用力过猛,防止刺入过深,创伤过大,损害其他组织。一般出血不宜过多,切勿伤及动脉。

(3)三棱针刺激较强,治疗过程中需注意患者体位要舒适,防止晕针。

(4)体质虚弱、孕妇、产后及有自发性出血倾向者,不宜使用本法。

(袁周萍)

第三章 临床常用中药

第一节 发散风寒药

一、麻黄

(一)来源

麻黄首载于《神农本草经》,“主中风伤寒头痛,温疟,发表出汗,去邪热气,止咳逆上气,除寒热,破癥坚积聚。”

麻黄主产于山西、河北、甘肃等地。秋季采割绿色的草质茎,晒干,切段。生用、蜜炙或捣绒用。

(二)药性

辛、微苦,温。归肺、膀胱经。

(三)功效

发汗散寒,宣肺平喘,利水消肿。

(四)应用

1.风寒感冒

本品味辛能发散,性温可祛寒,善于开泄腠理,透发毛窍,通过发汗以外散表邪。因其发汗力强,素有“发散第一药”之称,为发汗解表之要药。主要用于外感风寒,腠理郁闭所致的恶寒发热、无汗、头痛身疼、脉浮而紧的风寒表实无汗证,常与桂枝相须为用,如麻黄汤。

2.胸闷喘咳

本品辛散苦泄,既可外开皮毛之郁闭,使肺气宣畅,呼吸调匀;又能内泄肺气之壅滞,使肃降正常,喘咳平息。尤善宣肺气而平喘咳,为风寒束表,肺气失宣所致胸闷喘咳良药,应用广泛。治疗风寒外束,肺气内壅的喘咳实证最为适宜,常配苦杏仁、甘草,如三拗汤。

3.风水水肿

本品外可开泄腠理,发汗解表,使肌表之水湿从毛窍外散;内能宣通肺气,通调水道,下输膀胱,有利水消肿之功。常用于水肿起于头面部,迅速遍及全身,小便不利兼有表证之风水水肿,常与甘草同用,如甘草麻黄汤。

(五)用法用量

煎服,2～10 g。发汗解表宜生用,止咳平喘多蜜炙,小儿、老人及体虚者宜捣绒。

（六）使用注意

本品发汗宣肺之力强，故表虚自汗、阴虚盗汗及肺肾虚喘者均应慎用。

（七）类药鉴别

麻黄根与麻黄为麻黄科植物草麻黄或中麻黄的干燥根和根茎，味甘涩，性平，入心、肺经，功用固表止汗，善治气虚自汗、阴虚盗汗、产后虚汗不止等。麻黄味辛苦，性温，入肺及膀胱经，可开腠理，通毛窍，发汗散寒以解表，又长于宣肺平喘，利水消肿，用于治疗风寒感冒，胸闷喘咳及风水水肿等证。两者虽同出一源，然功效迥异。总之，麻黄以发散为主，而麻黄根则以收涩为优。故用于发汗时，麻黄须去根、节，而固表止汗时切忌使用麻黄。

（八）药用举隅

(1)用麻黄、益母草、桔梗、生甘草的提取浓缩液，制成鼾静通口服液，治疗睡眠呼吸暂停综合征，能改善换气，有止咳、化痰、消炎之功。

(2)治疗冻疮，麻黄、附子、细辛各 25 g，大黄、生姜各 15 g，桂枝 10 g，制成酊剂，用棉签蘸药涂在患处。

（九）现代研究

草麻黄茎含 1%～2%生物碱，其中 40%～90%为麻黄碱；又含儿茶鞣质 6%和挥发油，挥发油中含有 1α-松油醇。木贼麻黄含 1.15%～1.75%生物碱，其中主要是麻黄碱和伪麻黄碱。矮麻黄含总生物碱（以麻黄碱计）1.15%。麻黄有抑制流感病毒、解热、兴奋中枢、抗疲劳、加快心率等作用。麻杏石甘汤中的麻黄、甘草对金黄色葡萄球菌以及铜绿假单胞菌均有一定的抑制作用，以麻黄的作用较强。

二、桂枝

（一）来源

首载于《名医别录》，“主心痛，胁风，胁痛，温筋通脉，止烦，出汗。”为樟科植物肉桂的干燥嫩枝。主产于广东、广西、云南等地。春、夏二季采收，除去叶，晒干，或切片晒干。生用。

（二）药性

辛、甘，温。归心、肺、膀胱经。

（三）功效

发汗解肌，温通经脉，助阳化气，平冲降逆。

（四）应用

1.风寒感冒

本品辛能发散，甘可扶阳，温则祛寒。发汗之力虽较麻黄缓和，但并不专于发散，且善于宣阳气，畅营阴，有助卫实表、发汗解肌、外散风寒之功。对外感风寒，不论表实无汗，表虚有汗及阳虚外感风寒，均可选用。治风寒表实，恶寒，无汗，脉浮紧者，常与麻黄相须为用，如麻黄汤；治风寒表虚，恶风，汗出，脉浮缓者，每与白芍配伍，如桂枝汤。

2.寒凝诸痛

本品辛散温通，既能温散血中之寒凝，又能宣导诸药，有温通经脉、散寒止痛之效，故凡是寒邪凝滞经脉所致诸痛，皆可使用。治中焦虚寒，脘腹冷痛，常与白芍、饴糖等配伍，以缓急止痛，如小建中汤；治寒凝血滞，月经不调，经闭痛经，产后腹痛，与当归、吴茱萸配伍，如温经汤；治风寒湿痹，肩臂关节疼痛，与附子配伍，以散寒通痹止痛，如桂枝附子汤。

3.阳虚诸证

本品甘温,能温助一身之阳气,凡阳气不通或阳气不足之证,皆可选用。上可助心阳,通血脉,止悸动,用于心阳不振,心动悸,脉结代者,与炙甘草、人参、麦冬等同用,如炙甘草汤;中可扶脾阳,化痰饮,助运水,用于脾阳不运,水湿内停之痰饮病,胸胁支满,眩晕,心悸等,与茯苓、白术配伍,如苓桂术甘汤;下可温肾阳,逐寒邪,助气化,用于肾阳不足,膀胱气化失司之蓄水证,水肿,小便不利者,多与茯苓、猪苓、泽泻等同用,如五苓散。

4.奔豚

本品归心经,其温通心阳之功,又能制肾水,平冲降逆。治阴寒内盛,引动下焦之气上冲心胸发为奔豚,症见气从少腹上冲胸咽,常重用本品,如桂枝加桂汤。

(五)用法用量

煎服,3～10 g。

(六)使用注意

本品辛温助热,易伤阴动血,故凡外感热病、阴虚阳盛、血热妄行均当忌用。孕妇及月经过多者慎用。

(七)药用举隅

1.治疗脱疽(现代医学称血栓闭塞性脉管炎)

桂枝 50 g、川芎 50 g、木瓜 50 g、生姜 50 g、细辛 30 g、独活 30 g、白芷 30 g、红花 30 g、当归 30 g,煎汤后趁热浸泡患处。

2.治疗慢性低血压综合征

黄芪 30 g、桂枝 10 g,水煎 5～10 分钟,当茶饮用,含服西洋参 2～3 片。2 周为 1 个疗程。

(八)现代研究

主要含挥发油,以桂皮醛为主;另含反式桂皮酸、原儿茶酸、香豆素、酚类、有机酸、多糖、苷类等。桂枝有解热、降温、抑菌、抗病毒等作用,其次还有健胃、利尿、强心、镇痛、镇静、抗惊厥等作用,还能使冠状动脉血流增加。

三、紫苏叶

(一)来源

首载于《名医别录》,“主下气,除寒中。”为唇形科植物紫苏的干燥叶(或带嫩枝)。我国大部分地区均生产。夏季枝叶茂盛时采收,除去杂质,晒干,切段。生用。

(二)药性

辛,温。归肺、脾经。

(三)功效

解表散寒,行气和胃。

(四)应用

1.风寒感冒

本品辛温气香,辛能发表,温能散寒。解表散寒之力较为温和,“无过汗伤中之患”(《本经逢原》)。既可药用又可食用,可预防或治疗风寒感冒轻证。因其兼有行气和胃,化痰止咳之功,故对风寒表证兼有气滞胸闷呕恶或咳嗽痰多者,较为适宜。多与香附、陈皮等理气药配伍,如香苏散;或配苦杏仁、桔梗等化痰止咳药同用,如杏苏散。

2.脾胃气滞

本品味辛能行，调理脾胃之气，以宽中除胀，和胃止呕，善治多种原因所致脾胃气滞，脘腹胀满，恶心呕吐，纳食不佳者。治七情郁结，痰凝气滞之梅核气，常与半夏、厚朴等同用，如半夏厚朴汤。又兼理气安胎之功，用于治疗妊娠胎气上逆，胸闷呕吐，胎动不安者，多配砂仁、陈皮等理气安胎药同用。

此外，本品尚能解鱼蟹毒，用于进食鱼蟹所致腹痛吐泻者，可单用或配生姜、陈皮、广藿香等。

（五）用法用量

煎服，5～10 g，不宜久煎。

（六）类药鉴别

紫苏叶、紫苏梗与紫苏子三药来源于同一种植物，因药用部位不同，功用亦有所区别。叶片入药称紫苏叶，其茎入药称紫苏梗，果实入药为紫苏子。紫苏梗，辛，温，归肺、脾经。功能理气宽中，止痛，安胎。用于胸膈痞闷，胃脘疼痛，嗳气呕吐，胎动不安。紫苏子，辛，温，归肺经。功能降气化痰，止咳平喘，润肠通便。用于痰壅气逆，咳嗽气喘，肠燥便秘等。一般认为，紫苏叶偏于发散风寒，紫苏梗偏于理气宽中安胎，紫苏子偏于化痰止咳平喘。

（七）药用举隅

1.治疗阴囊湿疹

用鲜紫苏茎叶或干紫苏，鲜紫苏每次 250 g，干紫苏 50 g 左右，加水 500 mL，沸后煎 10 分钟（干紫苏煎 12 分钟左右），倒在干净的洗盆里，晾到 40 ℃左右，用干净纱布浸湿煎液后轻轻拍打患处。

2.治疗小儿外感咳嗽

紫苏 10 g、苦杏仁 10 g、桔梗 10 g、前胡 10 g、紫菀 10 g、陈皮 12 g、百部 10 g、炙甘草 5 g，水煎滤汁 300 mL，每次服 150 mL，每天 2 次。首服 3 剂后复诊有效者，原方加减后续服，最多不超 12 剂。

（八）现代研究

主要含挥发油，内含紫苏醛、左旋柠檬烯、α-及 β-蒎烯等，还含精氨酸、枯酸、矢车菊素 3-(6-对香豆酰-β-D-葡萄糖苷)5-β-D-葡萄糖苷。有解热、抗菌、升高血糖作用。紫苏油中的主要成分紫苏醛成肟后，口服升血糖作用较紫苏油更强，能减少支气管分泌，缓解支气管痉挛，对神经系统有镇静作用，能缩短凝血时间、血浆复钙时间和凝血活酶时间。

四、荆芥

（一）来源

首载于《神农本草经》，“主寒热，鼠瘘，瘰疬生疮，破结聚气，下瘀血，除湿痹。”为唇形科植物荆芥的干燥地上部分。主产于江苏、浙江、江西、河北、湖北。多为栽培。夏、秋两季花开到顶，穗绿时采割，除去杂质，晒干，切段用，或只取花穗入药。生用或炒炭用。

（二）药性

辛，微温。归肺、肝经。

（三）功效

解表散风，透疹，消疮；炒炭止血。

(四)应用

1.外感表证

本品辛散气香,辛而不烈,微温不燥,入肺经长于发散风邪,为发散风寒药中药性平和之品。善治外感表证,无论风寒、风热或寒热不明显者均可配用。治风寒感冒,与防风、羌活等药同用,如荆防败毒散;治风热感冒,与金银花、连翘等药配伍,如银翘散。

2.麻疹,风疹

本品质轻芳香透散,有祛风止痒,宣透疹毒之功。常用于表邪外束,麻疹初起,疹出不畅或风疹瘙痒,配伍防风、蝉蜕、薄荷等。

3.疮疡初起

本品既能祛风解表,透散邪气,又能宣通壅结而达消疮之功,可用于疮疡初起而兼有表证者。偏风寒者,配伍羌活、川芎等;偏风热者,常与金银花、连翘等同用。

4.吐衄下血

本品炒炭后,其性多涩,主入肝经,偏走血分,有收敛止血功效,可用于吐血、衄血、便血、崩漏、产后血晕等多种出血证。

(五)用法用量

煎服,5～10 g。不宜久煎。发表透疹消疮宜生用;止血宜炒炭用;荆芥穗长于祛风。

(六)药用举隅

1.治疗小儿发热

荆芥 1 000 g 用中药煎药机煎制成水剂,灌装到专用中药袋 10 袋,每袋含荆芥水剂 100 g,将荆芥水剂 1 袋加入热水 1 500 mL 稀释泡足,同时按摩患儿足部及足底涌泉穴,泡双足 30 分钟至患儿背部出汗。每天 2 次或 3 次,连用 3 天为 1 个疗程。

2.治疗小腿慢性溃疡

荆芥 10 g、连翘 20 g、白芷 10 g、生地黄 15 g、白芍 10 g、当归 20 g 等,每天 1 剂,水煎 30 分钟,晾温后浸泡病变部位,每天 2 次,15 天为 1 个疗程,浸泡后暴露患处。

(七)现代研究

主要含挥发油,主要成分为右旋薄荷酮、消旋薄荷酮、胡椒酮、少量右旋柠檬烯等;尚含单萜类荆芥苷及黄酮类成分等。其水煎剂可加快皮肤血液循环,增加汗腺分泌,有微弱的解热作用;对金黄色葡萄球菌、白喉杆菌有较强抑制作用,对伤寒杆菌、痢疾杆菌等也有抑制作用。荆芥生品不能缩短出血时间,但荆芥炭能使出血时间缩短。

五、防风

(一)来源

首载于《神农本草经》,“主大风,头眩痛,恶风,风邪,目盲无所见,风行周身,骨节疼痹,烦满。”为伞形科植物防风的干燥根。主产于东北及内蒙古东部。春、秋二季采挖未抽花茎植株的根,除去须根及泥沙,晒干,切厚片。生用。

(二)药性

辛、甘,微温。归膀胱、肝、脾经。

(三)功效

祛风解表,胜湿止痛,止痉。

（四）应用

1.外感表证

本品味辛发散，甘缓不峻，微温不燥，药力平和，尤长于祛除风邪。古人称其为“治风通用”之品，且素有“风药中润剂”之称，对外感表证，无论风寒、风热、风湿均可配伍使用。治风寒表证，与荆芥、羌活等配伍，如荆防败毒散；治风热表证，与薄荷、蝉蜕等药同用；治外感风湿，头痛身重者，与羌活、川芎等药配用，如羌活胜湿汤；治卫气不足，肌表不固，感冒风邪者，与黄芪、白术益卫固表药同用，如玉屏风散。

2.风湿痹痛

本品辛而微温，既能祛风散寒，又能胜湿止痛，为常用的祛风湿、止痹痛药，可用于治疗多种因风寒湿所致疼痛证。治风寒湿痹，肢节疼痛，筋脉挛急者，多配羌活、姜黄等，如蠲痹汤。

3.风疹瘙痒

本品辛能散风邪而止痒，可用于治疗多种皮肤病，尤以风邪所致瘾疹瘙痒者多用。且因其药性平和，以祛风见长，故风寒、风热均可选用。偏风寒者，与荆芥、当归等药配伍，如消风散；偏风热者，配薄荷、蝉蜕等药同用。

4.破伤风

本品功专祛风，既能辛散外风，又能平息内风以止痉。用于风毒内侵，贯于经络，引动内风所致牙关紧闭、角弓反张、四肢抽搐、项背强急的破伤风，可与天麻、天南星、白附子等药同用，如玉真散。

此外，本品入肝、脾经，有疏肝理脾之功。可用于土虚木乘，肝脾不和，腹痛泄泻者，与白术、白芍、陈皮同用，即痛泻要方。

（五）用法用量

煎服，5～10 g。

（六）使用注意

本品药性偏温，阴血亏虚、热病动风者不宜使用。

（七）药用举隅

1.治疗药物疹、荨麻疹、风疹等引起的皮肤瘙痒

防风 20 g、徐长卿 20 g，煎汤外洗，每天 1 剂。

2.治疗面神经炎

防风 30 g、白附子 12 g、白僵蚕 12 g、全蝎 10 g，每天 1 剂，水煎 2 次，早晚各服 1 次。

（八）现代研究

主要含挥发油、色原酮类、香豆素类、聚炔类、多糖及β-谷甾醇、甘露醇、苦味苷等。防风煎剂对三联疫苗、伤寒混合菌苗所致家兔发热有解热作用；对溶血性链球菌及痢疾杆菌也有一定的抑制作用。其水浸液有明显加强机体免疫功能作用。防风还有抗炎、镇痛、镇静、抗菌、抗溃疡、抗惊厥、抗过敏、抑制血栓形成等作用。

六、白芷

（一）来源

首载于《神农本草经》，“主女人漏下赤白，血闭，阴肿，寒热，风头，侵目，泪出，长肌肤，润泽，可作面脂。”为伞形科植物白芷或杭白芷的干燥根。主产于浙江、四川、河南、河北等地。夏、秋间

叶黄时采挖，除去须根及泥沙，晒干或低温干燥。切厚片。生用。

(二)药性

辛，温。归胃、大肠、肺经。

(三)功效

解表散寒，祛风止痛，宣通鼻窍，燥湿止带，消肿排脓。

(四)应用

1.风寒感冒

本品辛散温通，作用温和，散寒解表之力较弱，用于风寒感冒轻证，可以生姜汁调白芷末，涂搽太阳穴而取效。因其芳香上达，实以止痛、通鼻窍见长。故对风寒感冒而头痛较剧或鼻塞流涕者，更为适宜，可与防风、羌活、川芎等药同用，如九味羌活汤。

2.头痛，牙痛，眉棱骨痛

本品辛温升散，芳香走窜，长于祛风止痛，作用部位广泛，头痛、牙痛、脘腹疼痛、风湿痹痛等皆可使用。因其主入阳明经，故对邪入阳明，前额、眉棱骨痛及牙龈肿痛，尤为多用。治外感风寒，阳明头痛，眉棱骨痛，头风痛，可单用；或与川芎、防风、细辛等药同用，如川芎茶调散。治牙龈肿痛，可以白芷、吴茱萸浸水漱口；或配伍细辛、生地黄等为末，搽牙龈患处。

3.鼻渊，鼻鼽，鼻塞流涕

本品辛香温通，有宣通鼻窍之功，可宣利肺气，升阳明清气，通鼻窍而止疼痛，改善鼻塞不通、浊涕不止、前额及眉框疼痛等症状，内服或外用均有一定效果。常配辛夷、薄荷、苍耳子等药同用，如苍耳散。

4.湿浊带下

本品辛温香燥，善化浊燥湿而止带，常用于湿浊下注之带下证。因其性温，对寒湿下注，带下清稀量多者尤宜，多与鹿角霜、白术、山药等药同用。若为湿热下注，带下黄赤者，可与车前子、黄柏等药同用。

5.疮痈肿痛

本品又有消肿排脓之功。对于疮痈初起，红肿疼痛，有散结消肿止痛之功，常与金银花、当归等药配伍，即仙方活命饮；对脓成难溃者，又可排脓除湿生肌，多与人参、黄芪、当归等药同用，如托里透脓散。

(五)用法用量

煎服，3～10 g。

(六)使用注意

本品辛香温燥，阴虚血热者忌服。

(七)药用举隅

1.治疗牙痛

取细辛、白芷各 15 g 烘干，冰片 1 g，研细末过筛制成细辛白芷散，喷牙痛患侧鼻腔，效果显著。

2.治疗慢性鼻炎

用白芷香散(白芷、紫苏梗、薄荷、苍耳子、辛夷各 30 g)煎水熏蒸，以鼻腔吸收热蒸汽取效。

(八)现代研究

白芷与杭白芷的化学成分相似，主要含挥发油，尚含异欧前胡素、欧前胡素、白当归素、佛手柑内酯、珊瑚菜素、氧化前胡素、白芷毒素、花椒毒素、甾醇、硬脂酸等。其水煎剂对大肠埃希菌、痢疾杆菌、伤寒杆菌、铜绿假单胞菌、变形杆菌有一定抑制作用。白芷尚有解热、抗炎、镇痛、解痉、降压、抗癌、抗辐射作用。白芷含有的呋喃香豆素类化合物有光敏活性,以花椒毒素为最强,香柑内酯次之,异欧前胡素乙较弱,可用于治疗白癜风、银屑病。

(张 旭)

第二节 发散风热药

一、薄荷

(一)来源

首载于《新修本草》,“主贼风,伤寒,发汗,恶气心腹胀满,霍乱,宿食不消,下气。”为唇形科植物薄荷的干燥地上部分。主产于江苏、浙江。夏、秋二季茎叶茂盛或花开至三轮时,选晴天,分次采割,晒干或阴干。切段,生用。

(二)药性

辛,凉。归肺、肝经。

(三)功效

疏散风热,清利头目,利咽,透疹,疏肝行气。

(四)应用

1.风热感冒,风温初起

本品辛凉轻扬,辛味较浓,透散之力较强,最能宣散表邪,且有一定发汗作用,故对风热表证汗出不畅者尤为适宜。主要用于风热感冒或风温初起,邪在卫分,发热,微恶风寒,头痛等,多与金银花、连翘等药同用,如银翘散;或配桑叶、菊花等,如桑菊饮。

2.头痛目赤,喉痹口疮

本品辛凉轻清,轻浮上升,芳香通窍,善于疏散上焦风热,清头目、利咽喉。《本草纲目》载:“头痛,头风,眼目、咽喉、口齿诸病……为要药。”治风热上攻,头痛目赤,多与菊花、牛蒡子等药配伍,如薄荷汤;治风热壅盛,咽喉肿痛,口舌生疮,多与桔梗、生甘草、僵蚕等药同用,如六味汤。

3.麻疹不透,风疹瘙痒

本品禀轻宣透散之性,有祛风透疹止痒之功,对风邪所致皮肤瘙痒,使用颇广。用于治疗风热束表,麻疹不透,多配蝉蜕、牛蒡子等药,如竹叶柳蒡汤;治风疹瘙痒,可与荆芥、防风、僵蚕等配伍。

4.肝郁气滞,胸胁胀闷

本品兼入肝经,又有疏肝行气之能。对肝郁气滞证,轻重均可。轻证可疏其郁滞,重者则多配柴胡、白芍、当归等疏肝理气调经之品,如逍遥散。

此外,本品能芳香辟秽,还可用于治疗夏令感受暑湿秽浊引起的脘腹胀痛,呕吐泄泻,与广藿香、连翘等同用。

(五)用法用量

煎服,3～6 g;宜后下。薄荷叶长于发汗解表,薄荷梗偏于疏肝行气。

(六)使用注意

本品芳香辛散,发汗耗气,故体虚多汗者不宜用。

(七)类药鉴别

薄荷、牛蒡子与蝉蜕为菊科植物牛蒡的成熟果实,蝉蜕为蝉科昆虫黑蚱若虫羽化时脱落的皮壳。三者皆性寒凉,均能疏散风热、透疹、利咽,用于外感风热或温病初起;麻疹不畅,风疹瘙痒;风热上攻,喉痹咽痛等。不同之处在于:①薄荷辛凉芳香,发汗之力较强,又能清利头目、疏肝行气,可用于风热头痛,目赤肿痛,肝郁气滞等。②牛蒡子辛散苦泄,兼能宣肺祛痰,多用于治疗外感风热或肺热咳嗽,咳痰不畅者;且兼有清热解毒散肿之功,亦可用于痈肿疮毒、丹毒、痄腮、喉痹等热毒之证;因其性偏滑利,兼滑肠通便,故上述病证兼大便秘结者尤为适宜。③蝉蜕甘寒质轻,兼能开音疗哑,多用于治疗风热郁肺之咽痒音哑;又能明目退翳,解痉,用于目赤翳障,急慢惊风,破伤风,小儿夜啼不安等。

(八)药用举隅

1.治疗小儿疱疹性咽峡炎发热

以薄荷、蝉蜕各 20 g 煎汤保留灌肠,疗效优于对乙酰氨基酚。

2.治疗皮肤瘙痒

薄荷 15 g、茵陈 20 g,加水 200 mL,大火烧开,文火煎 30 分钟,晾凉,去渣留液。皮肤瘙痒处湿敷 20 分钟,每天 3 次。

(九)现代研究

主要含挥发油,新鲜叶含挥发油 0.8%～1%,干茎叶含挥发油 1.3%～2%;另含异端叶灵、薄荷糖苷及多种游离氨基酸等。其挥发油主要成分为薄荷醇、薄荷酮、乙酸薄荷酯、莰烯、柠檬烯、异薄荷酮、蒎烯、薄荷烯酮,还有树脂及少量鞣质、迷迭香酸。挥发油内服能兴奋中枢神经系统,使皮肤毛细血管扩张,促进汗腺分泌,增加散热,而起到发汗解热作用,并有良好的祛痰止咳作用。薄荷油外用,能刺激神经末梢的冷感受器而产生冷感,并反射性地造成深部组织血管的变化而起到消炎、抑菌、止痛、止痒、局部麻醉、解痉(抗乙酰胆碱)、利胆等作用。薄荷酮的刺激性强于薄荷醇。

二、桑叶

(一)来源

首载于《神农本草经》,“主除寒热,出汗。”为桑科植物桑的干燥叶。中国大部分地区均产,以江南居多。初霜后采收,除去杂质,晒干。生用或蜜炙用。

(二)药性

甘、苦,寒。归肺、肝经。

(三)功效

疏散风热,清肺润燥,清肝明目。

(四)应用

1.风热感冒

本品气轻味薄,轻清疏散,作用较为缓和,兼能止咳。主要用于风热感冒,或温病初起,邪犯肺卫之发热、微恶风寒、咽痒、咳嗽等症，配菊花、苦杏仁、桔梗等药同用，如桑菊饮。

2.肺热燥咳

本品甘寒凉润，苦寒清泄，既能润肺燥，又能清肺热，无论肺热或燥热伤肺，症见咳嗽痰少、色黄而黏稠，或干咳少痰、咽痒等皆可配伍使用。轻者可与苦杏仁、沙参、贝母等药配伍，如桑杏汤；重者可配生石膏、麦冬、阿胶等，如清燥救肺汤。

3.头晕头痛，目赤昏花

本品苦寒入肝，既能疏散肝经之风热，又能清肝热、平肝阳而明目。主要用于肝阳上亢，头痛眩晕，多与菊花、石决明、白芍等药配伍；治风热上攻、肝火上炎所致目赤涩痛、多泪，多与菊花、蝉蜕、夏枯草等药同用；治肝阴不足，目暗昏花，可与黑芝麻同用，作蜜丸服，即桑麻丸。

此外，本品略能凉血止血，用于血热咳血、吐血之轻证，可单用或配凉血止血药同用。

（五）用法用量

煎服，5～10 g；或入丸散。外用煎水洗眼。桑叶蜜制能增强润肺止咳作用，故肺燥咳嗽宜蜜制用。

（六）药用举隅

1.治疗盗汗

趁露采摘鲜桑叶置瓦上焙干，碾细粉，取 6 g，早晨空腹大米汤送服，每天 1 次，连服 3 天。

2.治疗急性结膜炎

桑叶 30 g，野菊花 10 g，金银花 10 g，用凉水 500 mL 浸泡 10 分钟，用文火煎沸 15 分钟，先用热气熏眼 10 分钟，滤过，取其药液，用消毒纱布一块蘸水反复洗患眼 5 分钟至药凉为止，每天 3 次。

（七）现代研究

主要含芸香苷、槲皮素、异槲皮素、蜕皮甾酮、β-谷甾醇、菜油甾醇、昆虫变态激素、多种酸类、酚类、维生素 B_1、维生素 B_2、维生素 C、微量挥发油、糖类、蛋白质、鞣质等。挥发油成分中有乙酸、丙酸、丁酸、间苯甲酚、丁香油酚等。体外试验发现鲜桑叶煎剂对金黄色葡萄球菌、乙型溶血性链球菌等多种致病菌有较强抑制作用，且高浓度煎剂有抑制钩端螺旋体的作用。桑叶对多种原因引起的动物高血糖症均有降糖作用。蜕皮激素还能促进人体蛋白质合成，排出体内胆固醇，降低血脂。

三、菊花

（一）来源

首载于《神农本草经》，"主诸风头眩，肿痛，目欲脱，泪出，皮肤死肌，恶风湿痹，久服利血气。"为菊科植物菊的干燥头状花序。主产于浙江、安徽、河南、四川等省。药材根据产地和加工方法不同，分为"亳菊""滁菊""贡菊""杭菊""怀菊"，以亳菊和滁菊品质最优。因花的颜色差异，又有黄菊花和白菊花之分。9～11 月花盛开时分批采收，阴干或焙干，或熏、蒸后晒干。生用。

（二）药性

甘、苦，微寒。归肺、肝经。

（三）功效

疏散风热，平肝明目，清热解毒。

(四)应用

1.风热感冒

本品体轻达表,气清上浮,微寒清热,能疏散肺经风热,但发表之力和缓。主要用于风热感冒,或温病初起,发热、头痛、咳嗽等,多与桑叶相须为用,如桑菊饮。

2.肝阳上亢,头痛眩晕

本品性寒入肝,有清肝火、平肝阳之功。可用于肝阳上亢或肝火上攻,眩晕头痛,以及肝经热盛,热极动风者,常与羚羊角、钩藤等药配伍,如羚角钩藤汤。

3.目赤肿痛,眼目昏花

本品苦能清泄,既能疏散肝经风热,又能清泻肝火,益阴明目。用于治疗肝经风热,目赤肿痛,多与蝉蜕、木贼、白僵蚕等药配伍;治肝肾精血不足,眼目昏花,常与枸杞子、熟地黄、山茱萸等同用,如杞菊地黄丸。

4.疮痈肿毒

本品味苦性微寒,又能清热解毒。用于疮痈肿毒,多与金银花、生甘草同用,如甘菊汤。因其清热解毒之力不及野菊花,故临床较野菊花少用。

(五)用法用量

煎服,5～10 g。疏散风热多用黄菊花,平肝清肝明目多用白菊花。

(六)药用举隅

1.治疗高脂血症

菊花、丹参、山楂各 10 g,每天 1 剂,水煎代茶饮,1 个月为 1 个疗程,连服 3 个月。

2.治疗急慢性咽炎

菊花 10 g、金银花 8 g、麦冬 12 g、桔梗 8 g、胖大海 6 g、木蝴蝶 1 g、生甘草 6 g。上药掺匀,取适量加入白开水浸泡 10～15 分钟,代茶饮,每天 1 剂,急性咽炎用 1～2 个疗程,慢性咽炎用 3～5 个疗程。

(七)现代研究

主要含挥发油,油中为龙脑、樟脑、菊油环酮等;尚含菊苷、腺嘌呤、胆碱、黄酮、水苏碱、微量维生素 A、维生素 B_1、维生素 E 等。黄酮类包括木犀草素-7-葡萄糖苷、大波斯菊苷、刺槐苷等。菊花有抗病原体和抗炎作用,其水浸剂或煎剂对金黄色葡萄球菌、多种致病性杆菌及皮肤真菌均有一定抗菌作用,对流感病毒 PR3 和钩端螺旋体也有抑制作用。菊花水煎醇沉制剂对离体兔心脏有显著扩张冠状动脉,增加冠脉血流量,提高心肌耗氧量的作用,并能降低血压,抑制局部毛细血管通透性,并有缩短凝血时间、解热、抗炎、镇静作用。

四、柴胡

(一)来源

首载于《神农本草经》,“主心腹,去肠胃中结气,饮食积聚,寒热邪气,推陈致新。”为伞形科植物柴胡或狭叶柴胡的干燥根。按性状不同,分别习称“北柴胡”及“南柴胡”。北柴胡主产于河北、河南、辽宁等;南柴胡主产于湖北、四川、安徽等。春、秋二季采挖,除去茎叶及泥沙,干燥,切段。生用或醋炙用。

(二)药性

辛、苦,微寒。归肝、胆、肺经。

（三）功效

疏散退热，疏肝解郁，升举阳气。

（四）应用

1.感冒发热，寒热往来

本品辛散苦泄，微寒退热，入肺、胆经，功善解表退热，疏散少阳半表半里之邪。对感冒发热，无论风寒、风热皆可使用。治伤寒邪在少阳，寒热往来、胸胁苦满，柴胡用之最为适宜，为治少阳证之要药。多与黄芩同用和解少阳，如小柴胡汤。

2.肝郁气滞，月经不调

本品辛行苦泄，入肝经，善于条达肝气，疏肝解郁。用于肝郁气滞，胸胁胀痛，月经失调，痛经等，多与香附、白芍同用，如柴胡疏肝散；用于治疗肝郁血虚，脾失健运，月经不调，乳房胀痛，神疲食少者，常与当归、白术等药配伍，如逍遥散。

3.气虚下陷，脏器脱垂

本品能升举脾胃清阳之气而举陷。用于气虚下陷，久泻脱肛、子宫下垂、肾下垂等脏器脱垂证，多与黄芪、升麻等药同用，如补中益气汤。

此外，还具退热截疟作用，又可用于治疗疟疾寒热。

（五）用法用量

煎服，3～10 g。和解退热宜生用；疏肝解郁宜醋炙；升举阳气可生用或酒炙。

（六）使用注意

柴胡其性升散，古人有“柴胡劫肝阴”之说，故肝阳上亢，肝风内动，阴虚火旺及气机上逆者忌用或慎用。

（七）类药鉴别

柴胡与升麻为毛茛科植物大三叶升麻、兴安升麻或升麻的根茎。两者皆为辛苦微寒之品，都能解表退热，升阳举陷，用于治疗表证发热及中气下陷证。然柴胡主升肝胆之气，长于疏散少阳半表半里之邪，常用于治疗伤寒邪在少阳及疟疾，寒热往来等，为治少阳证之要药；又能疏肝解郁，用于肝郁气滞、胸胁胀痛、月经不调等。而升麻主升脾胃清阳之气，其升提之力较强，且善清热解毒，用于治疗牙痛、口疮、咽痛、丹毒、痄腮等多种热毒证。

（八）药用举隅

1.治疗女性功能性水肿

柴胡 20 g、黄芪 40 g，水煎服，每天 1 剂。

2.治疗急性乳腺炎

以柴胡 9 g 煎汤后，吞服全蝎 3 g(研细末)，每天 1 次，病程短者只服 1 次可愈。

（九）现代研究

主要含柴胡皂苷和柴胡皂苷元；另含 α-菠菜甾醇、7-豆甾烯醇、22-豆甾烯醇、豆甾醇、柴胡醇，以及挥发油、芸香苷、多糖、生物碱等。柴胡具有较明显的解热、镇静、镇痛、镇咳、抗炎、抗病原体、降压、减慢心率等作用。柴胡多糖能增强小鼠体液和细胞免疫功能，并使其免疫抑制状态得到一定程度的恢复；又有抗脂肪肝、抗肝损伤、利胆、降低转氨酶、兴奋肠平滑肌、抑制胃酸分泌、抗溃疡、抑制胰蛋白酶、抗感冒病毒、增加蛋白质生物合成、抗肿瘤、抗辐射等作用。

五、葛根

(一)来源

首载于《神农本草经》,“主消渴,身大热,呕吐,诸痹,起阴气,解诸毒。”为豆科植物野葛的干燥根,习称野葛。主产于河南、湖南、浙江、四川。秋、冬二季采挖,多除去外皮,趁鲜切成厚片或小块,干燥。生用,或煨用。

(二)药性

甘、辛,凉。归脾、胃、肺经。

(三)功效

解肌退热,生津止渴,透疹,升阳止泻,通经活络,解酒毒。

(四)应用

1.发热头痛,项背强痛

本品甘辛性凉,轻扬升散,入肺经,有解肌退热之功。对外感表证,发热头痛,无论风寒、风热皆可选用。又善于缓解外邪郁阻,经气不利、筋脉失养所致的项背强痛,表实、表虚均可,为治项背强痛之要药。表实无汗者,与麻黄、桂枝等药配伍,如葛根汤;表虚有汗者,与桂枝、白芍等药同用,如桂枝加葛根汤。

2.热病口渴,消渴

本品入脾、胃经,甘凉兼清肺胃之热,又能升发脾胃清阳之气,有生津止渴之功。用于热病伤津口渴,多与芦根、天花粉等药同用;治内热消渴,口渴多饮,常与天花粉、麦冬等药配伍,如玉泉丸。

3.麻疹不透

本品辛散性凉,有发散表邪,透发麻疹之功。用于麻疹初起,疹发不畅,多与升麻、芍药等配伍,如升麻葛根汤。

4.热泻热痢,脾虚泄泻

本品味辛升发,能鼓舞脾胃清阳之气上升,而奏止泻止痢之效。用于外感表证未解,邪热入里,身热下利,或湿热泻痢,多与黄芩、黄连同用,如葛根芩连汤;治脾虚泄泻,常与人参、白术等药配伍,如七味白术散。

5.眩晕头痛,中风偏瘫,胸痹心痛

本品味辛能行,尚有通经活络之功。近代常用于治疗高血压、眩晕头痛、中风偏瘫、颈项疼痛、胸痹心痛、神经性头痛、早期突发性耳聋等,有通络止痛,增加脑及冠脉血流量的作用,如愈风宁心片。

6.酒毒伤中

本品尚有解酒毒之功。可用于治疗饮酒过多,伤及脾胃,恶心呕吐者,以葛根粉末与葛花、砂仁等同用,如葛花丸。

(五)用法用量

煎服,10～15 g。退热、透疹、生津宜生用,升阳止泻宜煨用。

(六)药用举隅

1.治疗高血压

葛根槐芜汤(葛根 30 g,槐米 15 g,茺蔚子 15 g,煎汤 500 mL),早晚各服 250 mL 或泡水当茶饮，1 个月为 1 个疗程。

2.治疗颈项强痛

葛根 40 g，厚朴 15 g 煎汤，每天分 2 次服，连服 3 天至 2 周。

（七）现代研究

主要含异黄酮成分葛根素、葛根素木糖苷、大豆黄酮、大豆黄酮苷及β-谷甾醇、花生酸，以及多量淀粉。其煎剂和醇浸剂有解热作用。其总黄酮能扩张冠脉血管和脑血管，增加冠脉血流量和脑血流量，降低心肌耗氧量，增加氧供应。由于葛根能直接扩张血管，使外周阻力下降，而有明显降压作用，能较好地缓解高血压患者的"项紧"症状。葛根素能改善微循环，增加局部微血流量，抑制血小板凝集。黄酮苷元对肠管有解痉作用。此外，葛根还有降血糖及雌激素样作用。

（李　怡）

第三节　清热泻火药

一、石膏

（一）来源

首载于《神农本草经》，"主中风寒热，心下逆气，惊喘，口干舌焦，不能息，腹中坚痛，除邪鬼，产乳，金创。"为硫酸盐类矿物石膏族石膏，主要成分为含水硫酸钙（$CaSO_4 \cdot 2H_2O$）。主产于湖北、安徽、山东等地。采挖后，除去杂石及泥沙。打碎生用或煅用。

（二）药性

甘、辛，大寒。煅石膏甘、辛、涩，寒。归肺、胃经。

（三）功效

清热泻火，除烦止渴。煅石膏：收湿，生肌，敛疮，止血。

（四）应用

1.外感热病，高热烦渴

本品辛甘大寒，长于辛透热邪，有良好的退壮热作用。既能外解肌肤之热，又可内清肺胃之火而除烦止渴，为清泻肺胃二经气分实热之要药，历代作为清泻气分热邪之首选药。治外感热病，邪在气分，高热、烦渴、汗出、脉洪大等，常与知母相须为用，如白虎汤。

2.肺热喘咳

本品入肺经，长于清泻肺热。治邪热袭肺，肺气上逆之高热、喘咳、气急鼻翕，每与麻黄、苦杏仁配伍，如麻杏石甘汤。

3.胃火牙痛，内热消渴

本品入胃经，又善清泻胃火。治胃火亢盛，循经上攻之牙龈肿痛、头痛口疮，常与升麻、黄连等配伍，如清胃散；治胃热阴虚，牙痛烦渴，常与知母、牛膝等同用，如玉女煎。

4.疮疡不敛，湿疹瘙痒，水火烫伤，外伤出血

本品煅后外用，能收湿，敛疮，生肌，止血。治疮疡溃后不敛，常与升药配伍，如九一丹；治湿疹瘙痒，常与黄柏、枯矾等药同用；治水火烫伤，常与青黛同用。治外伤出血，可单用研末外敷。

(五)用法用量

煎服,15～60 g,打碎先煎。煅石膏外用适量,研末撒敷患处。

(六)使用注意

脾胃虚寒及阴虚内热者忌用。

(七)药用举隅

1.治疗牙痛

生石膏 45 g,细辛 4.5 g,水煎 2 次,药液混匀,一半漱口,一半分 2 次服下,每天 1 剂。

2.治疗小儿肺炎

生石膏 10～15 g,吴茱萸、生大黄各 3～6 g,共研细末,用陈醋适量调和成饼状,以纱布固定于两足心涌泉穴,每 24 小时更换 1 次。

(八)现代研究

主要成分为含水硫酸钙,还含微量铁及镁。此外,常有黏土、砂粒、有机物、硫化物等杂质混入。石膏有解热、镇静、增强吞噬能力、缩短凝血时间、降血糖等作用。煅石膏粉为无水硫酸钙($CaSO_4$),尚有生肌作用。

二、知母

(一)来源

首载于《神农本草经》,“主消渴,热中,除邪气,肢体水肿,下水,补不足,益气。”为百合科植物知母的干燥根茎。主产于河北、山西、陕西等地。春、秋二季采挖,除去须根及泥沙,晒干,习称“毛知母”;或新鲜时除去外皮,晒干,习称“知母肉”。切厚片,生用或盐水炙用。

(二)药性

苦、甘,寒。归肺、胃、肾经。

(三)功效

清热泻火,滋阴润燥。

(四)应用

1.外感热病,高热烦渴

本品苦寒清热泻火,甘寒滋润生津,善清肺胃气分实热。泻火之中长于清润,故火热内盛而津伤者尤为适宜。治外感热病,高热烦渴,常与石膏相须为用,以泻火除烦,生津止渴,如白虎汤。

2.肺热咳嗽,阴虚燥咳

本品入肺经,能清肺热,滋肺阴而润燥止咳。可广泛用于多种咳嗽,不论肺热、肺燥或阴虚所致,均可使用。治肺热咳嗽,咳痰黄稠,常与贝母、黄芩等配伍,如二母宁嗽丸;治肺热伤阴,燥咳无痰,常与天冬、麦冬、川贝配伍,如二冬二母汤。

3.津伤口渴

本品入胃经,能泻胃火,滋胃阴而生津止渴。对津伤口渴之证,不论胃火炽盛,还是阴虚燥热所致,皆可选用。治胃热阴虚之烦渴、牙痛,宜与石膏、熟地黄、麦冬配伍,如玉女煎。

4.骨蒸潮热

本品入肾经,善滋肾阴,泄相火而退热除蒸。治肾阴不足,阴虚火旺,骨蒸潮热、遗精盗汗者,常与黄柏、熟地黄等药配伍,以滋阴降火,如知柏地黄丸。

5.阴虚消渴

消渴由虚热灼伤津液而致，本品甘寒养阴，入肺、胃、肾经，可滋肾水而益肺胃。用于治疗脏腑燥热，阴虚火旺之消渴，常与天花粉、葛根等同用，如玉液汤。

6.肠燥便秘

本品甘寒滋阴，又能润肠燥而通便。治阴虚肠燥便秘，常与生地黄、玄参、麦冬等药配伍。

(五)用法用量

煎服，6～12 g。清热泻火宜生用；滋阴润燥宜盐水炙用。

(六)使用注意

本品性寒质润，有滑肠之弊，脾虚便溏者不宜用。

(七)药用举隅

1.治疗前列腺肥大

知柏坤草汤(知母、黄柏、牛膝各 20 g，丹参 30～50 g，大黄 10～15 g，益母草 50 g)，水煎服。

2.治疗糖尿病

用知母配伍黄柏、生地黄，煎汤内服，三者均能降低血糖，在糖尿病阴虚火旺证、更年期糖尿病及类固醇性糖尿病中配伍使用，可明显减轻阴虚火旺症状，协同降糖。

(八)现代研究

主要含皂苷、黄酮、多糖、生物碱、有机酸等。根茎含总皂苷约 6%，从中检测出 6 种皂苷，分别为知母皂苷 A-Ⅰ、A-Ⅱ、A-Ⅲ、A-Ⅳ、B-Ⅰ和 B-Ⅱ。有抗病原微生物、解热、抗菌、抗炎、降血糖作用，还有降低血压、抑制血小板聚集、抗肿瘤、利胆等作用。知母对豚鼠实验性结核有治疗效果。家兔静脉注射知母浸膏，小剂量(0.5 mL 浸膏中性原液)对呼吸及血压均无影响；中剂量(1～3 mL)能抑制呼吸，血压亦轻微下降；大剂量(7 mL)则呼吸停止、血压下降，导致死亡。

三、芦根

(一)来源

首载于《名医别录》，“主消渴，客热，止小便利。”为禾本科植物芦苇的新鲜或干燥根茎。我国大部分地区均生产。全年均可采挖，除去芽、须根及膜状叶，洗净，切段。鲜用，或晒干生用。

(二)药性

甘，寒。归肺、胃经。

(三)功效

清热泻火，生津止渴，除烦，止呕，利尿。

(四)应用

1.热病烦渴

本品性味甘寒，作用和缓，既能清泻气分实热，又能生津除烦止渴。治热病伤津，烦热口渴及内热消渴，常与麦冬、天花粉、石膏等药配伍；或以其鲜汁配伍梨汁、藕汁、麦冬汁等，以清热生津止渴，如五汁饮。

2.肺热咳嗽，肺痈吐脓

本品入肺经，善清肺热止咳，兼祛痰排脓之功。治肺热咳嗽，痰稠色黄，常与黄芩、浙贝母、瓜蒌等清肺化痰药配伍；治肺痈，咳吐脓血腥臭痰，常与薏苡仁、桃仁等药配伍，如苇茎汤。

3.胃热呕哕

本品入胃经，能清胃热止呕，且无滋腻碍胃之弊。治胃热气逆，干哕呕吐，可单用煎浓汁频饮；或与竹茹、姜汁等止呕药配伍，如芦根饮子。

4.热淋涩痛

本品略有清热利尿通淋作用，张锡纯谓“以其体中空且生水中，自能行水也”。治热淋涩痛、小便短赤，多与白茅根、车前子等药同用。

（五）用法用量

煎服，15～30 g；鲜品用量加倍，或捣汁用。

（六）使用注意

脾胃虚寒者慎用。

（七）药用举隅

1.治疗口臭

芦根干品 30 g（鲜品 60 g），加 1 000 mL 清水煎至 500 mL，加冰糖适量，每天 1 次，最好空腹刷牙后服用。

2.治疗急性扁桃体炎

芦根 15 g、生大黄 10 g（16 岁以下患者生大黄 8 g，症状较重者生大黄可用至 13 g），水煎服，大黄不宜久煎，待芦根煮沸后再下，加水约 150 mL，煎煮时间不超过 5 分钟，待药汁不烫时顿服，间隔 3 小时左右，煮服第二汁，再隔 3 小时煮服第三汁，疗效显著。

（八）现代研究

主要含咖啡酸、龙胆酸等酚酸类成分，以及维生素 B_1、维生素 B_2、维生素 C 等，还含薏苡素、天冬酰胺（0.1%）、蛋白质（5%）、脂肪（1%）、糖类（51%）、苜蓿素等。有解热、镇静、镇痛、保肝等作用。芦根对骨骼肌有抑制作用，还有轻度抗氧化、雌激素样和抗癌作用。

四、栀子

（一）来源

首载于《神农本草经》，“主五内邪气，胃中热气，面赤，酒皰皶鼻，白癞，赤癞，疮疡。”为茜草科植物栀子的干燥成熟果实。产于江西、湖南、湖北、浙江等地。9～11 月果实成熟呈红黄色时采收，除去果梗和杂质，蒸至上气或置沸水中略烫，取出，干燥。生用、炒用或炒焦。

（二）药性

苦，寒。归心、肺、三焦经。

（三）功效

泻火除烦，清热利湿，凉血解毒；外用消肿止痛。焦栀子：凉血止血。

（四）应用

1.热病心烦

本品苦寒清降，入心、肺、三焦经，能清泻三焦火邪，尤善清解心经火热而除烦，为治热病烦闷、躁扰不宁之要药。治外感热病，发热烦闷，每与淡豆豉同用，如栀子豉汤；治热病火毒炽盛，高热烦躁神昏，常与黄芩、黄连等配伍，如黄连解毒汤。

2.湿热黄疸，淋证涩痛

本品苦能燥湿，寒能清热，善清下焦湿热，既能清肝胆湿热而退黄疸，又能清下焦湿热而利小便，导三焦湿热之邪从小便而出，又为黄疸、热淋所常用。治湿热郁蒸肝胆之黄疸、小便短赤，常配茵陈、大黄等药，如茵陈蒿汤；治湿热下注之热淋涩痛或血淋，常与木通、车前子等药同用，如八正散。

3.血热出血

本品炒焦可入血分，有清解血分之热而凉血止血之功。治血热妄行之吐血、衄血、尿血等，可与白茅根、生地黄、侧柏叶等药配伍，如十灰散。

4.火毒疮疡，目赤肿痛

本品苦寒，有清热泻火解毒之功，可用于多种热毒病证。治三焦热盛之火毒疮疡、目赤肿痛，常与金银花、黄连等药配伍，如栀子金花丸。

5.扭挫伤痛

本品外用消肿止痛，治跌打损伤之扭挫肿痛，用生栀子粉以黄酒调糊，外敷患处。

(五)用法用量

煎服，6～10 g。外用生品适量，研末调敷。生用多走气分而清热泻火，炒用可缓其苦寒而清热除烦，炒焦多入血分而凉血止血。

(六)使用注意

本品苦寒伤胃，阴血亏虚，脾虚便溏者不宜用。

(七)药用举隅

1.治疗软组织损伤

以冰栀散(栀子、冰片)与面粉、蛋清调成糊状外敷，平均治疗天数 2～8 天。

2.治疗小儿腹泻

生栀子捣如泥，加少许食盐混匀，外敷劳宫穴，外用纱布包扎固定，12 小时换药 1 次。

(八)现代研究

主要含环烯醚萜类成分栀子苷(京尼平苷)、羟异栀子苷等，黄酮类成分栀子素等，类胡萝卜素成分西红花素、西红花酸等，有机酸类成分栀子花甲酸、栀子花乙酸、绿原酸等；还含挥发油、多糖、胆碱及多种微量元素等。有抗病毒、抗内毒素、解热、镇静、降压、抗炎、利胆、保肝等作用。大剂量栀子及其有效成分对肝脏有一定毒性作用。栀子醇提取液对家兔及大鼠离体肠管平滑肌在低浓度时有兴奋作用，高浓度时有抑制作用。

五、夏枯草

(一)来源

首载于《神农本草经》，“主寒热，瘰疬，鼠瘘，头疮，破癥，散瘿结气，脚肿湿痹。”为唇形科植物夏枯草的干燥果穗。产于江苏、浙江、安徽等地。夏季果穗呈棕红色时采收，除去杂质，晒干。生用。

(二)药性

辛、苦，寒。归肝、胆经。

(三)功效

清肝泻火，明目，散结消肿。

(四)应用

1.目赤肿痛，头痛眩晕

本品苦寒降泄，主入肝经，长于清肝火而明目，兼能平肝阳而降压。治肝火上炎，目赤肿痛，常与菊花、决明子等药配伍；治肝虚阴血不足，目珠疼痛，至夜尤甚者，可与当归、枸杞子、生地黄等药同用;治肝火上炎或肝阳上亢之头痛眩晕,可配石决明、钩藤等平肝潜阳药。

2.瘰疬,瘿瘤,乳痈,乳癖

本品味辛散结,苦寒泻热,尤善清肝火,散郁结而消肿。治肝郁化火,痰火凝聚之瘰疬,常与贝母、香附等药配伍,如夏枯草汤;治瘿瘤,则常与昆布、玄参等药同用,如夏枯草膏;治肝郁不舒,痰火蕴结之乳痈、乳癖、乳房胀痛等,须配蒲公英、浙贝母等清热消肿散结药。

(五)用法用量

煎服,9～15 g。或熬膏服。

(六)使用注意

脾胃虚弱者慎用。

(七)药用举隅

1.治瘰疬

用夏枯草 50 g 水煎服,或泡茶频服,病程长伴破溃不愈反复发作者,可加白头翁 10 g,陈皮 10 g,水煎服。

2.治失眠

以半夏 12 g、夏枯草 15 g 为基本方,水煎服,每天 1 剂,连服 10 剂。

(八)现代研究

主要含三萜皂苷,其苷元是齐墩果酸,尚含游离的齐墩果酸、熊果酸、芸香苷、金丝桃苷、顺-咖啡酸、反-咖啡酸、维生素 B_1、维生素 C、维生素 K、胡萝卜素、树脂、苦味质、鞣质、挥发油、生物碱、水溶性盐类等。有抗病原微生物、降压、降血糖、抗心肌梗死、抗凝血、抗肿瘤等作用。夏枯草煎剂可使家兔离体子宫出现强直收缩。高浓度夏枯草煎剂能增强离体兔肠蠕动。

(李　怡)

第四节　清热燥湿药

一、黄芩

(一)来源

首载于《神农本草经》,“主诸热黄疸,肠澼泄痢,逐水,下血闭,恶疮,疽蚀,火疡。”为唇形科植物黄芩的干燥根。产于河北、山西、内蒙古等地。春、秋两季采挖,除去须根及泥沙,晒后撞去粗皮,晒干。蒸透或开水润透切片,干燥。生用、炒用或酒炙用。

(二)药性

苦,寒。归肺、胆、脾、大肠、小肠经。

(三)功效

清热燥湿,泻火解毒,止血,安胎。

(四)应用

1.湿热诸证

本品味苦燥湿,性寒清热,凡湿热诸证均用为要药,尤善清中上焦湿热。治湿温、暑湿之胸闷脘痞、身热不扬，常与滑石、豆蔻等药配伍，如黄芩滑石汤；治湿热中阻，痞满呕吐，多与黄连、半夏等药配伍，如半夏泻心汤；治湿热泻痢，常与黄连、葛根等配伍，如葛根黄芩黄连汤；治湿热黄疸，每与茵陈、栀子等利湿退黄药同用。

2.肺热咳嗽，高热烦渴

本品苦寒，主入肺经，善清肺火及上焦实热，为治肺热咳嗽之要药，气分实热证亦每多用之。治肺热壅遏所致咳嗽痰稠，可单味应用，如清金丸；或与瓜蒌仁、枳实、胆南星配伍，如清气化痰丸。

3.痈肿疮毒，咽喉肿痛

本品具泻火解毒之功，可消肿止痛。治热毒壅滞之痈肿疮毒，常与黄连、栀子配伍，如黄连解毒汤；治火毒炽盛，咽喉肿痛，多与金银花、连翘、板蓝根等药同用。

4.血热出血

本品炒炭入血，有清泻火热、凉血止血之效。治热盛迫血妄行之吐血、衄血、便血、崩漏等症，常与生地黄、侧柏叶等药配伍。

5.胎动不安

本品有清热安胎之功，治胎热或血虚有热之胎动不安，宜与白术、当归配伍，如当归散。

(五)用法用量

煎服，3～10 g。清热多生用，安胎多炒用，清上焦热可酒炙，止血可炒炭。

(六)使用注意

本品苦寒败胃，脾胃虚寒者不宜使用。

(七)药用举隅

1.治疗火热鼻衄

黄芩、白茅根各 20～60 g，加水泡 10～20 分钟，再煎，沸后 15 分钟左右，过滤后放入蜂蜜约 30 g，待蜜化稍温顿服，每天 1 剂，分 2 次服，3 剂为 1 个疗程。

2.治疗溃疡性结肠炎

黄芩 20 g，白芍 15 g，甘草 15 g，大枣 30 g，水煎浓缩制成口服液，安全有效。

(八)现代研究

主要含黄芩苷元、黄芩苷、黄芩素、汉黄芩苷、汉黄芩素、黄芩新素、去甲汉黄芩素，还含苯甲酸、β-谷甾醇等。有抗病原微生物、抗内毒素、解热、镇静、抗炎、解毒、抗变态反应、抗过敏、抗肿瘤及保肝、利胆、降压、利尿、抗氧化、解痉等作用，尚有较强的抑制血小板聚集、防治白内障及降血糖等作用。

二、黄连

(一)来源

首载于《神农本草经》，“主热气，目痛眦伤泣出，明目，肠澼腹痛下痢，妇人阴中肿痛，久服令人不忘。”为毛茛科植物黄连、三角叶黄连或云连的干燥根茎。以上三种分别习称“味连”“雅连”“云连”。多为栽培，主产于重庆，湖北、四川、云南等地也有出产。秋季采挖，除去须根及泥沙，干燥，撞去残留须根。生用或清炒、姜汁炙、酒炙、吴茱萸水炙用。

(二)药性

苦，寒。归心、脾、胃、肝、胆、大肠经。

(三)功效

清热燥湿,泻火解毒。

(四)应用

1.湿热痞满,泻痢黄疸

本品苦寒,清热燥湿力强,尤善清中焦湿热,为治湿热泻痢之要药。治湿热阻滞中焦之脘腹痞满、恶心呕吐,常与黄芩、半夏配伍,如半夏泻心汤。治湿热泻痢,轻者单用有效;伴里急后重腹痛者,每与木香配伍,如香连丸。治湿热黄疸,可与茵陈、栀子等利湿退黄药同用。

2.高热神昏,心烦不寐

本品入心经,尤善清心经实火,凡心经热盛所致诸证每多用之。治外感热病,高热神昏,多与石膏、知母等药配伍,如清瘟败毒饮;治心火亢盛之烦躁不眠,常与朱砂、生地黄等药配伍,如朱砂安神丸。

3.胃热呕吐,牙痛,消渴

本品入胃经,善清胃火,可用于胃火炽盛所致诸证。治胃热呕吐,常配竹茹、芦根等药以清胃降逆止呕;治胃火上攻,牙龈肿痛,可与生地黄、升麻等药配伍,如清胃散;治胃火炽盛,消谷善饥、烦渴多饮,可与麦冬同用,如消渴丸。

4.胁痛吞酸,目赤肿痛

本品入肝经,亦有清肝火作用。治肝火犯胃之胁肋胀痛、呕吐吞酸,每与吴茱萸同用,如左金丸;治肝热所致目赤肿痛,可以黄连汁外用点眼。

5.血热出血,痈肿疔疮

本品有良好的泻火解毒之功,可用于治疗心胃火盛,迫血妄行之吐血、衄血等,常与大黄、黄芩配伍,如泻心汤。又为治皮肤疮痈等外科及五官科热毒证的常用之品,多与黄芩、黄柏同用,如黄连解毒汤。

6.湿疹湿疮,耳道流脓

本品清热燥湿,外治皮肤湿疹、湿疮,可用本品制为软膏外敷;治耳道疖肿,耳道流脓,可浸汁涂患处。

(五)用法用量

煎服,2～5 g。外用适量。生黄连清热燥湿泻火力强;炒用可缓其寒性;酒黄连善清上焦火热;姜黄连善清胃和胃止呕;萸黄连善疏肝和胃止呕。

(六)使用注意

本品大苦大寒,过量久服易伤脾胃,脾胃虚寒者禁用;苦燥易伤阴津,阴虚津伤者慎用。

(七)药用举隅

1.治疗化脓性中耳炎

黄连、冰片、青黛各等份,研末,取适量,吹入耳道,每天 2 次,5 天为 1 个疗程。

2.治疗萎缩性胃炎

黄连 500 g,食醋 500 mL,白糖 500 g,山楂片 1 000 g,加开水 4 000 mL,混合浸泡 7 天,即可服用。每天 3 次,每次 50 mL,饭后服。

(八)现代研究

主要含小檗碱、黄连碱、甲基黄连碱、巴马汀、药根碱、掌叶防已碱、非洲防已碱、表小檗碱、粉防已碱及木兰花碱等生物碱类成分,尚含黄柏酮、黄柏内酯。有抗病原微生物、抗细菌内毒素、抗炎、解热、抗腹泻、降血糖作用；尚具有抗胃溃疡、保肝、利胆、抗胰腺炎、降压、抗肿瘤、抗辐射等作用。黄连小檗碱还有抗动脉粥样硬化、抗心肌缺血、抗心律失常及抗脑缺血等作用。

三、黄柏

（一）来源

首载于《神农本草经》，"主五脏肠胃中结热，黄疸，肠痔，止泄痢，女子漏下赤白，阴伤蚀疮。"为芸香科植物黄皮树的干燥树皮，习称"川黄柏"，产于四川、贵州、湖北等地。清明之后剥取树皮，除去粗皮，晒干压平，润透，切丝，干燥。生用或盐水炙、炒炭用。

（二）药性

苦，寒。归肾、膀胱经。

（三）功效

清热燥湿，泻火除蒸，解毒疗疮。

（四）应用

1.下焦湿热

本品苦寒，为清热燥湿之要药，入肾和膀胱经，其势沉降，偏走下焦，尤善清泻下焦湿热，凡湿热蕴结下焦或湿热下注之泻痢、黄疸尿赤、带下阴痒、热淋涩痛、脚气痿躄等症，均可首选。治湿热泻痢，常与白头翁、黄连等药配伍，如白头翁汤；治湿热黄疸，可与栀子、甘草配伍，如栀子柏皮汤；治阴痒带下，黄浊臭秽，常与芡实、车前子等药配伍，如易黄汤；治小便短赤涩痛，宜与萆薢、车前子等药同用，如萆薢分清饮；治脚气痿躄，足膝肿痛，每与苍术、牛膝配伍，如三妙丸。

2.骨蒸劳热，盗汗遗精

本品苦寒清降，主入肾经，长于泻肾中虚火以坚阴，尤以泄相火、退虚热为其所长，为实热、虚热两清之品。治阴虚火旺，骨蒸潮热，盗汗遗精，每与知母、地黄等药配伍，如知柏地黄丸。

3.疮疡肿毒，湿疹湿疮

本品既能清热燥湿，又善解毒疗疮，亦为下焦湿热疮毒及湿疹湿疮所常用。治火热毒盛所致之疮疡肿毒，常与黄芩、黄连配伍，如黄连解毒汤，内服外用均可；治湿疹瘙痒，可与苦参、白鲜皮等清热燥湿药配伍。

（五）用法用量

煎服，3～12 g。外用适量。清热燥湿、泻火解毒宜生用，滋阴降火宜盐水炙用，止血多炒炭。

（六）使用注意

本品苦寒易败胃，脾胃虚寒者禁用。

（七）药用举隅

1.治疗膝关节炎

用黄柏五味膏（黄柏 3 份，栀子 2 份，乳香 2 份，金银花 1 份，冰片 0.5 份，共研细末，过 120 目筛，与凡士林按 2∶8 比例制成软膏）外敷，能够改善关节疼痛、胫膝酸软、局部灼热、关节肿胀积液、行走困难等症状。

2.治疗痤疮

用复方黄柏霜（黄柏、黄芩、当归、生首乌各 2 份，玉竹、知母各 1 份，用 95%乙醇浸渍，提取浓缩后制成水包油制剂，含生药 40%）搽涂，每天 3 次，1 个月为 1 个疗程。

(八)现代研究

主要含小檗碱、药根碱、木兰花碱、黄柏碱等生物碱类成分;另含黄柏酮、黄柏内酯、白鲜交酯、黄柏酮酸、青荧光酸、7-脱氢豆甾醇、β-谷甾醇、菜油甾醇。根皮含小檗碱、药根碱、黄柏碱、N-甲基大麦芽碱。有抗病原微生物、抗原虫、抗流感病毒、抗炎、抗变态反应、降压、兴奋平滑肌、利胆、抗痛风、抗癌、抗辐射等作用,还具有抗氧化作用。黄柏碱对中枢神经系统有抑制作用和轻度的箭毒样作用。

(李　怡)

第四章 五 运 六 气

第一节 五运六气的概念与意义

一、五运六气的概念

（一）传统运气学

传统运气学是在天人相应观念指导下，以宇宙天体运行规律演绎自然规律和人体生命规律的一门学科。其内涵是以天体视运动现象与自然界气象、气候、物候等变化相联系，探讨人体生命与疾病变化规律并提出防病治病方法。

（二）客观运气学假说

由于古人对客观世界的认识角度和认识方法所限，传统运气学是建立在人肉眼所能观察到的天体自然现象基础上的理论体系，既有客观性，也有主观性。为此有学者提出了客观运气学假说。客观运气学是在中医天人相应观念指导下，以地球在宇宙间的运行规律，探讨自然界气象、物候和人体发病及防病治病的理论体系。

客观运气学研究的内涵是地球在太阳系的公转、自转规律和宇宙能量、大气环流规律以及由此而产生的自然现象和人体发病规律，它包含了传统中医运气学的研究成果，从客观认识的角度，全面展现自然规律和人体发病规律。所谓宇宙能量，是指太阳系中有各种高能射线以及各种高能粒子流等物质的运动。地球在运动过程中，大气环流受宇宙能量的影响。

（三）五运

以木、火、土、金、水五行之气的运行变化，说明宇宙天体、自然气令、物候与人体疾病的相关变化规律。

《黄帝内经》中的气令，包含了气象（风、雨、冰雹等）和气候（寒、热、温、凉），相当于现代气象学的内涵。

“五运”一词，最早见于战国时代，齐国邹衍提出“著终始五德之运”。《白虎通义 · 五行》云：“五行者，谓金、木、水、火、土也。言行者，欲为天行气之义也。”汉郑康成疏《尚书 · 洪范》曰：“行者，顺天行气也。”《汉书 · 艺文志》云：“五行者，五常之行气也。”王冰曰：“五运，谓五行之气，应天之运而主化者也。”明代张三锡《医学六要 · 五运要略》云：“盖运者，动也，主行乎天地之间，管一年之化令也。”《孝经纬 · 钩命诀》云：“五气渐变，谓之五运。”《素问 · 五运行大论》云：“……《太始天元册》文，丹天之气经于牛女戊分，黅天之气经于心尾己分，苍天之气经于危室柳鬼，素天之气经于亢氐昴毕，玄天之气经于张翼娄胃。所谓戊己分者，奎壁角轸，则天地之门户也。”

（四）六气

六气即风、寒、暑、湿、燥、火，是六种不同的天气变化特征，是天体运行所化生的自然现象。

六气也称六元，为天之阴阳，为本；与本相对应的为标，以三阴三阳相配；标本之间为中气，中气也是天气，与标气互为表里，共同维持天气的动态平衡。

六气一词，最早见于公元前，《左传·昭公元年》云：“晋侯有疾，求医于秦，秦伯使医和视之。”医和在论及病因时指出：“天有六气，降生五味，发为五色，征为五声，淫生六疾。六气曰：阴、阳、风、雨、晦、明也。”《素问·天元纪大论》云：“天有五行，御五位，以生寒暑燥湿风……寒暑燥湿风火，天之阴阳也，三阴三阳上奉之。”标本相合：指六气标本相合，即厥阴风木、少阴君火、少阳相火、太阴湿土、阳明燥金、太阳寒水。内涵标气、本气、天地之气，寓天地形气相感、自然万物化生之意。如厥阴风木，在天为风，在地为木，厥阴之上，风气治之，故曰厥阴风木。《素问·天元纪大论》云：“神在天为风，在地为木；在天为热，在地为火；在天为湿，在地为土；在天为燥，在地为金；在天为寒，在地为水。故在天为气，在地成形，形气相感而化生万物矣。”

（五）三阴三阳

三阴三阳即厥阴、少阴、太阴、少阳、阳明、太阳。《素问·天元纪大论》曰：“阴阳之气各有多少，故曰三阴三阳也。”中医古籍里有多种序次不同的三阴三阳，大抵可以归纳为经脉生理特性及其层次类、经脉长短浅深和血气盛衰类、病理反应类、脉诊部位类、时间周期类等。

最早记载三阴三阳的文献可能是马王堆汉墓出土的《阴阳脉死候》：“凡三阳，天气也……凡三阴，地气也。”《足臂十一脉灸经》和《阴阳十一脉灸经》中有以太阳、阳明、少阳、太阴、少阴、厥阴命名的经脉名称，这是目前中医医籍中所能见到的最早的三阴三阳术语。

三阴三阳的起源也有其古代天文学意义，当代学者从晷仪的日影测量，认为《黄帝内经》中三阴三阳是源于“移光定影”，指出少阳、阳明、太阳标定了太阳升起的三个点，厥阴、少阴、太阴标定了太阳落下的三个点，从而找到了三阴三阳在古代天文学中的原始含义，说明三阴三阳和太阳的周年视运行相互关联，表明天人相应思想在古代是有具体标定的。

在中医典籍中，三阴三阳理论贯穿于《黄帝内经》全书，张仲景更是以三阴三阳为基础，在其所著《伤寒杂病论》中发展了《黄帝内经》理论及临床应用。

三阴三阳在《黄帝内经》理论中大体可分为以下三种内涵。

1.天之三阴三阳

以风、寒、暑、湿、燥、火六元为本，三阴三阳为标，中气与之相承说理六气天道。天之六气之本为风、寒、暑、湿、燥、火，厥阴之上为风，少阴之上为热，太阴之上为湿，少阳之上为火，阳明之上为燥，太阳之上为寒。《素问·天元纪大论》云：“寒暑燥湿风火，天之阴阳也，三阴三阳上奉之……厥阴之上，风气主之；少阴之上，热气主之；太阴之上，湿气主之；少阳之上，相火主之；阳明之上，燥气主之；太阳之上，寒气主之。所谓本也，是谓六元。”《素问·六微旨大论》云：“所谓本也，本之下，中之见也，见之下，气之标也，本标不同，气应异象。”

2.地之三阴三阳

以木、火、土、金、水、阴精与天之三阴三阳相承，以说理地道。地之六气与天之六气相承相制，遵循五行相克规律，水气承制少阳相火，土气承制太阳寒水，风气承制太阴湿土，金气承制厥阴风木，火气承制阳明燥金，阴精（水气）承制少阴君火。

《素问·六微旨大论》云:"相火之下,水气承之;水位之下,土气承之;土位之下,风气承之;风位之下,金气承之;金位之下,火气承之;君火之下,阴精承之。帝曰:何也?岐伯曰:亢则害,承乃制,制则生化,外列盛衰,害则败乱,生化大病。"

3.人之三阴三阳

太阳、阳明、少阳、太阴、厥阴、少阴。《黄帝内经》记载了大量三阴三阳在人体中的具体应用,《伤寒杂病论》更是以三阴三阳来说理人体六气、六经的发病及其变化规律。

三阴三阳之气存在于脏腑、经脉、经筋、皮部之中,各部也以三阴三阳命之。其离合出入、升降沉浮,数之可得,合于阴阳变化规律。

三阴三阳在人体中除了归纳经脉生理特性及其层次类、经脉长短浅深和血气盛衰类、病理反应类、脉诊部位类、时间周期类等内涵之外,更多的是探讨天、地、人与自然、疾病的关系,说明人体结构和气化。《素问·五运行大论》云:"夫数之可数者,人中之阴阳也,然所合,数之可得者也。夫阴阳者,数之可十,推之可百,数之可千,推之可万。天地阴阳者,不以数推,以象之谓也。"《素问·阴阳离合论》云:"三经者,不得相失也……阴阳䨴䨴,积传为一周,气里形表而为相成也。"《素问·热论》云:"伤寒一日,巨阳受之,故头项痛,腰脊强。二日阳明受之……三日少阳受之……四日太阴受之……五日少阴受之……六日厥阴受之……三阴三阳、五脏六腑皆受病,荣卫不行,五脏不通,则死矣。"

(六)五运六气的客观背景

五运六气的背景是地球的公转运动,地球自转产生阴阳,公转产生五运六气。地球每年公转一圈,产生岁运;六十年一个循环,产生六十甲子规律;每十年的运转规律遵循太过、不及循环规律;每年不同时节产生主运、客运规律;不同节气表现的自然气令变化产生六气主客规律。

《素问·五运行大论》云:"土主甲己,金主乙庚,水主丙辛,木主丁壬,火主戊癸。子午之上,少阴主之;丑未之上,太阴主之;寅申之上,少阳主之;卯酉之上,阳明主之;辰戌之上,太阳主之;巳亥之上,厥阴主之。"

二、五运六气的意义

五运六气理论运用了中国古代的天文、历法、地理、物候、气象等研究成果,承载着中华民族文化传承,以研究人体发病及预防治疗。

(一)五运六气理论体现了中医的科学性

南宋名医陈言说:"夫五运六气,乃天地阴阳运行升降之常道也。"天人相应是中医基础理论的根本,五运六气理论是天人相应思想的具体体现,是中医基础理论的核心。

现代科学认识到地球具有公转、自转规律,公转产生四季、五运,自转产生昼夜、阴阳(图 4-1)。古人不知道公转、自转的道理,以二十八宿为参照物,以日月、五星、北斗的运行记录自然现象、物候规律、人体发病规律,并互为联系,是以自我为中心对客观现象的真实记录,以此为基础构建的五运六气理论是对客观规律的科学总结,体现了中医理论的科学性。

五运六气理论是中医理论的基础和渊源,是对天人相应思想的具体表达。学会五运六气理论,将有助于中医学习者更好地领悟中医的内涵。

(二)五运六气理论指导临床实践

五运六气理论的运用非常广泛。运气本源于自然,是从天体运行,五星运动,自然界风、寒、暑、湿、燥、火变化,三阴三阳之气的运动规律中总结出来的一套关于自然界气候、气象变化、人体与疾病变化的唯物唯象科学，用于说明和预测自然气候、人体生命和疾病规律，并指导防病治病。

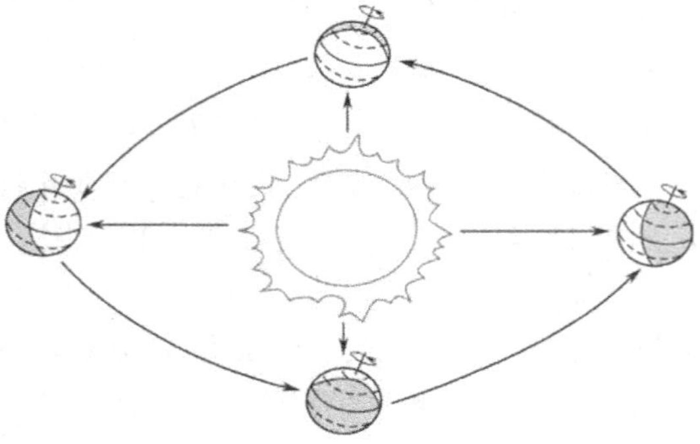

图 4-1　地球公转、自转运动

1.说明自然界气象、气候的变化

根据五运六气理论，可以分析六十甲子中每年的岁运特点，可以分析并预测每年中不同时节可能出现的气化特征。把握岁运、司天、在泉三个要素，分析三者的关系，就可以大致看出一年气令的主要特征；再进一步分析六气主客、五运主客及其与岁运、司天、在泉之间的相互关系，结合实际，可以较为准确地把握时下气令特征。

2.预测疾病并指导预防

五运六气对自然生物、人体的影响是有规律可循的，除了说明和预测自然界的气令变化，还可以用来预测人体疾病并指导预防，司岁备物。

3.运用运气学说治疗疾病

《素问・六节藏象论》云："不知年之所加，气之盛衰，虚实之所起，不可以为工矣。"运用运气学说治疗疾病，首先要认识疾病与运气的关系，针对疾病、病证、病机、病性、病位、病势、病因等，结合体质、运气、发病时间等因素，根据临床实际，辨气血阴阳之失调、虚实之所起、气机之逆乱，灵活准确选方用药。

(三)五运六气理论可以指导养生保健

《黄帝内经》提出了养生保健的方法，养生要顺应运气，使人体阴阳与天地平衡，服用寒凉的食物要远离寒凉的运气，服用温热的食物要远离温热的运气。

在养生饮食的选择上，《黄帝内经》提出了岁谷和间谷的不同：岁谷具有养真气、安正气的作用，间谷具有保精、祛邪的作用。《素问・六元正纪大论》云："用凉远凉，用寒远寒，用温远温，用热远热，食宜同法。"《素问・六元正纪大论》云："食岁谷以全其真，避虚邪以安其正……食岁谷以安其气，食间谷以去其邪……食岁谷以全其真，食间谷以保其精……食岁谷以全真气，食间谷以辟虚邪。"

(四)五运六气理论指导防治急性传染病

传染性疾病在我国古代被称为瘟疫、疫气、戾气、时气等，其特点是发病迅猛、症状相似、无问大小皆相染易。根据运气理论可以及早做出预测并制订预防方案，五运六气理论对指导急性传染病的防治具有重要意义。

西医在传染病暴发时会检测病原微生物，研究各种疫苗和治疗药物，对当下发生的疾病会有明显疗效，但并不能治疗所有的暴发性传染病。中医药可以在防治传染病方面做出巨大贡献。

如流行性乙型脑炎(简称乙脑)是一种烈性传染病,目前西医仍无特效疗法,中华人民共和国成立前,本病在我国病死率高达60%。早期石家庄市通过以中医、中西医结合治疗本病,以清热、解暑、养阴为主,采用张仲景白虎汤、白虎加人参汤为主要方剂随证加减,治愈率高达90%以上,通过推广"石家庄经验",我国治疗"流行性乙型脑炎"取得了举世瞩目的成就。后来,北京发现流行性乙型脑炎,但同样应用清热、解暑、养阴法疗效并不好,在蒲辅周老中医的建议下,根据发病特点,首先给予宣解湿热和芳香开窍的药物,使许多危重患者转危为安,此后以辛凉透邪法等八法调理,丰富了中医药治疗乙脑的方法。这是典型的因运气病机不同而治疗方法各异的实例。

我国之前发生的甲型H1N1流感。在这之前,可以预测分析该年的运气和发病特点:该年运气是太阴湿土司天,太阳寒水在泉,当年疫病病机以湿、寒为主。根据运气理论可以及早做出预测并制订预防方案,临床取得了明显疗效。

应用五运六气理论防治急性传染病需要随运气变化特点科学应用,不同年份、不同的时节运气特点各有不同,发病病机不同,治则方药也要不同。

在我国古代也有这样的案例:圣散子方是宋代治疗瘟疫非常著名的方子,宋元丰年间,苏东坡"谪居黄州,连岁大疫,所全活者不可胜数","圣散子"为巢元修所藏秘方,授以苏东坡,指松江水为誓盟,不得传人。苏东坡用此方活人无数,为造福民众,违背誓言,将这首"济世之具,卫家之宝"名方传于当时的名医庞安时,殊不知到了后来,此方则成为杀人利器,"辛未年,永嘉瘟疫,被害者不可胜数"(陈言《三因极一病证方论》),"宣和间(宋徽宗年间),此药盛行于京师,太学生信之尤笃,杀人无数,医顿废之"(叶梦得《避暑录话》),"病者服之,十无一生"(俞弁《续医说》)。清代尤怡提出了中肯的看法:岁运有太过不及,天时有五运六气的差异,疫疠的发生也有表里寒温热湿之分,不能一概而论。东坡圣散子之证,其病机属寒湿,病在肌皮胸膈。王丙和陆懋修则从运气大司天的角度进行了分析,认为苏东坡早年正值第六十三甲子太阴湿土在泉,而晚年之时已交六十四甲子,则是相火之运,运气变迁,而方不变,必有古方新病不相能之贻误。

五运六气学说中的大司天理论、疫疠发病理论、三年化疫理论等有待深入研究,运用运气理论防治急性传染病,是中医学的优势。

(周绍龙)

第二节 五运六气的生命观

一、太虚寥廓,肇基化元

天空广阔,开天辟地,万物萌生,天行五运,大气流动,统领大地,天布九星,日月交替,五星环转,天设阴阳,地为柔刚,各归所位,阴阳交接,四季交替,生长化生,万物规律。指出了元气是生命的物质基础,天地运动,寒暑交替,万物生长化收藏。

《素问·天元纪大论》引《太始天元册》文曰:"太虚寥廓,肇基化元,万物资始,五运终天,布气真灵,揔统坤元,九星悬朗,七曜周旋,曰阴曰阳,曰柔曰刚,幽显既位,寒暑弛张,生生化化,品物咸章。"

二、生气通天，脏气法时

《黄帝内经》认为，五脏与四时相通，与天地相应，根据脏气法时理论指导疾病的诊断和辨证论治。

《素问·脏气法时论》云："肝主春，足厥阴、少阳主治，其日甲乙；肝苦急，急食甘以缓之。心主夏，手少阴、太阳主治，其日丙丁；心苦缓，急食酸以收之。脾主长夏，足太阴、阳明主治，其日戊己；脾苦湿，急食苦以燥之。肺主秋，手太阴、阳明主治，其日庚辛；肺苦气上逆，急食苦以泄之。肾主冬，足少阴、太阳主治，其日壬癸；肾苦燥，急食辛以润之。开腠理，致津液，通气也。"

《素问·气交变大论》云："岁木太过，风气流行，脾土受邪……岁火太过，炎暑流行，肺金受邪……岁土太过，雨湿流行，肾水受邪……岁金太过，燥气流行，肝木受邪……岁水太过，寒气流行，邪害心火。"

三、升降出入，气化之机

升降出入是气的运动状态，在自然界，表现为天气下降、地气上升的交互运动，在人体则顺应天地气机的升降运动，出入离合升降。升降出入存在于自然万物之中，由此而产生了生长化收藏的变化。

《素问·六微旨大论》云："出入废则神机化灭，升降息则气立孤危。故非出入，则无以生长壮老已；非升降，则无以生长化收藏。是以升降出入，无器不有。故器者生化之宇，器散则分之，生化息矣。故无不出入，无不升降，化有小大，期有近远，四者之有，而贵常守，反常则灾害至矣。"

四、三生万物

《老子·四十二章》指出："道生一，一生二，二生三，三生万物。"一是指太极。《易·系辞》云："天地氤氲，万物化醇。"二是指阴阳。《老子·四十二章》云："万物负阴而抱阳，冲气以为和。"《易·系辞》云："一阴一阳之谓道。"三是指自然。大自然包含太极、阴阳、五行、五运变化，自然化生万物。《老子·二十五章》云："有物混成，先天地生……人法地，地法天，天法道，道法自然。"

《淮南子·天文训》云："道始于一，一而不生，故分为阴阳，阴阳合而万物生。故曰：一生二，二生三，三生万物。"张介宾说："夫一者太极也，两者阴阳也，三者阴阳之交也，阴阳交而万物生矣。"王冰曰："一生二，二生三，三生万物，盖送自虚无而太极，一也。太极生天地，二也。天地生五行，三也。"（《天元玉册卷之七》）

五运六气理论以天地为空间背景，研究自然气候和生命之间的联系，认为万物与天地之气相感而化生。万物化生，源于天、地和形气相感，三生万物。植物的化生源于天气、地气和自然传播的种子；无腿和双肢动物产生于天气、地气和排卵；四肢动物产生于天气、地气和精卵结合；人的产生源于天气、地气、精气（精卵结合）。

自然界这种阴阳变化的作用，在天表现为幽奥深远，在人表现为自然规律，在地表现为万物化生。五味源于大地所化，自然规律让人产生智慧，玄奥深远的宇宙总是神妙难测。神妙的自然在天表现为风，在地应之以木；在天表现为热，在地应之以火；在天表现为湿，在地应之以土；在天表现为燥，在地应之以金；在天表现为寒，在地应之以水。所以在天是气，在地形成形体，天地人变化之用，万物化生，源于天、地和形气相感。

人以天地之气生，天气下降，地气上升，人在天地之间，感受其运动变化。万物是由于天地之气交感所化生，人的生命与天地四时气化密切相关。天地之交感、天地合气、六节分都是万物化生的必要条件。

《素问·五运行大论》云："夫变化之用，天垂象，地成形。"《素问·天元纪大论》云："太虚寥廓，肇基化元，万物资始，五运终天，布气真灵，揔统坤元，九星悬朗，七曜周旋，曰阴曰阳，曰柔曰刚，幽显既位，寒暑弛张，生生化化，品物咸章。"《素问·天元纪大论》云："夫变化之为用也，在天为玄，在人为道，在地为化，化生五味，道生智，玄生神。神在天为风，在地为木，在天为热，在地为火，在天为湿，在地为土，在天为燥，在地为金，在天为寒，在地为水，故在天为气，在地成形，形气相感而化生万物矣。"《素问·宝命全形论》云："人以天地之气生，四时之法成。"《素问·至真要大论》云："本乎天者，天之气也；本乎地者，地之气也。天地合气，六节分而万物化生矣。"《素问·六微旨大论》云："气之升降，天地之更用也。"又云："升已而降，降者谓天，降已而升，升者谓地。天气下降，气流于地；地气上升，气腾于天。故高下相召，升降相因，而变作矣。"《素问·六微旨大论》云："上下之位，气交之中，人之居也。故曰：天枢之上，天气主之；天枢之下，地气主之；气交之分，人气从之，万物由之。"

五、五虫生育

五运六气理论将自然界动物归类为五虫，并探讨了五虫的生育规律。

虫泛指自然界中的动物。古人认为，虫有五种，羽虫、毛虫、介虫、鳞虫、倮虫，统称"五虫"。长羽的动物叫羽虫，长毛的动物叫毛虫，长介壳的动物叫甲介虫，长鳞甲的动物叫鳞虫，人类等身上无甲无鳞无壳、皮肤光滑的动物叫倮虫。

《大戴礼》云："有羽之虫，三百六十而凤凰为之长；有毛之虫，三百六十而麒麟为之长；有甲之虫，三百六十而神龟为之长；有鳞之虫，三百六十而蛟龙为之长；有倮之虫，三百六十而圣人为之长。"

王冰《玄珠密语》云："五虫者，即毛虫、羽虫、倮虫、甲虫、鳞虫是也。即以狮子为毛虫之长，应木也；凤凰为羽虫之长，应火也；人为倮虫之长，应土也；龟为甲虫之长，应金也；龙为鳞虫之长，应水也。此五者，总悉于万类也。"

司天、在泉会影响胎孕不育。每年各种不同的动物，有的能够受孕作胎而繁殖，有的却不能生育，表现不同，原因：六气和五种不同的虫类，有着生克制胜关系，气同则繁殖旺盛，气不同则相应的虫类就会出现衰减，这是自然规律，万物生化的常规。所以厥阴风木司天，毛虫安静，羽虫可以生育旺盛，介虫不能生成；厥阴风木在泉，毛虫生育旺盛，倮虫减少，羽虫不能孕育。少阴君火司天，羽虫安静，介虫生育旺盛，毛虫不能生成；少阴君火在泉，羽虫可以生育，介虫减少甚至不能孕育。太阴湿土司天，倮虫安静，鳞虫生育旺盛，羽虫不能生成；太阴湿土在泉，倮虫可以生育，鳞虫不能生成。少阳相火司天，羽虫安静，毛虫生育旺盛，倮虫不能生成；少阳相火在泉，羽虫生育旺盛，介虫减少，毛虫不能生成。阳明燥金司天，介虫安静，羽虫生育旺盛，介虫不能生成；阳明燥金在泉，介虫生育旺盛，毛虫减少，羽虫不能生成。太阳寒水司天，鳞虫安静，倮虫生育旺盛；太阳寒水在泉，鳞虫减少，倮虫不能生成。

《素问·五常政大论》云："岁有胎孕不育，治之不全，何气使然？岐伯曰：六气五类，有相胜制也，同者盛之，异者衰之，此天地之道，生化之常也。故厥阴司天，毛虫静，羽虫育，介虫不成；在泉，毛虫育，倮虫耗，羽虫不育。少阴司天，羽虫静，介虫育，毛虫不成；在泉，羽虫育，介虫耗不育。太阴司天，倮虫静，鳞虫育，羽虫不成；在泉，倮虫育，鳞虫不成。少阳司天，羽虫静，毛虫育，倮虫不成;在泉,羽虫育,介虫耗,毛虫不育。阳明司天,介虫静,羽虫育,介虫不成;在泉,介虫育,毛虫耗,羽虫不成。太阳司天,鳞虫静,倮虫育;在泉,鳞虫耗,倮虫不育。”其原因与运气有关。六气所主对五虫生育有克制,每岁都有繁殖旺盛的,在泉之气克制所胜,司天受到所不胜之气制约。司天之气制约五色,在泉之气制约形质。五种虫类的盛衰变化,分别受司天在泉之气的影响。五虫孕育,表现不同,这是运气规律造成的,运气理论称为中根。根于外的情况也有五种情况,根据生化的不同,有五气、五味、五色、五类、五宜这五类。如果不能孕育生成的五运,再遇到不能孕育生成的六气,那么情况就会更严重。

《素问·五常政大论》云:“诸乘所不成之运,则甚也。故气主有所制,岁立有所生,地气制己胜,天气制胜己,天制色,地制形,五类衰盛,各随其气之所宜也。故有胎孕不育,治之不全,此气之常也,所谓中根也。”

(周绍龙)

第三节 五运六气的天地观

一、天干化五运

天干化五运是指天干主五运之盛衰。六十年甲子中,甲己年化土运,乙庚年化金运,丙辛年化水运,丁壬年化木运,戊癸年化火运。

《素问·五运行大论》云:“土主甲己,金主乙庚,水主丙辛,木主丁壬,火主戊癸。”

二、地支化六气

地支化六气(以三阴三阳应之)即甲子中地支之六气变化。六气与十二支相配,称为“十二支化气”。巳亥之年化司天之气厥阴风木,子午之年化司天之气少阴君火,丑未之年化司天之气太阴湿土,寅申之年化司天之气少阳相火,卯酉之年化司天之气阳明燥金,辰戌之年化司天之气太阳寒水。

《素问·五运行大论》云:“子午之上,少阴主之;丑未之上,太阴主之;寅申之上,少阳主之;卯酉之上,阳明主之;辰戌之上,太阳主之;巳亥之上,厥阴主之。”

三、五气经天

五气经天是五运所见二十八宿之天象。五气是五行之气,即五运(小运),苍天之气为木运,丹天之气为火运,素天之气为金运,黅天之气为土运,玄天之气为水运。

《素问·五运行大论》云:“《太始天元册》文,丹天之气经于牛女戊分,黅天之气经于心尾己分,苍天之气经于危室柳鬼,素天之气经于亢氐昴毕,玄天之气经于张翼娄胃。所谓戊己分者,奎壁角轸,则天地之门户也。”

传统对五气经天的解释:“丹天之气”为红色,是火行所属的天气;“黅天之气”为黄色,是土行所属的天气;“素天之气”是白色,是金行所属的天气;“玄天之气”是黑色,为水行所属的天气;“苍天之气”为木行所属的天气。

王冰《玄珠密语·五运元通纪》云:"自开辟乾坤,望见青气,横于丁壬,故丁壬为木运也;赤气横于戊癸,故戊癸为火运也;黄气横于甲己,故甲己为土运也;白气横于乙庚,故乙庚为金运也;黑气横于丙辛,丙辛为水运也。"

刘温舒根据王冰理论对五气经天做了进一步解释:丹天之气,经由西北方的牛、女、奎、壁四宿。丹,即红色,在五行属火。其相对应的是戊癸所在的方位,所以"戊癸化火",主火运;黅天之气,经于心、尾、角、轸四宿。黅,黄色,在五行属土,对应甲己所在的方位,所以"甲己化土",主土运;素天之气,经于亢、氐、昴、毕四宿。素,白色,在五行属金,对应乙庚所在的方位,所以"乙庚化金",主金运;玄天之气,经于张、翼、娄、胃四宿。玄,黑色,五行属水,与丙辛所在的方位相应"丙辛化水",主水运;苍天之气,经由危、室、柳、鬼四宿之上。苍,青色。五行属木,对应丁壬所在的方位,因此"丁壬化木",主木运。

《素问运气论奥·论五天之气第十一》云:"盖天分五气,地列五行,五气分流,散与其上,经于列宿,下合方隅,则命之以为五运。丹天之气,经于牛、女、奎、壁四宿之上,下临戊癸之位,立为火运。黅天之气,经于心、尾、角、轸四宿之上,下临甲己之位,立为土运。素天之气,经于亢、氐、昴、毕四宿之上,下临乙庚之位,立为金运。玄天之气,经于张、翼、娄、胃四宿之上,下临丙辛之位,立为水运。苍天之气,经于危、室、柳、鬼四宿之上,下临丁壬之位,立为木运。此五气所经,二十八宿与十二分位相邻,则灼然可见,因此以纪五天,而立五运也。"

张介宾继承了王冰、刘温舒的观点,又从日躔二十八宿做了进一步解释。

《类经图翼·运气》云:"予尝考周天七政躔度,列春分二月中,日躔壁初,以次而南,三月入奎娄,四月入胃昴毕,五月入觜参,六月入井鬼,七月入柳星张;秋分八月中,日躔翼末,以交于轸,循次而北,九月入角亢,十月入氐房心,十一月入尾箕,十二月入斗牛,正月入女虚危,至二月复交于春分而入奎壁矣。"

有学者认为,五气经天是五运(小运)的天象。《素问·五运行大论》在论述了天干化运、地支化气之后,接着论述五运(小运)的二十八宿天象背景。《素问·五运行大论》云:"所谓戊己分者,奎壁角轸,则天地之门户也。"从这句话分析,五气经天就是论述的一年五季的五运运行规律。

需要进一步指出的是,刘温舒的五天气图是对《素问·五运行大论》所引《太始天元册》文的示意图,而非真实的二十八宿天象图。由于二十八宿在运行过程中有飘移,现代研究认为每71.6 年移动 1 度。张介宾指出:"中星者,所以验岁时之气候,每于平旦初昏,见于南方正午之位者是也,四时十二月以次而转。第在尧时天心建子,甲辰冬至,日次虚宿;汉太初冬至,日次牵牛,唐大衍冬至,日次南斗;宋至今冬至,日次南箕。"研究认为:冬至点在牵牛初,实际不是太初历而是三统历的数据,三统历的数据与《淮南子·天文训》所列完全相同。《后汉书·律历中》云:"太初历斗二十六度三百八十五分,牵牛八度。"《大衍历议·日度议》云:"歆以太初历冬至日在牵牛前五度。"而刘温舒所作五天气图(五气经天图),冬至在虚宿,如不明真相,对初学者会多有误导。

四、天门地户

《太始天元册》已经认识了天地阴阳升降规律,提出了"天地门户"的概念。

《素问·五运行大论》云:"所谓戊己分者,奎壁角轸,则天地之门户也。"

戊为天门,乾之位也。己为地户,巽之位也。戊为天门在西北的方位;己为地户,在东南的方位。

戊己,五行属土,不主时,行周四季。戊,主三月,是阳土;己主九月,为阴土,是万物生、成的时候，也是阴阳之气消长的节点。自奎、壁戊位开始，天门打开，阳气日渐盛；自角、轸己位开始，地户打开，阴气渐长。因此，从一定意义上说，天门、地户为阴阳之气出入的枢纽，也是气候运转变化的节点。

戊位为天门，己位为地户。就方隅的卦爻来说，天门在乾位，地户在巽位。乾在西北之间的戊位，巽在东南之间的己位，西北之间天气不足，东南之间，地气不足，犹如屋舍，在缺口处设有门户，故天气不足的缺处称为天门，地气不足的缺处称为地户。明代张介宾对天门、地户的解释颇为精当。

《类经图翼·运气》云："日之长也，时之暖也，万物之发生也，皆从奎壁始；日之短也，时之寒也，万物之收藏也，皆从角轸始。故曰春分司启，秋分司闭。夫既司启闭，要分门户而何？然自奎壁而南，日就阳道，故曰天门；角轸而北，日就阴道，故曰地户。"

现代解释：天门、地户是根据太阳在黄道上运行的位置以时令气候变化命名的。当太阳的周年视运动位于奎、壁二宿戊分时，时值春分，正当由春入夏，是一年之中白昼变长的开始，也是温气流行、万物复苏生发的时节，故曰天门，言阳气开启。当太阳的周年视运动位于角、轸二宿巽位己分，时值秋分，正当由秋入冬，是一年白昼变短的开始，又是清凉之气流行，万物收藏的时节，故曰地户，言阳气始敛。所谓春分开启，秋分司闭，有门户之意，故将奎、壁二宿称为天门，将角、轸二宿称为地户。说明十干统运中的五气经天理论是建立在天文知识基础上的，并以天文背景为客观依据。古人以二十八星宿为标识，运用干支划分时空区域，来观测天象，候察五气，从而揭示五运六气的运行规律。

五、二至二分

阴阳分三阴三阳，两阳相合为阳明，两阴交尽为幽，幽明历寒暑，分至气异同，乃天地运行之规律。二至是指夏至和冬至，二分是指春分和秋分，二至、二分体现了天地阴阳的离合（图 4-2）。

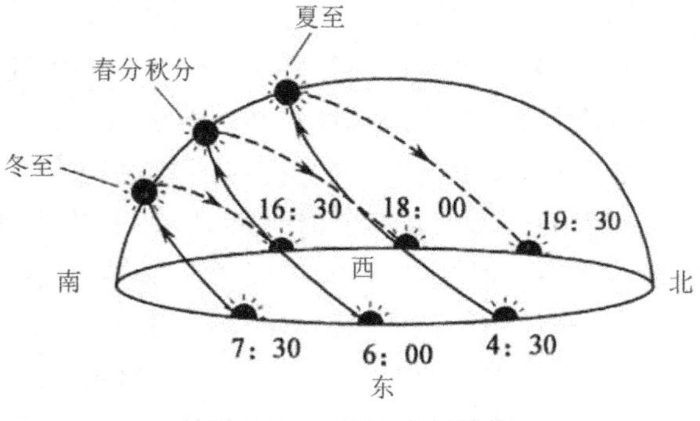

图 4-2　二至二分示意图

六、天地运动

天地运动是有规律的，《黄帝内经》以五运六气理论来展现。五运分大运和小运，大运是岁运，以木、火、土、金、水之序，5 年一个循环，以太过、不及 10 年为一个周期；小运指一年中的五运，有主、客之分。大运、小运理论由金元医家刘完素提出。天之六气在一年之中分六步，循环往复。天气左行，地气右行，环周而不息。六气分主客，主客气协同，展现气象变化规律。天地之气分司天、在泉和间气。

《素问·天元纪大论》云："所以欲知天地之阴阳者，应天之气，动而不息，故五岁而右迁；应地之气，静而守位，故六期而环会，动静相召，上下相临，阴阳相错，而变由生也……周天气者，六期为一备；终地纪者，五岁为一周。”是说地之阴阳规律应天气，五年而变化；天之阴阳六气应地气，在一年之中分六步运行；天地之气运动不息，互相影响，产生自然界万物的变化。

气的升降是天气和地气相互交感作用，地气上升到极点就要下降，下降是天气的作用；天气下降到极点就要上升，上升是地气的作用。天气下降，流荡于大地；地气上升，蒸腾于天空。由于天气和地气上下交感，升降互因，这就产生了自然界的各种变化。

《素问·六微旨大论》"帝曰：其升降何如？岐伯曰：气之升降，天地之更用也。帝曰：愿闻其用何如？岐伯曰：升已而降，降者谓天；降已而升，升者谓地。天气下降，气流于地；地气上升，气腾于天。故高下相召，升降相因，而变作矣。"

七、气交运动

天气下降，地气上升，交互运动，形成气交，形成自然界气令变化。说明万物的变化是由天地之气的气交运动而产生。

《素问·六元正纪大论》云："岁半之前，天气主之，岁半之后，地气主之，上下交互，气交主之，岁纪毕矣。"

《素问·六元正纪大论》云："天气不足，地气随之，地气不足，天气从之，运居其中而常先也。恶所不胜，归所同和，随运归从而生其病也。"

八、四季气行

春气生于东方，由东向西运行；夏气生于南方，由南向北运行；秋气生于西方，由西向东运行；冬气生于北方，由北向南运行。春气发生，自下而上升；秋气收敛，自上而下降；夏季为火，从里而布散于外；冬季严寒，从表而入藏于里。从地气的发生规律来看，春气生于左方，秋气生于右方，冬气生于北方，夏气生于南方，这就是四时气候的正常变化。高山之顶，气候寒冷、冬气常在；低洼之地，气候温暖、春气常存。

《素问·六元正纪大论》云："春气西行，夏气北行，秋气东行，冬气南行。故春气始于下，秋气始于上，夏气始于中，冬气始于标。春气始于左，秋气始于右，冬气始于后，夏气始于前。此四时正化之常。故至高之地，冬气常在，至下之地，春气常在，必谨察之。"

九、天气运动

六气运动所产生的自然界风、热、火、湿、燥、寒六种气化，也称六元，为本气，以三阴三阳标识；六元有表里之气，称为中气。本气、中气随六气运行在不同的时期表现出不同的气化特征。

本气的运行规律在一年之中分为六步：初之气为厥阴风木，二之气为少阴君火，三之气太阴湿土，四之气为少阳相火，五之气为阳明燥金，终之气为太阳寒水，各主 60.875 天，以成一岁。本气的运行规律遵循了三阴三阳的次序，先阴后阳，从少至多。六步本气称为客气，随年运的不同而岁岁不同。

按照天之六气的运动顺序，就产生了时令的盛衰变化，这些变化可以用圭表察看日影的长度来观测，这是以面北观来测定的。少阳的上面，火气主司，中气是厥阴；阳明的上面，燥气主司，中气是太阴；太阳的上面，寒气主司，中气是少阴；厥阴的上面，风气主司，中气是少阳；少阴的上面，热气主司，中气是太阳；太阴的上面，湿气主司，中气是阳明。风寒暑湿燥火是本气，本气下面是中气，中气的下面，是三阴三阳标气。由于六气有标、本、中气的不同，反映出来的气象也不一样。

十、地气运动

地气的运行随六气而应，一年之中也分为六步：初之气为厥阴风木，二之气为少阴君火，三之气为少阳相火，四之气为太阴湿土，五之气为阳明燥金，终之气为太阳寒水，各主 60.875 天，以成一岁。遵循五行相生规律，按木、火、土、金、水相生之序运行，称为主气。地气静而守位，岁岁不变，周而往复，体现了正常的气令特征。

天地（客、主）之气互相作用，形成六气，体现自然界气象多变的特点。地气与六气主时的位置是这样相应的：清明之后，是少阴君火所主司的位置；少阴君火的右面，行一步，是少阳相火主司的位置；再行一步，是太阴湿土主司的位置；再行一步，是阳明燥金主司的位置；再行一步，是太阳寒水主司的位置；再行一步，是厥阴风木主司的位置；再行一步，又重回少阴君火主司的位置。相火的下面，有水气承制；水气的下面，有土气承制；土气的下面，有风气承制；风气的下面，有金气承制；金气的下面，有火气承制；君火的下面，有阴精承制。

《素问·六微旨大论》云："愿闻地理之应六节气位何如？岐伯曰：显明之右，君火之位也；君火之右，退行一步，相火治之；复行一步，土气治之；复行一步，金气治之；复行一步，水气治之；复行一步，木气治之；复行一步，君火治之。相火之下，水气承之；水位之下，土气承之；土位之下，风气承之；风位之下，金气承之；金位之下，火气承之；君火之下，阴精承之。"

十一、岁运的运动

岁的运动为岁运，也称中运、大运，体现了地球绕太阳公转运动，地球绕太阳运行一圈，为一岁。岁运以木、火、土、金、水五运表示，用角、徵、宫、商、羽五音表达，根据每岁阴阳属性不同，分为太过和不及，按五行每 5 年运行一周，按太过、不及天干十年一个周期，六十年甲子为一个循环。

岁运升降，按照五行相生之序，正常有序的运动，分平气、太过与不及，表现至（不至）而至、至而不至的气候特点，岁运不能正常有序的运动，来年之气候特点不能表现出来，仍然表现往年的气候特点，来年气候特征不显则称为升之不前，往年气候特征仍在则为降之不下。

《素问·刺法论》云："五运之至，有前后与升降往来。"又云："升降不前，气交有变，即成暴郁……升之不前，即有甚凶也。"

十二、主运运动

一岁之中，地球绕太阳公转，在不同的季节的运行轨迹，表现出不同的气令特征，以木、火、土、金、水表示，称为主运。以角、徵、宫、商、羽五音为标识，因此，五季的不同气令特征以五行指代，五季的各种变化，与五行相属，五季对人体脏腑的影响以五行相联，就形成了中医学的特殊理论体系——五运理论体系。

主运五步是固定不移的，体现五季的气令特征。按天干阴阳而定太少，太少有相生规律。

《类经图翼》云："盖太者属阳，少者属阴，阴以生阳，阳以生阴，一动一静，乃成易道。故甲以阳土，生乙之少商；乙以阴金生丙之太羽；丙以阳水，生丁之少角；丁以阴木，生戊之太徵；戊以阳火，生己之少宫；己以阴土，生庚之少商；庚以阳金，生辛之少羽；辛以阴水，生壬之太角；壬以阳木，生癸之少徵；癸以阴火，复生甲之太宫。"

十三、客运运动

由于岁运的运动，其运动轨迹年年不同，五季中的气令特点各异。古人发现，五季的气令特点也有规律，其规律与年干相关。每年年干的五行属性与初运的五行属性相同，据此，以每年年干五行属性定为初运，推求出全年的五运，定义为客运。体现了地球公转的不同季节中特殊气令规律。

可以说，五运更多地表现气候特征，六气更多地表现气象特征，气候与气象构成气令。古人将岁运称为大运，一年之中主运、客运为小运，那么大运是不同年份的气候特征，小运是每年之中不同季节的气候特征。而一年之中的 12 个月，2 个月构成一气，一气之中，分为初、中；六气体现了每个月的气象特征。

十四、司天在泉

古人发现，在天体运行过程中，上半年主要表现出三之气的气象特征，故以三之气名曰司天，下半年主要表现终之气的气象特点，以终之气为在泉。

天地乃万物之上下，阴阳在其间运行不息。上为司天，为天气；下为在泉，为地气。司天在上，在泉在下，各有自己的位置，左右有四个间气，也各有规律。所以少阳的右面，阳明主司；阳明向右，太阳主司；太阳的右面，厥阴主司；厥阴向右，少阴主司；少阴向右，太阴主司；太阴的右面，少阳主司。

研究天气运行要以面北观，研究地气运动要以面南观。所谓面南、面北，非面向南北也。面北是先天之象观，源于河图、先天八卦的方法；面南是后天之象观，源于洛书、后天八卦的方法。

面北命其位所得为不同年份的司天之气运行规律：厥阴、少阴、太阴、少阳、阳明、太阳，左右运行，循环往复。面南命其位所得为不同年份的在泉之气运行规律：少阳、阳明、太阳、厥阴、少阴、太阴，与司天相对应。

左右为司天在泉之气的运行规律，经云“阴阳之道路”。如果单看司天之气的运行规律，与每岁中主气六步规律一致，在一岁之中，如果司天之气为厥阴风木，则其左右间气分别为少阴君火、太阳寒水；与之对应的在泉之气是少阳相火，其左右间气分别为阳明燥金和太阴湿土。这样就构成了一岁之中六气客气的运行规律。

五运体现了天地之气的共同运动，大运体现了全年总的气候特征，小运体现了五季的气候特征，司天体现了上半年的气令特征，在泉体现了下半年的气令特征，六气是天气、地气的各自运动而表现出的不同节气的气象特征。

（一）司天在泉升降

司天之气被中运所克制，而不能迁正，为升之不前。在泉之气被中运所克制，不能降之于地，为降之不下。

《素问·本病论》云：“气交有变，是为天地机，但欲降而不得降者，地窒刑之。又有五运太过，而先天而至者，即交不前，但欲升而不得其升，中运抑之，但欲降而不得其降，中运抑之。于是有升之不前，降之不下者，有降之不下，升而至天者，有升降俱不前，作如此之分别，即气交之变，变之有异，常各各不同，灾有微甚者也。”

(二)迁正、不迁正、退位、不退位

1.迁正

迁正指上一年的司天左间在今年迁移为司天三之气,上一年的在泉左间在今年迁为在泉行令。

2.不迁正

不迁正指未按时轮值为司天或在泉的情况。如应值司天之气,不能按时主值。

3.退位

退位指司天和在泉之气的退移。正常情况下,上一年的司天退居今年司天之右间,上一年在泉退居今年在泉之右间。

4.不退位

不退位为上一年的司天之气太过,应让位而仍居原位。这种情况下,左右间气也应升不升,应降不降,使整个客气运行的规律失常。

《素问·刺法论》云:“司天未得迁正,使司化之失其常政……太阳复布,即厥阴不迁正……厥阴复布,少阴不迁正……少阴复布,太阴不迁正……太阴复布,少阳不迁正……少阳复布,则阳明不迁正……阳明复布,太阳不迁正。”《素问·本病论》云:“正司中位,是谓迁正位,司天不得其迁正者,即前司天以过交司之日。即遇司天太过有余日也,即仍旧治天数,新司天未得迁正也。”《素问·刺法论》云:“气过有余,复作布正,是名不退位也。使地气不得后化,新司天未可迁正,故复布化令如故也。”《素问·本病论》云:“谓其上下升降,迁正退位,各有经论,上下各有不前,故名失守也。是故气交失易位,气交乃变,变易非常,即四时失序,万化不安,变民病也。”

十五、间气升降

间气指司天、在泉左右之气。客气有六,除司天、在泉二气之外,其余四气皆为间气。

(一)升

升指客气的在泉之气的右间至下一年升为司天的左间,间气上升。

(二)降

降指客气的司天之气的右间至下一年降为在泉之气的左间,间气下降。

(三)升降不前

升与降指客气六步的上升和下降。升降不前则是左右四间气当升不升,应降不降。如果上一年的司天或在泉不退位,仍表现上一年的气象特征,则下一年的司天或在泉不能迁正,影响左右间气的升降。其产生机制是由岁运的太过不及,“未至而至”和“至而不至”所致。

十六、运气交接

五运六气的交运时刻自古就有争论,关于交运时刻的学说主要有三种:起于立春说(含正月朔日)、起于大寒说、起于冬至说。

大寒说、立春说出自王冰《重广补注黄帝内经》,同书中出现了立春说和大寒说,在理论上没有形成统一,后王冰作《玄珠密语》,立倡大寒说。桂林古本《伤寒杂病论》也从大寒起始理论。

以正月朔日为正岁的起始时刻,可与立春同为一说,是《黄帝内经》原文给出的标准答案,为尊经的后世医家所推崇。

起于冬至说最早见于《难经》,明代汪机从杨子建交六气之日说,认为六气交于冬至日。

当代运用较多的是大寒为交接日。运气交接可能与地球公转运动相关，不同地域也有影响，应用过程中要结合实际。

《素问·六微旨大论》云："天气始于甲，地气治于子，子甲相合，命曰岁立，谨候其时，气可与期。"《素问·六元正纪大论》云："夫六气者，行有次，止有位，故常以正月朔日平旦视之，睹其位而知其所在矣。运有余，其至先，运不及，其至后，此天之道，气之常也。运非有余非不足，是谓正岁，其至当其时也。"《难经·七难》云："冬至之后，得甲子少阳旺，复得甲子阳明旺，复得甲子太阳旺，复得甲子太阴旺，复得甲子少阴旺，复得甲子厥阴旺。"桂林古本《伤寒杂病论·六气主客》云："初气始于大寒，二气始于春分，三气始于小满，四气始于大暑，五气始于秋分，终气始于小雪，仍终于大寒。"

十七、至与不至

六气有的随时令到了而到来，有的时令到了而不到，有的时令未到而六气却先到了，这是因为时令到了而相应的六气也到的，这是正常的和平之气；时令虽到而相应的六气迟迟不到的，这是应来之气不及；时令尚未到来而相应的六气却提前到来的，这是应来之气太过的原因。

时令已到而六气不到，或者时令未到而六气先到，其后果是：时令与六气相应同时到来的，为顺；否则为逆。逆就要发生反常的变化，反常的变化就会引发疾病。

时令与六气相应，会有哪些表现可以从物候的生长表现反映，从人体的脉象的变化也可以表现出来。

十八、太过、不及和平气

(一)太过

年干属阳为太过，表明该运气化特点偏盛。

(1)五岁运太过的气令变化规律是本运之气盛，本气流行而所胜之气被抑制。

(2)岁运太过对人体疾病的影响：除病及本脏，还能影响所胜之脏病变，甚则出现复气，而见所不胜之脏病变。如金运太过之年，常见肺、肝之病，甚则可见心病。

《素问·气交变大论》云："岁木太过，风气流行……岁火太过，炎暑流行……岁土太过，雨湿流行……岁金太过，燥气流行……岁水太过，寒气流行。"

(二)不及

年干属阴为不及，说明该运气衰，不能抵御克制之气，气化特点表现为相克之运的气化。

(1)五运不及的气令变化规律是本运之气衰，所不胜之气(胜气)大行。

(2)岁运不及对人体疾病的影响：岁运不及胜气亢，见所不胜之脏病；己所胜乘而侮之，见所胜之脏病；己所不胜侮而乘之，致本脏病发。

如木运不及，除可见本脏肝病外，还常见脾胃和肺病。

《素问·气交变大论》云："岁木不及，燥乃大行……岁火不及，寒乃大行……岁土不及，风乃大行……岁金不及，炎火乃行……岁水不及，湿乃大行。"

(三)平气

五运既非太过，又非不及，气令均和，此为平气之年。

1.运不及而得助

阴干之岁，得岁支与之属性相同的司天之气之助可平。如癸巳年，癸为火运不及，得巳火之助，转为平气。

2.运太过而被抑

阳干之岁受岁支与之属性相克的司天之气的制约可平。如戊辰年，戊为阳火，但辰年太阳寒水司天，水克火，转为平气。

3.干德符

大寒节为初运之始，若交运时刻之年干、月干、日干、时干相合，也可转为平气，称“干德符”。

十九、先天与后天

先天指太过，后天指不及。

(一)“先天”

先天作“太过”或“早至”解，指气候“先天而至”，即“未至而至”，气候比季节来得早。

(二)“后天”

后天指推后天时而至，亦即应至而不至，气候比季节来得晚。

《素问·六元正纪大论》云：“凡此太阳司天之政，气化运行先天……凡此阳明司天之政，气化运行后天”。

《素问·六元正纪大论》云：“故太过者化先天，不及者化后天。”《素问·气交变大论》亦云：“太过者先天，不及者后天。”

二十、五运六气胜复

五运六气有胜复。胜指胜气，指本运和气的偏胜。复指复气，是指偏胜之气的所不胜之气，即制约偏胜之气的气。

岁运的胜复规律是气令自稳调控的自然现象，有一分胜气便有一分复气，复气的多少依据胜气的多少而定，微则复微，甚则复甚。

《素问·至真要大论》云：“有胜有复，无胜则否。”

(一)五运胜复

1.太过之年，或同化或来复

太过之年，岁运之气为当胜之胜，若其不肆威刑，胜而不失常令，则所胜之气被同化。

《素问·五常政大论》云：“不恒其德，则所胜来复，政恒其理，则所胜同化。”

2.不及之年，有胜必复

岁运不及，所不胜之气乘其不及，不召自来，恃强凌弱，当此之时，其自身的防御能力则减弱，则必然受到其不胜之气的报复。

《素问·五常政大论》所谓：“乘危而行，不速而至，暴虐无德，灾反及之。”

胜气、复气是相对而言的，正常情况下，胜气亢，复气则来制约胜气，胜已而复，复已而胜，当胜气衰退，复气自然也就会终止。

(二)六气胜复

六气有主气、客气之分，主客又上下加临共同影响一年的气化。

1.主气

胜复承制是自然界气化的正常规律。

《素问·至真要大论》云：“初气终三气，天气主之，胜之常也。四气尽终气，地气主之，复之常也。”

《素问·六微旨大论》云：“相火之下，水气承之；水位之下，土气承之；土位之下，风气承之；风位之下，金气承之；金位之下，火气承之；君火之下，阴精承之。”

主气为一年中六个阶段正常的主时之气，但其淫胜亢害，也可能影响气令变化，导致人体疾病的发生。

《素问·六微旨大论》云：“亢则害，承乃制，制则生化，外列盛衰，害则败乱，生化大病。”

2.客气

客气运行于天，分为六步，动而不息，每岁右迁，六年一个小轮回，客气的流动性决定了其只可能在其主时之节的过亢才会有复气的可能，所以客气的胜复通常也不会表现出来。

3.客主之间的胜复

主气静而守位，主行地令；客气动而右迁，主行天令。客气与主气之间上下加临，必然会遇到相胜的时候，但这种相胜关系是短暂的，因为不论主气还是客气都有自己相应的时位，时位一过，这种相胜的状态就不复存在了。

《素问·至真要大论》云：“客主之气，胜而无复。”

（三）胜复之变

胜复是自然气化的自衡机制，一般情况下不会发生气候的灾变及对人体产生不利的影响。但当这种自衡机制自我调节失常，其相对平衡的状态被打破时，则自然气令变化剧烈，甚至发生灾变，影响人体则有发生疾病的危险。在《素问·至真要大论》提到的胜复之变就有司天、在泉淫胜、邪气反胜、司天邪胜、六气相胜、六气之复、客主之胜复为病等多种情况。

（四）胜复之用

1.推断病情发展

胜复规律推断疾病的预后和发展。

《素问·脏气法时论》云：“夫邪气之客于身也，以胜相加，至其所生而愈，至其所不胜而甚，至于所生而持，自得其位而起。”

2.指导疾病的治疗

把握五运六气的胜复规律，指导临床治疗。胜气来临，至极人会生病；病气郁伏，复气就开始萌生；复气来临，是在胜气达到极点时开始发作；在复气所主时令会很厉害。胜气有轻重，复气也相应有多少；胜气和缓复气也就和缓，胜气不足的复气也就不足。

《素问·至真要大论》云：“夫所胜者，胜至已病，病已愠愠，而复已萌也。夫所复者，胜尽而起，得位而甚，胜有微甚，复有少多，胜和而和，胜虚而虚，天之常也。”又云：“夫气之胜也，微者随之，甚者制之，气之复也，和者平之，暴者夺之。皆随胜气，安其屈状，无问其数，以平为期。”

3.预防疾病的发生

根据胜复规律做出预防。

二十一、郁发之气

郁发即压抑至极而发作的意思。《素问·六元正纪大论》探讨了五运郁发，论述的是五运太过、不及的极致状态。五郁：指木郁、火郁、土郁、金郁、水郁。五运之气被胜气抑制后，郁而过极而发，称“郁发之气”。岁运太过，其所胜之气郁发，如岁金太过则制木，木气郁极而发，称为“木郁发之”。

以土郁为例说明。土气被木气过分抑制，土气被郁超过极限而成为复气发作：山岩峡谷震动，雷鸣气腾，尘埃飞扬，天昏地暗，一片黑黄。湿气上蒸化为白气，暴风骤雨降落于高山深谷之间，大雨落在岩石上面四处飞溅，洪水暴发，河水泛滥，山川、原野一片汪洋，汪洋之中的土丘、山岗好似牧马奔腾。复气发作，湿土之气敷布，天降时雨，万物生长收成。云气奔向降雨之处，霞光环绕着朝阳，山河之间出现雾霾，这是土郁发作的前兆，其时为四之气，太阴湿土主气。若见到云气横于天空山巅，或聚或散，忽生忽灭，浮游不定，便是土郁将发之先兆。

《素问·六元正纪大论》云："土郁之发，岩谷震惊，雷殷气交，埃昏黄黑，化为白气，飘骤高深，击石飞空，洪水乃从，川流漫衍，田牧土驹。化气乃敷，善为时雨，始生始长，始化始成。故民病心腹胀，肠鸣而为数后，甚则心痛胁䐜，呕吐霍乱，饮发注下，胕肿身重。云奔雨府，霞拥朝阳，山泽埃昏，其乃发也，以其四气。云横天山，浮游生灭，怫之先兆。"

(一)郁发规律

(1)郁极而发。

(2)发作时间：常与当年六气六步有关，如土郁之发常在四之气，木郁之发没有固定的时间。

(3)郁发而微甚：运太过者暴，不及者徐，暴者为病重，徐者为病持。

(二)治则

木郁达之，火郁发之，土郁夺之，金郁泄之，水郁折之，为郁甚致人体为病而设。

1.木郁达之

金乘木而郁，疏通畅达肝木是治标不治本，从本应畅达宣发肺金之气，以缓解被郁之肝木；此治则是在肝郁未发之治，如果肝木郁久而发，则木乘土，除了疏泄肝木，还要扶助脾土。

2.火郁发之

水乘火而郁，泻水，发散火邪，扶助肺金。

3.土郁夺之

木乘土而郁，夺木之旺，泻土之壅，扶助肾水。

4.金郁泄之

火乘金而郁，宣金之气，泄火之炎，扶助肝木。

5.水郁折之

土乘水而郁，泻土气，下水气扶助心火。

(周绍龙)

第四节　五运六气与临床

一、五运六气病象因机

(一)五运六气与发病

因五运六气运动而产生的各种疾病，称为运气病。如《素问·气交变大论》《素问·五常政大论》《素问·六元正纪大论》《素问·至真要大论》等论述了因运气原因发生的各种疾病。

1.相得与不相得

(1)相得：客主同气或相生，气令平和，不易发病。

(2)不相得:客主相克,气令反常,容易发病。

《素问·五运行大论》云:"上下相遘,寒暑相邻,气相得则和,不相得则病。"

2.顺逆

(1)顺:客主相生或客胜主。顺则不易发病。

(2)逆:主胜客。逆则容易发病。

《素问·至真要大论》云:"主胜逆,客胜从。"

3.二火相加

客主二气为少阴君火和少阳相火,君火、相火相加称为二火相加。

(1)顺:君火加临相火(主气)之上,即少阴君火为司天,主气三之气为少阳相火。

(2)逆:相火加临君火(主气)之上,即二之气客气为少阳相火加临主气少阴君火。

《素问·六微旨大论》云:"君位臣,则顺,臣位君,则逆。逆则其病近,其害速;顺则其病远,其害微。所谓二火也。"

君位臣指少阴君火为客气,少阳相火为主气,少阴君火加临少阳相火之上;臣位君,指少阴君火为主气,少阳相火为客气,少阳相火加临少阴君火之上。二火相加对气令变化和人体发病具有很大的影响。

4.五运六气相合

五运、六气相互结合,以分析每年的气令变化特点,才能全面推求一年气化的正常变化和可能出现的异常变化。根据中运与司天、在泉之气的五行属性之异同,运气相合分为运气同化、运气异化、平气三类,通过运气相合可以对疾病的发生进行综合辨证。

(1)运气同化:五运六气同类化合,共有天符、岁会、同天符、同岁会、太乙天符五种情况。运气同化之间没有克制胜复关系,气令有可能因此而形成单一的气令偏胜,而致"亢则害"的严重后果。

《素问·六微旨大论》云:"天符为执法,岁位为行令,太一天符为贵人……中执法者,其病速而危;中行令者,其病徐而持;中贵人者,其病暴而死。"

(2)运气异化:指岁运与司天之气的五行属性不同的年份,除了运气同化的二十六年,运气异化的年份有三十四年。运气异化分运盛气衰(小逆、不和)和气盛运衰(天刑、顺化)。

(3)平气:指该年之运既非太过,又非不及。平气有岁运太过被司天所抑、岁运不及得司天之助、干德符三种。平气之年气令平和,流行性疾病较少,发病较为单纯。

关于平气、太过、不及之年的论述见于《素问·五常政大论》,但《黄帝内经》中没有具体论述观平气之方法,观平气之法为后世根据王冰《玄珠密语》整理。

5.综合发病

辨明岁运、主运、客运、主气、客气、客主加临、逆从胜复、郁发关系等,综合运气相合,凡不合德化政令者,则为邪害,成为发病因素。

陈言曰:"五运流行,有太过不及之异;六气升降,则有逆从胜复之差。凡不合于德化政令者,则为变眚,皆能患者。"

如有邪害,一般会相互存在,具有多种病机,临证要找综合作用后的主要病机,兼顾其他,原机活方。运气理论是以五脏为中心的辨机体制,临证还要考虑六腑、经络、气血阴阳及各种致病因素。

六气运化于天,人与万物以三阴三阳与之相应。当位则是正常的气化,不当位则是异常之变，是邪气产生之源。六气之运行开始于甲，与开始于子的地气相合，成为每岁之始，命为岁立，产生四时气象的变化，不当位则化生疾病。

《素问·六微旨大论》所说："非其位则邪，当其位则正。"

《素问·五运行大论》云："不当其位者病，迭移其位者病，失守其位者危。"

(二)运气体质

运气体质是指因五运六气因素影响所形成的人体体质。对于运气体质，《黄帝内经》有许多论述。

不同的体质在不同的时期对发病可能有特殊的易感性。如痰湿体质的人，如遇土运太过的年份，或太阴湿土为主要运气表现的节气，都易发病。

在运气体质辨证过程中，以出生日期的干支来推求其体质与发病，其理由是人出生时体质受到运气因素的影响。除了要考虑出生时的运气影响，应该进一步推求其受精时的运气因素，还有十月怀胎过程中，每个月的运气都会对各个脏腑器官的发育产生影响；其父母、祖父母、外祖父母的运气体质基因都可能会对运气体质的形成有关联，体质还与遗传、情志、社会、发病时的各种因素密切相关，不能唯出生日期的干支来推求体质与发病。根据出生年月日来推求人体体质的方法需要进一步的科学研究。

《素问·厥论》云："春夏则阳气多而阴气少，秋冬则阴气盛而阳气衰。此人者质壮，以秋冬夺于所用，下气上争，不能复，精气溢下，邪气因从之而上也，气因于中，阳气衰，不能渗营其经络，阳气日损，阴气独在，故手足为之寒也。"

(三)环境体质

不同的地域环境对体质的形成有影响。《素问·异法方宜论》论述了不同地区的气候、地理特点及对人的体质、生活习惯、发病特点的影响：东方地区，天地之气开始生长之处，出产鱼盐，依海傍水。当地居民依靠鱼类生活，喜欢吃咸味的食品，安居乐业，鱼盐类为美食。过食鱼会使人体内积热，过食咸易伤血分。所以，当地人皮肤颜色黝黑，肌肉疏松，易患痈肿疮疡之类疾病。西方地区，出产金玉沙石，气候干燥清凉，天地现肃杀收引之象。民居山陵，风沙飞扬，天气肃杀。人们以皮毛为衣，细草为席，多食甘肥多脂之品，所以外邪不易侵入，发病多自内生。北方地区，气候严寒，天地之气闭藏，地势高，丘陵多。人们过着游牧生活，吃的多为乳类食品，内脏受寒易患脘腹胀满之类疾病。南方地区，天地阳气盛，地势低，多潮湿，雾气弥蒙。人们喜食酸味及发酵之品，皮肤腠理致密色红，多发生筋脉拘挛痹阻疾病。中央地区，地势平坦，气候湿润，天地万物繁荣茂盛。物产丰富，生活安逸，易患四肢痿弱、厥逆寒热之类疾病。

不同地域的人相貌各异，同一地域的人相貌相似，也可以说明地域对人体体质有一定的影响。

《素问·异法方宜论》云："故东方之域，天地之所始生也，鱼盐之地，海滨傍水，其民食鱼而嗜咸，皆安其处，美其食，鱼者使人热中，盐者胜血，故其民皆黑色疏理，其病皆为痈疡，其治宜砭石，故砭石者，亦从东方来。西方者，金玉之域，沙石之处，天地之所收引也，其民陵居而多风，水土刚强，其民不衣而褐荐，其民华食而脂肥，故邪不能伤其形体，其病生于内，其治宜毒药，故毒药者，亦从西方来。北方者，天地所闭藏之域也。其地高陵居，风寒冰冽。其民乐野处而乳食，脏寒生满病，其治宜灸焫。故灸焫者，亦从北方来。南方者，天地所长养，阳之所盛处也，其地下，水土弱，雾露之所聚也，其民嗜酸而食胕。故其民皆致理而赤色，其病挛痹，其治宜微针。故九针者，亦从南方来。中央者，其地平以湿，天地所以生万物也众，其民食杂而不劳，故其病多痿厥寒热，其治宜导引按蹻。故导引按蹻者,亦从中央出也。"

(四)运气象

五运六气也是以象为表现的,自然界气候、物候的变化都是五运六气象的反应,在人体也有明显的象反应,称为"运气象"。如表现厥阴风木的六气特征时,人体可有情绪波动,烦躁易怒;表现阳明燥金时,人可有口干、口渴的表现。运气象可以通过症象、脉象、舌象等表现出来。

五运六气与人之脉象,不以数推以象谓之。因此,在辨天、地之气时,不以脉辨为主。

《素问·五运行大论》云:"天地阴阳者,不以数推以象之谓也……天地之气,胜复之作,不形于诊也。《脉法》曰:天地之变,无以脉诊。"

五运六气对人体脉象是有影响的,运气理论探讨了天地之气、四季阴阳变化对脉象的影响,提出了不应脉等理论,是中医脉象理论的重要组成部分。如六气到来的脉象在人体也是有所表现的:厥阴之气到来时脉象弦,少阴之气到来时脉象钩,太阴之气到来时脉象沉,太阳之气到来的脉象大而长,阳明之气到来时脉象短而涩,少阳之气到来时脉象大而浮。六气到来,脉象调和,是无病的平脉;六气到来,脉象过盛,就是有病的表现;六气到来,出现相反的脉象,也是有病的表现;六气到来,相应的脉象不显,也是有病的表现;六气未到,而相应的脉象提前出现,也是有病的表现;三阴主时见阳脉、三阳主时见阴脉,阴阳之脉象易位,是病情危重的表现。

《素问·至真要大论》云:"厥阴之至其脉弦,少阴之至其脉钩,太阴之至其脉沉,少阳之至大而浮,阳明之至短而涩,太阳之至大而长。至而和则平,至而甚则病,至而反者病,至而不至者病,未至而至者病,阴阳易者危。"

随着四时气候的变迁人体脉象会有变化,一般来说春脉无沉象,夏脉无弦象,冬脉无涩象,秋脉无数象,如果气候与脉象无关联,称为四塞。春脉过于沉是病脉,夏脉过于弦是病脉,冬脉过于涩是病脉,秋脉过于数是病脉,脉象参杂互见的是病脉,气候未去而脉象先去的是病脉,气候已去而脉象未去的也是病脉,脉象与气候相反的则是病危的死脉。

《素问·至真要大论》"帝曰:其脉应皆何如?岐伯曰:差同正法,待时而去也。《脉要》曰:春不沉,夏不弦,冬不涩,秋不数,是谓四塞。沉甚曰病,弦甚曰病,涩甚曰病,数甚曰病,参见曰病,复见曰病,未去而去曰病,去而不去曰病,反者死。"

《黄帝内经》还提出了不应脉:脏气上从,即所在脏气上应于司天之气,掩盖了所在脏气本身的真象,表现出司天之气的脉象特征,是为脏气不应。脏气不应本气而上从于司天之气,脉象不应脏气而应于天,是为不应脉。在五运六气辨证时,应明脉之应与不应,以助病证之辨。

《素问·至真要大论》云:"北政之岁,少阴在泉,则寸口不应;厥阴在泉,则右不应;太阴在泉,则左不应。南政之岁,少阴司天,则寸口不应;厥阴司天,则右不应;太阴司天,则左不应。南政之岁,三阴在天,则寸不应;三阴在泉,则尺不应。左右同。"

(五)运气因

运气因是指因为五运六气运动而形成的发病原因。包括天地六淫、标本中气、伏邪、疫疠等乖戾之气,属于自然因素。

1.天时运气因素

根据五运六气理论,首先看客气对发病的影响,结合主气、客气、客主加临,联系主运、客运、司天、在泉、岁运、标本中气、初中、胜复、郁发等因素,结合临床实际,找出运气因素对发病的影响。

2.地域、地势因素

一般情况下，患者多为当地，不必刻意；如外地患者，要了解其所在地的位置，以区别与当地的运气影响；要了解患者的居住环境，如居住高层，环境会较低层偏于寒凉。

五运六气因素可以成为人体发病的诱发因素，为外因。运气因与外感既有联系又有区别，如果运气因素直接侵害人体而发病则为外感；如果因运气原因而影响人体疾病的加重或发生，是为诱因；五运六气因素形成的急性传染性疾病则为主因。

《素问・至真要大论》云："夫百病之生也，皆生于风寒暑湿燥火，以之化之变也。"《素问・六元正纪大论》云："风胜则动，热胜则肿，燥胜则干，寒胜则浮，湿胜则濡泻。"《素问・五运行大论》云："风伤肝……热伤气……湿伤肉……热伤皮毛……寒伤血。"《素问・六元正纪大论》云："先立其年以明其气……寒暑燥湿风火临御之化，则天道可见。"

（六）运气病机

五运六气因素造成的人体气血阴阳失调、五脏六腑偏胜、气机紊乱而致病之机是为运气病机。《黄帝内经》论述了五运六气影响人体发病之机，如司天在泉内淫而病、六气胜复之机、客主胜复之机、岁主脏害之机以及六气病机十九条等。本书以病机十九条为例加以阐述。

《素问・至真要大论》云："谨候气宜，无失病机。"《素问・至真要大论》云："夫百病之生也，皆生于风寒暑湿燥火，以之化之变也。经言盛者泻之，虚者补之，余锡以方士，而方士用之，尚未能十全，余欲令要道必行，桴鼓相应，犹拔刺雪污，工巧神圣，可得闻乎？岐伯曰：审察病机，无失气宜。此之谓也。帝曰：愿闻病机何如？岐伯曰：诸风掉眩，皆属于肝；诸寒收引，皆属于肾；诸气膹郁，皆属于肺；诸湿肿满，皆属于脾；诸热瞀瘛，皆属于火；诸痛痒疮，皆属于心；诸厥固泄，皆属于下；诸痿喘呕，皆属于上；诸禁鼓栗，如丧神守，皆属于火；诸痉项强，皆属于湿；诸逆冲上，皆属于火；诸胀腹大，皆属于热；诸躁狂越，皆属于火；诸暴强直，皆属于风；诸病有声，鼓之如鼓，皆属于热；诸病胕肿，疼酸惊骇，皆属于火；诸转反戾，水液浑浊，皆属于热；诸病水液，澄澈清冷，皆属于寒；诸呕吐酸，暴注下迫，皆属于热。故《大要》曰：谨守病机，各司其属，有者求之，无者求之，盛者责之，虚者责之，必先五胜，疏其血气，令其调达，而致和平。此之谓也。"

病机十九条讨论的是六气病机，非六气主客病机，亦非五运病机。理由如下。

1.通观全段

病机十九条上文接"审察病机，无失气宜"再上文接"夫百病之生也，皆生于风寒暑湿燥火，以之化之变也。"全段一体，说的是风、寒、暑、湿、燥、火六气之化之变所产生的病机。

2.通观全篇

《素问・至真要大论》讨论了岁主、司天、在泉、天气之变、邪气反胜、六气相胜、六气之复、客主之胜复、六气标本中气等各种症状、发病之机和治则，六气主客胜复都已论述，故病机十九条不是六气主客病机。

3.病机十九条分析

（1）看上下，《素问・至真要大论》云："诸厥固泄，皆属于下；诸痿喘呕，皆属于上。"何为上、下？《素问・至真要大论》云："气之上下何谓也？岐伯曰：身半以上，其气三矣，天之分也，天气主之；身半以下，其气三矣，地之分也，地气主之。以名命气，以气命处，而言其病。半，所谓天枢也。故上胜而下俱病者，以地名之；下胜而上俱病者，以天名之"上指天气，故"诸痿喘呕，皆属于上。"即各种喘、呕、痿症，大都病发于天气。下指地气，故"诸厥固泄，皆属于下。"即各种厥逆、二便不通、二便失禁的病症，大都病发于地气。天地之气为发病之机。

(2)看前六条,为六气之化的表现。何为化?化指化生,六气如果没有制约,可以化生疾病。《素问·至真要大论》云:“诸风掉眩,皆属于肝;诸寒收引,皆属于肾;诸气膹郁,皆属于肺;诸湿肿满,皆属于脾;诸热瞀瘛,皆属于火;诸痛痒疮,皆属于心。”厥阴风木所化,表现眩晕、抽搐、振摇等症状,从于肝脏发病;太阳寒水所化,表现出寒冷收缩等症状,从于肾脏发病;阳明燥金所化,表现出各种气喘、气胀、气急、气上、胸闷、呼吸不利症状,从于肺脏发病;太阴湿土所化,表现出各种湿阻、水肿、胀满症状,从于脾脏发病;少阳相火所化,表现出各种发热、昏蒙、抽搐症状,属于火的病机;少阴君火所化,表现出各种疼痛、疮疡、瘙痒症状,从于心脏发病。

(3)看后十一条,则是六气之变的病机。何为变,变为转化,当六气超过了正常的限度,则向其深层,甚至相反转化。

属于风的病机一条:“诸暴强直,皆属于风。”各种突然发作的肢体强直,都是厥阴风木所为。

属于火的病机四条:“诸禁鼓栗,如丧神守,皆属于火;诸逆冲上,皆属于火;诸躁狂越,皆属于火;诸病胕肿,疼酸惊骇,皆属于火。”各种口噤不开、寒栗颤抖,如同神不守舍,各种气逆上冲的病症,各种烦躁、狂乱、不能自主的病症,各种下肢水肿、疼痛酸楚、惊吓、恐惧的病症,都是少阳相火所为。

属于热的病机四条:“诸胀腹大,皆属于热;诸病有声,鼓之如鼓,皆属于热;诸转反戾,水液浑浊,皆属于热;诸呕吐酸,暴注下迫,皆属于热。”多种肿胀、腹部胀大的病症,各种呻吟、膨胀如鼓的病症,各种抽筋、角弓反张、肢体屈伸不能、排出混浊水液病症,各种呕吐、代谢物发酸、急性腹泻,泄下如注、肛门急迫的病症,都是少阴君火(热)所为。

属于湿的病机一条:“诸痉项强,皆属于湿。”各种痉、颈项强直的病症,都是太阴湿土(湿)所为。

属于寒的病机一条:“诸病水液,澄澈清冷,皆属于寒。”各种水液代谢物澄澈清冷的病症,都是太阳寒水(寒)所为。

可以看出,此六气之变的症状都比较重,是疾病向深层的转化,故为六气之变。也与六气主客胜复等症状表现明显不同。

病机十九条表达了风、寒、暑、湿、燥、火六气之化之变的症状特点和发病病机,运气发病从于五脏,治疗应从五脏、六淫论治,药用四气五味,“谨守病机,各司其属,有者求之,无者求之,盛者责之,虚者责之,必先五胜,疏其血气,令其调达,而致和平。”

二、五运六气治则治法与治疗目的

《素问》七篇大论详细论述了在五运六气指导下的治则治法。强调无失天信,无逆气宜;伏其所主,先其所因;谨候气宜,无失病机;谨守病机,各司其属;谨察阴阳所在,以平为期,以所在寒热盛衰而调之;疏其血气,令其调达,调气以平之;经络以通,血气以从;无代化,无违时,必养必和,待其来复,是谓至治等治则思想。本书简要介绍其基本原则。

(一)治则治法

1.无失天信,无逆气宜

根据五运六气理论确定治则,要顺应天时,考虑五运六气对人体的影响。如甲子、甲午年,少阴君火司天,土运太过,中运是太宫,阳明燥金在泉。所致疾病,因司天热气所致的,治以咸寒;因中运雨湿所致的,治以苦热;因在泉燥气所致的,治以酸热。

《素问·六元正纪大论》云:“先立其年以明其气,金木水火土运行之数,寒暑燥湿风火临御之化，则天道可见，民气可调，阴阳卷舒。”《素问·五常政大论》云：“必先岁气，无伐天和。”《素问·六元正纪大论》云：“故岁宜苦以燥之温之，必折其郁气，先资其化源，抑其运气，扶其不胜……适气同异，多少制之，同寒湿者燥热化，异寒湿者燥湿化。故同者多之，异者少之。”《素问·至真要大论》云：“岁主藏害何谓？岐伯曰：以所不胜命之，则其要也。帝曰：治之奈何？岐伯曰：上淫于下，所胜平之，外淫于内，所胜治之。”《素问·六元正纪大论》云：“甲子甲午岁上少阴火中太宫土运下阳明金热化二，雨化五，燥化四，所谓正化日也。其化上咸寒，中苦热，下酸热，所谓药食宜也。”

2.伏其所主，先其所因

七篇大论强调因天、因地、因人的三因制宜。天气对地理、气候、人气的影响，是发病的主要原因。

《素问·气交变大论》云：“夫道者，上知天文，下知地理，中知人事，可以长久……本，气位也。位天者，天文也。位地者，地理也。通于人气之变化者，人事也。故太过者先天，不及者后天，所谓治化而人应之也。”

(1)无失天信，因时制宜：先立其年，无失天信，根据五运六气，四时变化，所从于气，无翼其胜，无赞其复。

在一年中不同的季节，人体四时的阴阳之气亦不相同，春天阳长阴消，夏天阳气最盛，秋天阳消阴长，冬天阴气最盛，人体辨证特点亦各有异，不同的季节治则治法不同。

《素问·五常政大论》云：“天气制之，气有所从也……不知年之所加，气之异同，不足以言生化。”《素问·至真要大论》云：“春夏秋冬，各差其分。”《素问·四气调神大论》云：“夫四时阴阳者，万物之根本也。所以圣人春夏养阳，秋冬养阴，以从其根，故与万物沉浮于生长之门。”

(2)同病异治，因地制宜：根据地理方位高下不同，同病异治。

所谓同病异治即同一种疾病，在不同的地方，治疗方法不同，西北地区偏于寒冷，要温阳散寒；东南地区天气温热，容易发汗，患病后要清热解毒，还要固守阳气于内而不外泄。

《素问·五常政大论》云：“天不足西北，左寒而右凉，地不满东南，右热而左温……阴阳之气，高下之理，太少之异也……是以地有高下，气有温凉，高者气寒，下者气热……西北之气散而寒之，东南之气收而温之，所谓同病异治也。”又云：“一州之气，生化寿夭不同……高下之理，地势使然也。”《素问·六元正纪大论》云：“至高之地，冬气常在；至下之地，夏气常在。必谨查之。”

(3)秉气不同，因人制宜：根据人的体质秉性，五味所喜脏腑，辨证施治。

不同的人，因禀赋不同，体质各异。如气郁体质，以肝气郁滞为主，以疏肝理气为治则，选用逍遥散、柴胡疏肝散等方加减，药用柴胡、枳壳、郁金、川芎、香附等。

《素问·五运行大论》云：“寒暑燥湿风火，在人合之。”《素问·六微旨大论》指出：“言人者，求之气交。”《素问·五常政大论》云：“故治病者，必明天道地理，阴阳更胜，气之先后，人之寿夭，生化之期，乃可以知人之形气矣。”《素问·至真要大论》云：“夫五味入胃，各归所喜，故酸先入肝，苦先入心，甘先入脾，辛先入肺，咸先入肾，久而增气，物化之常也。气增而久，夭之由也。”

3.谨候气宜，无失病机

根据岁运、司天、在泉、五运、六气及其相互关系，审天辨机论治。

(1)岁运之治：要根据岁运的特点，制定药食五味的治则，折其郁气，资其化源，抑其运气，扶其不胜，谨察阴阳所在而调之，以平为期。运气理论认为，岁运对全年的气令和人体气化产生影响，不同的岁运对人体和疾病产生影响。岁运太过之年要抑制太过的胜气对人体的影响；岁运不及之年要补益不及之岁气对脏腑的影响，抑制偏胜的邪气对人体的侵害。以甲己年为例，《素问·天元纪大论》云："甲己之岁，土运统之。"说明甲己之年为土运，这两年湿气会对发病产生很大的影响，人体易发生与湿相关的疾病，所以甲己之年要考虑健脾祛湿。再如木运太过之年，风气流行，脾土易受邪害。人们多患腹泄、饮食减少、肢体沉重、烦闷抑郁、肠鸣腹胀等病症，以柔肝、健脾为治则。《素问·至真要大论》云："岁主脏害何谓？岐伯曰：以所不胜命之，则其要也。帝曰：治之奈何？岐伯曰：上淫于下，所胜平之，外淫于内，所胜治之。帝曰：善。平气何如？岐伯曰：谨察阴阳所在而调之，以平为期，正者正治，反者反治。"《素问·气交变大论》云："岁木太过，风气流行，脾土受邪。民病飧泄食减，体重烦冤，肠鸣腹支满，上应岁星。甚则忽忽善怒，眩冒巅疾。"

(2)司岁备物，平调脏害：根据岁运的气化特点，采集功效好、气味专的药物。如在厥阴风木主令的时节，采集天麻、防风、羌活等风性类药物，气味专精，功效好；如有邪害，在治疗时以柔肝祛风的治则治法，选用乌梅、芍药等酸性药物。《素问·至真要大论》云："司岁备物……司气者主岁同，然有余不足也。非司岁物……散也，故质同而异等也，气味有薄厚，性用有躁静，治保有多少，力化有浅深……上淫于下，所胜平之，外淫于内，所胜治之。"

(3)司天六淫所胜之治：司天之气，六淫所胜，各有治法。司天之气，风气淫胜，治以辛凉之品为主，佐以甘苦味药物，用甘味的药物缓急，用酸味的药物疏泄风气。热气淫胜，用咸寒之品为主，佐以苦甘味药物，用酸味药物收敛。湿气淫胜，治以苦热之品为主，佐以酸辛味药物，用苦味药物燥湿，用淡味药物渗湿。湿郁于上化热，用苦温之品为主，佐以甘辛味药物，汗出湿散，停止服药。火气淫胜，治以酸冷之品为主，佐以苦甘味药物，用酸味药物收敛，用苦味药物发散，用酸味的药物恢复津液，热气淫胜与此同法。燥气淫胜，治以苦温之品为主，佐以酸味药物，用苦味药物泻下。寒气淫胜，治以辛热之品为主，佐以甘味药物，用咸味药物泻下。

《素问·至真要大论》云："司天之气，风淫所胜，平以辛凉，佐以苦甘，以甘缓之，以酸泻之。热淫所胜，平以咸寒，佐以苦甘，以酸收之。湿淫所胜，平以苦热，佐以酸辛，以苦燥之，以淡泄之。湿上甚而热，治以苦温，佐以甘辛，以汗为故而止。火淫所胜，平以酸冷，佐以苦甘，以酸收之，以苦发之，以酸复之，热淫同。燥淫所胜，平以苦湿(新校正云：湿当为温)，佐以酸辛，以苦下之。寒淫所胜，平以辛热，佐以甘苦，以咸泻之。"

(4)司天所胜之治：六气司天，为所胜之气所克制，《黄帝内经》给出了治法。厥阴风木司天，清肃的金气乘之，治以酸温之品为主，佐以甘苦味药物。少阴君火司天，寒水之气乘之，治以甘温之品为主，佐以苦酸辛味药物。太阴湿土司天，热气乘之，治以苦寒之品为主，佐以苦酸味药物。少阳相火司天，寒水之气乘之，治以甘热之品为主，佐以苦辛味药物。阳明燥金司天，热气乘之，治以辛寒之品为主，佐以甘苦味药物。太阳寒水司天，热气乘之，治以咸冷之品为主，佐以苦辛味药物。

《素问·至真要大论》云："风化于天，清反胜之，治以酸温，佐以甘苦。热化于天，寒反胜之，治以甘温，佐以苦酸辛。湿化于天，热反胜之，治以苦寒，佐以苦酸。火化于天，寒反胜之，治以甘热，佐以苦辛。燥化于天，热反胜之，治以辛寒，佐以苦甘。寒化于天，热反胜之，治以咸冷，佐以苦辛。"

(5)在泉邪气所胜之治：六气在泉，邪气所胜，亦有治法。六气在泉，风气淫胜，用辛凉之品为主，佐以苦味药物，用甘味药以缓急，用辛味药疏散。热气淫胜，用咸寒之品为主，佐以甘苦味药物，用酸味药物收敛，用苦味药物发散。湿气淫胜，用苦热之品为主，佐以酸淡味药物，用苦味药物以燥湿，用淡味药物渗泄。火气淫胜，用咸冷之品为主，佐以苦辛味药物，用酸味药物收敛，用苦味的药物发散。燥气淫胜，用苦温之品为主，佐以甘辛味药物，用苦味药物泻下。寒气淫胜，用甘热之品为主，佐以苦辛味药物，用咸味药物泻下，用辛味药滋润，用苦味的药物坚阴。

《素问·至真要大论》云："诸气在泉，风淫于内，治以辛凉，佐以苦，以甘缓之，以辛散之。热淫于内，治以咸寒，佐以甘苦，以酸收之，以苦发之。湿淫于内，治以苦热，佐以酸淡，以苦燥之，以淡泄之。火淫于内，治以咸冷，佐以苦辛，以酸收之，以苦发之。燥淫于内，治以苦温，佐以甘辛，以苦下之。寒淫于内，治以甘热，佐以苦辛，以咸泻之，以辛润之，以苦坚之。"

(6)六气之治：六气之治，要顺应其气化特点。

《素问·五运行大论》云："燥以干之，暑以蒸之，风以动之，湿以润之，寒以坚之，火以温之。"

六气相胜：厥阴风木为胜气，治以甘凉之品为主，佐以苦辛药物，用甘味药物泻风。少阴君火为胜气，治以辛寒之品为主，佐以苦咸味药物，用酸味药物泻热。太阴湿土为胜气，治以咸热之品为主，佐以辛甘味药物，用苦味药物泻湿。少阳相火为胜气，治以辛寒之品为主，佐以甘咸味药物，用甘味药物泻火。阳明燥金为胜气，治以酸温之品为主，佐以辛甘味药物，用苦味药物泻燥。太阳寒水为胜气，治以甘热之品为主，佐以辛酸味的药物，用咸味药物泻寒。

《素问·至真要大论》云："厥阴之胜，治以甘清，佐以苦辛，以酸泻之。少阴之胜，治以辛寒，佐以苦咸，以甘泻之。太阴之胜，治以咸热，佐以辛甘，以苦泻之。少阳之胜，治以辛寒，佐以甘咸，以甘泻之。阳明之胜，治以酸温，佐以辛甘，以苦泄之。太阳之胜，治以甘热，佐以辛酸，以咸泻之。"

六气之复：六气如被所胜克制太过，必有其所不胜之气来克之，谓六气之复。其治法：厥阴风木为复气，治以酸寒之品为主，佐以甘辛味药物，用酸味的药物泻风，用甘味的药物缓急。少阴君火为复气，治以咸寒之品为主，佐以苦辛味药物，用甘味的药物泻热，用酸味药物收敛，用辛苦味药物发散，用咸味的药物软坚泻火。太阴湿土为复气，治以苦热之品为主，佐以酸辛味药物，用苦味的药物泻湿，治以燥湿和渗泄的方法。少阳相火为复气，治以咸冷之品为主，佐以苦辛味药物，用咸味的药物软坚泻火，用酸味的药物收敛，用辛苦味的药物发散。发散法不避气候炎热，注意温凉调和。少阴君火为复气，用发散法治疗时也与此同法。阳明燥金为复气，治以辛温之品为主，佐以苦甘味药物，用苦味药物泻燥，用苦味药物通下，用酸味的药物补阴。太阳寒水为复气，治以咸热之品为主，佐以甘辛味药物，用苦味的药物坚阴。

《素问·至真要大论》云："厥阴之复，治以酸寒，佐以甘辛，以酸泻之，以甘缓之。少阴之复，治以咸寒，佐以苦辛，以甘泻之，以酸收之，辛苦发之，以咸软之。太阴之复，治以苦热，佐以酸辛，以苦泻之，燥之，泄之。少阳之复，治以咸冷，佐以苦辛，以咸软之，以酸收之，辛苦发之。发不远热，无犯温凉，少阴同法。阳明之复，治以辛温，佐以苦甘，以苦泄之，以苦下之，以酸补之。太阳之复，治以咸热，佐以甘辛，以苦坚之。"

六气有胜复，治疗各种胜气、复气的原则：气寒的用热法，气热的用寒法，气温的用清法，气凉的用温法，气散的用收法，气郁的用散法，气燥的用润法，气急的用缓法，坚实的用软坚法，脆弱的用坚固法，衰弱的用补法，亢盛的用泻法。

《素问·至真要大论》云："治诸胜复，寒者热之，热者寒之，温者清之，清者温之，散者收之，抑者散之，燥者润之，急者缓之，坚者软之，脆者坚之，衰者补之，强者泻之，各安其气，必清必静，则病气衰去，归其所宗，此治之大体也。"

客主有胜复，客主胜复的治疗原则：高者抑之，下者举之，有余折之，不足补之。主气为厥阴风木，用酸味药泻风，用辛味药调补。主气为少阴君火、少阳相火，用甘味药泻火，用咸味药调补。主气为太阴湿土，用苦味药泻湿，用甘味药调补。主气为阳明燥金，用辛味药泻燥，用酸味药调补。主气为太阳寒水，用咸味药泻水，用苦味药调补。客气为厥阴风木，用辛味药调补，用酸味药泻风，用甘味药缓急。客气为少阴君火，用咸味药调补，用甘味药泻火，用咸味药软坚清火。客气为太阴湿土，用甘味药调补，用苦味药泻湿，用甘味药缓急。客气为少阳相火，用咸味药调补，用甘味药泻火，用咸味药软坚清火。客气为阳明燥金，用酸味药调补，用辛味药泻燥，用苦味药宣泄。客气为太阳寒水，用苦味药调补，用咸味药泻水，用苦味药坚阴，用辛味药润通。辛味药具有宣通阳气，开阖腠理，布散津液，气血畅通的作用。

《素问·至真要大论》云："高者抑之，下者举之，有余折之，不足补之，佐以所利，和以所宜，必安其主客，适其寒温，同者逆之，异者从之。帝曰：治寒以热，治热以寒，气相得者逆之，不相得者从之，余以知之矣。其于正味何如？岐伯曰：木位之主，其泻以酸，其补以辛。火位之主，其泻以甘，其补以咸。土位之主，其泻以苦，其补以甘。金位之主，其泻以辛，其补以酸。水位之主，其泻以咸，其补以苦。厥阴之客，以辛补之，以酸泻之，以甘缓之。少阴之客，以咸补之，以甘泻之，以咸收之。太阴之客，以甘补之，以苦泻之，以甘缓之。少阳之客，以咸补之，以甘泻之，以咸耎之。阳明之客，以酸补之，以辛泻之，以苦泄之。太阳之客，以苦补之，以咸泻之，以苦坚之，以辛润之。开发腠理，致津液通气也。"

标本：临证要详辨标本，治病求本，兼顾标病，标本兼治，治之不迨。

《素问·至真要大论》云："气有高下，病有远近，证有中外，治有轻重，适其至所为故也……近者奇之，远者偶之，汗者不以奇，下者不以偶，补上治上制以缓，补下治下制以急，急则气味厚，缓则气味薄，适其至所，此之谓也。病所远而中道气味乏者，食而过之，无越其制度也……寒热温凉，反从其病也……生于标者，治之奈何？岐伯曰：病反其本，得标之病，治反其本，得标之方。"

六气往复，主岁不常：考虑主岁六气上下，即司天、在泉，间气治法与之相同。少阳相火主时，先用甘味药，后用咸味药；阳明燥金主时，先用辛味药，后用酸味药；太阳寒水主时，先用咸味药，后用苦味药；厥阴风木主时，先用酸味药，后用辛味药；少阴君火主时，先用甘味药，后用咸味药；太阴湿土主时，先用苦味药，后用甘味药。选择对调和六气有利的药物作为辅佐，资助被抑之气的生化之源。

《素问·至真要大论》云："上下所主，随其攸利，正其味，则其要也，左右同法。大要曰：少阳之主，先甘后咸；阳明之主，先辛后酸；太阳之主，先咸后苦；厥阴之主，先酸后辛；少阴之主，先甘后咸；太阴之主，先苦后甘。佐以所利，资以所生，是谓得气。"

五郁之治：郁发之气，亦有治法。木郁达之：金乘木而郁，疏通畅达肝木是治标不治本，从本应畅达宣发肺金之气，以缓解被郁之肝木；此治则是在肝郁未发之治，如果肝木郁久而发，则木乘土，除了疏泄肝木，还要扶助脾土。火郁发之：水乘火而郁，泻水，发散火邪。土郁夺之：木乘土而郁，夺木之旺，泻土之壅也。金郁泄之：火乘金而郁，益金之气，泄火之炎。水郁折之：土乘水而郁，泻土气，下水气。

《素问·六元正纪大论》云："木郁达之，火郁发之，土郁夺之，金郁泄之，水郁折之，然调其气，过者折之，以其畏也，所谓泻之。帝曰：假者何如？岐伯曰：有假其气，则无禁也。所谓主气不足，客气胜也。"

六化分治，五脏所宜：临证要考虑六气之化，五脏所宜，确定治法。六气各有所主，有主气、有客气，根据主客气及客主加临对人体不同的影响，采用不同的治则治法。如少阴君火当令，应以清热为主，用黄连、栀子、僵蚕、玄参等苦寒、咸寒的药物。

《素问·至真要大论》云："厥阴司天为风化，在泉为酸化，司气为苍化，间气为动化。少阴司天为热化，在泉为苦化，不司气化，居气为灼化。太阴司天为湿化，在泉为甘化，司气为黅化，间气为柔化。少阳司天为火化，在泉为苦化，司气为丹化，间气为明化。阳明司天为燥化，在泉为辛化，司气为素化，间气为清化。太阳司天为寒化，在泉为咸化，司气为玄化，间气为藏化。故治病者，必明六化分治，五味五色所生，五脏所宜，乃可以言盈虚病生之绪也。"

4.谨守病机，各司其属

中医病机的内涵主要包括病位、病性和病势，各种辨证论治的最终目的都是辨发病之机。五运六气因素对人体发病所产生的病机，称为"运气机"。五运六气理论是以五脏为中心的病机论治。

（1）正治反治：①正治，逆者正治。即采取与疾病性质相反的药性和方法治疗。如病性属于寒，使用温热性药物；病性属于热，使用寒凉性药物。②反治，从者反治。即采取与疾病性质相同的药性和方法治疗。如疾病表现为热象，使用温热性药物；疾病表现为寒象，使用寒凉性药物；疾病表现为阻塞不通，使用补益收敛的药物；疾病表现为通利的现象，使用通利的药物。

（2）孕妇之治：只要邪气存在，孕妇同样辨证论治。孕妇患病可以针对疾病而用药，则不会损害母体，也不会伤及胎儿。如孕妇患有大积大聚的病症，其治疗原则为邪去大半时停药，用药过量会伤及人命。

《素问·六元正纪大论》云："有故无殒，亦无殒也。帝曰：愿闻其故何谓也？岐伯曰：大积大聚，其可犯也，衰其大半而止，过者死。"

（3）上病下治，下病上治：临证要考虑病之上下所从，灵活选择治法。上指天气，下指地气。养生要顺应天地之气，治病要逆天地之气，根据发病的寒热虚实而调治。运气反常，病发天气，从地气而治；病发地气，从天气而治；病发中气，从天地之气同时而治。《素问·五常政大论》云："补上下者从之，治上下者逆之，以所在寒热盛衰而调之。故曰：上取下取……气反者，病在上，取之下；病在下，取之上；病在中，傍取之。"

（4）外病内治，内病外治：病生于内部而表现于外部，从内部治疗；病生于外部而涉及内部，治疗在外的病；病生于内部而到达外部，病邪盛于外部的，先治内病，然后再治疗外部的疾病；病生于外部而到达内部，病邪盛于内部的，要先治疗外部的疾病，然后再治内部疾病。分不清内外部位，就针对主要病症治疗。《素问·至真要大论》云："病之中外何如？岐伯曰：从内之外者，调其内；从外之内者，治其外；从内之外而盛于外者，先调其内而后治其外；从外之内而盛于内者，先治其外而后调其内；中外不相及，则治主病。"又云："调气之方，必别阴阳，定其中外，各守其乡。内者内治，外者外治，微者调之，其次平之，盛者夺之，汗者下之，寒热温凉，衰之以属，随其攸利，谨道如法，万举万全，气血正平，长有天命。"

（5）发表不远热，攻里不远寒：治疗要顺时，用药要根据时节选取寒热。《素问·六元正纪大论》云："欲不远寒，不远热奈何？岐伯曰：悉乎哉问也！发表不远热，攻里不远寒……不远热则热至，不远寒则寒至……时必顺之，犯者治以胜也。"

（6）诸寒之而热者取之阴，热之而寒者取之阳：从阴阳求发病之属性，确定治法。《素问·至真要大论》云："诸寒之而热者取之阴，热之而寒者取之阳，所谓求其属也。"

（7）四气治法：根据天地之气的寒热温凉及其对人体的影响，选择寒热温凉的药物，用寒凉的药物要远离寒凉的运气，用温热的药物要远离温热的运气。《素问·至真要大论》云："寒者热之，热者寒之。”《素问・至真要大论》云:“治寒以热,治热以寒,气相得者逆之,不相得者从之。”《素问・六元正纪大论》云:“用寒远寒,用凉远凉,用温远温,用热远热,食宜同法。”《素问・至真要大论》云:论言治寒以热,治热以寒,而方士不能废绳墨而更其道也。有病热者,寒之而热,有病寒者,热之而寒,两者皆在,新病复起,奈何治?岐伯曰:诸寒之而热者取之阴,热之而寒者取之阳,所谓求其属也。

(8)五味治法:根据药物五味治疗疾病是五运六气理论最基本的方法,也是中医学最核心的方法。酸味先入肝,苦味先入心,甘味先入脾,辛味先入肺,咸味先入肾。辛味、甘味药物,具有发散作用;酸味、苦味药物,具有催吐和泻下作用;咸味药物,具有催吐和泻下作用。《素问・六元正纪大论》给出了六个司天之政的具体治法,如太阴湿土司天,岁宜苦以燥之温之。

《素问・至真要大论》云:“夫五味入胃,各归所喜,故酸先入肝,苦先入心,甘先入脾,辛先入肺,咸先入肾。”《素问・至真要大论》云:“五味阴阳之用何如?岐伯曰:辛甘发散为阳,酸苦涌泄为阴,咸味涌泄为阴……以所利而行之,调其气使其平也。”又云:“上下所主,随其攸利,正其味,则其要也。”《素问・六元正纪大论》云:“凡此太阴司天之政……故岁宜以苦燥之温之,甚者发之泄之。”《三因极一病证方论・纪用备论》中说:“顾兹气运,与万物虽种种不齐,其如成象效法,无相夺伦;一一主对,若合符契……古之治法,遇岁主脏害,虽平治之不同,必以所胜而命之,故经曰:上淫于下,所胜平之,平天气也;下淫于内,所胜治之,治地气也。故司天之气,风淫所胜,平以辛凉;诸气在泉,风淫于内,治以辛凉,此之谓也。”

(9)功效治法:根据疾病的表现来应用药物的功效以治疗疾病,在《黄帝内经》提出了许多治法,后世医家多以药物功效治疗疾病。《素问・至真要大论》云:“微者逆之,甚者从之,坚者削之,客者除之,劳者温之,结者散之,留者攻之,燥者濡之,急者缓之,散者收之,损者温之,逸者行之,惊者平之,上之下之。”

(10)综合治法:《黄帝内经》除了重视五味、四气、功效等药物疗法,更重视在经络理论指导下的针刺疗法,还有按摩、水浴、砭石等各种疗法,根据不同的病情综合应用以达到治疗目的。《素问・至真要大论》云:“摩之,浴之,薄之,劫之,开之,发之,适事为故。”

(二)治疗目的

谨察阴阳所在,以平为期,以所在寒热盛衰而调之;疏其血气,令其调达,调气以平之;经络以通,血气以从;无代化,无违时,必养必和,待其来复,是谓至治等治则思想。

1.阴阳以平

达到阴阳的平衡,是治病的目的。《素问・至真要大论》云:“谨察阴阳所在而调之,以平为期。”《素问・至真要大论》云:“调气之方,必别阴阳,定其中外,各守其乡。内者内治,外者外治,微者调之,其次平之,盛者夺之,汗之下之,寒热温凉,衰之以属,随其攸利,谨道如法,万举万全,气血正平,长有天命。”

2.自得其位

根据六气所在时位,顺应六气在本位发挥作用。《素问・六元正纪大论》云:“自得其位,常化也。”

3.调和血气

调和气血,使其平和,是治病之道。《素问・至真要大论》云:“谨守病机,各司其属,有者求之,无者求之,盛者责之,虚者责之,必先五胜,疏其血气,令其调达,而致和平……以所利而行之,调其气使其平也。气调而得者何如?岐伯曰:逆之从之,逆而从之,从而逆之,疏气令调,则其道也。”

4.安主客,适寒温

根据主气、客气、客主加临的各种表现,自然寒热温凉的气候对人体的影响,使人体与其相顺应。《素问·至真要大论》云:“佐以所利,和以所宜,必安其主客,适其寒温。”

5.无失天信,无逆气宜,无翼其胜,无赞其复

最好的治疗方法是顺天应时,不助长邪气,顺应自然。《素问·六元正纪大论》云:“无失天信,无逆气宜,无翼其胜,无赞其复,是谓至治。”

6.通经络,和气血,无代化,无违时,必养必和,以待来复

气血调和,经络通畅,治养结合,保全真气,是最高明的治疗。《素问·五常政大论》云:“化不可代,时不可违。夫经络以通,血气以从,复其不足,与众齐同,养之和之,静以待时,谨守其气,无使倾移,其形乃彰,生气以长,命曰圣王。”“故大要曰:无代化,无违时,必养必和,待其来复。”

三、五运六气临证方药

(一)运气方

按照五运六气理论指导组方、临床应用的方剂,称为运气方。《黄帝内经》论述了运气制方理论和方法。

1.五运六气理论的制方原则

(1)君臣佐使:君臣佐使的组方原则最早见于《素问·至真要大论》,是五运六气理论指导下的制方原则,历代医家用于指导方剂组方,成为中医方剂学的制方法则。

《太医局诸科程文格》为宋代何大任整理、编辑的宋代国家医学考试试题集。《太医局诸科程文格》严格遵守了《黄帝内经》君臣佐使理论。如甲子年附子汤:附子为正,地胆为之使;干姜为辅,秦椒为之使。术为辅,防风、地榆为之使。癸丑年人参汤:人参为正,茯苓为之使;术为辅,防风、地榆为之使;甘草为辅,术、干漆、苦参为之使。

《素问·至真要大论》云:“方制君臣何谓也?岐伯曰:主病之谓君,佐君之谓臣,应臣之谓使。”

(2)适大小为制:君药一味,臣药二味,制小方;君药一味,臣药三味,佐药五味,制中方;君药一味,臣药三味,佐药九味,制大方。根据所治疾病,合理调配方剂的大小。

《太医局诸科程文格》载方剂九首,全为奇方,且为中、小之剂。如乙丑年附子汤:正一辅二奇方,君 1 臣 2 使药 4,其 7 味药物为中之制。癸酉年升麻汤:正一辅二奇方,君 1 臣 2,仅 3 味药物。

《素问·至真要大论》云:“有毒无毒,所治为主,适大小为制……君一臣二,制之小也;君一臣三佐五,制之中也;君一臣三佐九,制之大也。”

(3)性味法则:运气组方遵循性味法则。根据药食之五味及属性依据天地运气的异常变化,确定组方原则,体现了天地相通的道理。如《素问·六元正纪大论》论述了司天之政的性味法则,《素问·至真要大论》论述了司天、在泉、六气胜复,客主胜复等运气治法和组方原则等,运气方药组方法则以性味为根本。

以《太医局诸科程文格》己巳年运气方细辛汤为例:“己巳之年,上见厥阴风木司天,下见少阳相火在泉,中行少宫土运……宜以辛调上,以咸调下。”细辛汤:细辛为正,味辛,性温,无毒;防风为辅,味甘、辛,性温,无毒;泽泻为辅,味甘、咸,性寒,无毒。组方用药充分体现了《黄帝内经》性

味理论。

《素问·六元正纪大论》云:“阳明司天之政……岁宜以咸以苦以辛,汗之清之散之,安其运气,无使受邪,折其郁气,资其化源。”

《素问·至真要大论》云:“诸气在泉,风淫于内,治以辛凉,佐以苦,以甘缓之,以辛散之……司天之气,风淫所胜,平以辛凉,佐以苦甘,以甘缓之,以酸泻之。”

2.五运六气用方原则

(1)调气以平:通过药食五味的阴阳属性,针对疾病对人体气机的影响,调气机,达到人体阴阳气血平衡。《素问·至真要大论》云:“五味阴阳之用何如……以所利而行之,调其气使其平也。”

(2)求其属:用方的原则要根据发病特点,寻找病机属性,具体治法有正治、反治等。《素问·至真要大论》云:“有病热者寒之而热,有病寒者热之而寒……诸寒之而热者取之阴,热之而寒者取之阳,所谓求其属也。”

(3)缓急原则:病在上,以气味薄的缓方治之;病在下,以气味厚的急方治之。《素问·至真要大论》云:“补上治上,制以缓;补下治下,制以急。急则气味厚,缓则气味薄,适其至所,此之谓也。”

(4)内外原则:病发于内,先用方治内病;病发于外,先治外病;病发于内而盛于外,先治内,后治外;病发于外而盛于内,先治外,后治内。内外之分,则针对发病而论。《素问·至真要大论》云:“从内之外者,调其内;从外之内者,治其外;从内之外而盛于外者,先调其内而后治其外;从外之内而盛于内者,先治其外而后调其内;中外不相及,则治主病。”

(5)灵活应用,不可拘泥:在运气理论指导下组方用药非常重要。《素问·六节藏象论》云:“不知年之所加,气之盛衰,虚实之所起,不可以为工矣。”

运气的变化对人体发病有重要影响,但疾病的发生不能唯运气而论,疾病与社会、心理、体质、饮食、生活环境、意外等各种因素相关,以机体的阴阳气血气机变化为表现,象见于外。我们要科学辩证地运用运气方,《黄帝内经》七篇大论给出了明确答案,历代医家已经作出垂范。治病要辨证论治,针对疾病、病证、病机、病性、病位、病势、病因等,结合体质、运气等因素,辨气血阴阳之失调、虚实之所起、气机之逆乱,灵活准确选方用药,临床效果才会更好。

(二)运气用药

按照五运六气理论的临床用药,称为运气用药。《黄帝内经》运气用药,首重酸、苦、甘、辛、咸五味,同时根据四气药性及药物作用灵活应用。

1.五味作用

(1)五味分阴阳:药食五味的气味厚薄分阴阳。通常厚味的药物具有泄下作用,味薄的药物可以通达气机。《素问·阴阳应象大论》云:“味厚者为阴,薄为阴之阳,气厚者为阳,薄为阳之阴。”《素问·阴阳应象大论》云:“味厚则泄,薄则通。”

药物作用分阴阳。一般情况下,辛味、甘味药物具有发散作用,属于阳;酸味、苦味药物具有催吐和泻下作用,属于阴;淡味药物具有渗湿、发泄作用,属于阳。

《素问·至真要大论》云:“五味阴阳之用何如?岐伯曰:辛甘发散为阳,酸苦涌泄为阴,咸味涌泄为阴,淡味渗泄为阳。”

(2)五味入五脏:五味各有所入,酸入肝,苦入心,甘入脾,辛入肺,咸入肾。《素问·至真要大论》云:“夫五味入胃,各归所喜,故酸先入肝,苦先入心,甘先入脾,辛先入肺,咸先入肾。”

(3)五味走形体:五味之气走形体也各有选择。酸味走筋,辛味走气,苦味走血,咸味走骨,甘味走肉。《灵枢·九针论》云:“酸走筋,辛走气,苦走血,咸走骨,甘走肉,是谓五走也。”

(4)五味作用不同:《黄帝内经》论述了药物的六种性味,有的收敛,有的发散,有的缓和,有的急躁,有的干燥,有的润泽,有的软化,有的坚固,根据病情需要而选择应用,调和五脏之气使之平衡。《素问·至真要大论》云:“六者或收或散,或缓或急,或燥或润,或软或坚,以所利而行之,调其气使其平也。”六者指酸苦甘辛咸淡,通常将淡味归属于甘。《素问·脏气法时论》亦云:“辛散,酸收,甘缓,苦坚,咸软。”

2.五味用药法度

(1)有毒无毒:药物在古代也称为毒药,是以其毒性治疗疾病。对于身强体壮的患者,能够耐受药物的毒性,以大剂量味厚的药物治疗,对于身体较弱的患者,不能耐受药物的毒性应以小量,性味薄的药物治疗。《素问·至真要大论》云:“有毒无毒,所治为主。”《素问·五常政大论》云:“能毒者以厚药,不胜毒者以薄药。”

(2)用之有度:用毒性大的药物治病,只能用到病邪去除3/5,就应该停药;用一般毒性的药物治病,只能用到病邪去除7/10,就应该停药;用毒性小的药物治病,只能用到病邪去除4/5,就应该停药;即便是用没有毒性的药物治病,也只能用到去除病邪的9/10,就应该停药,随后用五谷、肉类、果品、蔬菜等食物进行调养,避免用药过度,伤及正气。《素问·五常政大论》云:“有毒无毒,服有约乎……大毒治病,十去其六;常毒治病,十去其七;小毒治病,十去其八;无毒治病,十去其九。谷肉果菜,食养尽之,无使过之,伤其正也。”

(3)谨和五味:药食五味应用要严谨调和,方能气血通畅,阴阳调和,筋骨自如,腠理固密,健康长寿。《素问·生气通天论》云:“是故谨和五味,骨正筋柔,气血以流,腠理以密,如是则骨气以精,谨道如法,长有天命。”《素问·至真要大论》亦云:“寒热温凉,衰之以属,随其攸利,谨道如法,万举万全,气血正平,长有天命。”

(4)不宜久服:药物和食物都不可以久服,久用五味,可以增长所入脏腑的气,但脏气久增,反会伤及气血,产生不良反应。《素问·至真要大论》云:“久而增气,物化之常也。气增而久,夭之由也。”

3.治疗与预防用药原则

(1)精不足者,补之以味:即以五味补益精气。《素问·阴阳应象大论》云“精不足者,补之以味。”

(2)药性、功效用药:五运六气理论除了重视药物性味的治疗作用之外,也重视药性四气和功效。根据疾病的性质,以药物的性味采取治疗措施,也根据药物的功效而治疗疾病。《素问·六元正纪大论》还提出了“发表不远热,攻里不远寒”的观点,即发散表邪要用温热的药物,攻里泻下要用寒凉的药物,充分认识到了药性的作用。《素问·五常政大论》云:“补上下者从之,治上下者逆之,以所在寒热盛衰而调之……故消之削之,吐之下之,补之泻之,久新同法。”

(3)反从其病用药:即正治法,也称逆治法。在治病组方用药时,药反从其病,药性与疾病的性质相反。

同时,临证应用要考虑运气特点,应用寒凉药物要避免寒凉的运气,应用温热的药物要避免温热的运气,饮食也是如此,否则就会发生疾病,这是防治运气致病的食药原则。

《素问·至真要大论》云:“所谓寒热温凉,反从其病也。”又云:“寒者热之,热者寒之,微者逆之,甚者从之,坚者削之,客者除之,劳者温之,结者散之,留者攻之,燥者濡之,急者缓之,散者收之，损者温之，逸者行之，惊者平之，上之下之，摩之浴之，薄之劫之，开之发之，适事为故。”

《素问·五常政大论》亦云：“治热以寒，温而行之；治寒以热，凉而行之；治温以清，冷而行之；治清以温，热而行之。”

《素问·六元正纪大论》云：“用凉远凉，用寒远寒，用温远温，用热远热，食宜同法。假者反之，此其道也，反是者病也。”

(4)从治法用药：从治法，也称反治法。一般有两种情况：其一，药性与疾病的性质相同。其二，药性顺应运气。有些时候，还要根据人体体质与发病的特殊性，药性与运气特点一致。在养生方面，《素问·四气调神大论》还提出了“春夏养阳，秋冬养阴”的观点。

《素问·至真要大论》云：“塞因塞用，通因通用。必伏其所主，而先其所因，其始则同，其终则异，可使破积，可使溃坚，可使气和，可使必已。”

《素问·五常政大论》云：“气寒气凉，治以寒凉，行水渍之。气温气热，治以温热，强其内守。”

《素问·四气调神大论》云：“夫四时阴阳者，万物之根本也。所以圣人春夏养阳，秋冬养阴，以从其根，故与万物沉浮于生长之门。”

(5)综合用药：对于五运六气的临床表现，采取综合治疗，《黄帝内经》给出了治疗法则，同时也是组方用药原则。针对发病特点和运气变化特征综合应用各种不同性味药物综合治疗。

《素问·至真要大论》云：“少阳之复，治以咸冷，佐以苦辛，以咸软之，以酸收之，辛苦发之。发不远热，无犯温凉，少阴同法。”

四、五运六气临床应用

《素问·六节藏象论》云：“不知年之所加，气之盛衰，虚实之所起，不可以为工矣。”

运用运气学说治疗疾病，首先要认识疾病与运气的关系，确定发病病机，制定治疗原则，选择对症方药。具体方法如下。

(一)先用天干确定岁运

岁运“太过”“不及”会影响人体相应脏腑：土运太过，雨湿流行，易伤脾、肾；土运不及，风乃大行，易伤肝、脾、肾。金运太过，燥气流行，易伤肺、肝；金运不及，炎火大行，易伤心、肺、肝。水运太过，寒气流行，易伤肾、心；水运不及，湿乃大行，易伤脾、肾、心。木运太过，风气流行，易伤肝、脾；木运不及，燥乃大行，易伤肺、肝、脾。火运太过，炎暑流行，易伤心、肺；火运不及，寒乃大行，易伤肾、心、肺。

根据岁运太过、不及，运用五运太过、不及临证方药。

(二)用地支确定司天之气、在泉之气

明司天在泉、六气主客，辨客主加临，知逆从胜复。司天之气在上，以上半年为主；在泉之气在下，以下半年为主。根据司天、在泉、客主加临的关系，运用六气临证方药。

(三)找出干支之间的制约关系及其对人体疾病的影响

根据运气相临的情况，推测运、气所主，根据所主之气或运，确定病机和治疗方法。

(四)综合运气相合，灵活应用

辨明岁运、主运、客运、主气、客气、客主加临、逆从胜复、郁发关系，综合运气相合，凡不合德化政令者，则为邪害，成为发病诱因。陈言曰：“五运流行，有太过不及之异；六气升降，则有逆从胜复之差。凡不合于德化政令者，则为变眚，皆能患者。”

如有邪害，一般会相互存在，具有多种病机，临证要找综合作用后的主要病机，兼顾其他，原

机活方。运气理论是以五脏为中心的辨机体制，临证还要考虑六腑、经络、气血阴阳及各种致病因素。

运气用药，无外补泻，考虑寒热虚实、生克乘侮、药用四气五味，参以功效主治。

（五）科学应用五运六气理论

五运六气理论是对中医学天人相应思想的阐发和具体应用，是中医学术理论的核心。历代医家应用五运六气理论指导临床实践留下了宝贵的经验，张仲景《伤寒杂病论》即应用运气理论的典范，《伤寒杂病论》就是运用六经理论研究伤于“寒”的各种病。自唐代王冰以降，宋代将五运六气与临床作为太医局必考科目，在此背景下，南宋陈言推出《三因司天方》十六首。金元四大家各有创新，明代王肯堂更是系统运用运气理论治疗临床疾病，其弟子殷宅心评释的《医学穷源集》将五运六气理论临床应用推向了高潮，清代医家也屡有创新，五运六气与临床日益引起当代医者的重视，回归中医本原，运气理论临床应用的春天行将到来。

运用五运六气学说不能机械地生搬硬套、按图索骥，应当掌握其辨证思想，灵活运用。运气的变化对人体发病有重要的影响，但疾病的发生不能唯运气而论，疾病与社会、心理、体质、饮食、生活环境、意外等各种因素相关，不能用形而上学的方法研究五运六气，中医治病要从天、地、人、病、时辨治，针对疾病、病证、病机、病性、病位、病势、病因等，结合体质、运气、发病时间等因素，辨气血阴阳之失调、虚实之所起、气机之逆乱，灵活准确选方用药。

科学辨证地运用五运六气理论，《黄帝内经》给出了明确答案，历代医家已经做出垂范。

《素问·疏五过论》云：“圣人之治病也，必知天地阴阳，四时经纪，五脏六腑，雌雄表里，刺灸砭石，毒药所主，从容人事，以明经道，贵贱贫富，各异品理，问年少长，勇怯之理，审于分部，知病本始，八正九候，诊必副矣。”

沈括指出：“医家有五运六气之术，大则候天地之变，寒暑风雨，水旱螟蝗，率皆有法；小则人之众疾，亦随运气盛衰。今人不知所用，而胶于定法，故其术皆不验。”

（周绍龙）

第五章 神经内科病证的辨证治疗

第一节 头 痛

头痛是指由外感或内伤而引起，导致脉络不畅或失养，清窍不利，以患者自觉头部疼痛为特征的一种常见病证。本病可单独出现，也可见于多种急、慢性疾病过程中，有时亦是某些相关疾病加重或恶化的先兆。若头痛为某一疾病过程中所出现的兼症，则不属于本节讨论范围。

头痛之记载源于《黄帝内经》，在《素问·风论》中称为“脑风”“首风”，提出外感内伤均可导致本病发生，如《素问·风论》曰：“新沐中风，则为首风”；《素问·五藏生成》云：“是以头痛巅疾，下虚上实。”并指出六经病变皆可导致头痛。

汉代张仲景在《伤寒论》中指出了太阳病、阳明病、少阳病、厥阴病头痛的见证，创立了不同头痛的治疗方药。李东垣在《东垣十书》中将头痛分为外感与内伤两类，根据病因和症状不同，指出头痛有湿热头痛、偏头痛、真头痛、气虚头痛、血虚头痛、厥逆头痛等，还在《黄帝内经》和《伤寒论》的基础上，补充了太阴头痛和少阴头痛，为头痛分经用药奠定了基础。

《丹溪心法·头痛》中又提出了痰厥头痛和气滞头痛，并指出头痛“如不愈各加引经药，太阳川芎，阳明白芷，少阳柴胡，太阴细辛，厥阴吴茱萸”，至今对临床仍有指导意义。

部分医著中还有“头风”的记载，实际上仍属于头痛。如《证治准绳·头痛》说：“医书多分头痛、头风为二门，然一病也，但有新久去留之分耳。浅而近者名头痛，其痛猝然而至，易于解散速安也；深而远者为头风，其痛作止不常，愈后遇触复发也。皆当验其邪所从来而治之。”

清代医家王清任在《医林改错·头痛》中论述血府逐瘀汤证时说：“头痛无表证，无里证，无气虚、痰饮等证，忽犯忽好，百方不效，用此方一剂而愈。”提出了瘀血导致头痛的学说。至此，对头痛的辨证施治理论已基本完备。

头痛见于西医学之内、外、精神、神经、五官等各科疾病中。本节主要讨论内科范畴的头痛，如血管性头痛、紧张性头痛、三叉神经痛、外伤后头痛、神经官能症等，其他各科头痛也可参考本节内容辨证论治。

一、病因病机

头痛的发生是因外感或内伤导致邪扰清窍，或脉络失养而为病。外感者以风邪为主，内伤者与肝、脾、肾关系密切。

(一)感受外邪

头痛多由起居不慎,感受风寒湿热之邪,邪壅经络,气血受阻引起。因风为百病之长,“伤于风者,上先受之”“巅高之上,惟风可到”,故六淫之中以风邪为主要病因。

若夹寒邪,寒凝血滞,脉络不畅,不通则痛;若夹热邪,风热上炎,侵扰清窍而为头痛;若夹湿邪,风伤于巅,湿困清阳,蒙蔽清空而为头痛。若感湿较重,湿邪困脾,尚可致痰湿内生,清窍蒙蔽,形成外感与内伤并存。

(二)情志内伤

情志不遂,忧郁恼怒,肝失疏泄,郁而化火,上扰清窍,可发为头痛;若火郁日久,火盛伤阴,肝失濡养,肾精被伐,肝肾精血不能上承,也可引发头痛。

(三)先天不足或房事不节

先天禀赋不足,或纵欲过度,可使肾精亏虚。肾主骨生髓,脑为髓海,肾精亏损日久,可致髓海空虚而为头痛。少数肾虚头痛与阴损及阳、清阳不升有关。

(四)饮食劳倦或久病体虚

饮食不节或劳倦过度可使中焦脾胃受伤,脾为气血生化之源,脾虚气血生化乏源,气血不能上荣脑髓脉络,则发为头痛。

久病、产后、失血等也可形成营血亏损,脑髓失充,脉络失荣而头痛。若脾失健运,痰湿内生,痰浊闭阻清窍,清阳不升,又可形成痰浊头痛。

(五)头部外伤或久病入络

跌仆闪挫,头部外伤,或久痛不解,均可导致气滞血瘀,脑络痹阻,不通则痛;久病瘀血不去,新血不生,常在瘀血之中夹有血虚,形成虚实错杂之证。

总之,头痛的病位虽在头,但病变涉及脾、肝、肾等脏腑,风、火、痰、瘀、虚为致病之主要因素,脉络阻闭、清窍失养为主要病机。

二、诊断

(一)诊断要点

1.病史

常有感受外邪、情志不遂、劳倦过度、头部外伤等诱因,或有反复发作病史。疼痛持续时间、发作频率、疼痛轻重等常与病程有关。病程长者多发作频繁、持续时间长、疼痛重;病程短者多偶尔发作、持续时间短、疼痛轻。

2.临床特征

突然发病或反复发作,以前额、额颞、巅顶、顶枕部或全头部疼痛为主症,多表现为跳痛、胀痛、昏痛、刺痛、隐痛等。有突然而作,痛无休止者;也有反复发作,时痛时止者;头痛发作可持续数分钟、数小时、数天或数周不等。

(二)辅助检查

外感头痛可伴有血常规异常,内伤头痛常有血压改变,必要时做脑脊液、脑电图检查,有条件者可做经颅多普勒、颅脑 CT 和 MRI 等检查,以排除器质性疾病。

(三)类证鉴别

本病应与下列头痛症状突出的疾病鉴别。

1.真头痛

真头痛表现为突然剧烈头痛，或持续痛而阵发加重，甚至呈喷射状呕吐不已，以致肢厥、抽搐，是临床急重症之一。

2.眩晕

眩晕与头痛可单独出现。也可同时出现。眩晕以头晕眼花，站立不稳，甚则天旋地转为主要特征，多为虚证，以内伤为主要病因；头痛以头部疼痛为主，多为实证，其病因有外感和内伤之分。

三、辨证要点

（一）辨疼痛轻重

一般来说，以外感者疼痛较重，内伤者疼痛较轻；寒厥头痛、偏头痛较重，气虚、血虚、肝肾阴虚头痛较轻；气虚头痛早晨加重；血虚头痛午后加重。

（二）辨疼痛性质

痰湿头痛多重坠或胀；肝火头痛多跳痛；寒厥头痛刺痛伴有寒冷感；阳亢者头痛而胀；气血、肝肾阴虚者隐痛绵绵或空痛。

（三）辨疼痛部位

前额为阳明头痛，后部为太阳头痛，两侧为少阳头痛，巅顶为厥阴头痛。一般气血亏虚、肝肾阴虚以全头作痛为多；阳亢者痛在枕部，多连颈肌；寒厥者痛在巅顶；肝火者痛在两颞。

（四）辨疼痛影响因素

气虚头痛与过劳有关；肝火头痛因情志波动而加重；寒湿头痛常随天气变化而变化；肝阳上亢头痛常因饮酒或暴食而加重；肝肾阴虚者每随失眠加重而加重；偏头痛者常遇风寒则痛发。

（五）辨外感内伤

外感头痛起病急，一般疼痛较重，多表现为跳痛、灼痛、重痛、掣痛、胀痛，痛无休止，多有感邪病史，属实证；内伤头痛起病缓，一般疼痛较轻，多表现为隐痛、昏痛、空痛，痛势悠悠，时作时止，遇劳或情志刺激加重，属虚证或虚实错杂证。

四、中药治疗

本病的发生是因脉络痹阻或清窍失养而成，因此治疗时须以缓急止痛为基本原则。外感者宜祛邪活络，内伤者宜调理脏腑气血阴阳；实证者攻邪为主，虚证者补虚为要。

（一）外感头痛

1.风寒头痛

证候：起病较急，头痛剧烈，连及项背，恶风畏寒，遇风尤剧，口淡不渴；舌淡苔薄白，脉多浮紧。

证候分析：本证以风寒侵袭，脉络痹阻为主要病机。寒性收引凝滞，风寒袭表，脉络痹阻较甚，故头痛剧烈；风寒首犯太阳，太阳主一身之表，故见恶风畏寒、脉浮紧等表证；太阳经脉布于项背，故痛连项背；口淡不渴、脉浮紧均为风寒外袭之征。本证以头痛剧烈，连及项背，遇风尤剧，脉浮紧为辨证要点。

治法：疏风散寒。

方药：川芎茶调散加减。若风寒表证明显，重用川芎，加苏叶、生姜，减薄荷；鼻塞者加苍耳子、辛夷；素体阳虚，恶寒较重者，加制川乌、麻黄、桂枝。

若巅顶头痛，干呕，吐涎沫，甚则四肢厥冷，苔白，脉弦，为寒犯厥阴，治当温散厥阴寒邪，宜用吴茱萸汤加半夏、藁本、川芎。

若头痛、背冷、脉沉细或弦紧，为寒邪客于少阴，治当温散少阴寒邪，宜用麻黄附子细辛汤加白芷、川芎。

2.风热头痛

证候：头胀痛，甚则头痛如裂，发热或恶风，口渴喜饮，面红目赤，便秘溲黄；舌红苔黄，脉浮数。

证候分析：本证以风热上扰清窍，脑络失和为主要病机。风热上扰，故见头胀痛，甚则头痛如裂；风热袭表，故见发热或恶风，口渴喜饮；热伤津液，故见便秘溲黄；面红目赤、舌红苔黄、脉浮数均为风热袭表之象。本证以头胀痛，甚则头痛如裂，发热或恶风，舌红苔黄，脉浮数为辨证要点。

治法：疏风清热。

方药：芎芷石膏汤加减。热盛者去藁本，改用黄芩、薄荷、蔓荆子、栀子辛凉清热；若热盛伤津，症见舌红少津，加知母、麦冬、石斛、天花粉清热生津；若大便秘结，口舌生疮，腑气不通者，合用黄连上清丸，以苦寒通腑泄热。

3.风湿头痛

证候：头痛如裹，肢体困重，胸闷纳呆，腹胀，或大便稀溏；苔白腻，脉濡滑。

证候分析：本证以风湿上蒙清窍，阻遏清阳为主要病机。湿性黏滞，易阻遏阳气，而头又为诸阳之会，故风湿最易致清阳不升而出现头痛如裹，肢体困重；湿邪最易困阻脾胃，故见胸闷纳呆，腹胀，便溏；苔白腻，脉濡滑均为湿象。本证以头痛如裹，肢体困重，苔白腻，脉濡滑为辨证要点。

治法：祛风胜湿。

方药：羌活胜湿汤加减。若症见胸闷纳呆、便溏，证属湿浊中阻，加苍术、厚朴、陈皮等燥湿宽中；若恶心呕吐者，加生姜、半夏、藿香等化浊降逆止呕；若身热汗出不畅，胸闷口渴，为暑湿所致，宜用黄连香薷饮加藿香、佩兰等清暑化湿。

(二)内伤头痛

1.肝阳头痛

证候：头胀痛，眩晕，心烦易怒，或兼胁痛，夜寐不宁，口干口苦；舌红苔薄黄，脉沉弦有力。

证候分析：本证的病机主要是肝阳上亢，风阳上扰。虚阳亢于上，气血并走于头面，故见头胀痛；阳亢生风，故见眩晕；阳热有余，故见心烦易怒，夜寐不宁，口干口苦；舌红苔薄黄、脉沉弦有力均属肝阳上亢之征。本证以头胀痛，眩晕，舌红苔薄黄，脉沉弦有力为辨证要点。

治法：平肝潜阳。

方药：天麻钩藤饮加减。眩晕重者加生龙牡以加强重镇潜阳之力；若头痛朝轻暮重，或遇劳加剧，脉弦细，舌红苔薄少津，属肝肾阴虚，酌加生地黄、何首乌、女贞子、枸杞子、墨旱莲滋养肝肾；失眠重者，加枣仁、柏子仁，配合琥珀粉冲服。

2.痰浊头痛

证候：头痛昏蒙，胸脘痞闷，呕恶痰涎；苔白腻，脉沉弦或沉滑。

证候分析：本证的病机主要是痰浊中阻，上蒙清窍。痰为阴邪，易阻滞气机，并可随气升降，若痰浊内盛，既可阻滞清阳上升，又可占据阳位而上蒙清窍，故可引起头痛昏蒙；痰湿中阻脾胃，脾失健运，升降失和，故见胸脘痞闷，呕恶痰涎；苔白腻、脉滑均为痰浊内盛之征。本证以头痛昏蒙，胸脘痞闷，呕恶，苔白腻为辨证要点。

治法:健脾化痰,降逆止痛。

方药:半夏白术天麻汤加减。若痰郁化热显著,症见舌苔黄腻、口干苦,加竹茹、枳实、黄芩清热燥湿化痰;胸脘痞闷重,加厚朴、枳壳、瓜蒌;呕恶痰涎,加生姜、砂仁。

3.瘀血头痛

证候:头痛如刺,固定不移,经久不愈,或头部有外伤史;舌紫或有瘀斑、瘀点,苔薄白,脉沉细或细涩。

证候分析:本证的病机主要是瘀血阻窍,络脉不通,不通则痛。瘀血为有形之邪,阻滞经络较甚,故见头痛固定,痛如锥刺;瘀血化解较难,故多病势缠绵,经久不愈;舌紫脉涩均为瘀血之征。本证以头痛如刺,固定不移,舌紫或有瘀斑、瘀点,苔薄白,脉沉细或细涩为辨证要点。

治法:活血化瘀通窍。

方药:通窍活血汤加减。头痛日久酌加全蝎、蜈蚣等虫类药搜逐风邪、活络止痛;病久多伴气血两虚,可加四君子汤健脾益气,另加当归养血活血,以助活络化瘀之力;若因受风寒而头痛加重,可加细辛、桂枝,待痛缓再予调理。

4.血虚头痛

证候:头痛而晕,心悸不宁,失眠多梦,面色萎黄;舌淡苔薄白,脉沉细而弱。

证候分析:本证的病机主要是营血不足,脑络失养。"血主濡之",血对各脏腑组织具有营养作用,血虚头目失养则头痛而晕;心失所养则心悸失眠多梦;肌肤失养则面色萎黄;舌淡苔薄白、脉沉细而弱也是血虚之征。本证以头痛眩晕,心悸失眠多梦,舌淡苔薄白,脉沉细而弱为辨证要点。

治法:养血疏风止痛。

方药:加味四物汤加减。方由四物汤加菊花、蔓荆子组成,具有养血疏风之功,临证可酌加阿胶、龟板胶、鸡子黄等血肉有情之品;若心悸失眠,加龙眼肉、枣仁、远志、茯神;兼气虚者,加党参、黄芪,或以八珍汤加减;本证常有食少纳呆等脾虚见症,可酌加山楂、麦芽、神曲等助运化,以促气血化生。

5.气虚头痛

证候:头痛绵绵,遇劳则重,神疲乏力、面色㿠白、自汗、气短、畏风、食欲缺乏;舌淡苔薄,脉细无力。

证候分析:本证病机主要是气虚清阳不升,清窍失养。头为诸阳之会,清阳不升,头目失养,故头痛绵绵,面色㿠白;劳则气耗,故遇劳则重;气虚运化无力,故食欲缺乏;气虚鼓动无力,故神疲乏力,气短;气虚卫外不固,故自汗,畏风;舌淡苔薄、脉细无力亦气虚之象。本证以头痛绵绵,遇劳加重,神疲乏力,舌淡苔薄,脉细无力为辨证要点。

治法:益气升清。

方药:顺气和中汤加减。由补中益气汤加细辛、蔓荆子、川芎组成,有益气升清止痛之功,为气虚头痛的有效方剂。自汗、气短、畏风者加五味子、煅牡蛎,或配合玉屏风散常服;若心悸失眠,属气血两虚,可加龙眼肉、枣仁、茯神,待痛减以归脾丸善后。

6.肾虚头痛

证候:头空痛,眩晕,耳鸣少寐,腰痛酸软,遗精,带下,神疲乏力;舌红少苔,脉沉细无力。

证候分析:本证的病机主要是肾精亏虚,髓海不足,脑失所养。脑为髓海,肾主骨生髓,肾虚髓海空虚,故头空痛,眩晕;肾虚腰府失养,故腰痛酸软,耳鸣少寐;肾气亏虚,精关、带脉不固,故遗精、带下；舌红少苔、脉沉细无力均为肾虚之象。本证以头空痛，眩晕，耳鸣少寐，舌红少苔，脉沉细无力为辨证要点。

治法：补肾养阴。

方药：大补元煎加减。眩晕重者加菊花、枸杞子、钩藤；遗精或带下者加芡实、煅牡蛎、益智仁；耳鸣重者加磁石、生龙骨、珍珠母；待病情好转，可常服杞菊地黄丸或六味地黄丸补肾阴、潜肝阳以巩固疗效。

若肾虚头痛属肾阳不足者，多伴畏寒肢冷，小便清长，舌淡胖，脉沉细，可用右归丸加减以温补肾阳、填精补髓。若兼见外感寒邪者，可服麻黄附子细辛汤。

上述各证的治疗应根据头痛部位而选用不同的引经药，如太阳头痛选羌活、防风；少阳头痛选用川芎、柴胡；阳明头痛选白芷、葛根；太阴头痛选用苍术；少阴头痛选用细辛；厥阴头痛选用吴茱萸、藁本等。

此外，临床可见头痛如雷鸣，头面起核或憎寒壮热，名曰"雷头风"，多为湿热夹痰所致，宜用清震汤加味以清宣升散、除湿化痰。

另外还有偏头风，其病暴发，痛势甚剧，或左或右，或连及眼、齿，痛止如常人，又称偏头痛，此多为肝经风火所致，治宜平肝息风为主，可服天麻钩藤饮或羚角钩藤汤。

五、其他疗法

(1)风热头痛用银翘解毒片(丸)、羚翘解毒片、桑菊感冒冲剂、维C银翘片等。

(2)风湿头痛用藿香正气丸(水、液、软胶囊)等。

(3)气虚头痛用补中益气丸等。

(4)肾虚头痛用六味地黄丸、肾气丸、左归丸、右归丸等。

(5)血虚头痛用归脾丸等。

六、预防与调护

(1)头痛在急性发作期应适当休息，保证睡眠，不宜食用烧烤辛辣等厚味生热助火食物，同时限制烟酒。

(2)若患者精神紧张，情绪不稳，宜疏导劝慰以稳定情绪。

(3)在头痛缓解后应注意情志、饮食及寒温等的调护，以防复发。

(4)可根据中医辨证运用食疗、气功等辅助治疗。

(刘西华)

第二节 眩　　晕

一、概述

眩晕是目眩与头晕的总称。目眩即眼花或眼前发黑，视物模糊；头晕即感觉自身或外界景物旋转，站立不稳。两者常同时并见，故统称为眩晕。《医学心悟》曰："眩，谓眼黑；晕者，头旋也，故称头旋眼花是也。"本病轻者闭目即止，重者如坐舟船，旋转不定，不能站立，或伴恶心、呕吐、汗出等；严重者可突然昏倒。眩晕多属肝的病变，可由风、火、痰、虚等多种原因引起。本病又可称为"头眩""头风眩""旋运"等。现代医学中的内耳性眩晕、脑动脉硬化、高血压、贫血等，以眩晕为主症时，可参照本节进行辨证治疗。

二、病因病机

(一)肝阳上亢

肝为风木之脏，体阴而用阳，其性刚劲，主动主升，阳盛体质之人，阴阳平衡失其常度，阴亏于下，阳亢于上，则见眩晕；或忧郁、恼怒太过，肝失条达，肝气郁结，气郁化火伤阴，肝阴耗伤，风阳易动，上扰头目，发为眩晕；或肾阴素亏不能养肝，水不涵木，木少滋荣，阴不维阳，肝阳上亢，肝风内动，发为眩晕。

(二)肾精不足

肾为先天之本，藏精生髓，聚髓为脑，若先天不足，肾阴不充，或年老肾亏，或久病伤肾，或房劳过度，肾失封藏，导致肾精亏耗，不能生髓充脑，脑失所养，而生眩晕。

(三)气血亏虚

脾胃为后天之本，气血生化之源，如忧思劳倦或饮食失节，损伤脾胃；或先天禀赋不足，或年老阳气虚衰，而致脾胃虚弱，不能运化水谷，而生气血；或久病不愈，耗伤气血；或失血之后，气随血耗，气虚则清阳不振，清气不升；血虚则肝失所养，而虚风内动，皆能发生眩晕。

(四)痰浊中阻

饮食不节、肥甘厚味太过，损伤脾胃，或忧思、劳倦伤脾，以致脾阳不振，健运失职，水湿内停，积聚成痰；或肺气不足，宣降失司，水津不得通调输布，津液留聚而生痰；或肾虚不能化气行水，水泛而为痰；或肝气郁结，气郁湿滞而生痰。痰阻经络，清阳不升，清空之窍失其所养，所以头目眩晕。若痰浊中阻更兼内生之风、火作祟，则痰夹风、火，眩晕更甚；若痰湿中阻，更兼内寒，则有眩晕昏仆之虑。

(五)瘀血内阻

跌仆坠损，头脑外伤，瘀血停留，阻滞经脉，而致气血不能荣于头目；或瘀停胸中，迷闭心窍，心神飘摇不定；或妇人产时感寒，恶露不下，血瘀气逆，并走于上，迫乱心神，干扰清空，皆可发为眩晕。

总之，眩晕一证，以内伤为主，尤以肝阳上亢、气血虚损及痰浊中阻为常见。前人所谓"诸风掉眩，皆属于肝""无痰不作眩""无虚不作眩"等，均是临床实践经验的总结。眩晕多为本虚标实，实指风、火、痰、瘀，虚则指气血阴阳之虚；其病变脏腑以肝、脾、肾为重点，罢三者之中，又以肝为主。

三、诊断与鉴别诊断

(一)诊断

眩晕的诊断，主要依据目眩、头晕等临床表现，患者眼花或眼前发黑，视外界景物旋转动摇不定，或自觉头身动摇，如坐舟车，同时或兼见耳鸣、耳聋、恶心、呕吐、汗出、怠懈、肢体震颤等症状。

(二)鉴别诊断

1.厥证

厥证以突然昏倒，不省人事，或伴有四肢逆冷，发作后一般常在短时内逐渐苏醒，醒后无偏瘫、失语、口眼㖞斜等后遗症。但特别严重的,也可以一蹶不复而死亡为特点。眩晕发作严重者,有欲仆或晕旋扑倒的现象与厥证相似,但一般无昏迷及不省人事的表现。

2.中风

中风以猝然昏仆,不省人事,伴有口眼㖞斜,偏瘫,失语;或不经昏仆而仅以㖞僻不遂为特征。本证昏仆与眩晕之甚者相似,但其昏仆则必昏迷不省人事,且伴㖞僻不遂,则与眩晕迥然不同。

3.痫证

痫证以突然仆倒,昏不知人,口吐涎沫,两目上视,四肢抽搐,或口中如作猪羊叫声,移时苏醒,醒后一如常人为特点。本证昏仆与眩晕之甚者相似,且其发作前常有眩晕、乏力、胸闷等先兆,痫证发作日久之人,常有神疲乏力,眩晕时作等症状出现,故亦应与眩晕进行鉴别。鉴别要点在于痫证之昏仆,亦必昏迷不省人事,更伴口吐涎沫,两目上视,四肢抽搐,或口中如作猪羊叫声等表现。

四、辨证分析

眩晕虽病在清窍,但与肝、脾、肾三脏功能失常有密切关系。故辨证首先分清脏腑虚实。又因病因之不同,当分清风、火、痰、瘀、虚之变。

(一)肝阳上亢

1.症状

眩晕、耳鸣、头胀痛、易怒、失眠多梦、脉弦。或兼面红、目赤、口苦、便秘尿赤,舌红苔黄,脉弦数;或兼腰膝酸软、健忘、遗精、舌红少苔、脉弦细数;甚或眩晕欲仆、泛泛欲呕、头痛如掣、肢麻震颤、语言不利、步履不正。

2.病机分析

肝阳上亢,上冒巅顶,故眩晕、耳鸣、头痛且胀,脉见弦象;肝阳升发太过,故易怒;阳扰心神,故失眠多梦;若肝火偏盛,循经上炎,则兼见面红、目赤、口苦,脉弦且数;火热灼津,故便秘尿赤,舌红苔黄;若属肝肾阴亏,水不涵木,肝阳上亢者,则兼见腰膝酸软、健忘、遗精、舌红少苔,脉弦细数。若肝阳亢极化风,则可出现眩晕欲仆、泛泛欲呕、头痛如掣、肢麻震颤、语言不利、步履不正等风动之象。此乃中风之先兆,宜加防范。

(二)气血亏虚

1.症状

眩晕,动则加剧;劳累即发,神疲懒言,气短声低,面白少华、萎黄、面有垢色,心悸失眠,纳减体倦,舌色淡、质胖嫩、边有齿印,苔少或厚,脉细或虚大;或兼食后腹胀,大便溏薄;或兼畏寒肢冷,唇甲淡白;或兼诸失血证。

2.病机分析

气血不足,脑失所养,故头晕目眩,活动劳累后眩晕加剧,或劳累即发;气血不足,故神疲懒言,面白少华或萎黄;脾肺气虚,故气短声低;营血不足,心神失养,故心悸失眠;气虚脾失健运,故纳减体倦,舌色淡、质胖嫩、边有齿印,苔少或厚,脉细或虚大,均是气虚血少之象。若偏于脾虚气陷,则兼见食后腹胀,大便稀溏。若脾阳虚衰,气血生化不足,则兼见畏寒肢冷,唇甲淡白。

(三)肾精不足

1.症状

眩晕,精神萎靡,腰膝酸软,或遗精,滑泄,耳鸣,发落,齿摇,舌瘦嫩或嫩红,少苔或无苔,脉弦细或弱或细数。或兼见头痛颧红，咽干，形瘦，五心烦热，舌嫩红，苔少或光剥，脉细数，或兼见面色㿠白或黧黑，形寒肢冷，舌淡嫩、苔白或根部有浊苔，脉弱尺甚。

2.病机分析

肾精不足，无以生髓，脑髓失充，故眩晕，精神萎靡；肾主骨，腰为肾之府，齿为骨之余，精虚骨骼失养，故腰膝酸软，牙齿动摇；肾虚封藏固摄失职，故遗精滑泄；肾开窍于耳，肾精虚少，故时时耳鸣；肾其华在发，肾精亏虚，故发易脱落；肾精不足，阴不维阳，虚热内生，故颧红，咽干，形瘦，五心烦热，舌嫩红、苔少或光剥，脉细数。精虚无以化气，肾气不足，日久真阳亦衰，故面色㿠白或黧黑，形寒肢冷，舌淡嫩，苔白或根部有浊苔，脉弱尺甚。

(四)痰浊内蕴

1.症状

眩晕，倦怠或头重如蒙，胸闷或时吐痰涎，少食多寐，舌胖、苔浊腻或白厚而润，脉滑或弦滑，或兼结代，或兼见心下逆满，心悸怔忡；或兼头目胀痛，心烦而悸，口苦尿赤，舌苔黄腻，脉弦滑而数；或兼头痛耳鸣，面赤易怒，胁痛，脉弦滑。

2.病机分析

痰浊中阻，上蒙清窍，故眩晕；痰为湿聚，湿性重浊，阻遏清阳，故倦怠头重如蒙；痰浊中阻，气机不利，故胸闷；胃气上逆，故时吐痰涎；脾阳为痰浊阻遏，故少食多寐；舌胖、苔浊腻或白厚而润，脉滑或兼结代，均为痰浊内蕴之征。若为阳虚不化水，寒饮内停，上逆凌心，则兼见心下逆满，心悸怔忡；若痰浊久郁化火，痰火上扰则头目胀痛，口苦；痰火扰心，故心烦而悸；痰火劫津，故尿赤；苔黄腻，脉弦滑而数，均为痰火内蕴之象。若痰浊夹肝阳上扰，则兼头痛耳鸣，面赤易怒，胁痛，脉弦滑。

(五)瘀血阻络

1.症状

眩晕，头痛，或兼见健忘，失眠，心悸，精神不振，面或唇色紫暗，舌有紫斑或瘀点，脉弦涩或细涩。

2.病机分析

瘀血阻络，气血不得正常流布，脑失所养，故眩晕；时作头痛，面唇紫暗，舌有紫斑瘀点，脉弦涩或细涩，均为瘀血内阻之征；瘀血不去，新血不生，心神失养，故可兼见健忘、失眠、心悸、精神不振。

五、治疗

(一)治疗原则

眩晕之治法，以滋养肝肾、益气补血、健脾和胃为主。若肝阳上亢，化火生风者，则清之、镇之、潜之、降之；痰浊上逆则荡涤之；兼外感则表散之；兼气郁则疏理之。均为急则治标之法。且眩晕多属本虚；标实之证，故常须标本兼顾。

(二)治法方药

1.肝阳上亢

治法：平肝潜阳，清火息风。

方药：天麻钩藤饮加减。本方以天麻、钩藤平肝风治风晕为主药，配以石决明潜阳，牛膝、益母草下行，使偏亢之阳气复为平衡；加黄芩、栀子以清肝火，使肝风肝火平息；再加杜仲、桑寄生养肝肾;夜交藤、茯神以养心神、固根本。

若肝火偏盛,可加龙胆草、牡丹皮以清肝泄热;或改用龙胆泻肝汤加石决明、钩藤等以清泻肝火;若兼腑热便秘者,可加大黄、芒硝以通腑泄热。若肝阳亢极化风,宜加羚羊角(或羚羊角骨)、牡蛎、代赭石之属以镇肝熄风,或用羚羊角汤加减(羚羊角、钩藤、石决明、龟甲、夏枯草、生地黄、黄芩、牛膝、白芍、牡丹皮)以防中风变证的出现。若肝阳亢而偏阴虚者,加滋养肝肾之药,如牡蛎、龟甲、鳖甲、首乌、生地黄、淡菜之属。若肝肾阴亏严重者,应参考肾精不足证结合上述化裁治之。

2.气血亏虚

治法:补益气血,健运脾胃。

方药:归脾汤加减。方中黄芪、党参益气生血;白术、茯苓、炙甘草健脾益气;当归、龙眼肉养血补血;远志、酸枣仁养血安神;木香行气,使补而不滞。

若脾失健运,大便溏薄者,加炒山药、莲子肉、炒薏苡仁,以健脾止泻;若气虚兼寒,症见形寒肢冷,腹中隐痛者,加肉桂、干姜以温散寒邪;若血虚者,可加熟地黄、阿胶、何首乌以补血养血。

若中气不足,清阳不升,时时眩晕,懒于动作,面白少神,大便溏薄,宜补中益气,升清降浊,用补中益气汤加减。

若眩晕由失血引起者,应查清失血原因而治之。如属气不摄血者,可用四君子汤加黄芪、阿胶、白及、田三七之属;若暴失血而突然晕倒者,可急用针灸法促其复苏,内服方可用六味回阳饮;重用人参,以取血脱益气之意。

3.肾精不足

治法:补益肾精,充养脑髓。

方药:河车大造丸加减。本方以党参、茯苓、熟地黄、天冬、麦冬大补气血而益真元;紫河车、龟甲、杜仲、牛膝以补肾益精血;黄柏以清妄动之相火。可选加菟丝子、山茱萸、鹿角胶、女贞子、莲子等以增强填精补髓之力。

若眩晕较甚者,可选加龙骨、牡蛎、鳖甲、磁石、珍珠母之类,以潜浮阳。若遗精频频者,可选加莲须、芡实、桑螵蛸、沙苑子、覆盆子等以固肾涩精。

偏于阴虚者,宜补肾滋阴清热,可用左归丸加知母、黄柏、丹参。方中熟地黄、山茱萸、菟丝子、牛膝、龟甲补益肾阴;鹿角胶填精补髓;加丹参、知母、黄柏以清内生之虚热;偏于阳虚者,宜补肾助阳,可用右归丸。方中熟地黄、山茱萸、菟丝子、杜仲为补肾主药;山药、枸杞、当归补肝脾以助肾;附子、肉桂、鹿角胶益火助阳。可酌加巴戟天、淫羊藿、仙茅、肉苁蓉等以增强温补肾阳之力。在病情改善后,可根据辨证选用六味丸或八味丸(金匮肾气丸),较长时间服用,以固其根本。

4.痰浊内蕴

治法:燥湿祛痰,健脾和胃。

方药:半夏白术天麻汤加减。本方半夏燥湿化痰,白术健脾祛湿,天麻息风止头眩为主药;其余茯苓、甘草、生姜、大枣俱是健脾和胃之药,再加橘红以理气化痰,使脾胃健运,痰湿不留,眩晕乃止。

若眩晕较甚,呕吐频作者,可加代赭石、旋覆花、胆南星之类以除痰降逆,或改用旋覆代赭汤;若舌苔厚腻水湿盛重者,可合五苓散;若脘闷不食,加白蔻仁、砂仁化湿醒胃;若兼耳鸣重听,加青葱、石菖蒲通阳开窍;若脾虚生痰者可用六君子汤加黄芪、竹茹、胆星、白芥子之属;若为寒饮内停者,可用苓桂术甘汤加干姜、附子、白芥子之属以温阳化寒饮,或用黑锡丹。

若为痰郁化火，宜用温胆汤加黄连、黄芩、天竺黄等以化痰泄热或合滚痰丸以降火逐痰。若动怒郁勃，痰、火、风交织者，用二陈汤下当归龙荟丸，并可随证酌加天麻、钩藤、石决明等息风之药。若兼肝阳上扰者，可参用上述肝阳上亢之法治之。

5.瘀血阻络

治法：去瘀生新，行血通经。

方药：血府逐瘀汤加减。方中当归、生地黄、桃仁、红花、赤芍、川芎等为活血消瘀主药；枳壳、柴胡、桔梗、牛膝以行气通络，疏理气机。

若兼气虚，身倦乏力，少气自汗，宜加黄芪，且应重用(60 g以上)，以行气行血。若兼寒凝，畏寒肢冷，可加附子、桂枝以温经活血。若兼骨蒸劳热，肌肤甲错，可加牡丹皮、黄柏、知母。重用干地黄，去柴胡、枳壳、桔梗，以清热养阴，祛瘀生新。

若为产后血瘀血晕，可用清魂散，加当归、延胡索、血竭、没药、童便，本方以人参、甘草益气活血；泽兰、川芎活血祛瘀；荆芥理血祛风；合当归、延胡索、血竭、没药、童便等活血祛瘀药，全方具有益气活血，祛瘀止晕的作用。

(刘西华)

第三节 神　昏

神昏是以神志丧失且不易逆转为特征的一种病证，又称昏迷、昏不知人、昏谵、昏愦等。

现代医学根据神昏程度不同分为轻、中、重三度。中医学虽未明确分度标准，但从所用术语含义来看，大致有轻重之别。轻者称神志朦胧，时清时昧，重者昏谵、神昏、昏不识人、不知与人言等，最重者常称昏愦，或其状如尸、尸厥等。

神昏只是一个症，不作为病证名称理解，是很多疾病发展到危重阶段时所出现的一个共同病理反映。

现代医学中的昏迷，是由于大脑皮质和皮下网状结构发生高度抑制，脑功能严重障碍的一种病理状态。由急性传染性疾病、感染性疾病、内分泌及代谢障碍性疾病、电解质平衡紊乱、中毒、物理性损害等引起的昏迷，可参照中医神昏辨证论治。

一、病因病机

(一)阳明腑实

感受寒邪，或温热、湿热之邪，入里化热，热与糟粕相合，结于胃肠，浊气上熏于心，扰于神明而神昏谵语。《伤寒论》中的神昏谵语，皆因阳明腑实所致。正如陆九芝所说："胃热之甚，神为之昏，从来神昏之病；皆属胃家"。温病中因阳明腑实而致昏迷的记载亦颇多。如《温病条辨·中焦篇》第六条："阳明温病，面目俱赤，肢厥，甚则通体皆厥，不瘛疭，但神昏，不大便七八日以外，小便赤，脉沉伏，或并脉亦厥，胸腹坚满，甚则拒按，喜凉饮者，大承气汤主之"。《温热病篇》第六条："湿热证，发痉，神昏笑妄，脉洪数有力，开泄不效者，湿热蕴结胸膈，宜仿凉膈散，若大便数天不通者，热邪闭结胃肠，宜仿承气急下之例"。阳明腑实是热性病发生昏迷的重要因素，因而通下法在救治昏迷患者中占有重要位置。

(二)热闭心包

热闭心包而产生昏迷的理论，是温病学首创，是温病学的一大贡献。除伤寒阳明腑实所造成的神昏之外，又提出了热闭心包的理论，为救治神昏开辟了新的途径。热闭心包有两个传变途径，一是逆传，由卫分证不经气分，而直陷心营，阻闭心包，使神明失守而昏迷。这种逆传，往往是由于所感受有温热之邪毒力太盛，或素体阴虚，外邪易于内陷，或误治引起内陷，这就是叶天士所说的“逆传心包”。另一个传变途径是顺传，由卫分经气分，再传人心营而出现神昏，这种昏迷虽较逆传者出现较晚，但是由于邪热不解，对阴液的耗伤较重。

(三)湿热酿痰蒙蔽心包

感受湿热之邪，湿热交蒸酿痰，痰浊蒙蔽心包，心明失守而神昏。这是叶天士所说的“湿与温合，蒸郁而蒙蔽于上，清窍为之壅塞，浊邪害清也”。

湿为阴邪，热为阳邪，湿遏则热伏，热蒸则湿横，湿热郁蒸，最易闭窍动风，所以薛生白在《湿热病篇》中说“是证最易耳聋干呕，发痉发厥”，《湿热病篇》全篇中有许多条记载了昏厥的症状。《温病条辨・上焦篇》第四十四条亦有：“湿温邪人心包，神昏肢厥”的记载。至于吸收秽浊之气而昏迷者，亦有称为发痧者，其实质也是湿热秽浊之邪，如《温病条辨・中焦篇》第五十六条：“吸受秽湿，三焦分布，热蒸头胀，身痛呕逆，小便不通，神志昏迷，舌白不渴……”《湿温病篇・十四条》“温热证，初起即胸闷不知人，瞀乱大叫痛，湿热阻闭中上二焦……”皆是由湿热秽浊之气而致昏迷者。

(四)瘀热交阻

由于湿热之邪入营血，煎熬阴液，则血行凝涩而成瘀血。热瘀交阻于心窍而神昏。或素有瘀血在胸膈，加之热邪内陷，交阻于心窍，亦可发生神昏，正如叶天士所说“再有热传营血，其人素有瘀伤宿血在胸膈中，挟热而搏，其舌必紫而暗，扪之湿，当加入散血之品，如琥珀、丹参、桃仁、牡丹皮等。不尔，瘀血与热为伍，阻遏正气，遂变如狂发狂之证”。何秀山亦说：“热陷包络神昏，非痰迷心窍，即瘀阻心窍”(《重订通俗伤寒论》犀地清络饮，何秀山按)。

“热入血室”及“下焦蓄血”所产生的昏迷谵狂，其机制与瘀血交阻相似，只是交阻的部位不同而已。热入血室在胞宫，下焦蓄血者在膀胱(部位尚有争议)，热入血室者，乃妇人于外感热病过程中，经水适来适断，热邪乘虚陷入血室，与血搏结，瘀热冲心，扰于神明，遂发昏狂，正如薛生白于《湿热病篇》第三十二条所说：“湿热证，经水适来，壮热口渴，谵语神昏，胸腹痛，或舌无苔，脉滑数，邪陷营分，宜大剂犀角、紫草、茜草、贯众、连翘、鲜菖蒲、金银花露等味。”

伤寒下焦蓄血者，是因为太阳表证不解，热邪随经入腑，与血搏结而不行，瘀热冲心，扰乱神明，其人发狂。如《伤寒论》所说：“太阳病六七日，表证仍在，反不结胸，其人发狂者，以热在下焦，少腹当鞭满，小便自利者，下血乃愈，抵当汤主之”。

瘀热交阻的部位，虽然有在心、在胸膈、在下焦、在胞宫之异，但因心主血脉，血分之瘀热，皆可扰于心神而发昏谵或如狂发狂，其病机有共同之处。

(五)气钝血滞

外邪人里化热，病久不解，必伤于阴，络脉凝瘀，阴阳两困，气钝血滞，灵机不运，神志昏迷、呆顿。这种昏迷，薛生白在《湿热病篇》第三十四条中阐述得很清楚。他说：“湿热证，七八日，口不渴，声不出，与饮食也不欲，默默不语，神志昏迷，进辛开凉泄、芳香逐秽，俱不效，此邪人厥阴，主客浑受，宜仿吴又可三甲散，醉地鳖虫、醋炒鳖甲、土炒穿山甲、生僵蚕、柴胡、桃仁泥等味”。薛生白在本条自注中，对气钝血滞的昏迷又做了进一步的解释，他说：“暑热先伤阳分，然病久不解，必及于阴，阴阳两困，气钝血滞而暑湿不得外泄，遂深入厥阴，络脉凝瘀，使一阳不能萌动，生气有降无升，心主阻遏，灵气不通，所以神不清而昏迷默默也。破滞破瘀，斯络脉通而邪得解矣。”这种昏迷，在热病后期的后遗症多见，表现昏迷或呆痴、失语等。

(六)心火暴盛

素体肝肾阴虚，加之五志过极，或嗜酒过度，或劳逸失宜，致肝阳暴涨，阳升风动，心火偏亢，神明被扰，瞀乱而致昏迷。这一病机是由刘河间所倡导，他在《素问玄机原病式・火类》中说：“由于将息失宜，而心火暴甚，肾水虚衰，不能制之，则阴虚阳实，而热气拂郁，心神昏冒，筋骨不用，而卒倒无知也，多因喜怒思悲恐之五志有所过极而卒中者，由五志过极，皆为热甚故也。”

(七)正虚邪实

正气不足，邪气乘之，神无所倚而致昏迷，《灵枢・九宫八风篇》中说：“其有三虚而偏中于邪风，则为击仆偏枯矣，”击仆即猝然昏仆，如物击之速。《金匮要略・中风历节篇》说：“络脉空虚，贼邪不泻……入于腑，即不识人，邪入于脏，舌即难言，口吐涎”不识人，即昏迷之谓。《东垣十书・中风辨》说：“有中风者，卒然昏愦，不省人事，痰涎壅盛，语言謇涩等证，此非外来风邪，乃本气自病也。”东垣之论，以气虚为主。

(八)痰蔽清窍

脾失健运，聚湿生痰，痰郁化热，蒙蔽清窍，猝然昏仆。

对中风昏仆，朱丹溪以痰立论，他在《丹溪心法・中风篇》说：“中风大率主血虚有痰，治痰为先，次养血行血”。

(九)肝阳暴涨，上扰清窍

暴怒伤肝，肝阳暴涨，气血并走于上，或夹痰火，上扰清窍，心神昏冒而猝倒不知。《素问・生气通天论》曰：“阳气者，大怒则形气绝，而血菀于上，使人薄厥”。《素问・调经论》曰：“血之与气，并走于上，则为大厥，厥则暴死，气复返则生，不返则死”。张山雷根据上述经文加以阐发，著《中风斠诠》，强调镇肝潜阳，摄纳肝肾，故以“镇摄潜阳为先务，缓则培其本”。

二、诊断要点

(一)临床表现

临床以神志不清，不省人事，且持续不能苏醒为特征。患者的随意运动丧夫，对周围事物如声音、光等的刺激全无反应。

(二)鉴别诊断

1.与癫痫鉴别

癫痫，猝然仆倒，昏不知人，伴牙关紧闭、四肢抽搐、僵直，发作片刻又自行停止，复如常人，并有反复发作，每次发作症状相似的特点。而昏迷，可伴抽搐，亦可无抽搐僵直，一旦昏迷后，非经治疗则不易逆转，且无反复发作史。

2.与厥证鉴别

厥证，发作呈突然昏仆，常伴四肢厥冷，少有抽搐，短时间即可复苏，醒后无偏瘫、失语、口眼㖞斜等后遗症。且每次发作都有明显诱因，如食厥之因于食，酒厥之因于酒，暑厥之因于暑，气厥之因于气等。昏迷除外伤外，都是在原发病恶化的基础上发生的，神志复苏以后，原发病仍然存在。

3.与脏躁鉴别

脏躁往往在精神刺激下突然发病，多发于青壮年妇女，可表现为抽搐、失语、瘫痪、暴喘等多种状态,发作时神志不丧失,可反复发作,发作后常有情感反应,如哭笑不能抑制,或忧郁寡欢等,每次发作大致相似,与昏迷可资鉴别。

三、辨证论治

(一)闭证

1.热陷心包

主证:昏愦不语,灼热肢厥,或伴抽搐、斑疹、出血、便干溲赤、面赤目赤,可因邪气大盛、正气不支而身热骤降、四肢厥冷、大汗淋漓、面色苍白。舌干绛而蹇,脉细数而疾,或细数微弱。

治法:清心开窍,泄热护阴。

方药:清营汤加减。水牛角 30～50 g(先煎),生地黄、玄参、麦冬、丹参、连翘各 15 g,竹叶心 6 g,黄连 10 g,甘草6 g。水煎服。

加减:抽搐者加羚羊角 5 g(先煎),钩藤 20 g,地龙 15 g。

2.阳明热盛

主证:身热大汗,烦渴引饮,躁扰不安,渐至谵语神昏,四肢厥冷,面赤目赤。若成阳明腑实证,则大便鞕结,腹部坚满。舌红苔黄,脉洪大。甚则舌苔黄燥或干黑起芒刺,脉沉实或沉小而躁疾。

治法:清气泄热。

方药:大承气汤。大黄 15 g,芒硝、枳实各 12 g,厚朴 10 g,水煎服。

加减:口渴引饮者,加石膏 30 g、知母 15 g。

3.湿热酿痰,蒙蔽心窍

主证:神志朦胧或时清时昧,重者亦可昏愦不语,少有狂躁,身热不扬,午后热甚,胸脘满闷。舌红苔黄腻,脉濡滑或滑数。

治法:宣扬气机,化浊开窍。

方药:菖蒲郁金汤加减。石菖蒲、郁金各 15 g,栀子、连翘、牛蒡子、牡丹皮、菊花各 12 g,竹沥适量(冲服),姜汁适量(冲服),玉枢丹 1 粒(研冲)。水煎服。

4.瘀热交阻

主证:昏谵或狂,胸膈窒塞疼痛拒按,身热夜甚,唇甲发绀。下焦蓄血者,少腹硬满急结,大便鞕,其人如狂。热入血室者,经水适来适断,谵语如狂,寒热如疟。舌绛紫而润或舌蹇短缩,脉沉伏细数。

治法:清热化瘀,通络开窍。

方药:犀地清络饮。犀角汁 20 mL(冲),牡丹皮 6 g,青连翘 4.5 g(带心),淡竹沥 60 mL(和匀),鲜生地黄 24 g,生赤芍4.5 g,桃仁 9 粒(去皮),生姜汁 2 滴(同冲),鲜茅根 30 g,灯芯草 1.5 g,鲜石菖蒲汁 10 mL(冲服)。

5.气钝血滞

主证:大病之后,神情呆痴,昏迷默默,口不渴,声不出,与饮食亦不欲,语言謇涩,肢体酸痛拘急,胁下锥刺,肌肉消灼。舌黯,脉沉涩。

治法:破滞化瘀,通经活络。

方药:通经逐瘀汤。刺猬皮 9 g,薄荷 9 g,地龙 9 g,皂角刺 6 g,赤芍 6 g,桃仁 6 g,连翘 9 g,金银花 9 g。

加减:血热,加栀子、生地黄;风冷,加麻黄、桂枝;虚热,加银柴胡、地骨皮;喘咳,加杏仁、苏梗。

6.五志过极,心火暴盛

主证:素有头晕目眩,卒然神志昏迷,不省人事,肢体僵直抽搐,牙关紧闭,两手握固,气粗口臭,喉中痰鸣,大便秘结。舌红苔黄腻,脉弦滑而数。

治法:凉肝熄风,清心开窍。

方药:镇肝熄风汤。怀牛膝 30 g,生赭石 30 g,川楝子 6 g,生龙骨 15 g,生牡蛎 15 g,生龟板 15 g,玄参、天冬各 15 g,生麦芽、茵陈各 6 g,甘草 4.5 g。

7.痰浊阻闭

主证:神志昏朦,痰声辘辘,胸腹痞塞,四肢欠温,面白唇暗。舌淡苔白腻,脉沉缓滑。

治法:辛温开窍,豁痰熄风。

方药:涤痰汤送服苏合香丸。半夏、胆星、橘红、枳实、茯苓、人参、菖蒲、竹茹、甘草、生姜、大枣。

(二)脱证

1.亡阴

主证:神昏舌强,身热汗出,头汗如洗,四肢厥冷,喘促难续,心中憺憺,面红如妆,唇红而艳。舌绛干,萎短,脉虚数或细促。

治法:救阴敛阳。

方药:生脉散加味。人参 12 g(另炖),麦冬 20 g,五味子、山茱萸各 15 g,黄精、龙骨、牡蛎各 30 g。水煎服。

2.阳脱

主证:神志昏迷,目合口开,鼻鼾息微,手撒肢厥,大汗淋漓,面色苍白,二便自遗,唇舌淡润,甚则口唇发绀,脉微欲绝。

治法:回阳救逆。

方药:参附汤。人参 15 g,制附子 12 g。水煎服。

四、预后预防

(一)预后

(1)昏迷患者,可以红灵丹、通关散等搐鼻取嚏,有嚏者生,无嚏者死,为肺气已绝。

(2)正衰昏迷,寸口脉已无,趺阳脉尚存者,为胃气未败,尚可生;若趺阳脉已无,为胃气已绝,胃气绝者死。

(3)厥而身温汗出,入腑者吉;身冷唇青,入脏者凶,指甲青紫者死。或醒或未醒,或初病或久病;忽吐出紫红色者死。

(4)口干、手撒、目合、鼻鼾、遗溺,为五脏绝,若已见一二症,惟大剂参、附,兼灸气海、丹田,间有活者。

(5)若高热患者,突然出现体温骤降,冷汗淋漓,四肢厥冷,脉微欲绝者,为邪气太盛,正气不支而亡阳,先急予参、附回阳。待阳复后可复热,当转而清热解毒。不可固守原方,继续扶阳。

(二)预防

(1)本病预防主要是及时治疗各种可引起神昏的病证,防止其恶化。

(2)神昏不能进食者,可用鼻饲,给予足够的营养,并输液吸氧等。

(3)神昏患者应定期翻身按摩,及时做五官及二便的清洁护理等。

(刘西华)

第六章　心内科病证的辨证治疗

第一节　心　　悸

心悸是指阴阳失调，气血失和，心神失养，出现心中悸动不安，甚则不能自主的一类病证。一般多呈阵发性，每因情绪波动或劳累过度而发。心悸发作时常伴不寐、胸闷、气短，甚则眩晕、喘促、心痛、晕厥。心悸包括惊悸和怔忡。

《黄帝内经》虽无心悸病名，但《黄帝内经》中已有关于“悸”的记载。《素问·气交变大论》对心悸的临床表现及脉象的变化亦有了生动的描述，如“心憺憺大动”“其动应衣”“心怵惕”“心下鼓”“惕惕然而惊，心欲动”“惕惕如人将捕之”。《素问·三部九候论》曰：“参伍不调者病……其脉乍疏乍数、乍迟乍疾者，日乘四季死”。最早认识到心悸严重脉律失常与疾病预后的关系。在病因病机方面认识到宗气外泄，突受惊恐，复感外邪，心脉不通，饮邪上犯，皆可引起心悸。如《素问·平人气象论》曰：“乳之下，其动应衣，宗气泄也”。《素问·举痛论》曰：“惊则心无所倚，神无所归，虑无所定，故气乱矣。”《素问·痹论》曰：“脉痹不已，复感于邪，内舍于心……心痹者，脉不通，烦则心下鼓。”《素问·评热病论》曰：“诸水病者，故不得卧，卧则惊，惊则咳甚也”。汉代张仲景在《伤寒杂病论》首载心悸病名，并详述了“心悸”“惊悸”“心动悸”“心中悸”“喘悸”“眩悸”的辨证论治纲领，如《伤寒论·辨太阳病脉证并治》曰：“脉浮数者，法当汗出而愈。若下之，身重，心悸者，不可发汗，当自汗出乃解……伤寒二三日，心中悸而烦者，小建中汤主之”“伤寒，脉结代，心动悸，炙甘草汤主之。”《金匮要略·血痹虚劳病脉证并治》中提到“卒喘悸，脉浮者，里虚也”；《金匮要略·痰饮咳嗽病脉证并治》提到“凡食少饮多，水停心下，甚者则悸……眩悸者，小半夏加茯苓汤主之”。《金匮要略·惊悸吐衄下血胸满瘀血病脉证并治》中有“寸口脉动而弱，动即为惊，弱则为悸”，认为心悸的病因病机为惊扰、水饮、虚损、汗后受邪等，记载了心悸时结、代、促脉及其区别，所创之炙甘草汤、麻黄附子细辛汤、苓桂甘枣汤、桂甘龙牡汤、小半夏加茯苓汤等仍是目前临床辨证治疗心悸的常用方剂。

汉代以后，诸医家从心悸、惊悸、怔忡等不同方面都有所发挥，并不断补充完善了心悸的病因病机、治法方药。如宋代严用和《济生方·惊悸怔忡健忘门》首先提出怔忡病名，并对惊悸、怔忡的病因病机、病情演变、治法方药做了较详细的论述。严用和认为惊悸乃“心虚胆怯之所致”，治宜“宁其心以壮其胆气”，选用温胆汤、远志丸作为治疗方剂；怔忡因心血不足所致，亦有因感受外邪及饮邪停聚而致者，惊悸不已可发展为怔忡，治疗“当随其证，施以治法”。朱丹溪认为“悸者怔忡之谓”，强调了虚与痰的致病因素，如《丹溪心法·惊悸怔忡》中认为“怔忡者血虚，怔忡无时，血少者多。有思虑便动，属虚。时作时止者，痰因火动”。明代《医学正传·惊悸怔忡健忘证》认为惊悸怔忡尚与肝胆有关，并对惊悸与怔忡加以鉴别，提出“怔忡者，心中惕惕然，动摇而不得安静，无时而作者是也；惊悸者，蓦然而跳跃惊动，而有欲厥之状，有时而作者是也”。明代《景岳全书·怔忡惊恐》中认为怔忡由阴虚劳损所致，指出“盖阴虚于下，则宗气无根而气不归源，所以在上则浮撼于胸臆，在下则振动于脐旁”，生动地描述了心悸重证上及喉、下及腹的临床表现。其在治疗与护理上主张“速宜节欲节劳，切戒酒色。凡治此者，速宜养气养精，滋培根本”，提出左归饮、右归饮、养心汤、宁志丸等至今临床广为应用的有效方剂。清代王清任、唐容川力倡瘀血致悸理论，开启了活血化瘀治疗心悸的先河。

西医学中的心律失常、心功能不全、神经症等，凡以心悸为主要表现者，均可参照本节辨证论治。

一、病因病机

本病的发生既有体质因素、饮食劳倦或情志所伤，亦有因感受外邪或药物中毒所致。其虚证者，多因气血阴阳亏虚，引起阴阳失调，气血失和，心神失养；实证者常见痰浊、瘀血、水饮、邪毒，而致心脉不畅，心神不宁。

（一）感受外邪

正气内虚，感受温热邪毒，首先犯肺系之咽喉，邪毒侵心，耗气伤阴，气血失和，心神失养，发为心悸；或感受风寒湿邪，痹阻血脉，日久内舍于心，心脉不畅，发为心悸。正如叶天士所说：“温邪上受，首先犯肺，逆传心包”。以及《素问·痹论》所云：“脉痹不已，复感于邪，内舍于心”。

（二）情志所伤

思虑过度，劳伤心脾，心血暗耗，化源不足，心失所养，发为心悸；恚怒伤肝，肝气郁结，久之气滞血瘀，心脉不畅，发为心悸，或气郁化火，炼液成痰，痰火上扰，心神不宁，发为心悸；素体心虚胆怯，暴受惊恐，致心失神、肾失志，心气逆乱，发为惊悸，日久则稍惊即悸，或无惊亦悸。正如《素问·举痛论》所云：“惊则心无所倚，神无所归，虑无所定，故气乱矣。”

（三）饮食不节

嗜食肥甘厚味，煎炸炙煿之品，或嗜酒过度，皆可蕴热化火生痰，痰火扰心，心神不宁，发为心悸；或饮食不节，损伤脾胃，脾运呆滞，痰浊内生，心脉不畅，而发心悸。正如唐容川所云：“心中有痰者，痰入心中，阻其心气，是以跳动不安。”

（四）体质虚弱

先天心体禀赋不足，阴阳失调，气血失和，心脉不畅，发为心悸；或素体脾胃虚弱，化源不足，或年老体衰，久病失养，劳欲过度，致气血阴阳亏虚，阴阳失调，气血失和，心失所养，而发为心悸。

（五）药物所伤

用药不当，或药物毒性较剧，损及于心，而致心悸。

综上所述，心悸病因不外外感与内伤，其病机则不外气血阴阳亏虚，心失濡养；或邪毒、痰饮、瘀血阻滞心脉，心脉不畅，心神不宁。其病机关键为阴阳失调，气血失和，心神失养。其病位在心，但与肺、脾、肝、肾密切相关。

本证以虚证居多，或因虚致实，虚实夹杂。虚者以气血亏虚，气阴两虚，心阳不振，心阳虚脱，心神不宁为常见；实者则以邪毒侵心，痰火扰心，心血瘀阻，水饮凌心为常见。虚实可相互转化，如脾失健运，则痰浊内生；脾肾阳虚，则水饮内停；气虚则血瘀；阴虚常兼火旺，或夹痰热；实者日久，可致正气亏耗；久病则阴损及阳，阳损及阴，形成阴阳两虚等复杂证候。

二、诊断

(1)自觉心慌不安，神情紧张，不能自主，心搏或快速，或缓慢，或心跳过重，或忽跳忽止，呈阵发性或持续性。

(2)伴有胸闷不适，易激动，心烦，少寐，乏力，头晕等，中老年发作频繁者，可伴有心胸疼痛，甚则喘促、肢冷汗出，或见晕厥。

(3)脉象对心悸的诊断有重要意义。心悸者常见疾、促、结、代、迟、涩、雀啄等脉象；听诊示心搏或快速，或缓慢，或忽跳忽止，或伴有心音强弱不匀等。

(4)心悸发作常由情志刺激、惊恐、紧张、劳倦过度、饮酒饱食等因素而诱发。

三、相关检查

血液分析、测血压、胸部X线、心电图、动态心电图、心脏彩超检查等，有助于病因及心律失常的诊断。

四、鉴别诊断

(一)心痛

除见心慌不安，脉结代外，必以心痛为主症，多呈心前区或胸骨后压榨样痛、闷痛，常因劳累、感寒、饱餐或情绪波动而诱发，多呈短暂发作。但甚者心痛剧烈不止，唇甲发绀，或手足青至节，呼吸急促，大汗淋漓，甚至晕厥，病情危笃。心痛常可与心悸合并出现。

(二)奔豚

奔豚发作之时，亦觉心胸躁动不安。《难经·五十六难》曰："发于小腹，上至心下，若豚状，或上或下无时。"称为肾积。《金匮要略·奔豚气病脉证治》曰："奔豚病从少腹起，上冲咽喉，发作欲死，复还止，皆从惊恐得之"。故本病与心悸的鉴别要点：心悸为心中剧烈跳动，发自于心；奔豚乃上下冲逆，发自少腹。

(三)卑惵

《证治要诀·怔忡》描述卑惵症状为"痞塞不欲食，心中常有所歉，爱处暗室，或倚门后，见人则惊避，似失志状。"卑惵病因为"心血不足"，虽有心慌，一般无促，结、代、疾、迟等脉象出现，是以神志异常为主的疾病，与心悸不难鉴别。

五、辨证论治

(一)辨证要点

1.辨虚实

心悸证候特点多为虚实相兼，故当首辨虚实。虚当审脏腑气、血、阴、阳何者偏虚，实当辨痰、饮、瘀、毒何邪为主。其次，当分清虚实之程度。正虚程度与脏腑虚损情况有关，即一脏虚损者轻，多脏虚损者重。在邪实方面，一般来说，单见一种夹杂者轻，多种合并夹杂者重。

2.辨脉象

脉搏的节律异常为本病的特征性征象，故尚需辨脉象。如脉率快速型心悸，可有一息六至之数脉，一息七至之疾脉，一息八至之极脉，一息九至之脱脉，一息十至以上之浮合脉。脉率过缓型心悸，可见一息四至之缓脉，一息三至之迟脉，一息二至之损脉，一息一至之败脉，两息一至之夺精脉。脉律不整型心悸，脉象可见有数时一止，止无定数之促脉；缓时一止，止无定数之结脉；脉来更代，几至一止，止有定数之代脉，或见脉象乍疏乍数，忽强忽弱之雀啄脉。临床应结合病史、症状，推断脉症从舍。一般认为，阳盛则促，数为阳热。若脉虽数、促而沉细、微细，伴有面浮肢肿，动则气短，形寒肢冷，舌质淡者，为虚寒之象。阴盛则结，迟而无力为虚寒，脉象迟、结、代者，一般多属阴类脉。其中，结脉表示气血凝滞，代脉常表示元气虚衰、脏气衰微。凡久病体虚而脉象弦滑搏指者为逆，病情重笃而脉象散乱模糊者为病危之象。

3.辨病与辨证相结合

对心悸的临床辨证应结合引起心悸原发疾病的诊断，以提高辨证准确性，如功能性心律失常所引起的心悸，常表现为心率快速型心悸，多属心虚胆怯，心神不宁，于活动后反而减轻为特点；冠心病心悸，多为阴虚气滞，气虚气滞，或气阴两虚，肝气郁结，久之痰瘀交阻而致；病毒性心肌炎引起的心悸，初起多为风温先犯肺卫，继之热毒逆犯于心，随后呈气阴两虚、瘀阻络脉证；风湿性心肌炎引起的心悸，多由风湿热邪杂至，合而为痹，痹阻心脉所致；病态窦房结综合征多由心阳不振，心搏无力所致；慢性肺源性心脏病所引起的心悸，则虚实兼夹为患，多心肾阳虚为本，水饮内停为标。

4.辨惊悸怔忡

大凡惊悸发病，多与情志因素有关，可由骤遇惊恐，忧思恼怒，悲哀过极或过度紧张而诱发，多为阵发性，实证居多，但也存在内虚因素。病来虽速，病情较轻，可自行缓解，不发时如常人。怔忡多由久病体虚、心脏受损所致，无精神因素亦可发生，常持续心悸，心中惕惕，不能自控，活动后加重。病来虽渐，病情较重，每属虚证，或虚中夹实，不发时亦可见脏腑虚损症状。惊悸日久不愈，亦可形成怔忡。

(二)治疗原则

心悸由脏腑气血阴阳亏虚、心神失养所致者，治当补益气血，调理阴阳，以求气血调畅，阴平阳秘，配合应用养心安神之品，促进脏腑功能的恢复。心悸因邪毒、痰浊、水饮、瘀血等实邪所致者，治当清热解毒、化痰蠲饮、活血化瘀，配合应用重镇安神之品，以求邪去正安，心神得宁。临床上心悸表现为虚实夹杂时，当根据虚实轻重之多少，灵活应用清热解毒、益气养血、滋阴温阳、化痰蠲饮、行气化瘀、养心安神、重镇安神之法。

(三)分证论治

1.心虚胆怯

主症：心悸不宁，善惊易恐，稍惊即发，劳则加重。

兼次症：胸闷气短，自汗，坐卧不安，恶闻声响，失眠多梦而易惊醒。

舌脉：舌质淡红，苔薄白；脉动数，或细弦。

分析：心为神舍，心气不足易致神浮不敛，心神动摇，失眠多梦；胆气怯弱则善惊易恐，恶闻声响；心胆俱虚则更易为惊恐所伤，稍惊即悸；心位胸中，心气不足，胸中宗气运转无力，故胸闷气短；气虚卫外不固则自汗；劳累耗气，心气益虚，故劳则加重。脉动数或细弦为气血逆乱之象。

治法：镇惊定志，养心安神。

方药：安神定志丸。加琥珀、磁石、朱砂。方中龙齿、琥珀、磁石镇惊宁神，朱砂、茯神、菖蒲、远志安神定惊，人参补益心气。兼见心阳不振，加附子、桂枝；兼心血不足，加熟地黄、阿胶；心悸气短，动则益甚，气虚明显时，加黄芪以增强益气之功；气虚自汗，加麻黄根、浮小麦、瘪桃干、乌梅；气虚夹瘀，加丹参、桃仁、红花；气虚夹湿，加泽泻，重用白术、茯苓；心气不敛，加五味子、酸枣仁、柏子仁，以收敛心气，养心安神；若心气郁结，心悸烦闷，精神抑郁，胸胁胀痛，加柴胡、郁金、合欢皮、绿萼梅、佛手。

2.心脾两虚

主症：心悸气短，失眠多梦，思虑劳心则甚。

兼次症：神疲乏力，眩晕健忘，面色无华，口唇色淡，纳少腹胀，大便溏薄，或胸胁胀痛，善太息。

舌脉：舌质淡，苔薄白；脉细弱，或弦细。

分析：心脾两虚主要指心血虚、脾气弱之气血两虚证。思虑劳心，暗耗心血，或脾气不足，生化乏源，皆可致心失血养，心神不宁，而见心悸、失眠多梦。思虑过度可劳伤心脾，故思虑劳心则甚。血虚则不能濡养脑髓，故眩晕健忘；不能上荣肌肤，故面色无华，口唇色淡。纳少腹胀，大便溏薄，神疲乏力，均为脾气虚之表现。气血虚弱，脉道失充，则脉细弱。肝气郁结则胸胁胀痛，善太息，脉弦。

治法：补血养心，益气安神。

方药：归脾汤。方中当归、龙眼肉补养心血；黄芪、人参、白术、炙甘草益气以生血；茯神、远志、酸枣仁宁心安神；木香行气，使补而不滞。气虚甚者，重用人参、黄芪、白术、炙甘草，少佐肉桂，取少火生气之意；血虚甚者，加熟地黄、白芍、阿胶。

若心动悸脉结代，气短，神疲乏力，心烦失眠，五心烦热，自汗盗汗，胸闷，面色无华，舌质淡红少津，苔少或无，脉细数，为气阴两虚，治以益气养阴，养心安神，用炙甘草汤加减。本方益气补血，滋阴复脉。若兼肝气郁结，胸胁胀痛，泛酸、善太息，可改用逍遥散合左金丸为煎剂，以补益气血，调达肝郁，佐金以平木。

3.阴虚火旺

主症：心悸少寐，眩晕耳鸣。

兼次症：形体消瘦，五心烦热，潮热盗汗，腰膝酸软，咽干口燥，小便短黄，大便干结，或急躁易怒，胁肋胀痛，善太息。

舌脉：舌红少津，苔少或无；脉细数或促。

分析：肾阴亏虚，水不济火，以致心火亢盛，扰动心神，故心悸少寐；肾主骨生髓，腰为肾之府，肾虚则髓海不足，骨骼失养，故腰膝酸软，眩晕耳鸣；阴虚火旺，虚火内蒸，故形体消瘦，五心烦热，潮热盗汗，口干咽燥，小便短黄，大便干结；舌红少津，少苔或无苔，脉细数或促，为阴虚火旺之征。若肝气郁结，肝火内炽则急躁易怒，胁肋胀痛，善太息。

治法：滋阴清火，养心安神。

方药：天王补心丹或朱砂安神丸。阴虚心火不亢盛者，用天王补心丹。方中生地黄、玄参、麦冬、天冬养阴清热；当归、丹参补血养心；人参补益心气；朱砂、茯苓、远志、枣仁、柏子仁养心安神；五味子收敛心气；桔梗引药上行，以通心气。合而用之有滋阴清热，养心安神之功。汗多，加山茱萸。若阴虚心火亢盛者，用朱砂安神丸。方中朱砂重镇安神；当归、生地黄养血滋阴；黄连清心泻火。合而用之有滋阴清火，养心安神之功。因朱砂有毒，不可过剂。本证亦可选用黄连阿胶汤。

若肾阴亏虚，虚火妄动，梦遗腰酸者，此乃阴虚相火妄动，治当滋阴降火，方选知柏地黄丸加味，方中知母、黄柏清泻相火，六味地黄丸滋补肾阴，合而用之有滋阴降火之功。

若兼肝郁，急躁易怒，胁肋胀痛，善太息，治法为养阴疏肝，可在六味地黄丸基础上加枳壳、青皮，常可获效。

4.心阳不振

主症：心悸不安，动则尤甚，形寒肢冷。

兼次症：胸闷气短，面色㿠白，自汗，畏寒喜温，或伴心痛。

舌脉：舌质淡，苔白；脉虚弱，或沉细无力。

分析：久病体虚，损伤心阳，心失温养，则心悸不安；不能温煦肢体，故面色㿠白，肢冷畏寒。胸中阳气虚衰，宗气运转无力，故胸闷气短。阳气不足，卫外不固，故自汗出。阳虚则无力鼓动血液运行，心脉痹阻，故心痛时作。舌质淡，脉虚弱无力，为心阳不振之征。

治法：温补心阳。

方药：桂枝甘草龙骨牡蛎汤。方中桂枝、炙甘草温补心阳，生龙齿、生牡蛎安神定悸。心阳不足，形寒肢冷者，加黄芪、人参、附子；大汗出者，重用人参、黄芪、浮小麦、山茱萸、麻黄根；或用独参汤煎服；兼见水饮内停者，选加葶苈子、五加皮、大腹皮、车前子、泽泻、猪苓；夹有瘀血者，加丹参、赤芍、桃仁、红花等；兼见阴伤者，加麦冬、玉竹、五味子；若心阳不振，以心动过缓为著者，酌加炙麻黄、补骨脂、附子，重用桂枝。如大汗淋漓，面青唇紫，肢冷脉微，气喘不能平卧，为亡阳征象，当急予独参汤或参附汤，送服黑锡丹，或参附注射液静脉注射或静脉点滴，以回阳救逆。

5.水饮凌心

主症：心悸眩晕，面肢水肿，下肢为甚，甚者咳喘，不能平卧。

兼次症：胸脘痞满，纳呆食少，渴不欲饮，恶心呕吐，形寒肢冷，小便不利。

舌脉：舌质淡胖，苔白滑；脉弦滑，或沉细而滑。

分析：阳虚不能化水，水饮内停，上凌于心，故见心悸；饮溢肢体，故见水肿。饮阻于中，清阳不升，则见眩晕；阻碍中焦，胃失和降，则脘痞，纳呆食少，恶心呕吐。阳气虚衰，不能温化水湿，膀胱气化失司，故小便不利。舌质淡胖，苔白滑，脉弦滑或沉细而滑，为水饮内停之象。

治法：振奋心阳，化气利水。

方药：苓桂术甘汤。本方通阳利水，为“病痰饮者，当以温药和之”的代表方剂。方中茯苓淡渗利水，桂枝、炙甘草通阳化气，白术健脾祛湿。兼见纳呆食少，加谷芽、麦芽、神曲、山楂、鸡内金；恶心呕吐，加半夏、陈皮、生姜；尿少肢肿，加泽泻、猪苓、防己、葶苈子、大腹皮、车前子；兼见肺气不宣，水饮射肺者，表现胸闷、咳喘，加杏仁、前胡、桔梗以宣肺，加葶苈子、五加皮、防己以泻肺利水；兼见瘀血者，加当归、川芎、刘寄奴、泽兰叶、益母草；若肾阳虚衰，不能制水，水气凌心，症见心悸，咳喘，不能平卧，尿少水肿，可用真武汤。

6.心血瘀阻

主症：心悸不安，胸闷不舒，心痛时作。

兼次症：面色晦暗，唇甲青紫。或兼神疲乏力，少气懒言；或兼形寒肢冷；或兼两胁胀痛，善太息。

舌脉：舌质紫暗，或舌边有瘀斑、瘀点；脉涩或结代。

分析：心血瘀阻，心脉不畅，故心悸不安，胸闷不舒，心痛时作；若因气虚致瘀者，则气虚失养，兼见神疲乏力，少气懒言；若因阳气不足致瘀者，则阳虚生外寒而见形寒肢冷；若因肝气郁结，气滞致瘀者，则因肝郁气滞而兼见两胁胀痛，善太息；脉络瘀阻，故见面色晦暗，唇甲青紫；舌紫暗，舌边有瘀斑、瘀点，脉涩或结代，为瘀血内阻之征。

治法：活血化瘀，理气通络。

方药：桃仁红花煎。方中桃仁、红花、丹参、赤芍、川芎活血化瘀；延胡索、香附、青皮理气通络；生地黄、当归养血和血。合而用之有活血化瘀，理气通络之功。若因气滞而血瘀者，酌加柴胡、枳壳、郁金；若因气虚而血瘀者，去理气药，加黄芪、党参、白术；若因阳虚而血瘀者，酌加附子、桂枝、生姜；夹痰浊，症见胸闷不舒，苔浊腻者，酌加瓜蒌、半夏、胆南星；胸痛甚者，酌加乳香、没药、蒲黄、五灵脂、三七等。瘀血心悸亦可选丹参饮或血府逐瘀汤治疗。

7.痰浊阻滞

主症：心悸气短，胸闷胀满。

兼次症：食少腹胀，恶心呕吐，或伴烦躁失眠，口干口苦，纳呆，小便黄赤，大便秘结。

舌脉：苔白腻或黄腻；脉弦滑。

分析：痰浊阻滞心气，故心悸气短。气机不畅，故见胸闷胀满。痰阻气滞，胃失和降，故食少腹胀，恶心呕吐。痰郁化火，则见口干口苦，小便黄赤，大便秘结，苔黄腻等热象。痰火上扰，心神不宁，故烦躁失眠。痰多、苔腻、脉弦滑，为内有痰浊之象。

治法：理气化痰，宁心安神。

方药：导痰汤。方中半夏、陈皮、制南星、枳实理气化痰；茯苓健脾祛痰；远志、酸枣仁宁心安神。纳呆腹胀，兼脾虚者，加党参、白术、谷芽、麦芽、鸡内金；心悸伴烦躁口苦，苔黄，脉滑数，为痰火上扰，心神不宁，可加黄芩、苦参、黄连、竹茹、胆南星，去制南星，或用黄连温胆汤；痰火伤津，大便秘结，加大黄、瓜蒌；痰火伤阴，口干盗汗，舌质红，少津，加麦冬、天冬、沙参、玉竹、石斛；烦躁不安，惊悸不宁，加生龙骨、生牡蛎、珍珠母、石决明以重镇安神。

8.邪毒侵心

主症：心悸气短，胸闷胸痛。

兼次症：发热，恶风，全身酸痛，神疲乏力，咽喉肿痛，咳嗽，口干渴。

舌脉：舌质红，苔薄黄；脉浮数，或细数，或结代。

分析：感受风热毒邪，侵犯肺卫，邪正相争，故发热恶风，全身酸痛，咽喉肿痛，咳嗽；表证未解，邪毒侵心，心体受损，耗气伤津，故心悸气短，胸闷胸痛，神疲乏力，口干口渴；舌红，苔薄黄，脉浮数，或细数，或结代，为风热毒邪袭表、侵心、气阴受损之征。

治法：辛凉解表，清热解毒。

方药：银翘散加减。方中金银花、连翘辛凉解表，清热解毒；薄荷、荆芥、豆豉疏风解表，透热外出；桔梗、牛蒡子、甘草宣肺止咳，利咽消肿；淡竹叶、芦根甘凉清热，生津止渴。合而用之有辛凉解表，清热解毒之功。若热毒甚，症见高热，咽喉肿痛，加板蓝根、大青叶、野菊花、紫花地丁等清热解毒之品；胸闷胸痛者，加牡丹皮、赤芍、丹参等活血化瘀之品；口干口渴甚者，加生地黄、玄参；若热盛耗气伤阴，症见神疲，气短，脉细数，或结代者，合生脉散益气养阴，敛心气。

若感受湿热之邪，湿热侵心，症见心悸气短，胸闷胸痛，腹泻，腹痛，恶心呕吐，腹胀纳呆，舌质红，苔黄腻者，治当清热祛湿，芳香化浊，方选甘露消毒丹或葛根芩连汤加减。

若热病后期，邪毒已去，气阴两虚者，治当益气养阴，方选生脉散加味。

六、转归预后

心悸的转归预后与病因、诱因、发展趋势及发作时对血流动力学的影响密切相关。心悸因受惊而起，其病程短，病势浅，全身情况尚好，一般在病因消除或经过适当治疗或休息之后便能逐渐痊愈；但亦有惊悸日久不愈，逐渐变成怔忡。若因脏腑受损，功能失调，气血阴阳亏虚所致心悸，则病程较长，病势较重，经积极合理治疗亦多能痊愈。如出现下列情况则预后较差：心悸而汗出不止，四肢厥冷，喘促不得卧，下肢水肿，面青唇紫，脉微欲绝者，属心悸喘脱证，预后严重；心悸而出现各种怪脉（严重心律失常之脉象）者；心悸突然出现昏厥抽搐者；心悸兼有真心痛者。以上情况皆是病情严重之证候，均应及时治疗和监护，密切观察病情变化。

（刘西华）

第二节 胸 痹

胸痹是指以胸部闷痛，甚则胸痛彻背，短气喘息不得卧为主要临床表现的一种病证。

胸痹临床表现或轻或重，轻者仅偶感胸闷如窒或隐痛，呼吸欠畅，病发短暂轻微；重者则有胸痛，呈压榨样绞痛，严重者心痛彻背，背痛彻心，疼痛剧烈。常伴有心悸、气短、呼吸不畅，甚至喘促、悸恐不安等。多由劳累、饱餐、寒冷及情绪激动而诱发，亦可无明显诱因或安静时发病。

胸痹的临床表现最早见于《黄帝内经》。《灵枢·五邪篇》指出："邪在心，则病心痛"。《素问·藏气法时论》亦说："心病者，胸中痛，胁支满，胁下痛，膺背肩胛间痛，两臂内痛。"《素问·缪刺论》又有"卒心痛""厥心痛"之称。《素问·厥论篇》还说："真心痛，手足青至节，心痛甚，旦发夕死，夕发旦死"。把心痛严重，并迅速造成死亡者，称为"真心痛，"亦即胸痹的重证。汉代张仲景在《金匮要略·胸痹心痛短气病脉证治》篇说："胸痹之病，喘息咳唾，胸背痛，短气，寸口脉沉而迟，关上小紧数，瓜蒌薤白白酒汤主之。""胸痹不得卧，心痛彻背者，瓜蒌薤白半夏汤主之。"正式提出了"胸痹"的名称，并进行专门的论述，把病因病机归纳为"阳微阴弦"，即上焦阳气不足，下焦阴寒气盛，认为乃本虚标实之证。宋金元时期，有关胸痹的论述更多。如《圣济总录·胸痹门》有"胸痹者，胸痹痛之类也……胸脊两乳间刺痛，甚则引背胛，或彻背膂"的症状记载。《太平圣惠方》将心痛、胸痹并列，在"治卒心痛诸方""治久心痛诸方""治胸痹诸方"等篇中，收集治疗本病的方剂较多，组方当中，芳香、辛散、温通之品，常与益气、养血、滋阴、温阳之品相互为用，标本兼顾，丰富了胸痹的治疗内容。到了明清时期，对胸痹的认识有了进一步提高。如《症因脉治·胸痛论》："歧骨之上作痛，乃为胸痛"。"内伤胸痛之因，七情六欲，动其心火，刑及肺金；或怫郁气逆，伤其肺道，则痰凝气结；或过饮辛热，伤其上焦，则血积于内，而闷闷胸痛矣。"又如《玉机微义·心痛》中揭示胸痹不仅有实证，亦有虚证，尤其是对心痛与胃脘痛进行了明确的鉴别。

在治疗方面，《黄帝内经》提出了针刺治疗的穴位和方法，《灵枢·五味》篇还有"心病宜食薤"的记载；《金匮要略》强调以宣痹通阳为主；《世医得效方·心痛门》提出了用苏合香丸芳香温通的方法"治卒暴心痛"。后世医家总结前人的经验，又提出了活血化瘀的治疗方法，如《证治准绳·诸痛门》提出用大剂桃仁、红花、降香、失笑散等治疗死血心痛；《时方歌括》用丹参饮治心腹诸痛；《医林改错》用血府逐瘀汤治疗胸痹心痛等。这些方法为治疗胸痹开辟了广阔的途径。

现代医学的冠状动脉粥样硬化性心脏病（心绞痛、心肌梗死）、心包炎、二尖瓣脱垂综合征、病毒性心肌炎、心肌病、慢性阻塞性肺气肿等疾病，出现胸痹的临床表现时，可参考本节进行辨证论治。

一、病因病机

胸痹发生多与寒邪内侵、饮食失调、情志失节、劳倦内伤、年迈体虚等因素有关。其病机分虚实两端，实为气滞、寒凝、血瘀、痰浊，痹阻胸阳，阻滞心脉；虚为气虚、阴伤、阳衰，脾、肝、肾亏虚，心脉失养。

（一）寒邪内侵

素体阳虚，胸阳不振，阴寒之邪乘虚而入，寒主收引，寒凝气滞，抑遏阳气，胸阳不展，血行瘀滞不畅，而发本病。如《诸病源候论》曰："寒气客于五脏六腑，因虚而发，上冲胸间，则胸痹。"《类证治裁·胸痹》曰："胸痹，胸中阳微不运，久则阴乘阳位，而为痹结也。"阐述了本病由阳虚感寒而发作。

（二）情志失节

郁怒伤肝，肝失疏泄，肝郁气滞，甚则气郁化火，灼津成痰；忧思伤脾，脾失健运，津液不布，遂聚成痰。气滞、痰郁交阻，既可使血行失畅，脉络不利，而致气血瘀滞，又可导致胸中气机不畅，胸阳不运，心脉痹阻，心失所养，不通则痛，而发胸痹。《杂病源流犀烛·心病源流》曰："总之七情之由作心痛，七情失调可致气血耗逆，心脉失畅，痹阻不通而发心痛。"

（三）饮食失调

饮食不节，嗜酒或过食肥甘生冷，以致脾胃损伤，运化失健，聚湿成痰，上犯心胸，痰阻脉络，胸阳失展，气机不畅，心脉闭阻，而成胸痹。

（四）劳倦内伤

思虑过度，心血暗耗，或肾阴亏虚，不能滋养五脏之阴，水不涵木，不能上济于心，心肝火旺，使心阴内耗，阴液不足，心火燔炽，下汲肾水，脉道失润；或劳倦伤脾，脾虚转输失职，气血生化乏源，无以濡养心脉，拘急而痛；或积劳伤阳，心肾阳微，阴寒痰饮乘于阳位，鼓动无力，胸阳失展，血行涩滞，而发胸痹。

（五）年迈体虚

久病体虚，暴病伤正；或中老年人，肾气不足，精血渐衰，以致心气不足，心阳不振，肾阳虚衰，不能鼓舞五脏之阳，血脉失于温煦，痹阻不畅，心胸失养而酿成本病。

胸痹的病位在心，然其发病多与肝、脾、肾三脏功能失调有关，如肾虚、肝郁、脾失健运等。

胸痹的主要病机为心脉痹阻，病理变化主要表现为本虚标实，虚实夹杂。本虚有气虚、血虚、阳虚、阴虚，又可阴损及阳，阳损及阴，而表现出气阴两虚，气血双亏，阴阳两虚，甚至阳微阴竭，心阳外越；标实为气滞、血瘀、寒凝、痰阻，且又可相兼为病，如气滞血瘀、寒凝气滞、痰瘀交阻等。本病多在中年以后发生，发作期以标实表现为主，并以血瘀为突出特点，缓解期主要见心、脾、肾气血阴阳之亏虚，其中又以心气虚最为常见。

二、诊断要点

（一）症状

（1）以胸部闷痛为主症，多见膻中或心前区憋闷疼痛，甚则痛彻左肩背、咽喉、胃脘部、左上臂内侧等部位；呈反复发作性或持续不解，常伴有心悸、气短、自汗，甚则喘息不得卧。

（2）胸闷胸痛一般持续几秒到几十分钟，休息或服药后大多可迅速缓解；严重者可见突然发病，心跳加快，疼痛剧烈，持续不解，汗出肢冷，面色苍白，唇甲青紫，或心律失常等证候，并可发生猝死。

(3)多见于中年以上,常因情志抑郁恼怒,操劳过度,多饮暴食,气候变化等而诱发。亦有无明显诱因或安静时发病者。

(二)检查

心电图检查可见ST段改变等阳性改变,必要时可做动态心电图、心功能测定、运动试验心电图等。周围血象白细胞总数、红细胞沉降率、血清酶学检查,有助于进一步明确诊断。

三、鉴别诊断

(一)胃脘痛

心在脘上,脘在心下,故有胃脘当心而痛之称,以其部位相近。尤胸痹之不典型者,其疼痛可在胃脘部,极易混淆。但胸痹以闷痛为主,为时极短,虽与饮食有关,休息、服药常可缓解;胃痛发病部位在上腹部,局部可有压痛,以胀痛为主,持续时间较长,常伴有食少纳呆、恶心呕吐、泛酸嘈杂等消化系统症状。做B超、胃肠造影、胃镜、淀粉酶检查,可以鉴别。

(二)悬饮

悬饮、胸痹均有胸痛。但胸痹为当胸闷痛,可向左肩或左臂内侧等部位放射,常因受寒饱餐、情绪激动、劳累而突然发作,持续时间短暂;悬饮为胸胁胀痛,持续不解,多伴有咳唾,肋间饱满,转侧不能平卧,呼吸时疼痛加重,或有咳嗽、咳痰等肺系证候。

(三)胁痛

疼痛部位在两胁部,以右胁部为主,肋缘下或有压痛点。疼痛特点或刺痛不移,或胀痛不休,或隐隐作痛,很少短暂即逝,可合并厌油腻、发热、黄疸等症。肝胆B超、胃镜、肝功能、淀粉酶检查有助区分。

(四)真心痛

真心痛乃胸痹的进一步发展。症见心痛剧烈,甚则持续不解,伴有肢冷汗出,面色苍白,喘促唇紫,手足青至节,脉微欲绝或结代等危重急症。

四、辨证

胸痹首先辨别虚实,分清标本。发作期以标实为主,缓解期以本虚为主。

标实应区别气滞、血瘀、寒凝、痰浊的不同。闷重而痛轻,兼见胸胁胀满,憋气,善太息,苔薄白,脉弦者,多属气滞;胸部窒闷而痛,伴唾吐痰涎,苔腻,脉弦滑或弦数者,多属痰浊;胸痛如绞,遇寒则发,或得冷加剧,伴畏寒肢冷,舌淡苔白,脉细,为寒凝心脉;刺痛固定不移,痛有定处,夜间多发,舌紫暗或有瘀斑,脉结代或涩,由心脉瘀滞所致。

本虚又应区别阴阳气血亏虚的不同。心胸隐痛而闷,因劳累而发,伴心慌、气短、乏力,舌淡胖嫩,边有齿痕,脉沉细或结代者,多属心气不足;若绞痛兼见胸闷气短,四肢厥冷,神倦自汗,脉沉细,则为心阳不振;隐痛时作时止,缠绵不休,动则多发,伴口干,舌淡红而少苔,脉细而数,则属气阴两虚表现。

胸痹的疼痛程度与发作频率、持续时间、病情轻重程度密切相关。疼痛持续时间短暂,瞬息即逝者多轻;持续时间长,反复发作者多重;若持续数小时甚至数天不休者常为重症或危候。

一般疼痛发作次数多少与病情轻重程度成正比。若疼痛遇劳发作,休息或服药后能缓解者为顺症;服药后难以缓解者常为危候。

（一）寒凝心脉

证候：卒然心痛如绞，心痛彻背，背痛彻心，心悸气短，喘不得卧，形寒肢冷，面色苍白，冷汗自出，多因气候骤冷或骤感风寒而发病或加重，苔薄白，脉沉紧或沉细。

分析：寒邪侵袭，阳气不运，气机阻痹，故见卒然心痛如绞，或心痛彻背，背痛彻心，感寒则痛甚；阳气不足，故形寒肢冷，面色苍白；胸阳不振，气机受阻，故见喘不得卧，心悸气短；苔薄白，脉沉紧或沉细，均为阴寒凝滞，阳气不运之候。

（二）气滞心胸

证候：心胸满闷，隐痛阵发，痛无定处，时欲太息，情绪波动时容易诱发或加重，或兼有脘痞胀满，得嗳气或矢气则舒，苔薄或薄腻，脉细弦。

分析：郁怒伤肝，肝失疏泄，气滞上焦，胸阳失展，心脉不和，故心胸满闷，隐痛阵发，痛无定处；情志不遂则气机郁结加重，故心痛加重，而太息则气机稍畅，心痛稍减；肝郁气结，木失条达，横逆犯脾，脾失健运则脘痞胀满；苔薄或薄腻，脉细弦为肝气郁结之象。

（三）心血瘀阻

证候：心胸剧痛，如刺如绞，痛有定处，甚则心痛彻背，背痛彻心，或痛引肩背，伴有胸闷心悸，日久不愈，可因暴怒、劳累而加重，面色晦暗，舌质暗红或紫暗，或有瘀斑，苔薄脉弦涩或促、结、代。

分析：气机阻滞，瘀血内停，络脉不通，不通则痛，故见心胸剧痛，如刺如绞，痛有定处，甚则心痛彻背，背痛彻心，或痛引肩背，伴有胸闷，日久不愈；瘀血阻塞，心失所养，故心悸不宁，面色晦暗；暴怒伤肝，气机逆乱，气滞血瘀更重，故可因暴怒而加重；舌质暗红或紫暗，或有瘀斑，苔薄，脉弦涩或促、结、代均为瘀血内阻之候。

（四）痰浊闭阻

证候：胸闷重而心痛，痰多气短，倦怠肢重，遇阴雨天易发作或加重，伴有纳呆便溏，口黏恶心，咯吐痰涎，舌体胖大且边有齿痕，苔白腻或白滑，脉滑。

分析：痰浊内阻，胸阳失展，气机痹阻，故胸闷重而疼痛，痰多气短；阴雨天湿气更甚，故遇之易发作或加重；痰浊困脾，脾气不运，故倦怠肢重，纳呆便溏，口黏恶心；咯吐痰涎，舌体胖大，有齿痕，苔白腻或滑，脉滑，均为痰浊闭阻之象。

（五）心肾阴虚

证候：心痛憋闷，灼痛心悸，五心烦热，潮热盗汗，或头晕耳鸣，腰膝酸软，口干便秘，舌红少津，苔薄或剥，脉细数或促代。

分析：心肾不交，虚热内灼，气机不利，血脉不畅，故心痛时作，灼痛或憋闷；久病或热病伤阴，暗耗心血，血虚不足以养心，则心悸；阴虚生内热，则五心烦热，潮热盗汗；肾阴虚，则见头晕耳鸣，腰膝酸软；口干便秘，舌红少苔，脉细数或促代，均为阴虚有热之象。

（六）心肾阳虚

证候：心悸而痛，胸闷气短，自汗，动则更甚，神倦怯寒，面色㿠白，四肢不温或肿胀，舌质淡胖，苔白或腻，脉沉细迟。

分析：阳气虚衰，胸阳不振，气机痹阻，血行瘀滞，血脉失于温煦，故见胸闷心痛，心悸气短，自汗，动则耗气更甚；阳虚不足以温运四肢百骸，则神倦怯寒，面色㿠白，四肢不温；肾阳虚，不能制水，故四肢肿胀；舌质淡胖，苔白或腻，脉沉细迟均为阳气虚衰之候。

(七)气阴两虚

证候:心胸隐痛,时作时休,胸闷气促,心悸自汗,动则喘息益甚,倦怠懒言,面色少华,舌质淡红,苔薄白,脉虚细缓或结代。

分析:思虑伤神,劳心过度,损伤心气,阴血亏耗,血瘀心脉,故见胸闷隐痛,时作时休,心悸气促,倦怠懒言等;心气虚,则自汗;气血不荣于上,则面色少华;淡红舌,脉虚细缓,均为气阴两虚之征。

五、治疗

本病的治疗原则应先治其标,后治其本,先从祛邪入手,然后再予扶正,必要时可根据虚实标本的主次,兼顾同治。标实当泻,针对气滞、血瘀、寒凝、痰浊而疏理气机,活血化瘀,辛温通阳,泄浊豁痰,尤重活血通脉治法;本虚宜补,权衡心脏阴阳气血之不足,有无兼见肺、肝、脾、肾等脏之亏虚,补气温阳,滋阴益肾。

(一)中药治疗

1.寒凝心脉

治法:辛温散寒,宣通心阳。

方药:枳实薤白桂枝汤合当归四逆汤加减。两方皆能辛温散寒,助阳通脉。前方重在通阳理气,用于胸痹阴寒证,心中痞满,胸闷气短者;后方则以温经散寒为主,用于血虚寒厥证,见胸痛如绞,手足不温,冷汗自出,脉沉细者。方中桂枝、细辛温散寒邪,通阳止痛;薤白、瓜蒌化痰通阳,行气止痛;当归、芍药养血活血;芍药与甘草相配,缓急止痛;枳实、厚朴、理气通脉;大枣养脾和营。共成辛温散寒,通阳止痛之功。

若阴寒极盛之胸痹重症,胸痛剧烈,心痛彻背,背痛彻心,痛无休止,当用温通散寒之法,予乌头赤石脂丸加荜茇、高良姜、细辛等治疗。方中以乌头雄烈刚燥,散寒通络止痛;附子、干姜温阳逐寒;蜀椒温经下气开郁;为防药物过于辛散,配赤石脂入心经,而固摄收涩阳气。若痛剧而四肢不温,冷汗自出,可含化苏合香丸或麝香保心丸,以芳香化浊,温通开窍,可获得快速止痛效果。另外,可选用苏冰滴丸,每次 2～4 粒,每天 3 次。

2.气滞心胸

治法:疏调气机,活血通络。

方药:柴胡疏肝散加减。本方疏肝理气,适用于肝气郁结、气滞上焦、胸阳失展、血脉失和之胸胁疼痛。方用四逆散去枳实,加香附、枳壳、川芎、陈皮行气疏肝,和血止痛。其中柴胡与枳壳相配可升降气机;白芍与甘草同用可缓急止痛;香附、陈皮以增强理气解郁之功;川芎为血中之气药,既可活血又能调畅气机。全方共奏疏调气机、和血通脉之功效。根据需要,还可选用木香、沉香、降香、檀香、延胡索、砂仁、厚朴等芳香理气及破气之品,但不可久用,以免耗散正气。

若气郁日久化热,出现心烦易怒,口干便秘,舌红苔黄,脉弦数等证者,用丹栀逍遥散疏肝清热;便秘严重者,用当归龙荟丸以泻郁火;如胸闷、心痛明显,为气滞血瘀之象,可合用失笑散,以增强活血行瘀,散结止痛之作用。另外,可选用冠心苏合丸,每次 3 g,每天 2 次。

3.心血瘀阻

治法:活血化瘀,通脉止痛。

方药:血府逐瘀汤加减。本方祛瘀通脉,行气止痛,用于胸中瘀阻,血行不畅,心胸疼痛,痛有定处,胸闷、心悸之胸痹。方中当归、川芎、桃仁、红花、赤芍活血化瘀,疏通血脉;柴胡、桔梗与枳壳、牛膝配伍，升降结合，调畅气机，开胸通阳，行气活血；生地黄养阴而调血燥。诸药共成祛瘀通脉、行气止痛之剂。

若瘀血痹阻重症，胸痛剧烈，可加乳香、没药、丹参、郁金、降香等加强活血理气之力；若血瘀、气滞并重，胸闷痛甚者，加沉香、檀香、荜茇等辛香理气止痛药物；若寒凝血瘀或阳虚血瘀者，症见畏寒肢冷，脉沉细或沉迟者，加肉桂、细辛、高良姜、薤白等温通散寒之品，或人参、附子等温阳益气之品；若伴有气短乏力、自汗、脉细缓或结代，乃气虚血瘀之象，当益气活血，用人参养营汤合桃红四物汤加减，重用人参、黄芪等益气祛瘀之品。还可选用三七、苏木、泽兰、鸡血藤、益母草、水蛭、王不留行籽、牡丹皮等活血化瘀药物，加强祛瘀疗效。但破血之品应慎用，且不可久用、多用，以免耗伤正气。在应用活血、破血类药物时，必须注意有无出血倾向或征象，一旦发现，立即停用，并予以相应处理。另外，可选用活心丸，每次含服或吞服，1～2 丸。

4.痰浊阻闭

治法：通阳化浊，豁痰宣痹。

方药：瓜蒌薤白半夏汤合涤痰汤加减。两方均能温通豁痰，前方通阳行气，用于痰阻气滞，胸阳痹阻者；后方健脾益气，豁痰开窍，用于脾虚失运，痰阻心窍者。方中瓜蒌、薤白化痰通阳，行气止痛；半夏、胆南星、竹茹清热化痰；人参、茯苓、甘草健脾益气；石菖蒲、陈皮、枳实理气宽胸。全方共奏通阳化饮、泄浊化痰、散结止痛之功。

若痰浊郁而化热，证见咳痰黄稠，便干，苔黄腻者，可用黄连温胆汤加郁金清化痰热而理气活血；痰热兼有郁火者，加海浮石、海蛤壳、黑栀子、天竺黄、竹沥化痰火之胶结；大便干结，加生大黄通腑逐痰；痰瘀交阻，症见胸闷如窒，心胸隐痛或绞痛阵发，苔白腻，舌暗紫或有瘀斑，当通阳化痰散结，加血府逐瘀汤；若瘀浊闭塞心脉，猝然剧痛，可用苏合香丸。

5.心肾阴虚

治法：滋阴清热，养心和络。

方药：天王补心丹合炙甘草汤。两方均为滋阴养心之剂；前方以养心安神为主，治疗心肾两虚，阴虚血少者；后方以养阴复脉见长，用于气阴两虚，心动悸，脉结代之症。方中以生地黄、玄参、天冬、麦冬滋水养阴以降虚火；人参、炙甘草、茯苓以助心气；桂枝、大枣补气通阳，寓从阳引阴之意；柏子仁、酸枣仁、五味子、远志交通心肾，养心安神，化阴敛汗；丹参、当归身、芍药、阿胶滋养心血而通心脉；桔梗、辰砂为引使之品。本方能使心阴复，虚火平，血脉利，则心胸灼痛得解。

若阴不敛阳，虚火内扰心神，心烦不寐，舌尖红少津者，可用酸枣仁汤清热除烦安神；若不效者，再予黄连阿胶汤，滋阴清火，宁心安神。若兼见风阳上扰，用珍珠母、灵磁石、石决明、琥珀等重镇潜阳之品，或用羚羊钩藤汤加减；心肾阴虚者，兼见头晕耳鸣，腰膝酸软，遗精盗汗，口燥咽干，用左归饮补益肾阴，填精益髓，或河车大造丸滋肾养阴清热；若心肾真阴欲竭，当用大剂西洋参、鲜生地黄、石斛、麦冬、山茱萸等急救真阴，并佐用生牡蛎、乌梅肉、五味子、甘草等酸甘化阴，且敛其阴。另外，可选滋心阴口服液，每次 10 mL，每天 2 次。

6.心肾阳虚

治法：温振心阳，补益阳气。

方药：参附汤合右归饮加减。两方均能补益阳气，前方大补元气，温补心阳；后方温肾助阳，补益精气。方中人参、姜、枣、炙甘草大补元气，以益心气复脉；附子辛热，温补真阳；肉桂振奋心阳；熟地黄、山茱萸、枸杞子、杜仲、山药为温肾助阳、补益精气之要药。

若兼肾阳虚，可合金匮肾气丸，或用六味地黄丸滋阴固本，从阴引阳，共为温补肾阳之剂；心肾阳衰，不能化气行水，水饮上凌心肺，加用真武汤；若阳虚欲脱厥逆者，用四逆加人参汤，温阳益气，回阳救逆；若阳虚寒凝而兼气滞血瘀者，可选用薤白、沉香、降香、檀香、香附、鸡血藤、泽兰、川芎、桃仁、红花、延胡索、乳香、没药等偏于温性的理气活血药物。另外，可选用麝香保心丸，每次含服或吞服 1～2 粒。

7.气阴两虚

治法：益气养阴，活血通脉。

方药：生脉散合人参养营汤加减。上方皆能补益心气。生脉散长于益心气，敛心阴，适用于心气不足，心阴亏耗者；人参养营汤补气养血，安神宁心，适用于胸闷气短，头昏神疲。方中人参、黄芪、炙甘草大补元气，通经利脉；肉桂通心阳，散寒气，疗心痛，纳气归肾；麦冬、五味子滋养心阴，收敛心气；熟地黄、当归、白芍养血活血。配茯苓、白术、陈皮、远志，补后天之本，滋气血生化之源，以宁心定志。

若兼见神疲乏力，纳呆，失眠多梦等，可用养心汤加半夏曲、茯苓以健脾和胃，补益心脾，养心安神；若气阴两虚，兼见口燥咽干，心烦失眠，舌红，用生脉散合归脾汤加减；兼有气滞血瘀者，可加川芎、郁金以行气活血；兼见痰浊之象者，可用茯苓、白术、白蔻仁以健脾化痰。另外，可选用补心气口服液，每天 10 mL，每天 2 次；或滋心阴口服液，每次 10 mL，每天 2 次。

(二)针灸治疗

1.基本处方

心俞、巨阙、膻中、内关、郄门。心俞、巨阙属俞募相配，膻中、心俞前后相配，通调心气；内关、郄门同经相配，宽胸理气，缓急止痛。

2.加减运用

(1)寒凝心脉证：加厥阴俞、通里、气海以温经散寒、宣通心阳。背俞穴、气海可加灸，余穴针用平补平泻法。

(2)气滞心胸证：加阳陵泉、太冲以疏肝理气、调畅气机，针用泻法。余穴针用平补平泻法。若脘痞胀满甚者，加中脘以健脾和中、疏导中州气机，针用平补平泻法。

(3)心血瘀阻证：加膈俞、血海、阴郄以活血化瘀、通脉止痛。诸穴针用平补平泻法。

(4)痰浊阻闭证：加太渊、丰隆、足三里、阴陵泉以通阳化浊、豁痰宣痹。诸穴针用平补平泻法。

(5)心肾阴虚证：加肾俞、太溪、三阴交、少海以滋阴清热、养心和络，针用补法。余穴针用平补平泻法。

(6)心肾阳虚证：加肾俞、气海、关元、百会、命门以振奋心肾之阳。诸穴针用补法，关元、气海、命门、背俞穴可加灸。

(7)气阴两虚证：加足三里、气海、阴郄、少海以益气养阴、活血通脉。诸穴针用补法。

3.其他

(1)耳针疗法：取胸、神门、心、肺、交感、皮质下，每次选 3～5 穴，用捻转手法强刺激，一般每穴捻1～2 分钟，留针 15～20 分钟，可以每隔 5 分钟捻转 1 次。

(2)电针疗法：取内关、神门、胸上段夹脊穴，通电刺激 5～15 分钟，采用密波，达到有麻、电放射感即可。

(3)穴位注射疗法：取内关、郄门、间使、少海、心俞、足三里、三阴交，用复方当归(10%葡萄糖稀释)、维生素 B_{12} 0.25 mg、复方丹参注射液等，每次选 2～3 穴，每穴注射 0.5～1 mL，隔天 1 次。

(4)皮内针疗法:取内关、心俞、厥阴俞、膈俞,每次选1对,埋针1~3天,冬天可延长到5~7天。

(刘西华)

第三节 真 心 痛

真心痛是指以突然发作的剧烈而持久的胸骨下部后方或心前区压榨性、闷胀性或窒息性疼痛为临床表现特点的一种严重病症,是胸痹的进一步发展。疼痛可放射到左肩、左上肢前内侧及无名指和小指,一般持续时间较长,常伴有心悸、水肿、肢冷、喘促、面色苍白、汗出、焦虑和恐惧感等症状,甚至危及生命。多因劳累、情绪激动、饱食、受寒等因素诱发。《灵枢·厥病篇》描述了真心痛的发作和预后,称:"真心痛,手足青至节,心痛甚,旦发夕死,夕发旦死。"

现代医学的冠状动脉粥样硬化性心脏病、心肌梗死、心律失常、心源性休克等,出现真心痛的临床表现时,可参考本节进行辨证论治。

一、病因病机

真心痛病因病机和"胸痹"类同,与年老体衰,阳气不足,七情内伤,气滞血瘀,痰浊化生,寒邪侵袭,血脉凝滞等因素有关。如寒凝气滞,血瘀痰浊,闭阻心脉,心脉不通,可出现心胸疼痛(胸痹),严重者部分心脉突然闭塞,气血运行中断,可见心胸猝然大痛,而发为真心痛。

真心痛之病位在心,其本在肾。总的病机是本虚标实,本虚是发病基础,标实是发病条件,急性发作时以标实为主,总由心之气血失调、心脉痹阻不畅而致。

二、诊断要点

(一)症状

突然发作胸骨后或心前区剧痛,呈压榨性或窒息性疼痛。疼痛常可放射至左肩背和前臂,持续时间可长达数小时或数天,可兼心悸、恶心、呕吐等。

(二)检查

1.心电图检查

根据ST段或T波的异常变化来判断心肌缺血的部位及程度,同时根据相应导联所出现病理性Q波及ST段抬高的表现,来确定心肌梗死的部位。

2.影像学检查

冠状动脉CTA以及冠状动脉造影有助于诊断。

3.血清学检查

血清肌钙蛋白、心肌酶等检查有助于诊断。

三、辨证

本病病位在心,其本在肾,本虚标实是其发病的主要机制,而在急性期则以标实为主。

若心气不足,运血无力,心脉瘀阻,或心血亏虚,气血运行不利,可见心动悸,脉结代(心律失常)；若心肾阳虚，水邪泛滥，水饮凌心射肺，可出现心悸、水肿、喘促(心力衰竭)，或亡阳厥脱，亡阴厥脱(心源性休克)，或阴阳俱脱，最后导致阴阳离决。

(一)气虚血瘀

1.证候

心胸刺痛，胸部闷窒，动则加重，伴短气乏力，汗出心悸，舌体胖大，边有齿痕，舌质暗淡或瘀点瘀斑，舌苔薄白，脉弦细无力。

2.分析

元气素虚，无力推动血液运行，血行缓慢而滞涩，闭阻心脉，心脉不通，则心胸刺痛，胸部闷窒；动则耗气更甚，故短气乏力，汗出；气虚，心搏加快，故心悸；舌体胖大，边有齿痕，苔薄白为气虚之象；舌质暗淡，有瘀点瘀斑为血瘀之征。

(二)寒凝心脉

1.证候

胸痛彻背，胸闷气短，心悸不宁，神疲乏力，形寒肢冷，舌质淡暗，苔白腻，脉沉迟，迟缓或结代。

2.分析

寒邪内侵，阳气不运，气机阻痹，故见胸痛彻背；胸阳不振，气机不利，故见胸闷气短，心悸不宁；阳气不足，上不荣头面，外不达四肢，故面色苍白，形寒肢冷；舌淡暗，苔白腻，脉沉迟缓或结代，均为寒凝心脉、阳气不运之候。

(三)正虚阳脱

1.证候

心胸绞痛，胸中憋闷或有窒息感，喘促不宁，心慌，面色苍白，大汗淋漓，烦躁不安或表情淡漠；重则神识昏迷，四肢厥冷，口开目合，手撒尿遗，脉疾数无力或脉微欲绝。

2.分析

阳气虚衰，胸阳不运，痹阻气机，血行瘀滞，故见胸憋闷、绞痛或有窒息感；少气不续，不能维持正常心搏，故心慌，喘促不宁；大汗淋漓，烦躁不安或表情淡漠，乃为阳脱阴竭；阳气消乏，清阳不升，或失血过多，血虚不能上承，故见神识昏迷；气血不能达四末，则四肢厥冷；营阴内衰，正气不固，故口开目合，手撒遗尿；脉疾数无力或脉微欲绝，乃亡阳伤阴之征。

四、治疗

本病在发作期必须选用有速效止痛作用之药物，以迅速缓解心痛症状。疼痛缓解后予以辨证施治，常以补气活血、温阳通脉为法。

(一)中药治疗

1.气虚血瘀

治法：益气活血，通脉止痛。

处方：保元汤合血府逐瘀汤加减。方中人参、黄芪补气益心；桃仁、红花、川芎活血祛瘀；赤芍、当归、牛膝养血活血；柴胡、枳壳、桔梗行气豁痰宽胸；生地黄、肉桂敛汗温阳定悸；甘草调和诸药。另外，可选用速效救心丸，每天 3 次，每天 4～6 粒，急性发作时每次 10～15 粒。

2.寒凝心脉

治法：温补心阳，散寒通脉。

处方：当归四逆汤加减。方中当归补血活血；芍药养血和营；桂枝温经散寒；细辛祛寒除痹止痛；炙甘草、大枣益气健脾，通行血脉。本证寒象明显，可加干姜、蜀椒、荜茇、高良姜；气滞，加白檀香；痛剧急，选用苏合香丸，每服1～4丸。

3.正虚阳脱

治法：回阳救逆，益气固脱。

处方：四味回阳饮加减。方中以红参大补元气；附子、炮姜回阳；可加肉桂、山茱萸、龙骨、牡蛎温助心阳，敛汗固脱；加玉竹配炙甘草养阴益气。阴竭亡阳，合生脉散。另外，可选用丹参滴丸，10～15粒，每天3次。或用参附注射液100 mL加5%葡萄糖注射液250 mL，静脉滴注。

（二）针灸治疗

1.基本处方

内关、郄门、阴郄、膻中。内关、郄门同经相配，郄门、阴郄二郄相配，更和心包之募膻中，远近相配，共调心气。

2.加减运用

（1）气虚血瘀证：加脾俞、足三里、气海以益气通络。诸穴针用补法。

（2）寒凝心脉证：加心俞、厥阴俞、命门以温经祛寒、通络止痛。诸穴针用补法，或加灸法。

（3）正虚阳脱证：重灸神阙、关元以回阳救逆固脱。余穴针用补法。

3.其他

（1）耳针疗法：取心、神门、交感、皮质下、内分泌，每次选3～4穴，强刺激，留针30～60分钟。

（2）电针疗法：取膻中、巨阙、郄门、阴郄，用连续波，快频率刺激20～30分钟。

（3）穴位注射疗法：取心俞、厥阴俞、郄门、足三里，每次选2穴，用复方丹参注射液或川芎嗪注射液，每穴注射2 mL，每天1次。

（4）头针疗法：取额旁1线，平刺激，持续捻转2～3分钟，留针20～30分钟。

（温鑫皓）

第四节　心　衰

心衰是由不同病因引起心脉气力衰竭，心体受损，心动无力，血流不畅，逐渐引起诸脏腑功能失调，以心悸、喘促、尿少、水肿等为主要临床表现的危重病证。心衰在临床有急慢之分。其急者表现怔忡，气急，不能平卧，呈坐位，面色苍白，汗出如雨，口唇青紫，阵咳，咳出粉色泡沫样痰，脉多疾数。慢者表现心悸，短气不足以息，夜间尤甚，不能平卧或睡中憋醒，胸中如塞，口唇、爪甲青紫，烦躁，腹胀，右肋下癥块，下肢水肿。

心衰的病位在心，但与肺、脾、肝、肾有关。其发生可源于心脏本身，也可源于其他四脏，其病机关键为心肾阳虚，肺肝血瘀，为本虚标实之疾，其本虚有气虚、阳损、阴伤，或气阴两虚，或阴阳俱损。标实为气滞、血瘀、水结。治疗当标本兼治，急则治标，缓则治本。治本不外益气温阳敛阴，治标为化瘀、利水、逐饮。中医治疗在改善症状、提高生命质量、减少再住院率、降低病死率等方面具有优势。

西医学中称为心功能不全，据国外统计，人群中心衰的患病率为1.5%～2.0%，65岁以上可达6%～10%，且在过去的 40 年中，心衰导致的死亡人数增加了 3～6 倍。我国对 35～74 岁城市居民共15 518人随机抽样调查的结果：心衰患病率为 0.9%，其中男性占 0.7%，女性占1.0%，女性高于男性。随着年龄增高，心衰的患病率显著上升，城市高于农村，北方明显高于南方。心功能不全具备上述临床表现者，均可以参考本节辨证论治。

一、诊断标准

(一)中医诊断标准

病史：原有心脏疾病，如心痛，心悸，肺心同病等，多因外感、过劳而复发或加重。

主症：心悸气短，活动后加重，乏力。

次症：咳喘不能平卧，尿少，水肿、下肢肿甚，腹胀纳呆，面色晦暗或黧紫，口唇紫暗，颈静脉曲张，胁下癥块，急者咳出粉红色泡沫样痰，面色苍白，汗出如雨，四肢厥冷，更甚者昏厥，脉象数疾、雀啄、促、结代、屋漏、虾游。

具备病史，主症，可诊断为心衰之轻症。若在病史，主证的基础上，兼有次症 2 项者，可明确诊断。

(二)西医诊断标准

目前诊断标准尚不统一，也无特异性检查指标，但根据临床表现，呼吸困难和心源性水肿的特点，以及无创性和/或有创性辅助检查及心功能测定，一般即可做出诊断。临床诊断应包括心脏病的病因、病理解剖、病理生理、心律及心功能分级等诊断。

1.心衰的定性诊断指标

主要标准：①夜间阵发性呼吸困难或端坐呼吸；②劳累时呼吸困难和咳嗽；③颈静脉曲张；④肺部啰音；⑤心脏肥大；⑥急性肺水肿；⑦第三心音奔马律；⑧静脉压升高＞1.57 kPa (16 cmH_2O)；⑨肺循环时间＞25 秒；⑩肝颈静脉回流征阳性。

次要标准：①踝部水肿；②夜间咳嗽；③活动后呼吸困难；④肝大；⑤胸腔积液；⑥肺活量降低到最大肺活量的 1/3；⑦心动过速(心率＞120 次/分)。

确诊必须同时具有以上 2 项主要标准，或者具有 1 项主要或 2 项次要标准。

2.心功能的分级标准

(1)心功能Ⅰ级：患有心脏病，但体力活动不受限制，一般体力活动不引起过度的疲乏、心悸、呼吸困难或心绞痛，通常称心功能代偿期。

(2)心功能Ⅱ级：患有心脏病，体力活动轻度限制，静息时无不适，但一般体力活动可出现疲乏、心悸、呼吸困难或心绞痛，也称Ⅰ度或轻度心力衰竭。

(3)心功能Ⅲ级：患有心脏病，体力活动明显受限，休息时尚感舒适，但稍有体力活动就会引起疲乏、心悸、呼吸困难或心绞痛，也称Ⅱ度或中度心力衰竭。

(4)心功能Ⅳ级：患有心脏病，体力活动能力完全丧失，休息状态下也可有心力衰竭或心绞痛症状，任何体力活动后均可加重不适，也称Ⅲ度或重度心力衰竭。

二、鉴别诊断

(一)哮病

急性左心衰者原有心脏之疾，如心悸(心肌炎)、真心痛等，由某种诱因引发(如过劳、情绪激动、外感等)。临床以猝然心悸，喘急不能平卧，汗出烦躁，常伴咯吐粉红色血沫痰为特征，而哮病患者多无心脏病史，多有过敏史，以反复发作为特征，发作时喉间哮鸣有声，咯出大量痰涎后则喘止。

(二)喘病

慢性心衰在活动后往往见呼吸急促，但多以短气不足以息为特征，休息可减轻或缓解，而喘病患者多有肺病史，多因外感而诱发，多伴咳嗽、咳痰。

(三)肾性水肿

慢性心衰重症阶段出现尿少、水肿，而水肿呈下垂性，卧位时腰骶部水肿，兼有纳呆、腹胀、右下腹胀痛等胃肠道症状。而肾性水肿多与外感风寒、风热有关，起病较急，面目先肿，兼有尿少、腰痛，或兼头胀头痛，借助尿常规检查可发现蛋白尿或血尿，血中尿素氮、肌酐增高。

三、证候诊断

(一)心气(阳)虚证

心悸，气短，乏力，活动后明显，休息后可减轻，纳少，头晕，自汗，畏寒，舌质淡，苔薄白，脉细弱无力。

(二)气阴两虚证

心悸气喘，动则加重，甚则倚息不得卧，疲乏无力，头晕，自汗盗汗，两颧发红，五心烦热，口干咽燥，失眠多梦，舌红，脉细数。

(三)阳虚水泛证

心悸气喘，畏寒肢冷，腰酸，尿少水肿，腹部膨胀，纳少脘闷，恶心欲吐，舌体淡胖有齿痕，脉沉细或结代。

(四)气虚血瘀证

心悸气短，活动后加重，左胸憋闷或疼痛，夜间痛甚，两颧暗红，口唇青紫，胁下癥块，舌紫暗，苔薄白，脉沉涩或结代。

(五)阳衰气脱证

喘悸不休，烦躁不安，汗出如雨或如油，四肢厥冷，尿少水肿，面色苍白，舌淡苔白，脉微细欲绝或疾数无力。

四、病因

(一)原发病因

1.源于心

久患心脏之疾，如心悸、心痹、心痛、克山病、心肌炎及先天性心脏病等，导致心气内虚，日久心体肿胀，若再遇外邪侵袭，或情绪刺激，或因过劳，进一步损伤心体，侵蚀心阳，心阳不振，心力乏竭，不能鼓动血液运行，使瘀血阻滞，心脉不通。一则脏腑、肌腠缺血而失养，二则迫使血中水津外渗，进而出现脏腑功能失调，水饮凌心射肺或停积局部及水湿泛溢肌肤之证候，发为心衰。

2.源于肺

久咳、久喘、久哮等肺系慢性疾病反复发作，迁延或失治，痰浊潴留，伏着于肺，肺气壅塞不畅，痰瘀阻于肺管气道，使肺气胀满不能敛降，导致肺之体用俱损，病变首先在肺，继则影响脾、肾，后期病及于心。因肺朝百脉，肺气辅佐心脏运行血脉，肺伤则不能助心主治节，致使血行不畅，血瘀肺脉，肺气更加壅塞，造成气虚血滞、血滞气郁，由肺及心，心血瘀阻不通，日久心力乏竭，心体受损，发为心衰。

3.源于肝

久患肝脏之疾，或暴怒伤肝，导致肝失疏泄之机和条达之性，肝所藏之血不能施泄于外，血结于内，引起肝气滞心气乏，鼓动无力，血循不畅，瘀阻于心，引发血中水津外渗而致水肿、喘咳等证候，发为心衰。

4.源于肾

肾为精血之源，又为水火既济之脏，肾脉上络于心，久患肾脏之疾，则肾体受损，肾阳受伤，命火不足，相火不发，不能蒸精化液生髓，髓少不能生血，血虚不能上奉于心，心体失养，心阳亏乏，心气内脱，心动无力，则血行不畅，瘀结于心，导致心体胀大，发为心衰。

5.源于脾胃

脾胃之脉络于心，心气之源受之于脾，脾又为统血之脏。食气入胃，浊气归心。因此久患脾胃之疾，或思虑过度，或饮食不节(肥甘滋腻及长期饮酒、咸食)，损伤脾胃，致使中气虚衰，中轴升降无力，引起水谷精微不能奉养于心主。元气不能上充于心，则心气内乏，鼓动无力，血瘀在心，日久心体胀大，或津血不足，心体失养，体用俱损，发为心衰。

(二)诱因

1.外感

多由外感六淫之邪，袭卫束表，内迫于肺，肺失宣降，痰浊内蕴，影响辅心以治节功能，使心不主血脉，加重心衰。

2.过劳

劳则气耗，心气受损，发为心衰。

3.药物

某些药物如过于苦寒，过于辛温，或输液过速等均导致心气耗散，诱发心衰。

五、病机

(一)发病

心衰多以起病缓慢，逐渐加重为特点。初起见劳累后心悸，气短，疲乏无力，休息后可缓解，逐渐发展为休息时仍觉心悸不宁，喘促难卧，尿少，水肿，口唇爪甲青紫等。少数发病急，突然气急，端坐呼吸，不得卧，面色苍白，汗出如雨，口唇青黑，阵咳，咳出粉红色泡沫样痰，脉多疾数。

(二)病位

心衰在心，为心之体用俱病，与肺、脾、肝、肾密切相关。

(三)病性

心衰为本虚标实之疾。虚者，以气虚、阳虚为本。病初多为气虚，病久则见阳虚，根据患者体质及原发疾病不同，少数患者可见血虚或阴虚。病变过程中，逐渐形成病理产物，为饮、为痰、为瘀、为浊，阻滞气机，发展为气滞血瘀水结之标实之疾。最终为心肾阳虚，肺肝血瘀，虚实夹杂。

(四)病势

缓慢发病者，初起时症状较轻，仅见劳累后心悸，气短，乏力，休息后症状可减轻或消失。随病情加重，出现休息状态下仍觉心悸不宁，喘促难卧，腹胀尿少，水肿，甚至神昏等。发病急骤者，突然气急呈端坐呼吸，面色苍白，汗出如雨，咯吐血色泡沫痰，唇青肢冷，救治及时，尚可转安，稍有延误，则昏厥死亡。

(五)病机转化

多种原因导致心气虚,心动无力,久之则心力内乏,乏久必竭。心气虚衰而竭,则血行不畅,引起机体内外血虚和血瘀的病理状态。血行不畅则五脏六腑失其濡养,心失所养则心气更虚,瘀阻更甚,日久则心体胀大;子盗母气,心体胀大日久则累及于肝,血瘀在肝,则肝体肿大,失其疏泄之职,气机不畅,影响脾胃升降之机,见腹胀,纳呆,便溏或便秘;瘀血在肾,则水道不通,开阖不利,形成水肿;瘀血在肺,则上焦不宣,肺气郁闭,壅塞不畅,故见咳喘,呼吸困难。

津血同源,血瘀日久导致阴津不足,出现气阴两虚,故患者表现口干,心烦。由于心气不足,血不能行全身以濡养诸脏,肾失所养而导致肾虚,肾阳虚则膀胱失其气化,水渎失司。另外,心肾阳虚,不能温煦脾胃,可使中焦运化无权,湿浊内蕴。同时"血不利则为水",水邪内泛外溢,凌心射肺,则悸喘不宁。心阳根于肾阳,阳气衰竭,心气外脱,心液随气外泄,故见喘促不宁,烦躁不安,汗出如雨如油,四肢厥冷,尿少水肿等症。

总之,心衰是全身性疾病,病初以气虚阳虚为主,偶见阴虚;病变过程中,因气虚无力运血或阴虚脉道不充,则成血瘀;阳气不足,水津失于气化,形成水肿;病延日久者,正气日衰,五脏俱败,正不胜邪,最终可致心气衰微,心阳欲脱之险证。虚和瘀贯穿疾病的始终,虚有气虚、阴虚、阳虚。瘀有因虚致瘀、因实致瘀,虚越甚,瘀越重。水是疾病发展过程中的病理产物,病越重,水越盛。

所以心肾阳虚为病之本,血瘀水停为病之标,本虚标实。又因心衰患者内脏俱病,正气虚衰,每易罹受外邪,新感引动宿疾,使心衰反复而逐年加重。

(六)证类病机

心衰过程是因虚致实,实又可致更虚的恶性循环,以气虚(阳)虚为本,发展为气阴两虚、气虚血瘀、阳虚水泛、阳衰气脱等不同病理过程。

1.心气(阳)虚证

由于年老体弱,久患心脏之疾或他脏之疾累于心,使心气亏耗。心气内乏,无力帅血,心神涣散而不藏,故见心悸不安;动则气耗,故见乏力,气短不足以息,动则益甚。汗为心之液,气不固护,见汗液自出。脉道鼓动无力,则见脉弱或结或代。此候为心衰早期表现。

2.气阴两虚证

心居胸中,为宗气所聚,心气亏虚,气不生津,津随气耗,出现阴虚;或心气亏乏,不能固护,营阴不能内守;或气(阳)虚日久,阳损及阴,出现气阴两虚。也可见于急性或慢性心衰反复发作之人久用温阳利水之剂,耗竭阴津,致心之气阴两虚。由于心气不足,气不布津,津液不能上承,故出现口干;心阴亏虚,虚火内生,蒸津外泄,故见盗汗;扰动心神,则心烦,少寐多梦。舌红少津,脉细弱。

3.气虚血瘀证

心气虚无力推动血液运行,导致血行迟滞而形成瘀;因心肺气血不畅,上焦不宣,引起中焦枢机不转,脾失运化之力,胃失腐熟水谷之能,致使升降功能呆滞,肝之疏泄功能受阻,水渎功能不畅,而致气滞血瘀水泛。此候为心衰发展的中晚期阶段,由心及于肺、脾(胃)、肾、肝、三焦,气血阴阳亏虚,瘀、水、气(滞)、痰互结。血行不利,脉络瘀滞,见口唇爪甲青紫,胁下积块;脾不运化,则纳呆,腹胀;水渎不利,则尿少水肿;水饮凌心则怔忡;射肺则咳喘不宁。本愈虚标愈实,心阳、脾阳、肾阳皆虚,患者表现畏寒肢冷,汗多,易外感;津血不行,阴液枯竭,虚热内生,则见口干不欲饮或欲饮冷,烦躁不安。舌红少津或舌淡胖,脉细涩。

4.阳虚水泛证

由于心阳不振，无力温运水湿，可致湿浊内蕴；随疾病进展，脾阳受损，不能健运，复加肺气亏虚，水道失其通调，水湿内停；后期肾阳虚衰，膀胱气化不利，水饮内泛；心阳根于肾阳，心肾阳虚，肾不纳气，心阳外越，故见心悸气喘，动则益甚；母病及子，脾失阳助，则脾不制水而反侮，中轴不运，见腹部膨胀，纳少脘闷，恶心欲吐；膀胱气化失司，津不化气而为水，见尿少水肿。阳虚不能温于四末，故见四肢厥冷。

5.阳衰气脱证

疾病发展末期，诸脏之阳皆亏，阴盛于内，阳脱于外，虚阳外越，故见喘急而悸；动荡心神，则见烦躁不安；阳虚则寒，见四肢厥冷，且逆而难复；汗为心之液，心阳衰竭，不能固守营阴，真津外泄，故见汗出如珠如油。舌脉均见阴阳离绝之象。

六、分证论治

（一）辨证思路

1.辨急性与慢性

心衰在临床上有急慢之分。急者可见怔忡，气急，不能平卧、呈坐状，面色苍白，汗出如雨，口唇青黑，阵咳，咳出粉红泡沫样痰，脉多疾数。慢者可见心悸，短气不足以息，夜间尤甚，不能平卧或夜间憋醒，胸中如塞，口唇、爪甲青紫，烦躁，腹胀，右胁下癥块，下肢水肿。

2.辨原发病证

既往有无能引发心衰之病，如胸痹心痛、心痹、肺心同病、心悸、瘿病、肾脏之疾、消渴等。

既往有胸痹心痛者，在心衰证候基础上常伴有胸闷，左胸膺部疼痛，向左肩背部放射，疼痛多短暂，但反复发作。多发于年老之人，平素经常胸闷，时有左胸膺部疼痛，持续时间较短，服用芳香开窍药物可缓解，多因过劳、情绪激动、饱食或寒冷刺激而诱发。或伴心悸，逐渐出现喘促不能平卧，尿少水肿，夜间憋醒，舌质青紫、苔腻、脉沉弦。

既往有肺胀病者，有长期反复咳喘的病史，心衰加重多与感受外邪有关，颜面、口唇、爪甲青紫暗明显，稍有外感则咳喘发作，痰多，胸满，心悸，尿少水肿，腹胀，纳呆，口唇、颜面及爪甲紫黑，苔厚腻、脉滑数。本病病变早期在肺，继则影响脾、肾。

3.辨诱因

心衰最常见诱因为感受外邪。如出现恶寒发热，咳嗽，咯白痰者，多外感寒邪；如发热重，咯黄痰者，多感受热邪。有些药物可诱发心衰，如抗心律失常药、药物过敏、输液反应、输液速度过快等。另外，过劳及情绪刺激也可诱发心衰。

4.辨标本虚实

本虚有气虚、阳损、阴伤、气阴两虚或阴阳俱损之分。气虚者，多为心衰之初期，症见气短，乏力，活动后心悸加重；阳损者，在气虚的基础上见畏寒，肢冷，面色青灰，下肢水肿，多为心衰中期表现；阴伤者，可见形体消瘦，两颧暗红，口干，手足心热，心烦等；气阴两虚者为气虚证与阴伤证并见，多见于心肌炎之心衰；阴阳俱损为阴伤与阳损并见，为心衰之重证。标实为气滞、血瘀、水结。气滞者，症见胸闷，胁腹胀满，脘胀纳呆；血瘀者，症见面色晦暗，口唇、爪甲及舌质青紫，脉促、结、代，或涩；水结者，症见面浮水肿，呕恶脘痞，喘悸难卧，舌体胖大，边有齿痕。另外，患者反复心衰或经常应用利尿剂，使阴阳俱损，阳虚水泛，阴虚生热，水热互结，出现尿赤少、水肿、心烦、口渴、喜冷饮等寒热错杂证。

5.辨病位

心衰病位虽然在心，但常见二脏或数脏同病，虚实错杂。不论先为心病而后及于他脏，或先有肺、肾、肝、脾之病而后及心，病至心衰，多见五脏俱病，但仍以心为主，因“心为五脏六腑之大主”。心肺气虚，肾不纳气，则见心悸，咳嗽，气喘，倚息不得卧等症状；心肾阳虚，则见畏寒肢冷，水肿，心悸，短气，喘促，动则更甚等证候；心肺阴虚可见心悸，咳嗽，咳吐血痰，口干，盗汗等证候；心脾两虚可见心悸，乏力，血虚，腹胀，纳呆，不寐，便溏等证候；若肺肝脾肾同病，则形成气滞血瘀水结证候。

6.辨病情

心衰以悸、喘、肿为三大主症，其中以心悸、怔忡贯穿始终，如果单纯表现为心悸、乏力、气短者，病情相对较轻；如见有咳嗽、咳白痰者，或外邪引动内饮，或有水邪射肺，如咳粉红泡沫样痰，多为急性左心衰，病情危重；心衰出现喘或喘不能平卧者，源于病久及肺作喘或肾虚不能纳气作喘，属心衰发展至中晚期；如喘与水肿同时出现，多为心衰晚期，三焦同病，五脏受损，病情较重。

7.辨舌脉

舌体胖大或有齿痕者，多为阳虚兼水湿内蕴；舌体瘦小，质干或有裂纹，为阳衰阴竭；舌紫暗或隐青，为阳气虚衰，血行瘀阻；如兼有热象，可见红绛舌；舌苔一般为薄白苔，兼有痰饮者多为白腻苔，肺有痰热者多见黄腻或灰黄腻苔，痰湿重者可见灰腻苔。脉象沉细数或结代，为气阴两虚；脉沉数而疾无力，或涩而沉，或结或促或代，或雀啄、鱼翔，为气(阳)虚血瘀；脉微细而数，或结代、雀啄，为阳衰气脱；脉微欲绝散涩，或浮大无根，为阴竭阳绝危证。

因此治疗当标本兼顾，急则治标，缓则治本。治本不外益气温阳敛阴，治标为化瘀、利水、逐饮。

(二)分证论治

1.心气(阳)虚

症舌脉：心悸，气短，乏力，活动时明显，休息后可减轻，纳少，头晕，自汗，畏寒，舌质淡、苔薄白、脉细弱无力。

病机分析：此证型常见于各种心脏之疾导致心衰之早期，或中重度心衰经过治疗之恢复阶段，相当于心功能Ⅰ、Ⅱ级。本证主要临床表现为心悸、气短，无论是各种心脏病本身，还是他脏之疾，如肺系之疾，饮食伤脾，肝脏或肾脏之疾，首先损伤心气，使心气力不足。心气帅血以动，营运周身，今气虚不能帅血，使周身失其血之濡养，故见乏力、头晕等症。病位主要在心，可及于肺、脾。

治法：补心益气。

常用方：保元汤(《博爱心鉴》)加减。黄芪、人参、肉桂、甘草、淫羊藿、补骨脂、茯苓。加减：出现胸闷胸痛者，多由气虚血行不畅，心脉不通所致，加丹参、川芎、赤芍或加桃红四物汤(《医宗金鉴》)、黄芪桂枝五物汤(《金匮要略》)、补阳还五汤(《医林改错》)等；形寒肢冷，胸痛者，为心阳不足，加附子、干姜、桂枝、薤白；胸胁胀满者，为气虚气滞，加醋柴胡、醋青皮；患者除心悸、气短，还见有头晕、健忘者，用归脾汤(《济生方》)；心悸重，脉结代者，用炙甘草汤(《伤寒论》)；动则心悸汗多者，加桂枝甘草龙骨牡蛎汤(《伤寒论》)。

常用中成药：补心气口服液每次 10 mL，每天 3 次。补益心气，活血理气止痛，适用于心气心阳不足又兼血瘀、痰浊之心衰。福王黄芪口服液每次 10～20 mL，每天 2 次。益气固表，利水消肿，补中益气，适用于心气亏虚之心衰。人参片每次 4 片，每天 2 次。大补元气，补益肺脾。适用于以心气不足为主要症状的心衰。黄芪注射液 20 mL 加入 5%葡萄糖注射液或 0.9%氯化钠注射液 250 mL 中，静脉滴注，每天 1 次。补益肺脾，益气升阳。用于症见气短、乏力等气虚之象者。

体针：常取心俞、神门、内关、间使、胆俞、阳陵泉、足三里、曲池等穴，每次取穴 3～5 个，每天 1 次，7 天为 1 个疗程，以补法为主。

耳针：常取心、定喘、肺、肾、神门、交感、内分泌等穴，可用针刺、按压、埋针等方法，每次 3～4 个穴位。

临证参考：心气虚贯穿于心衰的全过程，因此补益心气是此证型的主要治疗大法，补气药物首推参、芪。《万病回春》言人参"扶元气，健脾胃，进饮食，润肌肤，生精脉，补虚羸，固真气，救危急"。不同品种的人参制品，如红参、西洋参、生晒参均具强心的作用，其中红参的效果最好，一般调理每天可用 3～5 g，病情明显可用 10 g，严重者可用 15～20 g，危重患者可用到 30 g。如气虚血瘀时，黄芪与活血药同用，可起到活血而不伤血，并有养血之功。此外白术不单健脾益气，还可化痰、燥湿、行水，因此在气虚为主的心衰患者中也是常用中药。此证型常见于心衰初期或慢性心衰经治疗病情相对稳定，相当于心功能Ⅰ、Ⅱ级患者，若不伴有反复心动过速或心房纤颤，可不使用洋地黄类药物，以中药益气活血为主，可改善心功能，提高患者生活质量。

2.气阴两虚

症舌脉：心悸气喘，动则加重，甚则倚息不得卧，疲乏无力，头晕，自汗盗汗，两颧发红，五心烦热，口干咽燥，失眠多梦，舌红、少苔、脉细数或沉细。

病机分析：此证型多见于慢性反复发作之心衰患者，长期应用利尿剂或抗生素治疗，利尿剂直伤阴津，抗生素乃苦寒之品。由于阴阳相互依存，心衰日久，由气虚而损及于阴；或久用、过用温燥而伤阴；或水肿患者应用利尿之剂，使阴液亏耗。两颧红，五心烦热为阴亏虚阳上扰之证。有些患者甚则出现口干渴，渴而喜冷饮，此非实热，乃心衰日久，多脏虚损，脾不能为胃行其津液，阴虚燥热所致；津伤肠燥，还可出现大便秘结不行。

治法：益气养阴。

常用方：生脉散(《内外伤辨惑论》)加减。生晒参、麦冬、五味子、黄芪、黄精、玉竹、生地黄、阿胶、白芍。加减：若见阴阳两虚，畏寒、肢冷者，加附子、干姜、桂枝；气虚重者，重用黄芪；水肿者，加泽泻、车前子、白术；腹胀者，加厚朴、大腹皮、莱菔子、砂仁；心烦者，加黄连；脉结代者，用炙甘草汤(《伤寒论》)。

常用中成药：参麦注射液 40～60 mL 加入 5%葡萄糖注射液 250 mL 中，静脉滴注，每天 1 次。益气固脱，滋阴生津，养心复脉。用于气阴两虚之心衰。生脉注射液 40 mL 加入 5%葡萄糖注射液 250 mL 中，静脉滴注，每天 1 次。补气养阴，生津复脉，益气强心。用于气虚津伤，脉微欲绝之心衰。补心气口服液、滋心阴口服液：每次各 10 mL，每天 3 次。两者合用益气养阴，活血通脉。用于气阴两虚之心衰。

体针：常取心俞、神门、内关、间使、厥阴俞、阳陵泉、足三里、三阴交等穴，每次取穴 3～5 个，每天 1 次，7 天为 1 个疗程，以补法为主。慢性肺心病常取肺俞、肾俞、膻中、气海、足三里。心慌加内关。

耳针：常取心、定喘、肺、肾、神门、交感、内分泌等穴，每次 3～4 个穴位，可用针刺、按压、埋针等方法。慢性肺心病常取心、神门、交感、肾、肾上腺等穴。

临证参考：益气养阴多用参、麦，所以人参、麦冬是本证型必不可缺的常用药物。《日华子本草》言麦冬“治五劳七伤，安魂定魄”，《本草汇言》言其“主心气不足，惊悸怔忡，健忘恍惚，精神失守”。

本证型虽为气阴两虚，但气虚为始，阴虚为渐，气虚为本，故治疗上，即使阴虚较重，也不能舍其气而单补阴，益气温阳贯彻始终。此外，心阳失敛更易外散，故益气养阴之中应配以酸收，常用麦冬、五味子，一使阳气内守，温运心脉，二可防止温阳化气药物辛温伤阴散气。阴虚生热，患者常见心烦，可加黄连、生地黄。大量或长期应用利尿剂的患者，常出现口干渴而喜冷饮，可用白虎加人参汤以清热益气生津，生石膏用量可加大。大便干结者，可加大黄、元明粉急下存阴。养阴多以甘寒之品，不可过于滋腻。

3.阳虚水泛

症舌脉：心悸气喘，畏寒肢冷，腰酸，尿少水肿，咳逆倚息不得卧，腹部膨胀，或胁下积块，纳少脘闷，恶心欲吐，颈脉动，口唇爪甲青紫，舌体淡胖有齿痕、脉沉细或结代。

病机分析：本证型属本虚标实，为疾病发展至中晚期之征，相当于临床上心功能Ⅲ、Ⅳ级。心居胸中，为阳中之阳，心气心阳亏虚，出现心悸、怔忡，动则气喘。在此阳虚不单心阳虚，脾阳、肾阳皆虚，土不制水而反克，肾不制水而妄行，水邪泛滥，内蓄外溢，外溢肌肤则面浮肢肿；上凌心肺则加重心悸、喘促，甚则咳逆倚息；聚留胸腹则出现胸腹水。诸脏皆病，三焦气化不利，津聚不行，瘀血内停，瘀于心脉则见胸中隐痛，咳唾血痰，唇甲紫暗，颈部及舌下青筋显露；瘀于肺，则短气喘促、呼吸困难；瘀于肝，则胁下积块。瘀血水饮虽继发于心气亏虚，但一旦形成又可进一步损伤阳气，形成由虚致实、由实致虚的恶性病理循环。

治法：温阳利水。

常用方：五苓散合真武汤(《伤寒论》)加减。桂枝、制附子、茯苓、白术、白芍、生姜、泽泻、猪苓、车前子、丹参、红花、益母草。加减：喘促甚者，加葶苈子、桑白皮、地龙或加葶苈大枣泻肺汤(《金匮要略》)；中阳不足兼痰饮者，可用苓桂术甘汤(《金匮要略》)；腹胀者，加大腹皮、莱菔子、厚朴；恶心呕吐者，加生姜汁、半夏、旋覆花。

常用中成药：参附注射液 10～20 mL 加入 5%葡萄糖注射液 250～500 mL 中，静脉滴注，每天 1 次；回阳救逆，益气固脱；用于心阳不振，症见四肢不温，尿少水肿者。福寿草片每次 1 片，每天 2 次；强心，利尿，镇静；用于治疗心衰水肿患者。补益强心片每次 4 片，每天 3 次；益气养阴，化瘀利水；用于治疗气阴两虚，血瘀水停所致心衰。强心力胶囊每次 4 粒，每天 3 次；温阳益气，化瘀利水；用于治疗阳气虚乏，血瘀水停所致心衰。

针灸：取心俞、神门、内关、间使、通里、少府、足三里、膻中、气海、中脘等穴，每次取穴 3～5 个，每天1 次，7 天为 1 个疗程，以补法为主。水肿者配太溪、三阴交。

临证参考：在此证型中，阳虚是其病机关键，喘促、水肿是其主要的临床表现，温阳是本证的主要治法。温阳药中首推刚燥之附子，因附子性温有小毒，含乌头碱，故应炙用，用时先煎30 分钟。肺心病心衰时，因为心肌纤维肥大、间质水肿，对乌头碱比较敏感，临床易出现中毒，故用量宜小，但风湿性心脏病患者剂量可加大。附子温阳，大多与干姜配伍，“附子无姜不热”，但如果心动过速，阴虚有热者不用干姜。附子可与桂枝相配，可以宣通阳气，以利于化水气。阳虚不单心阳不振，脾阳、肾阳也衰，但不同患者的病理转归不同，又各有偏倚。阳虚水盛而兼腹胀明显者，偏于脾阳虚，应选苓桂术甘汤(《金匮要略》)，桂枝不仅能宣通阳气、利水，还能活血，用量一般 10～15 g。水肿且咳逆者，可宣肺利水，加用葶苈子。此证候虽以“水”为标实之象，但利水之法各有不同，根据不同症状表现，可以配合化瘀以利水，可以行气以利水。

此证型多相当于心功能为Ⅲ、Ⅳ级的心衰患者，当水肿较重时，可配合西药强心、利尿之品治疗，当病情减轻后，再逐渐减少利尿剂用量，直至停药。现代药理研究表明很多中药具强心功效，如枳实、葶苈子、万年青、北五加皮、福寿草等，可在辨证的基础上酌情加用，但北五加皮具有强心苷作用，易出现洋地黄中毒，使用时剂量宜小。

4.气虚血瘀

症舌脉：心悸气短，活动后加重，左胸憋闷或疼痛，夜间痛甚，两颧潮红，口唇青紫，胁下癥块，或有小便少，下肢微肿，舌紫暗、苔薄白、脉沉涩或结代。

病机分析：心主血脉，血脉运行全赖心中阳气之推动，诚如《医学入门》所说："血随气行，气行而行，气止则止，气湿则滑，气寒则凝"。气为血之帅，血为气之母，因此心衰患者自出现之始，即也存在着血行不畅，脉道不利，因虚致瘀是心衰出现瘀象的主要病机，但也可由于津液亏虚致瘀或水不行而为瘀或气滞血瘀。随病情进展，心衰反复发作，诸脏失血之濡润，首先肝血不藏，肝体不柔，出现胁下积块；心气亏虚，络脉失充，心脏失养，心脉不通，不通则痛，见胸痛；瘀血阻络，肺失宣降，则可出现胸闷、咳喘。瘀血阻碍气机，进一步加重脏腑之虚，表现为本虚标实。

治法：益气化瘀。

常用方：补阳还五汤(《医林改错》)加减。黄芪、当归、赤芍、地龙、桃仁、川芎、红花、泽兰、益母草。加减：瘀象较重者，可合用桂枝茯苓丸；心痛甚者，加全瓜蒌、薤白、郁金或合用芳香化瘀类药物，如速效救心丸、心可舒、银杏叶片等；胁下癥块，加三棱、莪术。

常用中成药：冠心安口服液每次 10 mL，每天 2～3 次。宽胸散结，活血行气。用于治疗冠心病气滞血瘀型心衰。舒心口服液每次 20 mL，每天 2 次。补益心气，活血化瘀。用于治疗气虚血瘀心衰患者。丹红注射液 20 mL 加入 5%葡萄糖注射液 250 mL 中，静脉滴注，每天 1 次。益气化瘀止痛。用于治疗心血瘀阻证型各种心脏病。疏血通注射液 6 mL 加入 5%葡萄糖注射液 250 mL中，静脉滴注，每天 1 次。活血化瘀通络。用于治疗各种血瘀型心脏病。苦碟子注射液 40 mL 加入 5%葡萄糖注射液 250 mL 中，静脉滴注，每天 1 次。化瘀止痛，用于治疗血瘀型冠心病。

针灸：取心俞、神门、内关、间使、厥阴俞、膈俞、膻中、太冲等穴，每次取穴 3～5 个，每天 1 次，7 天为1 个疗程，以泻法为主。

临证参考：心力衰竭的患者均存在微循环改变及红细胞变形、血浆黏稠、血管外周阻力明显增高等现象，而现代研究已证实活血化瘀类中药能改善上述状况，常用药物有丹参、川芎、红花、益母草、赤芍、三七、鸡血藤等。而配伍应用具有活血化瘀功效的注射剂能明显改善心功能，如丹参注射液、川芎嗪注射液、碟脉灵注射液、舒血宁注射液等。但对于血瘀较重，见胁下积块的患者，不宜用大量破瘀之品，以免络破血溢，出现咯血、便血等变证。

5.阳衰气脱

症舌脉：喘悸不休，烦躁不安，汗出如雨或如油，四肢厥冷，尿少水肿，面色苍白，舌淡苔白、脉微细欲绝或疾数无力。

病机分析：此证型多见心衰患者发展至终末阶段，也可见于暴受温邪、心脉闭塞等导致心阳暴脱，如急性感染性心肌炎、急性大面积心肌梗死等。患者不单阳衰，阴亦竭，故常表现躁动不安，乃阴不敛阳，虚阳外越之象。

治法：回阳救逆，益气固脱。

常用方：急救回阳汤(《医林改错》)加减。人参、附子、炮姜、白术、炙甘草、桃仁、红花。加减：

阴竭阳绝，兼舌干而萎，口渴者，可改用阴阳两救汤，病情转安后，可用生脉散(《内外伤辨惑论》)调治；肢冷，汗多，喘而脉微欲绝者，选参附龙牡汤(《伤寒论》)或加麻黄根、浮小麦、山茱萸。

常用中成药：参附注射液 20～50 mL 加入 5%葡萄糖注射液 100 mL 中，静脉滴注，每天 1～2 次，肢冷汗出脉微者，可直接静脉推注。益气回阳固脱。用于治疗阳衰气脱型心衰患者。

针灸：取心俞、神门、内关、三阴交、足三里、膻中、气海、关元等穴，每次取穴 3～5 个，每天 1 次，7 天为 1 个疗程，以补法并灸为主。

临证参考：此证型多属各种急慢性心衰发展至终末阶段，病情危笃，需立即急救。中西医结合治疗优于单纯西医治疗。在强心药的应用上，虽然许多中药含有强心苷，如北五加皮等，但此时患者对上述强心药的耐受程度差异很大，不易掌握剂量，容易引起中毒，故强心剂的应用不如西药洋地黄类。在利尿剂的应用上，虽然中药利尿效果不如西药见效快，但此时由于患者心力衰竭，心排血量下降，肾血流量不足，单纯西药利尿已无效，如果配合大剂量通阳利水或化瘀利水之品，则明显增强利尿效果。阳衰气脱，出现汗出肢冷，患者往往进入休克阶段，少尿或无尿，血压下降，单纯应用西药升压药，如多巴胺、间羟胺，大剂量应用使肾血管收缩，出现尿少，四肢厥冷，长期应用还存在药物依赖，此时如配合中药参附注射液，回阳救逆，其升压作用明显增强，可减少西药升压药用量，减轻药物依赖，且增加末梢血液循环，使四肢变暖，尿量增加。

七、按主症辨证论治

(一)心悸

心悸是心衰患者始终存在的症状，往往与气短并见，听诊时心率可增快，可闻及奔马律，可有心律不齐。脉诊可见促、结、代、疾、数等脉象。初期多以心气亏虚为主，疾病恢复期多以阴虚、阳浮或痰火、水饮为主。

1.心气(阳)虚

临床表现：心中悸动不安，气短，动则加剧，乏力，自汗，舌质淡或隐青、苔白滑、脉多沉细而结或代或涩。上述表现为心气不足之象，如见形寒不足，面色苍白，脉见沉迟，则为心阳不足之象。心电图多见心律不齐，各种期前收缩或传导阻滞。

辨证要点：心悸，气短，乏力，形寒。

治法：益气温阳止悸。

常用方药：桂枝甘草龙骨牡蛎汤(《伤寒论》)。桂枝、炙甘草、生龙骨、生牡蛎。加减：乏力、气短明显者，可加人参、黄芪；心中空虚而悸，脉沉迟，形寒肢冷甚者，可用麻黄附子细辛汤(《伤寒论》)；心虚胆怯，神不自主而悸者，可用安神定志丸(《医学心悟》)。

常用中成药：灵宝护心丹每次 3～4 丸，每天 3～4 次，强心益气、通阳复脉、芳香开窍、活血镇痛，用于缓慢型心律失常及心功能不全。

针灸：主穴内关、通里、郄门、三阴交，心神不宁加神门、间使，心阳虚衰灸关元、神阙。

临证参考：心悸是伴随心衰始终之症状，有虚实之分。言其虚，多因心气、心阴、心血之不足。心悸，乏力，气短者，属心气不足，重用参、芪。人参入脾肺二经，有大补元气、固脱生津及安神之功效。现代药理研究证实人参有强心作用，对心脏病患者，人参可通过改善心肌营养代谢而使心功能改善。黄芪入肺、脾二经，不但可以补气固表，还可利水消肿，对于心衰出现自汗、水肿者尤宜。现代药理研究证明黄芪可加强心肌收缩力，增加心排血量，减慢心率，还可直接扩张血管，利尿，减轻心脏负荷，故为救治心衰不可缺少的药物。

2.阴虚火旺

临床表现:心中悸动不安,心烦,少寐多梦,口干,脉多疾数。心电图表现多为快速型心律失常。

辨证要点:心悸,心烦,脉细数。

治法:滋阴清热,宁心安神。

常用方药:天王补心丹(《摄生秘剖》)加减。生地黄、五味子、当归、天冬、麦冬、柏子仁、酸枣仁、人参、玄参、丹参、白茯苓、远志、桔梗、朱砂。加减:若热象明显者,可加黄连;心烦重者,加栀子;若阴不敛阳者,可用三甲复脉汤(《温病条辨》)。

常用中成药:稳心颗粒每次 1 包,每天 3 次;益气养阴,定悸复脉,活血化瘀;适用于各种快速性心律失常。利心丸每次 3 g,每天 2 次;养心安神;用于快速性心律失常。

针灸:体针取穴内关、迎香、厥阴俞,强刺激。耳针取心、神门、交感,中等至强刺激。

临证参考:心衰患者在疾病发展过程中常伴有心悸不宁,临床查体时发现各种心律不齐,心阴不足患者以室性期前收缩及快速心律失常多见,此时治疗仍以纠正心衰为主,在辨证的基础上佐以安神之品。因心衰患者之阴虚多源于气虚,故治疗时当气阴双补,以生脉散或炙甘草汤为主方。心烦少寐者,加酸枣仁、苦参或黄连之类,可泻心火,除湿热。现代药理研究认为黄连、苦参均有良好的抗期前收缩作用。

3.水饮凌心

临床表现:心悸而喘咳,眩晕,胸脘痞满,尿少或水肿,舌苔白滑,脉多弦滑。听诊双肺可闻及水泡音,心率多快,可闻及奔马律。

辨证要点:心悸,咳喘不得卧,尿少水肿。

治法:振奋心阳,化气行水。

常用方药:葶苈大枣泻肺汤(《伤寒论》)。葶苈子、大枣。加减:如水饮上逆,恶心呕吐者,加半夏、陈皮、生姜以和胃降逆;如肾阳虚衰,不能制水,水气凌心,症见心悸喘咳,不能平卧,四肢不温者,选真武汤(《伤寒论》);头晕,小便不利,水肿甚者,选苓桂术甘汤(《伤寒论》)。

针灸:肺俞、合谷、三焦俞、肾俞、水分、足三里、三阴交、复溜等穴,补泻兼施。

临证参考:此证型多为心衰之重证,心悸乃由于阳虚水邪上犯于心,心阳不振,营阴内虚,水在心下,阳不归根,故头眩身动。可采用苓桂术甘汤纳气宁心的治法。温阳同时不忘利水,可加防己、车前草、木通;宗气无根,则气不归原,故应加龙骨以镇浮阳,牡蛎以抑上逆之水气;阳虚寒水所困,使血凝滞,则加泽兰、茺蔚子化瘀行水,但不宜用化瘀重剂。

(二)喘促

心衰往往伴有气促,甚则短气不足以息,故首先要辨虚实。《素问·调经论》提出:"气有余则喘咳上气,不足则息不利少气。"《景岳全书·杂证谟·喘促》说:"实喘者有邪,邪气实也;虚喘者无邪,元气虚也。实喘者长而有余,虚喘者气短而不续。实喘者胸胀气粗,声高息涌,膨膨然若不能容,唯呼出为快也;虚喘者慌张气怯,声低息短,惶惶然若气欲断,提之若不能升,吞之若不相及,劳动则甚,而惟急促似喘,但得引长一息为快也。"从以上论述看,心衰之气喘当属虚喘,乃责于肺肾,但也有由于水饮凌心射肺使肺实作喘者。

1.痰饮上凌于肺

临床表现:咳喘不能平卧,喉中痰鸣,胸高息粗,咳嗽大量黏痰或涎液,尿少水肿,舌苔多腻,脉滑数。查体双肺可闻及干湿啰音。

辨证要点：咳喘不能平卧，喉中痰鸣，咳嗽大量黏痰或涎液。

治法：祛痰利气化饮。

常用方药：二陈汤（《太平惠民和剂局方》）合葶苈大枣泻肺汤（《金匮要略》）加减。半夏、陈皮、茯苓、甘草、葶苈子、瓜蒌、款冬花。加减：若痰黄者，加黄芩、黄连、栀子、川贝；痰有腥味者，加鱼腥草、金荞麦；痰白清稀，形寒肢冷者，可合真武汤（《伤寒论》）。

针灸：定喘、列缺、尺泽、合谷、膻中、中脘、丰隆、肾俞、太溪等穴，可用泻法。

临证参考：本证型多见于慢性心衰合并肺内感染患者或急性左心衰患者，最常见于肺心病心衰患者。外邪犯肺，肺失宣降，痰浊内蓄，或久病脾虚失运，聚湿生痰，上渍于肺，或肾阳虚衰，水无所主，上凌于肺。总之，痰与饮皆为有形之实邪，故治疗当急则治标，治痰治水。

2.肺肾气虚

临床表现：喘促，气不得续，动则益甚，汗多，心悸，形寒肢冷，或尿少水肿，舌质淡、苔薄或滑，脉沉弱。

辨证要点：喘促，气不得续，动则益甚。

治法：补肾纳气。

常用方药：金匮肾气丸（《金匮要略》）合生脉饮（《内外伤辨惑论》）。制附子、桂枝、熟地黄、山茱萸、山药、茯苓、牡丹皮、泽泻、人参、麦冬、五味子。加减：若尿少水肿明显者，可加牛膝、车前子；若咳喘者，可加葶苈子、生龙骨、生牡蛎；若腹胀者，加厚朴、枳实。

针灸：肺俞、定喘、膏肓俞、太渊、足三里、肾俞、气海、太溪等穴，多用补法，并灸。

临证参考：此证型多见慢性心衰患者经过治疗，病情相对稳定，但心功能较差，动则喘促，甚则尿量减少，双下肢水肿。从其脉证分析，当属虚喘范畴，治从其肾，可酌用淫羊藿、胡桃肉、补骨脂、紫石英、沉香等温肾纳气，镇摄平喘之品。心肺肾气已亏极，血行多不畅，故本证多兼瘀，可酌加桃仁、红花、川芎、泽兰、丹参等以活血。另外，病情发展至此，多属顽疾，用药宜久，故可根据病情配制成丸散之剂服用。

（三）水肿

临床表现：尿少，水肿，从下而上，多与心悸、喘促并见，形寒肢冷，苔白滑，脉沉滑。

辨证要点：悸、喘、肿，形寒肢冷。

治法：温阳利水。

常用方药：五苓散（《伤寒论》）合真武汤（《伤寒论》）。桂枝、制附子、茯苓、白术、泽泻、猪苓、白芍、干姜。加减：腹胀者，加冬瓜皮、大腹皮；水肿较甚，有胸腹水者，可加牵牛子或商陆以攻逐水邪。

针灸：腰以上肿取肺俞、三焦俞、列缺、合谷、阴陵泉，用泻法；腰以下肿取肾俞、脾俞、水分、复溜、足三里、三阴交，用补法。

临证参考：水肿的基本病机是阳气虚衰不能化水，故通阳利水是基本治法，用药宜动不宜静，宜走不宜守，宜辛温不宜阴柔。通阳利水之品首推桂枝，桂枝可宣通全身之阳气，常与茯苓配伍，代表方为五苓散（《伤寒论》）。健脾通阳应选苓桂术甘汤（《金匮要略》），白术不仅能健脾益气，还能化痰、燥湿、行水。如心衰因感受外邪而引发水肿者，应宜通肺卫以利水，选防己茯苓汤（《金匮要略》）。气虚明显而水肿者，可选春泽汤（《医方集结》）。血瘀水结者，可选桂枝茯苓丸（《金匮要略》）化瘀利水。利水药物常选利水而不伤阴之品，如茯苓、泽泻、芍药、白术等。如水邪上犯，凌于心肺者，当泻水逐饮，选葶苈大枣泻肺汤（《金匮要略》）或己椒苈黄丸（《金匮要略》），葶苈子可化痰、平喘、泻肺，防已有显著的利水作用，但近年实验研究发现防己对肾脏有毒性，故应慎用。“血不行则为水”，无论气虚还是阳虚，瘀象伴随始终，化瘀可利水，常用药物如益母草、泽兰。

心衰长期应用利水药包括西药利尿剂，导致阴津枯竭，此时水肿与伤阴并见，水热互结，利尿剂已无效，滋阴有助水邪之弊，利水又恐伤阴，治疗当育阴清热利水，可用猪苓汤(《伤寒论》)。心衰后期，五脏功能均受损，水瘀互结，使三焦气机不畅，故配以行气之品，调畅三焦气机，行气以利水，可酌情加厚朴、枳壳等。

(四)多汗

临床表现：心衰患者自汗多见，在活动后如进食、排便等，大汗淋漓；也可见盗汗或冷汗。

辨证要点：汗自出或盗汗。

治法：调和营卫。

常用方药：气虚自汗者，可加用玉屏风散(《丹溪心法》)：黄芪、白术、防风；心阳虚者，可加用桂枝加附子汤(《伤寒论》)：桂枝、附子、芍药、甘草、生姜、大枣；阴虚盗汗者，可加用当归六黄汤(《兰室秘藏》)：当归、生地黄、熟地黄、黄芪、黄芩、黄连、黄柏。加减：自汗多者，可加用浮小麦、麻黄根；阳虚明显，大汗淋漓，汗出欲脱者，用大剂参附龙牡汤；阴虚明显者，可重用山茱萸，加五味子、五倍子、乌梅等以酸收。

临证参考：心衰患者汗多，乃由于心气阳虚，汗液不能自敛之故，或心阳暴脱，真津外泄所致。如出现额部冷汗如珠，四肢不温，多为脱证(心源性休克)先兆，应密切监测血压、脉搏变化。

(五)腹胀

临床表现：腹胀，食则加剧，按之较硬或按之柔软，大便干结或无。

辨证要点：腹胀，食则加剧。

治法：实则通利，虚则健运。

常用方药：实证用己椒苈黄汤(《金匮要略》)：防己、椒目、葶苈子、大黄；或中满分消丸(《兰室秘藏》)：厚朴、枳实、黄连、黄芩、知母、半夏、陈皮、茯苓、猪苓、泽泻、砂仁、干姜、姜黄、人参、白术、炙甘草。虚证者用甘草泻心汤(《伤寒论》)：甘草、半夏、黄芩、干姜、黄连、大枣。

针灸：膻中、内关、气海、阳陵泉、足三里、太冲等穴，补泻兼施。

临证参考：心衰患者多伴腹胀，当辨虚实。实则多因于中焦气机不畅，痰饮、水湿、瘀血内阻，患者表现“心下痞坚”，临诊多见肋下肝大或腹水等；虚则由于中阳不足，脾不健运，自觉腹胀大，但按之柔软，相当于虚痞证。故在治疗时不要一见腹胀，就用大量行气消导之品，以免破气耗气。

八、变证治疗

心衰患者常出现咯血变证，依其临床表现可见下列 3 种证型。

(一)心肾阳虚

症舌脉：咯稀血痰，心悸胸闷，咳喘，肢冷自汗，水肿，舌淡苔白、脉沉细或结代。

病机分析：由于心肾阳虚，阴阳不相为守，卫气虚散，阴血妄行，即“阳虚阴必走”。

治法：温通阳气，收敛止血。

常用方药：桂枝甘草龙骨牡蛎汤(《伤寒论》)加白及、仙鹤草、白茅根。桂枝、甘草、龙骨、牡蛎、白及、白茅根、仙鹤草。

(二)阴虚火旺

症舌脉：咯血鲜红，心悸心烦不得眠，口干咽燥，头晕耳鸣，腰膝酸软，舌红少苔、脉细数。

病机分析：心衰日久，阳虚阴竭，阴虚于下，火亢于上，灼伤血络，故出现咯血。

治法：滋阴降火，凉血止血。

常用方药：黄连阿胶汤(《伤寒论》)加侧柏叶、茜草、白茅根。黄连、阿胶、白芍、鸡子黄、侧柏叶、茜草、白茅根。

(三)瘀血阻络

症舌脉：咯血紫暗或血块，心悸气喘，胸闷胸痛，口干，两颧潮红，唇甲发绀，舌红、脉涩。

病机分析：心衰患者因虚致瘀，瘀血阻塞脉道，血流不通，溢于脉外，则引起咯血。

治法：活血降逆止血。

常用方药：血府逐瘀汤(《医林改错》)加三七、花蕊石、藕节、旋覆花。生地黄、桃仁、红花、枳壳、赤芍、柴胡、川芎、桔梗、牛膝、甘草、三七、花蕊石、藕节、旋覆花。

九、疗效评定标准

(一)心功能疗效判定标准

按 NYHA 分级方法评定心功能疗效。

(1)显效：心功能基本控制或心功能提高 2 级以上者。

(2)有效：心功能提高 1 级，但不足 2 级者。

(3)无效：心功能提高不足 1 级者。

(4)恶化：心功能恶化 1 级或 1 级以上。

(二)心衰计分法疗效判定标准(Lee 计分系统)

(1)显效：治疗后积分减少≥75%者。

(2)有效：治疗后积分减少在 50%～75%者。

(3)无效：治疗后积分减少＜50%者。

(4)加重：疗前积分。

(三)中医证候疗效判定标准

疗前评分与疗后评分百分数折算法：(治疗前评分－治疗后评分)/治疗前评分×100%。

(1)显效：主次症基本或完全消失，证候积分为 0 或减少≥70%。

(2)有效：治疗后证候积分减少≥30%。

(3)无效：治疗后证候积分减少不足 30%

(4)加重：治疗后积分超过治疗前的积分。

十、护理与调摄

心衰为各种心脏疾病严重阶段的危重证候，严重危害患者的生活质量和生命安全，做好护理工作可提高临床疗效，降低病死率。

(一)预防感染

室内空气要新鲜，及时通风，注意保暖，预防感冒。心衰患者正气皆虚，正不胜邪，外邪易乘虚而入，犯于心肺，加重心衰。感染是诱发心衰的常见原因，所以慢性心衰患者无论何种感染，均需早期治疗。有些体弱患者感染时症状不典型，体温不一定很高，仅表现为食欲缺乏、倦怠等，应密切观察病情变化，预防心衰发生。体弱易感之人平素可配合玉屏风散口服。冬春季节是流感高发季节，患者可口服板蓝根冲剂预防感冒。

(二)情志护理

慢性心衰患者常年卧床,易产生“累赘”感,对生活信心不足,同时又惧怕死亡。因此,医师及家属应多关心体贴,生活上给予必要的帮助,使患者保持良好的情绪。故做好情志护理,多与患者交谈、沟通,使患者摆脱焦虑、烦躁等不良情绪,坚定治病信心。患者自己也应保持平和的心态,不自寻烦恼。各种活动要量力而行,既不逞强,也不过分依赖别人。对自己的疾病不能忽视,也不要过分关注,因为过分紧张往往更易诱发急性心衰。

(三)合理休息

对心衰较轻者应嘱其适当休息,合理休息是减轻心脏负担的重要方法,可使机体耗氧明显减少,使肾供血增加,有利于水肿的减退。除午睡外,下午宜增加数小时卧床休息。急性期和重症心衰时应卧床休息,待心功能好转后应下床做一些散步、气功、打太极拳等活动,但要掌握活动量,当出现脉搏大于110 次/分,或比休息时加快 20 次/分,有心慌、气急、心绞痛发作或异搏感时,应停止活动并休息。

(四)合理饮食

合理饮食在心功能不全的康复中占重要地位,其原则为低钠、低热量、清淡易消化,足量维生素、碳水化合物、无机盐,适量脂肪,禁烟、酒。还应少食多餐,因饱餐可诱发或加重心衰。《黄帝内经》记载:“五谷为养,五果为助,五畜为益,五菜为充,气味合而服之。”心衰患者要少量多餐,食易消化的食物,如流质、半流质或软饭。应限制食盐,每天在 3 g 以内为宜,限制水分的摄入,多吃含钾高的水果蔬菜,如苹果、香蕉、橙、橘子、枣、荸荠、玉米须、鱼腥草、马齿苋、干蘑菇、菠菜、苋菜、山楂等,以保护心肌,减轻心脏负荷。心衰患者食物要多样化,营养要均衡,合理搭配谷、菜、果、肉。偏于气虚者,常食山药等健脾益气,如有轻微水肿,可配合莲子、大枣、百合、茯苓等健脾利水。气阴两虚者,常食银耳、太子参、百合、玉竹等。脾肾阳虚,水湿内停者,常食冬瓜、赤小豆、玉米须,健脾益肾,利水祛湿。阳虚明显者,可常食枸杞子、人参等。心衰患者避免吃坚硬生冷、油炸、油腻及刺激性食物,少食或不食容易产生胀气的食物如土豆、南瓜、红薯、豆类及豆制品、含糖糯米食品与其他甜食、啤酒、汽水等。

(五)合理用药

应严格按医嘱用药,切忌自作主张更改或停用药物,以免发生严重后果。并应熟悉常用药的毒副作用,这样有利于不良反应的早发现、早就医、早处理。在服药期间及时反馈症状变化情况,也有利于医师调整用药。如患有高血压、糖尿病的患者,一定坚持原发疾病的治疗,如控制血糖、控制血压等。

(六)预防褥疮

慢性心衰患者常被迫采取右侧卧位,所以应加强右侧骨隆突处皮肤的护理,预防褥疮。可为患者定时按摩、翻身,护理动作应轻柔,防止皮肤擦伤。对水肿严重者的皮肤更应加强保护。

(七)定期复查

应定期抽血复查地高辛浓度和血钾、钠、镁及尿素氮、肌酐等。并定期复查心电图,心功能测定可每 3 个月检查 1 次。检查体重及水肿情况,并根据病情由医师决定是否需要调整药物。心衰患者还应学会自我监测,以便对出现的各种症状和所用药物的毒副作用及时发现,如出现气短、乏力、夜间憋醒、咳嗽加重、泡沫状痰、倦怠、嗜睡、烦躁等,可能为心衰的不典型表现,应及时就医。

(八)注意输液速度

补液过多过快,可加重心脏负荷而加重心衰,而过少或过慢输液则可导致血容量不足,诱发休克。

(九)密切观察病情

昏迷者,应建立特护记录,及时准确地观察和记录病情变化。注意心率、心律、呼吸、血压、脉搏变化,做好心电监护及心电图描记,注意有汗无汗、汗液性质及多少,注意四肢温度及体温变化,保持呼吸道通畅,若发现昏迷、呕血时,及时报告医师。对于呼吸困难及发绀者,应给予间断低流量吸氧。

十一、预后与转归

心衰各证候之间可以相互转化,气虚可发展为阳虚或兼阴虚,气阴两虚可加重而转为阴阳俱损或阳衰气脱证。本虚标实常兼见,如气虚血瘀或阳虚水泛。受损脏腑少,相对病情较轻,否则多脏受损,则病情较重。标实(水、瘀、痰)证少,病情相对较轻。

心衰若治疗不当,可转为脱证,甚者导致死亡,预后不良。

十二、古训今释

(一)病名溯源

《黄帝内经》虽没有心衰的病名,但有关心力衰竭时不同阶段的症状表现已有所论述。如《素问·平人气象论》曰:"颈脉动,喘疾咳,曰水,……足胫肿曰水。"最早提出了与心衰有关的临床表现,并名之为"水"。汉代张仲景在《金匮要略·水气病脉证并治》中明确提出"心水"之名,症见身体乏力而沉重,下肢水肿,气短,不足以息,甚则喘不得卧,心烦躁扰不安,肝大等一系列表现,在《黄帝内经》的基础上进一步认识到,其心衰是由水气客于心所致。在后世的论述中,多见有心悸、怔忡、心劳、心胀的描述,如宋代陈言在《三因极一病证方论·心小肠经虚实寒热证治》说:"心气郁结,忪悸,噎闷,四肢水肿,上气,喘急。"此忪悸也即怔忡。罗芷园《芷园医话·怔忡》曰:"此症原因,不外心脏衰弱……治不得法,多取死亡之转归。"明确指出怔忡是由心脏功能衰竭所致,若治疗不当,可导致死亡之危重疾病。清代何梦瑶在《医碥·悸》又说:"悸者,心筑筑之惕惕然,动而不安也。俗名心跳……一由于停饮,水停心下,心火为水所逼,不能下达而上浮,故动而不安也。必有气喘之证。肾水上浮凌心,义亦如之。"又根据其症状表现,命之为"心气虚""心气不足"。可见历代对于心水、心悸、怔忡、心劳、心胀等的描述与现代心衰的症状类似。

关于"心衰"一词首见于唐代,唐代孙思邈在《备急千金要方·心脏门》中首次提出"心衰"一词,曰"心衰则伏",之后,《圣济总录·心脏门》提出"心衰则健忘",《医述·脏腑》中有"心主脉,爪甲色不华,则心衰矣"的论述。《医方辨难大成》还说:"人身主宰者心……心之气尤贵充足……人身运用者心,心之血固贵滋荣……否则,心先受病……即如怔忡之证……而心系悬悬者,即心脏之衰败也。"诸家所提到的"心衰"与今日之心衰是否同病?首先来解读孙思邈所说的"伏"之义,黄蕴兮《脉确》认为:"阴盛阳衰,四肢厥逆,六脉俱伏。"朱栋隆《四海回春》认为:"心脉无力之中,又带迟伏之脉,是心脉不足而又寒矣,即断以怔忡。"《金匮要略·水气病脉证并治》说:"热止相搏,名曰伏;沉伏相搏名曰水。沉则脉络虚,伏则小便难,虚难相搏,水走皮肤,即为水矣",是指热留于内,与水相搏,阳气不化而小便难少,出现水肿。可见"伏",一是指心阳虚衰、阴寒内盛所致;二是热水相搏出现水肿,均符合心衰之心阳虚损,鼓动无力,四肢失于温煦,小便难之表现。古人亦认为“伏”是怔忡之候、健忘之义,《圣济总录·健忘》:“健忘之本,本于心衰,血气衰少。”陈文治《诸证提纲》指出:“怔忡日久则生健忘。”皇甫中《明医指掌·惊悸怔忡健忘证》曰怔忡“日久不已,精神短少,心气空虚,神不清而生痰,痴迷心窍,则遇事多忘。……名曰健忘”,符合心脏病日久不愈,心功能逐渐衰退而发展为心衰的病理转化过程;爪甲不华为心衰患者之爪甲青暗、发绀之表现,是从“心脏外证”之所见,论述心脏之衰。

以上所述对心衰症状的描述,与西医学所述心衰表现类似,但并非所有古人有关心衰的论述都等同于西医学所说的心力衰竭,如《圣济总录·心脏门》提出“心衰则健忘,不足则胸腹胁下与腰背引痛,少颜色,舌本强”,并非心衰特征性改变,其他疾病如中风等内科疾病均可见到上述症状,故阅读古书时要仔细辨别。

(二)医论撮要

1.证候

“心衰”的主症为“怔忡”,如《素问·至真要大论》曰:“心澹澹大动,胸胁胃脘不安,…病本于心。”《灵枢·经脉》进一步描写为“心惕惕如人将捕之”。上述表现,古医家称为“怔忡”,为心悸之严重者,即在无惊恐、过劳等诱因的情况下,自觉心中跳动不安,作无休止,程度严重。怔忡是患者的自觉症状,从外在表现上可见左乳下搏动应衣,如《素问·平人气象论》曰:“胃之大络,名曰虚里,贯膈络肺,出于左乳下,其动应手,脉宗气也。盛喘数绝者,则病在中,结而横,有积矣;绝不至曰死。乳之下,其动应衣,宗气泄也。”虚里在左乳下乳根穴处,为心尖冲动之处,其跳动轻者可以应手,为气血循行如常之证,其跳动剧甚,疾数并伴有中断而应衣者,是气血运行失常,精气外泄之表现,也为怔忡之外在表现。

心衰患者除怔忡外,还可见身重水肿,少气不足以息,甚则喘促不能平卧,右胁下瘕块等。如《素问·水热穴论》说:“水病下为胕肿大腹,上为喘呼不得卧。”巢元方在《诸病源候论·水病诸候·二十四水候》中说:“夫水之病……令遍体肿满,喘息上气……目裹水肿,颈脉急动……小便不通。”这些症状描述与心衰时出现的喘不得卧,尿少,水肿相同。《金匮要略·水气病脉证并治》中“心下坚,大如盘,边如旋杯”之描述极符合今之心衰引起肝脏淤血肿大。另外,宋《太平圣惠方·治风惊悸诸方》中又补充“心气不足,惊悸汗出,烦闷……咽喉痛,口唇黑”,与现代口唇发绀之体征相符。从上述诸医家的论述可确认:心衰虽以心悸气短为主症,还伴有尿少水肿,喘促不能平卧,口唇发绀,颈脉动,虚里搏动应衣,触及疾数或有不齐,足胫肿,严重者可见腹水,或见烦躁多汗。结合病名的论述,还可伴有咽干、善噫等症。

心衰的脉象变化也各不相同,有“参伍不调者”(《素问·三部九候论》),有“乍数乍疏”者(《灵枢·根结》)。《素问·平人气象论》说:“人一呼脉一动,一吸脉一动,曰少气,人一呼脉三动,一吸脉三动而躁,……人一呼脉四动以上曰死,脉绝不至曰死,乍疏乍数曰死。”有学者发现心力衰竭患者不但可出现窦性心动过速,还可见各种心律失常,如各种期前收缩,房室或室内传导阻滞等,与上述脉象描述极其吻合。

2.病因

(1)邪痹心脉论:反复外感六淫及温热邪毒,循经入心,寒则伤阳,热则耗散,心气受伤,久伤不复则损,久损不复则衰。《素问·痹论》说:“风寒湿三气杂至,合而为痹……脉痹不已,复感于邪,内舍于心。”在六淫中,古人更重视寒邪伤人对心病发生的重要作用,《素问·举痛论》中“寒气客于冲脉,冲脉起于关元,随腹直上,寒气客则脉不通,脉不通则气因之,故喘动应手矣”,为感受外邪,损于心脉而引起心悸、喘促等心衰表现。

(2)情志内伤论:猝受惊恐,或思虑过度,所愿不遂可引发惊悸、怔忡,心气不足,心神涣散,继而发展为心衰。明代虞抟在《医学正传·怔忡惊悸健忘证》中说:“夫怔忡惊悸之候,或因怒气伤肝,或因惊气人胆……又或遇事繁冗,思想无穷,则心君亦为之不宁,故神明不安而怔忡悸之证作矣。”在惊恐、忧思的基础上,又提出恼怒可使心君不宁而发为怔忡。

(3)水饮凌心论:心主火,主血脉,血液在脉道内正常循行,必赖于心阳之温煦与鼓动。水火相克,水饮上凌于心,必损心之阳气,上凌于肺,则肺失宣降,故见怔忡、喘促、水肿等。正如《素问·逆调论》说:“夫不得卧,卧则喘者,是水气之客也。”《金匮要略·水气病脉证并治》认为:“水在心”“水停心下”可出现“心下坚筑、短气、恶心不欲饮”及暴喘满……甚者则悸,微则短气等心衰之证候,并由此而提出“心水”之名。后世医家有“心有水气”“水气乘心”等相同的论述。

(4)虚损论:衰即虚损衰竭之意。心衰为久患心系疾病,渐积而成。在疾病的慢性演变过程中,必损及正气,心气虚则心动无力,久则心力内乏,乏久必竭。故心衰初期,多见心气不足,如《金匮要略·惊悸吐衄下血胸满瘀血病脉证治》说:“寸口脉动而弱,动即为惊,弱则为悸。”《中藏经·虚实大要论》《脉经》中有相同记载,《诸病源候论·五脏六腑病诸候·心病候》中又说:“心气不足则胸腹大,胁下与腰背相引痛,惊悸恍惚,少颜色,舌本强,善忧悲,是为心气之虚也。”《圣济总录·心脏门》也云:“心虚之状,气血衰少,面黄烦热,多恐悸不乐,心腹痛,难以言,时出清涎,心膈胀满,梦寝不宁,精神恍惚,皆手少阴经虚寒所致。”从上述条文可见,古人认为心气虚是心衰发生的原因之一。

综上,引起心衰的病因较多,且错综复杂,感受外邪可致正虚,正虚之人易感外邪;情志不遂使气机不畅,日久亦伤正气,或产生水饮、痰浊、血瘀等病理产物;劳倦过度,损及正气及病后失治、误治等均可单独或合并为病。

3.病机学说

(1)心脉痹阻学说:心主血脉,不论何种病因损及于心,使心不能主持脉道,运血而行,必使心之用受损,心之体受伤,体用俱损,则必见衰竭之象。如《医学衷中参西录·医论》在“论心病治法”条中说:“有非心机亢进而若心机亢进者,怔之证是也。心之本体,原长发动以运行血脉,然无病之人初不觉其动也,惟患怔忡者则时觉心中跳动不安。……此其脉象多微细,或脉搏兼数……有因心体肿胀,或有瘀滞,其心房之门户变为窄小,血之出入致有激荡之力。而心遂因之觉动者。此似心机亢进而亦非心机亢进也。其脉恒为涩象,或更兼迟。”此所论怔忡者,心跳动剧烈似心机亢进,而实则脉微细或迟,为气(阳)阴亏损之虚证,并在本虚的基础上出现“瘀滞”之病理,“脉涩曰痹”(《素问·平人气象论》),从其所见脉象也为心脉痹阻。且心衰者多伴水肿,汪昂《医方集解》说:“水肿有痰阻、食积、血瘀。何以证明心衰为血脉被阻?”王焘《外台秘要·脉极论》曰:“手少阴气绝则脉不通。手少阴者,心脉也,心者,脉之合也,脉不通则血不流,血不流则发色不泽,故面黑如漆紫,则血脉先死。”从中医理论已知,“气”可代表脏腑之功能,绝为衰也。可见“手少阴气绝”即心功能衰竭,其临床见面黑唇暗,为血流不畅之“瘀”象。

(2)阳虚水泛学说:古人认为心衰的病变过程与“水”有关,由“水气乘心”所致。而水之来源,多因阳气亏虚。张介宾在《景岳全书·杂证谟·肿胀》说:“若病在水分则多为阴证,何也?盖水之与气,虽为同类,但阳旺则气化而水即为精,阳衰则气不化,而精即为水。故凡水病者,水即身中之血气,但其为邪为正,总在化与不化耳。水不能化,因气之虚,岂非阴中无阳乎?此水肿之病,所以多属阳虚也。……而气竭于上,所以下为肿满,上为喘急,标本俱病,危斯极矣。”水为阴邪,赖气以动,阳气虚损,气化不健,气血不归正化而为水,水气上凌心肺则怔忡、喘急,渗于肌肤则肿满。故见本虚(气阳虚)、标实(水饮内犯外溢)之危证。故成无己《伤寒明理论》说:“心悸之由,不越二种:一者,气虚也;两者,停饮也。”

(3)脏腑失常学说:心衰是心系疾病后期,心之体用损伤严重时所表现的证候群。因“心为一身之主”,在心病演变过程中,必累及于他脏,或他脏病变也可累及于心。如陈士铎《辨证玉函·上症下症辨·怔忡》说:“怔忡之症,本是心气之虚,如何分为上下?……肺脉属于心之上,肺气有养则清肃之令下行,足以制肝木之旺,肝木不敢下克脾土,脾土得令,自能运化以分津液而上输于心,而后心君安静无为,何致有怔忡不定之病耶?此所谓上症之源流也。因肺金失令,则肝木寡畏,以克脾土,脾土为肝所制,事肝木之不暇,又安能上奉于心乎?心无脾土之输,而木又旺,自己尊大,不顾心君之子。此心所以摇摇靡定而怔忡之症起矣。但怔忡之病,何以知之,其症必兼咳嗽,而饮食能食而不能消者是也。……其下病奈何?其症吐痰如清水,饮食知味而苦不能多,……此病乃肾水耗竭,不能输于肝木,而肝木自顾不遑,又安能上养于心乎?心血既耗,又安能下通于肾?心肾交困,怔忡时生不止。”由此可见,心衰的病变过程中,除心气内乏外,肺、脾、肝、肾均随之受累。王叔和《脉经·手少阴经病证》曰:“病先发于心者。……一日之肺,喘咳,三日之肝,胁痈之满,五日之脾,闭塞不通,身痛体重。三日不已,死。”肺气失宣,郁闭不畅,津液不布,水道不通,则咳喘,甚则喘急,咳痰,尿少水肿;脾气受损,气机呆滞,运化失常,则食而不消,痰如清水;肝气不疏,藏血而不泄,故胁胀痛,胁下癥块;肾司开阖,主司二便,肾阳不足,蒸化无力,水津不化而为饮,水饮上凌于心则加重心衰,水湿泛于肌肤则水肿,水湿内停则少尿。

(温鑫皓)

第七章 呼吸科病证的辨证治疗

第一节 喘 证

一、概述

喘即气喘、喘息。临床表现以呼吸困难，甚至张口抬肩，鼻翼翕动，不能平卧为特征者，谓之喘证。喘证可见于多种急慢性疾病过程中，不仅见于肺系疾病，还可因其他脏腑病变影响于肺所致，因此应结合辨病。现代医学中肺炎、喘息性支气管炎、肺气肿、肺源性心脏病、心脏性哮喘、癔症等发生呼吸困难时，均可参照本节辨证论治。

二、病因病机

喘证的病因概言之有外感、内伤两大类。外感为六淫外邪侵袭肺系，内伤为饮食不当、情志失调、劳欲久病等。如《丹溪心法・喘》说："六淫七情所感伤，饱食动作，脏气不和，呼吸之息，不得宣畅而为喘急。亦有脾肾俱虚，体弱之人，皆能发喘。"本病主要病机为邪壅肺气，宣降不利；或精气虚衰，肺肾摄纳失常。

（一）实喘在肺

实喘多为外邪、痰浊、肝郁气逆，邪壅肺气，宣降不利所致。若重感风寒，内舍于肺，邪实气壅，肺气不宣；或表邪未解，内已化热，热为寒遏，肺失宣降，气逆作喘；或过食生冷肥甘，聚湿生痰，痰浊上干，壅阻肺气，升降不利，发为喘促；或郁怒伤肝，肝气上逆于肺，肺气不降，气逆而喘。实喘病久伤正，可由肺及肾。

（二）虚喘在肺、肾

虚喘责之肺、肾，因阳气不足、阴精亏耗，而致肺肾出纳失常，且尤以气虚为主。慢性咳嗽、肺痨等肺系病证，迁延不愈，久病肺虚，气失所主，气阴亏耗，不能下荫于肾，肾元亏虚，肾不纳气而短气喘促；或劳欲伤肾，精气内夺，肾之真元伤损，根本不固，气失摄纳，出多入少，逆气上奔为喘；或肾阳衰弱，肾不主水，水邪泛滥，凌心犯肺，肺气上逆，心阳不振，亦可致喘。若虚喘复感外邪，或夹痰浊，则病情虚实错杂，每多表现为邪气壅阻于上，肾气亏虚于下的上盛下虚证候。

三、辨证论治

有学者认为喘证由多种疾病引起，病因复杂，病情虚实错杂，常兼夹咳嗽、咳痰症状，临证时应全面分析病情，根据具体情况分清主次，权衡标本，辨证选方用药。实证以祛邪化痰定喘为主；虚证则以扶正固本纳气平喘为主；虚实夹杂者，当补益与祛邪相结合。在病变脏腑方面，主要病位在肺和肾，涉及肝脾。龚师在临床上常将喘证分为以下几种证型。

(一)实喘

1.外寒内饮证

主要临床特点为喘息咳逆，呼吸急促，胸部胀闷，痰多稀薄而带泡沫，常有头痛，恶寒，或有发热，口不渴，无汗，舌苔薄白，脉浮紧。治宜宣肺散寒。方选小青龙汤加减。

2.痰浊阻肺证

主要临床特点为喘而胸满，咳嗽痰多，咯吐不利，兼有呕恶，食少，舌苔白腻，脉滑或濡。治宜祛痰降逆，宣肺平喘。方选二陈汤合平胃散加减。

3.肺气郁闭证

主要临床特点为每遇情志刺激而诱发，发时突然呼吸短促，息粗气憋，胸闷胸痛，咽中如窒，但喉中痰鸣不著，平素忧思抑郁，失眠，心悸，苔薄，脉弦。治宜开郁降气平喘。方选五磨饮子加减。

(二)虚喘

1.肺气虚耗证

主要临床特点为喘促短气，气怯声低，喉有鼾声，咳声低弱，痰吐稀薄，自汗畏风，或见咳呛，痰少质黏，烦热而渴，咽喉不利，面颧潮红，舌质淡红或有苔剥，脉软弱或细数。治宜补肺益气养阴。方选生脉散合补肺汤加减。

2.肾虚不纳证

主要临床特点为喘促日久，动则喘甚，气不得续，形瘦神惫，跗肿，汗出肢冷，面青唇紫，舌淡苔白或黑而润滑，脉微细或沉弱；或见喘咳，面红烦躁，口咽干燥，汗出如油，舌红少津，脉细数。治宜补肾纳气。方选金匮肾气丸合参蛤散加减。

四、临证经验

龚师认为治喘证，应根据喘证的不同病期，分清在肺、在脾、在肾，辨别寒、热、虚、实，掌握标本缓急的不同，进行调治，方可获得满意疗效。

(一)急性发作期：重在治肺，化痰平喘

《寿世保元·痰喘》言："肺胀喘满，胸高气急，两胁煽动，陷下作坑，两鼻窍张，闷乱嗽渴，声嘎不鸣，痰涎壅塞。"指出喘证发作的基本病机是"痰涎壅塞"。其治法，《金匮要略》明确指出："病痰饮者，当以温药和之。"在临证中，龚师非常重视辨痰，若痰液清稀易咳出者，当用温肺逐饮法，方选小青龙汤。喘咳胸闷、痰气不利者，加杏仁、苏子、白前化痰利气；咳喘声重，胸满气逆者，加射干、前胡、厚朴、紫菀宣肺降气化痰。若见痰液黏稠，色黄不易咳出，宜宣肺逐饮法，方选越婢加半夏汤。如里热较重，息粗鼻翕，可选麻杏石甘汤或清热降逆汤加味。若见痰液多而易咳，宜降气化痰法，痰色白者选苏子降气汤，色黄者选苏子二陈汤。若痰液清稀易咳，伴呼气困难为主者，用辛开淡降法，方选二陈五苓散；病久痰液清稀易咳，伴吸气困难为主者，龚师喜用温肾纳气化痰法，选方以金匮肾气丸为主，可随症加入阿胶、胡桃肉、蛤蚧等化痰平喘之品。

(二)慢性迁延期：权衡虚实，标本兼治

喘证在慢性迁延期常表现为虚实并见。临床既有气短喘促、动则喘甚、神疲乏力、食少便溏、脉细弱等肺脾肾虚的表现，又有咳嗽痰多、苔腻等痰湿内蕴的症状。清代叶天士《临证指南医案

·喘》指出："在肺为实，在肾为虚。"此是就肺与肾发病的临床表现相对而言。临证首先应分清虚实，实喘者，呼吸深长有余，呼出为快，气粗声高，伴有痰鸣咳嗽，脉数有力，病势多急；虚喘者，呼吸短促难续，深吸为快，气怯声低，少有痰鸣咳嗽，脉象微弱或浮大中空，病势徐缓，时轻时重，遇劳则甚。实喘者多见亢奋状，因而常多怒急躁而语言不休；虚喘者多见抑制状，常见表情淡漠貌。实证形盛，虚证形衰。由于慢性迁延期往往肺肾同病，治疗宜标本兼顾，重以治肾，辅以治肺。麻黄辛温，解表散寒，宣肺平喘，为治咳喘之妙药，根据肾中阴阳的偏颇，以麻黄配贞元饮、金匮肾气丸或七味都气丸同服，较单纯治肾的疗效为佳。

(三)临床缓解期：病在脾肾，培补为宜

喘证临床缓解期，喘息平定，寒热消退，病情稳定，则采用"缓则治其本"之法。因"脾为生痰之源""肾虚则水泛为痰""肾主纳气"，故脾肾亏虚，则痰浊内生。临床缓解期的治疗除了补肺外，重在培补脾肾，具体包括益肾、健脾、调肺气、养肺阴等治法，用汤剂或膏剂缓缓图治，作正本清源之计。治法上以补虚为主，泻实为辅，常用培土生金法或金水相生法，选方六君子汤、金水六君煎、金匮肾气丸、生脉散、参蛤散等方。肾主藏精，内寄元阴元阳，立方遣药时，常遵"阴中求阳""阳中求阴"之旨，使阳得阴助而生化无穷，阴得阳升而泉源不竭。如在七味都气丸滋肾阴的基础上，佐用少量鹿角胶或蛤蚧；用附子、肉桂温补肾阳时，地黄为必备之品；用鹿角胶时，常配以龟甲，益阴和阳。如此配伍用药，使阴阳平衡，免失偏颇。

(赵贤忠)

第二节　哮　　病

一、疾病概述

哮病是一种发作性的痰鸣气喘疾病，临床以发时喉中有哮鸣声，呼吸气促困难，甚则喘息不能平卧为特征。其病因以外邪袭络、饮食碍络、情志伤络、体虚络伤、痰饮伏络为主。基本病机为发作期以络痰遇感，络气闭逆，肺络失调，壅阻气道，肺失宣降为主；缓解期以肺肾络虚、心肾络衰为主。病性总属邪实正虚之证。发作时为痰阻气闭，以邪实为主，有寒、热、寒包热、风痰、虚哮之分。未发时以正虚为主，辨清肺、脾、肾三脏之所属。大发作时邪实与正虚错综并见，肺肾两虚，病及于心，甚则喘脱。其病位在肺，与脾、肾关系密切。辨证分型主要有发作期与缓解期两大类。发作期分为络伤冷哮证、络伤热哮证、络伤风痰哮证、络伤寒包热哮证、络伤虚哮证，缓解期分为肺络绌急证、肺脾络虚证、肺肾络虚证、瘀阻肺络证。治疗以"发时治标，平时治本""络以通为用"为基本原则，但应根据邪正虚实、病程新久以及全身症状随证变法，尤应重视宣肺通络。哮病属反复发作性肺络疾病，缠绵难愈，预后不良。

二、病因病机

(一)病因

1.外邪袭络

外感风寒或风热之邪，未能及时表散，蕴于肺络，肺络失调，壅阻肺络之气，气不布津，聚液生痰,痰浊内生而致哮喘。

(1)风:风为阳邪,易袭人体阳位,肺之阳络居外,上为华盖,正为阳位,故风邪容易侵袭肺之阳络,正如《素问·太阴阳明论》曰:“伤于风者,上先受之”。风性主动,侵袭肺之气络,导致肺络失调,气络绌急、挛缩,肺失宣降,气不化津,聚液生痰,发为哮喘。

(2)寒:寒为阴邪,其性凝滞、收引,故寒邪侵袭肺脏,常可导致肺之气络拘紧挛缩、舒缩失调,肺气升降失常,津液输布失常,津液凝聚,痰浊内生而致哮。

(3)热(火):火热之性炎上,易伤及人体津液,炼液成痰。若侵袭肺络,未能及时表散,蕴于肺络,可壅阻肺气,气不布津,聚液生痰,痰浊内生而致哮喘。

2.情志伤络

情志不遂,忧思气结,肺络郁滞,肺络之气痹阻,气机不利,或郁怒伤肝,肝气上逆犯肺,络脉闭塞,肺失宣降,津液代谢障碍,痰浊内生而致哮喘。

3.饮食碍络

饮食不节,暴饮暴食,气机阻滞,肺络壅塞,或偏嗜肥甘厚味、辛辣炙煿,蕴热生痰,阻于肺络,或过食生冷,寒饮内停,聚于肺络,或进食海膻发物,污秽毒邪经脾转输至肺,肺络不利,以致肺络失调,痰浊内生,壅塞气道,而致哮喘诱发。

4.体虚络伤

素质不强,肾虚精气不足则沿络脉子盗母气,而致肺络失调,络气虚滞。病后体虚,或反复感冒、咳嗽日久等,皆可导致肺气耗伤,气络空虚。肺络之气不足,阳虚阴盛,气不化津,痰饮内生,或阴虚阳盛,热蒸液聚,痰热胶固,痰阻肺络,络息成积,均可导致哮喘的反复发作,迁延难愈。

5.痰饮伏络

伏痰藏于肺络,每因气候变化、饮食失宜、情志刺激、劳累过度而诱发,以致脏腑阴阳失调,素体偏盛偏虚,痰饮深伏肺络,络脉损伤,肺络瘀塞,对津液的运化失常,肺不能布散津液,脾不能输化水精,肾不能蒸化水液,而致凝聚成痰。痰湿阻塞肺之气络,气络郁滞,影响肺之宣发肃降,导致哮喘的发生。

(二)病机

1.基本病机

(1)络痰遇感:哮喘的病理因素以痰为主。痰的产生主要由于人体津液不归正化,凝聚而成,若伏藏肺络,经久不愈,久之必入络脉,痰饮深伏肺络,络脉损伤,肺络瘀塞,络息成积,成为哮喘发病的潜在“夙根”,由各种诱因如气候变化、饮食失宜、情志刺激、劳累过度而诱发,这些诱因往往错杂相关,其中尤以气候变化为主。哮喘“夙根”的实质,主要在于脏腑阴阳失调,素体偏盛偏虚,肺络郁滞,痰瘀阻络,络脉受损,对津液的运化失常,肺不能布散津液,脾不能输化水精,肾不能蒸化水液,而致凝聚成痰,若痰伏肺络则成为哮喘发病的潜在病理因素。

发作时的基本病理变化主要为“伏痰”遇感引触,痰随气升,气因痰阻,相互搏结,壅塞气道,肺络气管狭窄,通畅不利,络气郁滞,肺络之气宣降失常,引动停积之痰,痰络互结,壅于气道,而致痰鸣如吼,气息喘促。正如《类证治裁》所说:“症由痰热内郁,风寒外束,初失表散,邪留肺络。宿根积久,随感辄发……胶痰与阳气并于膈中,不得泄越,热壅气逆,声粗为哮。”

(2)络气闭逆:郁怒伤肝,肝气上逆犯肺或肺朝百脉、主治节功能失调,逆犯脾肾两脏,以致肺络郁滞,肺络之气闭阻,气机不利,络脉闭塞,肺失宣降,津液代谢障碍,痰浊内生而致哮喘。

(3)肺络失调:肺络失调是指肺之气络由于受到多种外感和内伤病因的影响而出现肺络绌

急、舒缩失度的表现。外感风寒之邪,邪气束肺,肺失宣降,肺络绌急不通,气不化津,聚液生痰而致哮喘;风热或风燥之邪侵袭肺络,耗气伤津,肺络失润,舒缩失常,肺气不利,津液不得输布,聚生痰浊,引发哮喘;风湿之邪侵袭肺脏,常因其重浊、黏滞之性,阻滞于肺络,引起肺络挛缩不舒,气机停滞,津聚成痰,肺气宣降失常,引发哮喘;若内有"伏痰"停积于肺络,则可引起肺络绌急不舒,肺气不利,气与痰搏,痰鸣如吼,导致肺络舒缩失调、绌急挛缩,诱发哮喘。若哮喘失治、误治,反复发作,耗伤肺气,以致气络空虚,气失所主,气不布津,反聚而生痰,常致哮喘迁延难愈、发作加重;饮食不节,耗伤脾气,久则土不生金,肺气不足,络脉空虚失养,舒缩无度,肺络绌急,通调失司,痰浊内伏,发为哮喘;久病房劳,肾气亏虚,金水不相生,以致肺络失养、绌急收缩,易致外邪侵袭,哮喘反复发作。总之,肺络失调包括虚实两方面,总体病机均由肺络绌急、舒缩失调,以致肺络失调,津液失布,痰气搏结,发为哮喘。

(4)肺肾络虚:哮喘长期反复发作,寒痰伤及脾肾阳络,痰热耗灼肺肾阴络,则可从实转虚,在平时表现为肺、脾、肾等脏气虚弱之候。肺虚不能主气,肺络之气不足,络气虚滞,气不化津,则痰浊内蕴,肃降无权,并因卫外不固,而更易外邪袭络而诱发;肾虚精气亏乏,摄纳失常,阳络、气络失于温煦,肾络空虚,则阳虚水泛为痰,或阴虚虚火灼津成痰,阴络、血络失于濡养,津液耗伤,肾络受损,上干于肺,加重肺络之气升降失常。

(5)心肾络衰:哮喘大发作肺肾络虚,严重者肺不能治节心血运行,肾虚命门之火不能上济于心,心之阳络亦受累,痰浊壅盛,上蒙清窍,痰饮阻络,络气亏虚,肺肾之络两亏,气阴耗伤,心肾阳络两衰,而致喘脱危候。

2.病机演变

哮喘大发作,持续不解,邪实与正虚错综并见,病久入络,肺肾络虚,痰浊壅盛,痰湿阻络,肺络失调,严重者肺不能治节心血运行,肾虚命门之火不能上济于心,心之阳络亦受累,而致络脉壅塞绌急,络息成积,甚至发生喘急鼻煽,胸高气促,张口抬肩,汗出肢冷,面色青紫,肢体水肿,烦躁昏昧等络伤喘脱危候。如长期不愈,反复发作,病由肺脏影响及脾、肾、心,络虚不荣,络脉损伤,可导致肺气胀满不能敛降之肺胀重证。

"久病入络""久病多瘀""久病多痰",肺络失调,络气郁滞,气不化津,痰湿内生,酿生毒邪,进而浸渍肺络,严重影响肺之生理特性及功能,致使病情愈加复杂。

三、诊查要点

(1)多与先天禀赋有关,家族中可有哮病史。常由气候突变,饮食不当,情志失调,劳累等诱发。

(2)呈反复发作性。发时常多突然,可见鼻痒、喷嚏、咳嗽、胸闷等先兆。喉中有明显哮鸣声,呼吸困难,不能平卧,甚至面色苍白,唇甲青紫,约数分钟、数小时后缓解。

(3)平时可一如常人,或稍感疲劳、食欲缺乏。但病程日久,反复发作,导致正气亏虚,可常有轻度哮鸣,甚至在大发作时持续难平,出现喘脱。

四、类证鉴别

(一)哮病与喘证

哮病和喘证都有呼吸急促、困难的表现。哮必兼喘,但喘未必兼哮。哮指声响言,喉中哮鸣有声,是一种反复发作的独立性疾病;喘指气息言,为呼吸气促困难,是多种肺系急慢性疾病的一个症状。《临证指南医案·哮》认为喘证之因，若由外邪壅遏而致者，“邪散则喘亦止，后不复发……若因根本有亏，肾虚气逆，浊阴上冲而喘者，此不过一二日之间，势必危笃……若夫哮证……邪伏于里，留于肺俞，故频发频止，淹缠岁月”。分别从症状特点及有无复发说明两者的不同。

(二)哮病与支饮

支饮亦可表现痰鸣气喘的症状，大多由于慢性咳嗽经久不愈，逐渐加重而成咳喘，病情时轻时重，发作与间歇的界限不清，以咳嗽和气喘为主，与哮病之间歇发作，突然起病，迅速缓解，喉中哮鸣有声，轻度咳嗽或不咳有明显的差别。

五、辨证论治

(一)辨证思路

首先应辨清邪正虚实。发时以邪实为主，当分络伤寒、热、寒包热、风痰、虚哮之不同，注意是否兼有表证。而未发时以正虚为主，应辨阴阳之络偏虚，肺脾肾三脏络脉之所属。若久发正虚，虚实错杂者，当按病程新久及全身症状辨别其主次。其次应注意外感与内伤之不同。外感多由风寒、风热、风湿之邪侵袭肺络所致；内伤则多为“伏痰”壅滞于肺络，以致肺络绌急。

(二)治疗原则

当宗朱丹溪“未发以扶正气为主，既发以攻邪气为急”之说，以“发时治标，平时治本”为基本原则，同时根据络病理论“络病必通，寓通于补”治疗原则，虚实不同确定通补络脉治疗大法，发时攻邪治标，祛痰通络，寒痰宜温化宣肺通络，热痰当清畅肺络化痰，属风痰者又当祛风涤痰通络，寒热错杂者当清温并施，表证明显者兼以解表开络。平时应扶正治本，肺络绌急者宜解绌理络，肺脾络虚者当健脾益气和络，肺肾络虚者应补益肺肾养络，瘀阻肺络者宜化瘀通络。反复日久，正虚邪实者，又当兼顾，不可单纯拘泥于祛邪或补虚。若发生喘脱危候，当给予扶正救脱，补虚荣络。

(三)辨证分型

1.络伤冷哮证

(1)证候：喉中痰鸣如水鸡声，呼吸急促，喘憋气逆，胸膈满闷如塞，咳不甚，痰少咯吐不爽，色白而多泡沫，口不渴或渴喜热饮，形寒怕冷，天冷或受寒易发，面色青晦，舌苔白滑，脉弦紧或浮紧。

(2)治法：宣肺散寒化痰，缓急通络平喘。

(3)方药：射干麻黄汤或小青龙汤加减。

2.络伤热哮证

(1)证候：喉中痰鸣如吼，喘而气粗息涌，胸高胁胀，咳呛阵作，咳痰色黄或白，黏浊稠厚，排吐不利，口苦，口渴喜饮，汗出，面赤，或有身热，甚至有好发于夏季者，舌苔黄腻，质红，脉滑数或弦滑。

(2)治法：清热宣肺化痰，清畅肺络定喘。

(3)方药：定喘汤或越婢加半夏汤加减。

3.络伤风痰哮证

(1)证候：喉中痰涎壅盛，声如曳锯，或鸣声如吹哨笛，喘急胸满，但坐不得卧，咳痰黏腻难出，或为白色泡沫痰液，无明显寒热倾向，面色青黯，起病多急，常倏忽来去，发前自觉鼻、咽、眼、耳发痒,喷嚏,鼻塞,流涕,胸部憋塞,随之迅即发作,舌苔厚浊,脉滑实。

(2)治法:祛风涤痰,通络平喘。

(3)方药:三子养亲汤加减。

4.络伤寒包热哮证

(1)证候:喉中哮鸣有声,胸膈烦闷,呼吸急促,喘咳气逆,咳痰不爽,痰黏色黄,或黄白相兼,发热,恶寒,无汗,身痛,口干欲饮,大便偏干,舌苔白腻厚黄,舌尖边红,脉弦紧。

(2)治法:清化痰热,散寒平喘,解表开络。

(3)方药:小青龙加石膏汤或厚朴麻黄汤加减。

5.络伤虚哮证

(1)证候:喉中哮鸣如鼾,声低,气短息促,动则喘甚,发作频繁,甚则持续喘哮,口唇、爪甲青紫,咳痰无力,痰涎清稀或质黏起沫,面色苍白或颧红唇紫,口不渴或咽干口渴,形寒肢冷或烦热,舌质淡或偏红,或紫黯,脉沉细或细数。

(2)治法:补肺纳肾,降气化痰,荣养肺络。

(3)方药:平喘固本汤加减。

6.肺络绌急证

(1)证候:呼吸急促,喉中哮鸣,胸闷憋气,咳嗽不已,伴形寒肢冷,面色晦滞带青,口不渴,舌苔白滑,脉弦紧或浮紧,或伴烦闷,汗出,面赤,口渴喜饮,舌质红,苔黄腻,脉滑数或弦数。

(2)治法:寒哮者温肺化痰,解绌理络;热哮者清肺化痰,解绌理络。

(3)方药:寒哮用射干麻黄汤加减;热哮用定喘汤加减。

7.肺脾络虚证

(1)证候:气短声低,喉中时有轻度哮鸣,痰多质稀,色白,自汗,怕风,常易感冒,倦怠无力,食少便溏,舌质淡,苔白,脉细弱。

(2)治法:健脾益气,补肺和络。

(3)方药:六君子汤加减。

8.肺肾络虚证

(1)证候:短气息促,动则为甚,吸气不利,咳痰质稀起沫,脑转耳鸣,腰酸腿软,心慌,不耐劳累。或五心烦热,颧红,咽干,舌质红少苔,脉细数;或畏寒肢冷,面色苍白,舌苔淡白,质胖,脉沉细。

(2)治法:补肺益肾,补虚养络。

(3)方药:生脉地黄汤合金水六君煎加减。

9.瘀阻肺络证

(1)证候:咳逆倚息不得卧,胸闷喘促,面色黧黑,心下痞坚,口唇发绀,面浮肢肿,舌紫暗苔白,脉细涩。亦有急性肺络瘀塞证,常见久卧患者突发胸痛,伴有呼吸喘促,口唇发绀,甚至猝死。

(2)治法:益肺温阳,清热化痰,化瘀通络。

(3)方药:木防己汤加减。

六、特殊治法

(一)穴位贴敷、注射、埋线

1.适应证

哮喘缓解期,体质偏虚寒的患者。

2.取穴

双肺俞、双胃俞、双志室、膻中；双脾俞、双风门、双膏肓、天突；双肾俞、双定喘、双心俞、中脘。

3.操作

取白芥子、细辛、延胡索、甘遂按 4∶4∶1∶1 比例共研细末，取药末 10 g，以老姜汁（生姜去皮绞汁过滤）10 mL 调和成 1 cm×1 cm×1 cm 大小的药饼，用 5 cm×5 cm 胶布贴于穴位上，背部穴位均取双侧。每次 1 组，3 组交替使用。每次贴药 1 小时，10 天贴 1 次，共治疗 9 次，疗程3 个月。

穴位贴敷、注射、埋线疗法是在中医“冬病夏治”“治未病”理论指导下，配合了现代医学“透（经）皮给药系统”理论，体现“未病先防，已病防变”的思想。如《素问·四气调神大论》所说：“是故圣人不治已病治未病，不治已乱治未乱，此之谓也。”

冬病夏治穴位贴敷、注射、埋线疗法是在伏天自然界阳气最旺盛之时，顺时就势摄取阳气进行中药穴位敷贴治疗，药物经皮吸收发挥作用。对于穴位贴敷临床多采用白芥子、细辛、延胡索、甘遂等辛温之品助热化痰，贴敷于肺俞、心俞、膈俞，以预防哮喘以及改善症状。对于穴位埋线选穴主要有肺俞、膻中、足三里、定喘穴、膏肓俞等穴位。临床常用穴位注射方式有四联针穴位注射（地塞米松、氨茶碱、山莨菪碱、利多卡因）、黄芪注射液穴位注射、卡介苗多糖核酸穴位注射等。

穴位贴敷、注射、埋线疗法能够协调脏腑、疏通经络、调和气血、补虚泻实使之达到“阴平阳秘”的状态。在固本培元、扶助正气的同时，能明显改善哮喘症状、减轻发作时对机体的损害、提高患者的生活质量，立足临床疗效，发挥中医特色。

（二）发疱疗法

发疱疗法是非火热性灸法的一种，古代称为“天灸”，现代称为药物发疱灸、自灸、冷灸等。它是指将某些对皮肤有刺激性的药物涂抹或贴敷在穴位或病处，致使穴位局部皮肤充血、发疱甚至化脓，有如火燎之状，从而达到治疗疾病的一种外治疗法。治疗后所发的水疱会不断刺激穴位，且吸收缓慢，从而维持一个较长的化学、机械刺激作用。主要目的是把药物迅速渗透到皮肤组织中使病灶皮肤处于炎症状态，可大大增加药物吸收。临床主要采用穴位贴敷发疱疗法、拔罐发疱疗法、药饼发疱疗法、发疱膏发疱疗法等。

（三）耳穴压籽

1.适应证

适用于咳嗽变异性哮喘。

2.取穴

肝，肺，气管，神门，皮质下，风溪。

3.操作

用王不留行籽贴敷耳穴表面，行中等刺激，两耳交替，隔天 1 次，10 次为 1 个疗程。

（四）针灸

1.哮喘反复

（1）取穴：定喘、膏肓、肺俞、太渊。

（2）操作：补法或补泻兼施。每天 1 次，1 个月为 1 个疗程。

2.哮喘发作

（1）取穴：鱼际。

（2）操作：直刺或针尖向掌心斜刺，深 5 分左右，留针 20 分钟，每隔 5 分钟捻转行针 1 次。每次针一侧，每天 1 次，左右交替，10 次为 1 个疗程。

3.虚证哮喘

(1)取穴:中府、云门、天府、华盖、肺俞。

(2)操作:采用补法或补泻兼施法针刺。每天1次,10次为1个疗程。

4.肺脾两虚

(1)取穴:脾俞、肺俞、章门、足三里为主穴,可配用膻中、膏肓、中脘。

(2)操作:补法为主或平补平泻,背俞穴可用温针法或针罐法。隔天1次,1个月为1个疗程。

5.肺肾两虚

(1)取穴:肾俞、肺俞、关元、章门为主穴,可配用太溪、气海、志室、定喘、足三里。

(2)操作:以补法为主,背俞穴用温针或针后加灸。隔天1次,1个月为1个疗程。

针灸疗法具有适应证广、疗效明显、操作方便、经济安全等优点。临床选穴主要有肺俞、定喘、足三里、天突、膻中、大椎、合谷、丰隆、肾俞等。目前认为,针灸治疗支气管哮喘具有提高免疫力、抗炎、抗过敏、降低气道阻力、改善肺功能、平喘等作用。

七、预防与调护

(一)预防

(1)消除或尽量避免接触变应原。

(2)控制呼吸道感染。

(3)根据身体情况,做适当的体育锻炼,以逐步增强体质,提高抗病能力。

(二)调护

1.生活调护

(1)注意气候的影响。

(2)慎戒接触可诱发哮喘的各种因素,如煤气、杀虫气雾剂、农药、汽油、油漆,以及屋尘、蟑螂、花粉等变应原,积极戒烟。

(3)注意保暖,防止感冒,避免因寒冷空气的刺激而诱发。

2.饮食调养

(1)饮食宜清淡,忌肥甘油腻,辛辣甘甜,防止生痰生火。

(2)避免海膻发物,烟尘异味。

3.精神调理

(1)保持心情舒畅,避免不良情绪的影响。

(2)劳逸适当,防止过度疲劳,平时可常服玉屏风散、肾气丸等药物,以调护正气,提高抗病能力。

(刘西华)

第三节　肺　　痈

一、疾病概述

肺痈是指由于热毒瘀结于肺,以致肺叶生疮,肉败血腐,形成脓疡,以发热、咳嗽、胸痛、咯吐腥臭浊痰,甚则咯吐脓血痰为主要临床表现的一种病证。病因为风热犯络和痰热伏络。病机关键：热壅瘀血，血败肉腐。治疗原则：肺痈属实热证，治疗以祛邪为总则，清热解毒、化瘀排脓是治疗肺痈的基本原则。肺痈属内痈之一，是内科较为常见的疾病。此病多发于青壮年，男性多于女性，发病率农村高于城市。

二、病因病机

（一）病因

1.风热犯络

风热外邪自口鼻或皮毛侵犯于肺络所致，《黄帝内经》曰："风者，百病之始也"，在《素问·咳论》中又有"皮毛者肺之合也。皮毛先受邪气，邪气以从其合也……从肺脉上至于肺……邪因而客之"。叶天士在《临证指南医案·卷五》提出"盖六气之中，惟风能全兼五气，如兼寒则风寒……兼燥则风燥……兼火则风火"，所以足见风、寒、热、燥之邪最易伤人肺络，故仲景提出"若人能养慎，不令邪风干忤经络……即医治之。"正如《类证治裁·肺痿肺痈》所说："肺痈者，咽干吐脓，因风热客肺，肺络壅滞蕴毒成痈"。或因风寒袭肺络，未得及时表散，肺络壅滞内蕴不解，郁而化热所为，《张氏医通·肺痈》曾说："肺痈者，由感受风寒，未经发越，停留胸中，蕴发为热。"肺脏肺络受邪热熏灼，肺气失于清肃，血热壅聚而成。

2.痰热伏络

平素嗜酒太过或嗜食辛辣炙煿厚味，酿湿蒸痰化热，熏灼于肺本络或肺脏宿有痰热，或他脏痰浊瘀结日久，上干于肺本络，形成肺痈。若宿有痰热蕴肺，肺络壅滞，复加外感风热，内外合邪，则更易引发本病。《医宗金鉴·外科心法要诀·肺痈》曾指出："此症系肺脏蓄热，复伤风邪，郁久成痈"。

（二）病机

基本病机包括邪热壅络、热瘀血络、络破血腐、络伤正虚、络破肺伤。

初起风热（风寒）之邪犯肺本络，邪热壅滞肺络，肺络失和，肺失宣降，发为恶寒、发热、咳嗽等风热表证。邪热郁滞日久则气血运行不畅导致血瘀，血瘀则生热，肺热气闭，肺络痹阻，肺失宣肃，外邪入里化热，损伤肺本络使肺本络缩蜷，热邪熏蒸，血瘀于络，内外合邪使肃降无权，最终导致"肺热络瘀"的发生。热壅血瘀，血败肉腐而成。脾为生痰之源，肺为储痰之器，肺热日久炼液为痰日久化热，痰热与瘀血壅阻肺络，血败肉腐，化为痈脓，继则肺损络伤，脓疡内溃外泄，排出大量腥臭脓痰或脓血痰。脓疡溃后，邪毒渐尽，病情趋向好转，但因肺络损伤，故见邪去正虚，阴伤气耗。痰热与瘀血互结，酝酿成痈，血败肉腐化脓，肺络损伤，脓疡内溃外泄。络破血腐期是病情顺逆的转折点。

1.顺证

溃后声音清朗，脓血稀而渐少，腥臭味转淡，饮食知味，胸胁稍痛，身体不热，坐卧如常，脉象缓滑。

2.逆证

溃后音哑无力，脓血如败卤，腥臭异常，气喘，鼻翕，胸痛，坐卧不安，饮食少进，身热不退，颧红，爪甲青紫带弯，脉短涩或弦急，为肺叶腐败之恶候。

三、诊查要点

（一）临床表现

急性起病，突然寒战高热，咳嗽胸痛，咯吐黏浊痰，经 10 天左右，咯吐大量腥臭脓痰，或脓血相间，身热遂降，症情好转，经数周逐渐恢复。如脓毒不净，持续咳嗽，咯吐脓血腥臭痰，低热，消瘦，则转成慢性。

(二)验痰法

脓血浊痰吐在水中，沉者是痈脓，浮者是痰(《医灯续焰》)。

(三)验口味

嚼生黄豆或饮生豆汁不觉腥者为肺痈(《张氏医通》)。

(四)体征

可见舌下生细粒(《外科全生集》)。慢性患者可见“爪甲青紫带弯”，指端呈鼓槌样。脓肿接近胸壁部位者，叩诊可呈浊音，听诊呼吸音减弱或闻及湿啰音。

四、类证鉴别

(一)肺痈与风温

肺痈高热振寒，咯吐浊痰、喉中有腥味明显。风温多在气分而解，如经1周身热不退，或退而复升，咯吐浊痰，应进一步考虑肺痈之可能。两者共同点为起病急、发热、咳嗽、烦渴或伴气急胸痛。

(二)肺痈与痰热郁肺证

痰热郁肺证病机为气分邪热动血伤络，肺痈病机为瘀热蕴结成痈，酿脓溃破；痰热郁肺证病势较轻，肺痈病势较重；痰热郁肺证以咯吐黄稠脓痰、量多为特点，肺痈则以咯大量腥臭脓血浊痰夹血色为特点。两者的联系为痰热郁肺证迁延失治，邪热进一步瘀阻肺络，也可发展为肺痈。

五、辨证论治

(一)辨证思路

本病为热毒痰瘀蕴肺，成痈酿脓，属于邪盛的实热证。

(1)邪热壅络、热瘀血络期：热毒瘀结在肺，邪盛正实。

(2)络破血腐期：大量腥臭脓痰排出后，因痰热久蕴，肺之气阴耗伤，属虚实夹杂证。

(3)络伤正虚、络破肺伤期：阴伤气耗，兼余毒不净。

(二)治疗原则

1.祛邪为原则——清热解毒、散结消痈、化瘀排脓

(1)清热解毒：热毒为本病之因，整个病程都应重视清热解毒。

(2)散结消痈：要力争在未成脓之前予大剂清肺散结消痈之品以求消散。

(3)化瘀排脓：脓已酿成则为热毒盘踞之根，脓净则毒去，在溃脓期须遵循“有脓必排”的原则，着重排脓以祛邪毒。

2.审病程，分阶段论治

(1)邪热壅络期：风热侵犯肺卫，宜清肺散邪。

(2)热瘀血络期：热壅血瘀，宜清热解毒，化瘀消痈。

(3)络破血腐期：血败肉腐，宜排脓祛毒。

(4)络伤正虚期：阴伤气耗，宜益气养阴。

(5)络破肺伤期：邪恋正虚，宜扶正祛邪。

(6)注意事项：①不可早用补敛，以免留邪，延长病程，即使有虚象，亦当分清主次，酌情兼顾。

②本病不可滥用温肺保肺药，尤忌发汗损伤肺气；还应注意保持大便通畅。③痈脓流入胸腔之脓胸恶候：持续高热，咳嗽困难，气促胸痛，面色苍白，脉细数，预后较差。当给予大剂清热解毒排脓，正虚者酌配扶正药物。必要时可作胸腔穿刺引流。④如迁延转为慢性，病程在3个月以上，经内科治疗，肺部脓腔仍然存在，有手术指征者，可转外科处理。

(三)辨证分型

1.邪热壅络证

(1)证候：发热微恶寒，咳嗽，咳黏液痰或黏液脓性痰，痰量由少渐多，胸痛，咳时尤甚，呼吸不利，口干鼻燥，舌苔薄黄或薄白，脉浮数而滑。

(2)治法：疏风散热，清肺化痰。

(3)方药：银翘散加减。本方疏风清热，轻宣肺气，用于肺痈初起，恶寒发热，咳嗽痰黏。

(4)常用药：银花、连翘、竹叶、芦根疏风清热解毒，桔梗、贝母、牛蒡子、前胡、甘草利肺化痰。

(5)加减：方中可加鱼腥草、蒲公英、黄芩、金荞麦根(可以收到及时消散，不致发展成肺痈的疗效)。表证重加薄荷、淡豆豉(疏风清热)；痰热壅肺，咳痰甚多加杏仁、浙贝母、桑白皮、冬瓜仁、枇杷叶；胸痛、呼吸不畅加瓜蒌皮、郁金、桃仁。

(6)临证备要：本病不同于普通风热感冒，治疗时针对风热之邪，用辛凉疏散法以外，还要注意宣畅肺气及清热解毒。方中银花、连翘用量宜大，连翘15～30 g，银花30～50 g。煎药时间不宜过长。病重者可加服1剂，6小时服1次。

2.热瘀血络证

(1)证候：身热转甚，时时振寒，继则壮热不寒，汗出烦躁，咳嗽气急，胸满作痛，转侧不利，咳吐浊痰，呈现黄绿色，自觉喉间有腥味，口干咽燥，舌苔黄腻，脉滑数。

(2)治法：清肺解毒，化瘀消痈。

(3)方药：千金苇茎汤合如金解毒散加减。前方重在化痰清热，通瘀散结消痈；后方则降火消毒，清肺消痈。

(4)常用药：苇茎、冬瓜仁、薏苡仁清肺泄浊排脓。桃仁通瘀散结，黄芩、黄连、黄柏、栀子泻火解毒，桔梗、甘草宣肺排脓，酌加金银花、鱼腥草、红藤、蒲公英、地丁。用量宜大，20～30 g。

(5)加减：高热、心烦、口渴、汗多、尿赤，脉洪数有力，加石膏、知母，融辛凉、甘寒、苦寒于一炉，增强清热泻火之力；肺伤络损而胸痛，加乳香、没药、赤芍、郁金、丝瓜络(通瘀和络)；咳痰黄稠量多，加桑白皮、射干、瓜蒌、海蛤壳(清热化痰)；痰浊脓血壅肺，咳痰浓浊量多，不能平卧，加葶苈子、大黄(泻肺通腑泄浊)；热毒蕴结，咳脓浊痰，腥臭，加犀黄丸，3～5 g，每天2次。

(6)临证备要：本期热盛血瘀已酝酿成痈，必须注意攻其壅塞。喻昌曰："肺痈毒结有形之血，血结者宜骤攻。"痰热壅肺，痰瘀热毒互结而胸胁胀满、呼吸急促者，当给予大剂量清肺消痈之品，可加大桔梗、鱼腥草等剂量，以求痈肿消散。本期不宜补益之品，以免助邪资寇。

3.络破血腐证

(1)证候：突然咳吐大量血痰，或痰如米粥，腥臭异常，有时咯血，胸中烦满而痛，甚则气喘不能平卧，仍身热面赤，烦渴喜饮，舌质红，苔黄腻，脉滑数或数实。

(2)治法：排脓解毒。

(3)方药：加味桔梗汤加减。本方清肺化痰，排脓泄壅，用于咳嗽气急，胸部闷痛，痰吐脓浊腥臭者。

(4)常用药：桔梗宣肺祛痰，排脓散结，薏苡仁、贝母、橘红化痰散结排脓，金银花、甘草清热解毒，鱼腥草、金荞麦根、败酱草、芦根、葶苈子泻肺祛壅，白及祛腐生肌，消痈止血。

（5）加减：咯血量多加牡丹皮、栀子、藕节、白茅根、三七粉（吞）、白及粉（吞）。痰热内盛，烦渴，痰黄稠加石膏、知母、天花粉；津伤明显，口干，舌质红加沙参、麦冬；气虚无力托脓，气短、自汗、脓出不畅加生黄芪。若大量脓痰不消，可用鱼桔苡贝汤（顾兆农）：鱼腥草，入肺经，长于清热解毒（鲜品捣汁冲服 60～90 g）；苦桔梗，宣肺气，祛痰排脓，20 g；薏苡仁（30～45 g）、浙贝母（20 g）清热、排痰、消脓；咯血多加牡丹皮、栀子、白茅根、三七粉、白及粉；津伤明显，口干舌质红加丹参、麦冬；气虚不能托脓加生黄芪；脓液溃泄不畅，量少难出加山甲、皂刺（咯血者禁用）。

（6）临证备要：①在痈脓破溃时，蓄结之脓毒尚盛，邪气仍实，决不能忽视脓毒的清除。脓液是否能顺利排出，是治疗成败的关键，治疗当选桔梗，桔梗为仲景治疗肺痈主药，能开提肺气，宣肺祛痰（桔梗皂苷为强力祛痰药），可用较大剂量（15～25 g）以加速排痰。②实验证明，鱼腥草、金荞麦根是治疗肺脓肿的有效药物。鱼腥草为三白草科植物，又名蕺菜，其部分有效成分具有挥发性，不宜久煎，煮沸 1～2 分钟即可，每天用量 30～60 g。其抗菌谱广，对 G^+ 球菌、G^- 杆菌均有明显的抗菌作用，且毒性小。③南通中医院用金荞麦根治疗肺脓肿，有活血化瘀、软坚散结、清热解毒等功能。药理研究：从其根、茎中分离得化合物 A、B、C 三种成分，其中化合物 A 为主要成分，称为双聚原矢车菊苷元，是治疗肺脓肿的有效成分，在前三期都可加用一般用量 30 g。④在本期当防止发生大咯血：在溃脓期时，若病灶部位有较大的肺络损伤，可以发生大量咯血，应警惕出现血块阻塞气道，或气随血脱的危象，当按“血证”处理，给予急救措施。

4.络伤正虚证

（1）证候：身热渐退，咳嗽减轻，咯吐脓血渐少，臭味亦减，痰液转为清稀，或见胸胁隐痛，难以久卧，气短乏力，自汗，盗汗，低热，午后潮热，心烦，口干咽燥，面色不华，形瘦神疲，舌质红或淡红，苔薄，脉细或细数无力。

（2）治法：清养补肺（益气养阴，兼清余邪）。

（3）方药：沙参清肺汤。本方益气养阴，清肺化痰，为肺痈恢复期调治之良方。

（4）常用药：北沙参、白及养阴补肺，生黄芪、太子参益气生肌，桔梗、甘草、薏苡仁、冬瓜子、合欢皮化痰泄浊，排脓消痈。

（5）加减：阴虚发热加十大功劳叶、青蒿、白薇、地骨皮；脾虚，食纳不佳，便溏加白术、山药、茯苓；肺络损伤，咯吐脓血加白及、白蔹、合欢皮、阿胶。

（6）临证备要：恢复期虽属邪衰正虚，气阴两伤，应以清养补肺为主，扶正以托邪，但仍须防其余毒不净，适当佐以解毒排脓之品。

5.络破肺伤证

（1）证候：咳嗽、咯吐脓血浊痰虽减，然日久不净，胸痛不除，身热缠绵。或痰液一度清稀而复转臭浊，病情时轻时重。面色不华，形瘦神萎，气短，自汗，盗汗，心烦口渴。舌红苔少或黄，脉细数或虚数。

（2）治法：益气养阴，排脓解毒。

（3）方药：桔梗杏仁煎。本方益气养阴，排脓解毒，正虚邪恋者较宜。

（4）常用药：百合、麦冬、阿胶养肺滋阴，桔梗、甘草、杏仁、贝母、枳壳排脓化痰，金银花、红藤、连翘、夏枯草清热解毒散结。

（5）加减：咯吐腥臭脓浊痰者，加鱼腥草、败酱草、金荞麦根等。

六、预防与调护

(一)预防

平素体虚或原有其他慢性疾病者，肺卫不固，易感外邪，当注意寒温适度，起居有节，以防受邪致病；并禁烟酒及辛辣炙煿食物，以免燥热伤肺。一旦发病，则当及早治疗，力求在未成痈前得到消散，或减轻病情。

(二)调护

应做到安静卧床休息，每天观察体温、脉象的变化，观察痰与脓的色、质、量、味的改变。注意室温的调节，做好防寒保暖，以防复感。在溃脓期可根据肺部病位，予以体位引流，如见大量咯血，应警惕血块阻塞气道。饮食宜清淡，多吃具有润肺生津化痰作用的水果，如梨、枇杷、萝卜、荸荠等，饮食不宜过咸，忌油腻厚味及辛辣刺激海腥发物，如大蒜、海椒、韭菜、海虾等，严禁烟酒。

(刘西华)

第四节 肺 胀

一、疾病概述

肺胀是指肺气胀满。临床以喘咳胸满为主症的慢性虚损性肺病。其病因以久病肺虚、感受外邪为主。基本病机为络不敛降、气还络间、络气胀满。病性总属本虚标实，以正虚为本、为主，兼见标实，正虚以肺络亏虚为本，逐渐损及脾络、肾络，导致脾虚不能转输，肾不纳气，而肺气上逆，标实则根据感邪性质、患者体质、病情等不同，而有痰、瘀、毒等邪气壅滞肺络，络气不降。其病位在肺，与脾、肾、心关系密切。辨证分型主要有痰浊壅络、痰热郁络和络痰蒙窍、水溢体络、肺肾络虚证，治疗总以扶正祛邪、理气通络为原则，但应根据本虚标实的轻重缓急随证变法，尤其应该重视通络降气。肺胀属虚弱性慢性复杂性疾病，病情易反复发作，迁延难愈，预后不良。

二、病因病机

(一)病因

1.外邪袭络

肺为华盖，可通过呼吸与外界直接相通，且肺为娇脏，易受邪气，肺虚不固，加之摄生不慎、起居无节、饮食失常、妄自作劳之夙根，外邪(风、寒、暑、湿、燥、火、疫疠、毒)可乘虚而入，侵犯机体，阳络行于体表，顾护人之阳气，气络运行卫气，卫外御邪，在外在表之络受邪侵犯，络中气血失和，气运不畅，络气还行肺间，诱发肺胀，病情反复，逐渐加重。

2.久病络虚

肺系慢性疾病如内伤久咳、喘哮、支饮、肺痨等，反复发作，病情迁延、病程缠绵，气道壅塞，气运失常，出入不利，阻于肺间，日久肺脏亏虚，络失所养，络虚不荣，“不虚不阻”，络虚日久，气运不利，行血运津无力，津停痰凝，血瘀络阻，加重肺络亏虚，再者肺络病及脾，子盗母气，而致脾络虚，肺络虚及肾，金不生水，而致肾气疲惫，肺脾肾皆虚，而致痰生、气阻、瘀成，阻于心、肺、体络脉，而生诸证。

(二)病机

1.基本病机

(1)络不敛降:外邪侵犯机体,在外在表之阳络与运行卫气之气络抗邪,气络吐故纳新,肺主气,司呼吸,具有宣发肃降之功,内外气体交换、周身气津布散、敛降均赖于肺之气络,肺虚络亏,气络不容,运行气津失常,络不敛降,肺气不敛,难以下降进行正常的气体交换,气聚肺胸,上逆则见喘咳、呼吸困难。

(2)气还络间:络行不畅,肺之主气功能失常,肺气不降,气无所出,由阳络入阴络,深入肺腑,停聚肺内,还行络间,络中气滞,日久气滞化热生火,灼伤津液,炼液为痰,灼血成瘀,阻滞气机;且气滞络道,气行津运血受阻,津停痰凝,血滞为瘀,亦可加重气机不利,气聚络间日益严重,症见咳嗽、咳痰、呼吸困难逐渐加重。

(3)络气胀满:络中气血津液停聚,气机不利,肺气不得肃降,聚于肺络间,络中气滞不通,复遇内外之邪,加重络之气滞,络气胀满,形于外则见肺部膨隆,呈桶状,叩之有声。日久累及脾、肾,甚者于心。

2.病机演变

肺为华盖,肺之阳络亦行于全身体表之最高层,如国之城墙、人之藩篱。肺之气络运行卫气,顾护机体,卫外为固,亦在体表。外邪入侵,首犯肺之阳络、气络。“肺气以肃降为顺”,初病时,病位尚浅,仅邪痹气络,络中气机运行不畅,肺失肃降,络不敛降,气逆上行为咳。且“上焦如雾,肺络布津”,肺络感邪,则津液失布,聚而生痰,为嗽。

若失治误治,病情迁延日久,病邪入深而稽迟,病及阴络、血络。肺脏无力,阳络不通,浊气不排,壅于阴络,则阴络弛张,胀而不舒,络气不敛,为喘促。气无所出,还行络间,肺气胀满不舒,胸部膨隆、呼吸困难。且肺者,朝百脉,助心行血,气血络交感不能,则吸入之清气不得交感入血,宗气不生,新血无根,陈血不去,故血络迟滞,则心悸、爪甲发绀、颈脉动甚、脉结代。

脾为肺之母,肺络亏虚日久,子盗母气,脾络受累,失其健运之能,则水湿内停,酿湿成痰,日久痰从寒化而为水,水湿上溢于肺,聚于阴络,痰随气逆,则咳痰更甚,气随痰阻,则见胸部膨隆、憋闷如窒;水阻中焦,则食少纳呆,脘腹胀闷,气机不利;水气泛溢体络,则见水肿尿少。“肺为气之主,肾为气之根”,肺为肾之母,肺络虚损日久,母病及子,金不生水,而致肺肾俱虚,肾气衰疲,气不归元,逆而上冲,则喘促日益加重,气不得续,呼吸困难,动辄尤甚,加之肾虚不能蒸化水湿,水湿痰浊愈演愈烈,病久势深,更使咳喘之疾胶着难耐。此外,肾脉上络于心,水火互济,心阳根于命火,命门火衰,心阳无根,也加重心悸诸证。

在整个病程中,痰浊、水饮、血瘀互相影响、转化,早期多见痰浊,日久渐积水饮、瘀血,终至错杂为患。病程缠绵,反复发作,难以根治,且患者多为年老体弱,精气不足,故病愈较难。若病中见神昏谵语、烦躁不安之“痰蒙心窍”证;筋惕肉、抽搐惊厥之“痰热内扰、肝风内动”证;甚或汗出肢冷、脉微欲绝之“阴阳消亡”危重证候,则更为险恶,预后欠佳。

三、诊查要点

(1)临床以喘、咳、痰、胀,即喘息气促,咳嗽,咳痰,胸部膨满,胀闷如塞为主症。喘促,动则尤甚,甚者鼻翼翕动,张口抬肩,目胀如脱;痰多为白色泡沫样。

(2)常伴有面色㿠白,甚者面唇发绀,心慌动悸,烦躁不安,脘腹胀满,肢体水肿,神疲,头晕,或时有寒热等全身症状。

(3)有多种慢性肺系疾病史,反复发作,时轻时重,经久难愈,久病体虚。尤见于年老体虚者。

四、类证鉴别

(一)肺胀与哮病

哮病是一种发作性的痰鸣气喘疾病,以喉中哮鸣有声为主要特征,常突然发病,迅速缓解,且以夜间发作多见;肺胀是包括哮病在内的多种慢性肺系疾病后期转归而成,每次因外感诱发为逐渐加重,经治疗后逐渐缓解,发作时痰瘀阻痹的症状较明显,两病有显著的不同。

(二)肺胀与喘证

喘证是以呼吸困难为主要表现,可见于多种急慢性疾病的过程中,常为某些疾病的重要主症和治疗的重点。但肺胀由多种慢性肺系疾病迁延不愈发展而来,喘咳上气,仅是肺胀的一个症状。

五、辨证论治

(一)辨证思路

本病虽为本虚标实之证,但有偏实、偏虚之差,需分析其病程中本虚标实的主次关系,并分析病变在气血、阴阳之异。一般感受邪气时,病变在阳络、气络,偏于邪实,平时偏于本虚。偏实者当辨析痰浊、水饮、血瘀的主次,早期多以痰浊为主,痰瘀互生,病情迁延日久,病邪入深而稽迟,病及阴络、血络。渐成痰瘀并存之势,可兼并气滞、水饮错杂为患;本虚则当辨析肺脾肾三络之气血阴阳以何为主。早期以肺络气虚为主,或气阴两虚,后逐渐累及脾肾两络,由气入血,由阴及阳,后期甚者可见阴阳两虚,病位有肺络、脾络、肾络,甚者累及于心络。

(二)治疗原则

治疗总以祛邪扶正、理气通络为原则,但应根据本虚标实的轻重缓急随证变法,尤其应该重视通络降气法。根据病邪的性质不同,当祛邪宣肺、降气化痰、温阳利水等;本虚扶正者,当补肺养心、健脾益肾为主,兼顾气血阴阳的调节。正虚欲脱,则扶正固脱,救逆回阳。

(三)辨证分型

1.痰浊壅络证

(1)证候:咳喘气逆,咳痰,痰色白呈泡沫样,量多,胸满仰息,畏风恶寒,或脘腹胀满,倦怠乏力,舌质黯,舌苔薄腻或浊腻,脉弦滑。

(2)治法:健脾益肺,通络化痰。

(3)方药:苏子降气汤合三子养亲汤加减。

2.痰热郁络证

(1)证候:咳喘气逆,咳痰,痰黄质黏,难咯,胸满仰息,或口渴引饮,或发热,便秘溲赤,舌边尖红,舌苔黄腻,脉弦滑数。

(2)治法:清热化痰,通络降气。

(3)方药:麻杏甘石汤合千金苇茎汤。

3.络痰蒙窍证

(1)证候:初为喘咳气促,咳痰,后突见神志恍惚,表情淡漠,谵妄烦躁,撮空理线,嗜睡昏迷,或伴肢瞤动,喉中痰鸣辘辘,汗出如油,口唇青紫,舌质黯红或淡紫,脉细滑数。

(2)治法：豁痰开窍，醒神通络。

(3)方药：涤痰汤加减。

4.水溢体络证

(1)证候：喘咳，咳痰清稀，心悸气短，不能平卧，面浮，下肢肿甚，重则一身皆肿，腹部胀满有水，胃脘痞闷不舒，食少纳呆，畏寒，面唇青紫，舌体胖大，质黯淡，苔白滑，脉沉细。

(2)治法：温肾健脾，化饮通络。

(3)方药：真武汤合五苓散。

5.肺肾络虚证

(1)证候：喘咳，咳痰清稀，呼吸浅短难续，声低轻微，甚则张口抬肩，不能平卧，伴胸闷、心慌，腰膝酸软，小便清长，或尿有余淋，畏寒，面唇青紫，舌体胖大，质黯淡或紫黯，苔白滑，脉沉细。

(2)治法：补肺纳肾，理络降气。

(3)方药：平喘固本汤合补肺汤加减。

六、特殊治法

(一)穴位贴敷、埋线

穴位敷贴属于中药经皮给药中重要组成部分。有学者研究指出穴位贴敷联合穴位埋线，治疗肺胀病疗效可靠。

(二)针灸

针灸疏通经络之气血，在缓解疼痛、改善胸闷等症状方面具有显著优势，取穴多以膻中、定喘、天突、足三里、阴陵泉、丰隆、三阴交、太溪等降气化痰、健脾补肺之穴为主。如有学者应用针刺穴位(膻中、尺泽、列缺、足三里、阴陵泉、丰隆、三阴交、太溪)加耳穴压丸(神门、肺、气管、咽喉、对耳屏尖)治疗慢阻肺急性加重期患者，结果显示患者 FEV_1、FEV_1/FVC 较治疗前有所提高。

(三)中药雾化吸入

中药雾化吸入是通过压缩碰撞的原理将药液变成微小的雾滴，随着患者的呼吸运动吸入肺部，随着深吸气可进入终末细支气管肺泡，直接作用于肺部，既可以控制呼吸系统炎症，又可以消除长期尘垢，有学者利用氧气驱动自拟紫草汤(紫草、大青叶、厚朴、苦杏仁、生石膏、紫苏子、白果、蝉蜕、僵蚕)雾化吸入治疗 58 例慢阻肺急性加重期(痰热郁肺证)患者，总有效率为 89.66%。

七、预防与调护

(一)预防

(1)患者住在向阳的房间内，保持屋内环境整洁，空气流通，间断消毒、通风，外出戴口罩，避免烟尘、雾霾等外邪经鼻入肺，进犯机体，注意防寒保暖。

(2)定期体检，了解相关知识，早期发现症状，及早就医。

(二)调护

(1)生活规律，戒烟戒酒，适量运动，保持身心健康。

(2)保持患者乐观向上的心态，心情舒畅，避免情志抑郁。

(3)肺胀患者长期缺氧，呼吸困难，合理氧疗改善症状，提高生活质量。

(4)鼓励患者饮水，以稀释痰液，鼓励其尽量自主咳痰，避免痰液滞留肺间，再次感染，加重疾病。

(5)严格遵守医师的医嘱,合理应用止咳、化痰、平喘、利尿等药物,注意药物与食物的禁忌。

(6)低盐低脂,清淡饮食,肺胀患者应少食多餐,忌食辛辣刺激等食物。适量补充维生素、蛋白质等营养。

(刘西华)

第五节 肺　痨

一、疾病概述

肺痨是具有传染性的慢性虚弱疾病,由于劳损在肺,故称肺痨。肺痨相当于西医学中的肺结核,是肺病中的常见病,临床以咳嗽、咯血、潮热、盗汗及身体逐渐消瘦为主要临床特征。其病因包含内外两部分,外因为感染"瘵虫",内因为正气虚弱。肺痨的病位在肺,但可传及其他脏腑,尤以脾肾为主,同时也涉及心肝。病理性质主要为阴虚,进而可见阴虚火旺或者气阴两虚,甚则阴损及阳,在临床先后表现各个不同证候类型。辨证分型主要有络损阴虚证、虚火灼络证、气阴虚络证和阴阳虚络证,治疗当以补虚培元和抗痨杀虫为原则,调补脏器重点在肺,并应注意脏腑整体关系,同时补益脾肾。根据"主乎阴虚"的病理特点,以滋阴为主法,火旺者兼以清火,如合并气虚、阳虚见证者,则同时兼顾。肺痨是复杂的慢性虚弱性疾病,并且带有传染性,应做到防治结合。

二、病因病机

肺痨的致病因素有内外二因。络气虚弱为本,即为内因;痨虫感染即为外因。本因络气虚弱,尤以阴虚,复又感染痨虫,进一步耗损肺阴,进而演变发展,见阴虚火旺或者气阴两虚,甚则阴损及阳。

(一)病因

1.痨虫侵络

与患者直接接触,致痨虫侵入人体脉络为害。举凡酒食、问病、看护,或者与患者朝夕相处,都是导致感染的条件。诚如华佗在《中藏经·传尸》所言"或因酒食而迁,或因问病吊丧而得……钟此病死之气,染而为疾。"后宋代《三因极一病证方论·劳瘵诸证》指出:"诸证虽曰不同,其根多有虫。"许叔微《普济本事方》中说:"肺虫居肺叶之内,蚀人肺体,故成瘵疾,咯血声嘶。"都明确指出"瘵虫"或称"肺虫"传染是本病的特殊致病因子,在病原学说上明确了痨虫感染是形成本病的病因。

2.络气虚弱

(1)禀赋不足:由于先天素质不强,小儿发育未充,"痨虫"入侵致病。如唐王焘《外台秘要·灸骨蒸法图》指出:"婴孺之流,传注更苦。"

(2)酒色劳倦:酒色过度,耗损精血,络虚受感。元代葛可久之《十药神书》所云"盖因人之壮年,血气充聚,津液完足之际,不能守养,惟务酒色,岂分饥饱,日夜耽欲,无有休息,以致耗散精液",虚火上炎,克伐肺金,而成肺痨病。

(二)病机

1.基本病机

(1)痨虫食络:与患者直接接触,致痨虫侵入人体脉络为害,病位在肺,故以肺络为首。由于肺主呼吸,受气于天,吸清呼浊,痨虫入侵肺络,侵蚀肺体,而致发病。肺络受损,其功能必不全,故临床表现多见干咳、咽燥、痰中带血以及喉疮声嘶等肺系症状。

(2)络伤阴虚:肺喜润而恶燥,且为娇脏,外感六淫之邪从皮毛、口鼻而入,肺络受损,导致肺虚,尤以阴虚为著。若肺脏本体虚弱,或因酒色过度,耗损精血,导致肺虚,痨虫乘虚入侵肺络,侵蚀肺叶,肺体受病,阴分先伤,致络伤阴虚。正如《名医杂著》所云:“男子二十前后,色欲过度,耗伤精血,必生阴虚火动之病。”故《丹溪心法·痨瘵》云:“痨瘵主乎阴虚”。

(3)络伤气虚:肺痨的病位在肺,但由于脏腑间有相互滋生、制约的关系,在病理状态下,肺脏本身的变化必然引起其他脏腑的病变,其中以脾肾两脏为密切。肺虚子盗母气则脾亦虚;肺虚肾失滋生之源,或肾虚相火灼金,上耗母气,可致“肺肾两虚”。均可导致脏腑气虚,功能失常,本质是气阴两虚:肺阴虚与脾气虚两候同时出现,伴见疲乏、食少、便溏等脾虚症状。在肺阴亏损基础上的肾虚,则伴见骨蒸、潮热、男子遗精、女子月经不调等肾虚症状。

(4)络伤阳虚:在络伤气虚的基础之上,肺、脾、肾三脏同病,气阴耗损,继续损伤正气,阴损及阳,肺、脾、肾三脏交互亏损,而见阴阳两虚之候。

2.病机演变

从“瘵虫”侵犯的病变部位而言,则主要在肺,若肺脏本体虚弱,卫外功能不强,或因其他脏器病变耗伤肺气,导致肺虚,则“瘵虫”极易犯肺,侵蚀肺体,而致发病。由于肺主呼吸,受气于天,吸清呼浊,在临床表现上,多见干咳、咽燥、痰中带血,以及喉疮声嘶等肺系症状。故瘵疾中以肺痨为最常见。病理性质主要为阴虚火旺,并可导致气阴两虚,甚则阴损及阳。一般而言,初起肺体受损,肺阴耗伤,肺失滋润,故见肺阴亏损之候;继则阴虚生内热,而致阴虚火旺;或因阴伤气耗,阴虚不能化气,导致气阴两虚,甚则阴损及阳,而见阴阳两虚之候。

由于脏腑之间有相互滋生、制约的关系,肺脏病变可以影响整体,故有“其邪辗转,乘于五脏”,主要传及脾、肾,终至因精血亏损发展至肺、脾、肾三脏交互亏损。“久病入络”“久病伤正”“瘵虫”日久更甚,肺络受损日甚,终至肺之气血阴阳俱虚,严重影响肺之生理特性及功能,致使病情愈加复杂。

三、诊查要点

(1)有与肺痨患者的长期密切接触史。

(2)以咳嗽、咯血、潮热、盗汗及形体明显消瘦为主要临床表现。

(3)初期患者仅感疲劳乏力、干咳、食欲不振,形体逐渐消瘦。

四、类证鉴别

(一)肺痨与肺痿

肺痨与肺痿有一定的联系和区别。两者病位均在肺,但肺痿是肺部多种慢性疾病后期转归而成,如肺痈、肺痨、久嗽等导致肺叶萎弱不用,俱可成痿。正如清代《笔花医镜·虚劳》所说:“肺金痿者,其受病不同,及其成劳则一也。”《外台秘要·传尸方》即曾指出:“传尸之疾……气急咳者名曰肺痿。”提示肺痨后期可以转成肺痿,但必须明确肺痨并不等于就是肺痿,两者有因果轻重的不同。若肺痨晚期,出现干咳、咳吐涎沫等症者,即已转属肺痿之候,在临床上肺痿是以咳吐浊唾涎沫为主症,而肺痨是以咳嗽、咯血、潮热、盗汗为特征。

(二)肺痨与虚劳

早在《黄帝内经》《金匮要略》中,肺痨(痨瘵)均归属于"虚劳""虚损"的范围,提示本病的发展每可导致患者身体日益消瘦,体虚不复,形成劳损。及至唐、宋,因认识到本病具有传染性,乃进一步与虚劳明确区分开来,明、清医籍有时将痨瘵附于虚劳之后论述,既认为两者有一定的联系,又说明有不同之处。对比言之,肺痨(痨瘵)具有传染特点,是一个独立的慢性传染性疾病,有其发生发展及传变规律,虚劳病缘于内伤亏损,是多种慢性疾病虚损证候的总称;肺痨病位主要在肺,不同于虚劳的五脏并重,以肾为主;肺痨(痨瘵)的病理主要在阴虚,不同于虚劳的阴阳并重。但合而言之,肺痨(痨瘵)后期表现虚劳重证者,也可按照虚者补之、损者益之的原则施治。

五、辨证论治

(一)辨证思路

本病首辨病变脏器。本病病位在肺,病情进展可累及脾、肾,甚则传遍五脏,故有"其邪辗转,乘于五脏"之说。次辨病理性质。初起以肺阴虚为主,继则阴虚生内热,而致阴虚火旺;或因阴伤气耗,阴虚不能化气,导致气阴两虚,甚则阴损及阳,而见阴阳两虚之候。本病证候繁多,总论病机,肺阴亏损贯穿始终,故又当注意"主乎阴虚"与四大主症的轻重主次。

(二)治疗原则

补虚培元、抗痨杀虫为治疗肺痨的基本原则。补虚,复其真元;杀虫,绝其病根。根据体质强弱分别主次,但尤需重视补虚培元,增强正气,以提高抗病能力。调补脏器重点在肺,并应注意脏腑整体关系,同时补益脾肾。治疗大法应根据"主乎阴虚"的病理特点,主要是补阴虚,以滋阴为主。火旺者兼以降火,略助以益气。亦有少数兼见阴阳两虚者,则兼顾之。

(三)辨证分型

1.络损阴虚证

(1)证候:干咳、咳声短促,或咯少量黏痰,或痰中带有血丝、色鲜红,胸部隐隐闷痛,午后自觉手足心热,或见少量盗汗,皮肤干灼,口干咽燥,疲倦乏力,纳食不香,苔薄白,边尖红,脉细数。

(2)证机概要:阴虚肺燥,肺失滋润,肺伤络损。

(3)治法:滋阴润肺。

(4)方药:月华丸加减。

2.虚火灼络证

(1)证候:呛咳气急,痰少质黏,或吐痰黄稠量多,时时咯血、血色鲜红、混有泡沫痰涎,午后潮热,骨蒸,五心烦热,颧红,盗汗量多,口渴心烦,失眠,性情急躁易怒,或胸胁掣痛。男子遗精,女子月经不调;形体日益消瘦。舌干而红,苔薄黄而剥,脉细数。

(2)证机概要:肺肾阴伤,水亏火旺,燥热内灼,络损血溢。

(3)治法:滋阴降火。

(4)方药:百合固金汤合秦艽鳖甲散加减。

3.气阴虚络证

(1)证候:咳嗽无力,气短声低,咳痰清稀色白、量较多、偶或夹血,或咯血,血色淡红,午后潮热,伴有畏风、怕冷,自汗与盗汗可并见,纳少神疲,便溏,面色㿠白,颧红,舌质光淡、边有齿印,苔薄，脉细弱而数。

(2)证机概要：阴伤气耗，络脉不充，肺脾两虚，肺气不清，脾虚不健。

(3)治法：益气养阴。

(4)方药：保真汤或参苓白术散加减。

4.阴阳虚络证

(1)证候：咳逆喘息少气，咳痰色白有沫，或夹血丝，血色黯淡，潮热，自汗，盗汗，声嘶或失音，面浮肢肿，心慌，唇紫，肢冷，形寒，或见五更泄泻，口舌生糜，大肉尽脱，男子遗精阳痿，女子经闭。苔黄而剥，舌质光淡隐紫，少津，脉微细而数，或虚大无力。

(2)证机概要：阴伤及阳，精气虚竭，肺、脾、肾三脏络脉俱损。

(3)治法：滋阴补阳。

(4)方药：补天大造丸加减。

六、预防与调护

(一)预防

(1)对于本病应注意防重于治，要求在接触患者时，身佩安息香或用雄黄擦鼻。

(2)须要饮食适宜，不可饥饿，若体虚者，可服补药。

(3)平衡饮食，加强体育锻炼，增强体质。

(4)新生儿及时接种卡介苗。

(5)对于患者来说，居室开窗受阳光照射，保持室内空气流通、衣物被褥要经常洗晒、餐具可煮沸消毒、不要随地吐痰，要将痰吐在纸上烧掉、在隔离期不要到公共场所去活动，也不要近距离对别人咳嗽、高声谈笑，咳嗽、打喷嚏时要用手帕或手巾掩口鼻等，以免传染给他人。

(二)调护

(1)患病之后，了解其病程的缠绵性，做好患者的心理工作，注意其情绪变化，让患者保持信心、耐心，配合治疗。

(2)应重视摄生，戒酒色，节起居，禁恼怒，息妄想，慎寒温，适当进行体疗锻炼，如太极拳、气功等。

(3)加强食养，可吃甲鱼、雌鸡、老鸭、牛羊乳、蜂蜜，或常食猪羊肺以脏补脏，以及白木耳、百合、山药、梨、藕、枇杷之类，以补肺润燥生津。

(4)忌食一切辛辣刺激动火燥液之物。如辣椒、葱、姜、韭菜、醇酒等。

(刘西华)

第六节　肺　　痿

一、疾病概述

由于肺虚津枯，肺脏失于濡养，导致肺叶痿弱不用的病证称为肺痿，为肺脏的慢性虚损性疾病。临床以喘息短气、咳吐浊唾涎沫为主症，伴见肺脏虚、实之证，亦可影响心、脾、肾等脏腑的生理功能而兼见相应临床表现。现代医学的多种肺病，如慢性支气管炎、慢性阻塞性肺疾病、支气管扩张、肺脓肿、肺结核、肺不张、间质性肺疾病等发展到一定阶段，均可归属“肺痿”范畴，其中，尤以肺间质纤维化的“肺痿”归属最为常见。

二、病因病机

肺痿病因主要包括久病损肺、误治津伤、外感六淫、情志失宜及药食失宜等，而以久病损肺为最常见。肺痿基本病机有上焦虚热、肺中虚冷及邪壅阻肺，其中，肺津不足贯穿疾病发展的始终；病位在肺，与五脏相关，尤其与脾胃、肾关系密切；病性总属本虚标实，本虚主要包括气虚、阴虚、津伤，标实则以痰瘀阻络为主。

(一)病因

1.久病损肺

肺痈、肺痨、喘哮、久嗽、消渴、热病等，迁延日久，或热或寒，损肺致痿。如痰热久嗽，热灼阴伤，或肺痨久嗽，虚热内灼，耗伤阴津，或肺痈余毒未清，灼伤肺阴，或消渴津液耗伤，或热病之后，邪热伤津，津液大亏，以致热壅上焦，消灼肺津，变生涎沫，肺燥阴竭，肺失濡养，日渐枯萎。若大病久病之后，耗伤阳气，或内伤久咳，冷哮不愈，肺虚久喘等，肺气日耗，渐而伤阳，或虚热肺痿日久，阴伤及阳，亦可致肺虚有寒，气不化津，津液失于温摄，反为涎沫，肺失濡养，肺叶渐痿不用。此即《金匮要略》所谓“肺中冷”之类。

2.误治津伤

因医者误治，滥用汗吐下等治法，重亡津液，肺津大亏，肺失濡养，发为肺痿。如《金匮要略・肺痿肺痈咳嗽上气病脉证治》说：“热在上焦者，因咳为肺痿，肺痿之病……或从汗出，或从呕吐，或从消渴，小便利数，或从便难，又被快药下利，重亡津液，故得之。”

3.外感六淫

肺为华盖，主皮毛，开窍于鼻，六淫多从皮毛、口鼻侵入人体。肺痿的发病，在外感六淫中，主要与风、燥、热(暑、火、疫疠、毒)、邪关系密切。

(1)风：风为阳邪，易袭阳位，肺为华盖，肺络居外，正为阳位，故风邪易袭肺，且肺络首当其冲，正如《素问・太阴阳明论》曰：“伤于风者，上先受之”。风邪袭肺，肺络失调，阳气温煦失职，津血濡养失用，日久肺燥津伤或肺中虚冷，肺叶痿而不用，终致肺痿。巢元方《诸病源候论》：“虚邪中于肺，肺痿之病也”，提出“风邪伤于脏腑”可致肺痿；《景岳全书》明言“风邪乘肺”可致肺痿等。然单指风邪袭肺致痿，终归百一，其于肺痿发病中的重要性，主要体现在以下两方面：一是，风为百病之长，易挟燥、热之邪侵及肺卫，进而转枯转燥成痿；二是，风性轻扬开泄，腠理不固，易致诸邪来犯，肺病丛生，转归成痿。

(2)燥：肺属金，通于秋气，其性喜润恶燥，为娇脏，燥邪易伤肺及络。燥性干涩，易伤津液，肺络为肺脏布津之通道，燥邪来犯，一方面直接戕伐肺之津液，一方面使肺络涩滞，影响肺络布津功能，而致肺叶失于濡养，辗转成痿。临床可出现一派“燥胜则干”之象，如口、鼻、咽喉、肺之气络(气管、支气管等)、皮肤、大便干燥，干咳，口渴等。

(3)热(暑、温、疠、毒)：热、暑、温邪皆属阳邪，其性炎上，叶天士言：“暑由上受，先入肺络”“温邪上受，首先犯肺”“吸入温邪，鼻通肺络，逆传心包络中”。邪热犯肺，多从口鼻而入，邪气炽张，伤津耗气，肺失气津濡养，肺叶痿弱不用。

(4)邪：疠气(具有传染性的外感邪气)侵袭人体，发病急骤，来势凶猛，变化多端，病中可侵及人体多个脏腑，而肺脏多首当其冲，在邪正剧争后，邪去正亦虚，日久肺脏痿弱不用；至于香烟烟雾、职业粉尘、化学物质、过敏原等，亦可损伤肺及肺络，终致肺痿。

4.情志失宜

《古今医统大全》引前贤之论，首提情志内伤可致肺痿："悲气所致为肺痿"，《普济方·咳嗽门·总论》则曰："忧思喜怒，饮食饥饱，致脏气不平，积微至著，以致渐成肺痿"。盖内伤七情首伤脏腑气机，《素问·举痛论》所云："百病生于气也，怒则气上，喜则气缓，悲则气消，恐则气下……惊则气乱……思则气结"。肺主气，司呼吸，气机逆乱则劫肺络之气，致肺络失调，可影响呼吸的深浅、频率和气血生化的质量、效率，进而致气血失调，肺失濡养，日久成痿；又肺与悲应，悲则气消，七情之中，悲对肺痿的形成意义相对较大，悲忧日久，可致肺络失充为痿。

5.药食失宜

饮食不节，过饥则气血生化乏源，土不生金，肺络失养，因虚致痿；过饱或偏嗜肥甘厚味、辛辣炙煿，或饮酒成性，或素体脾虚，则痰湿、痰热内生，浸淫肺络，气机阻滞，肺络壅塞，因实致痿。王焘在《外台秘要》中提出"饮食将息伤热"是导致肺痿的重要环节，而薛立斋更是明确指出"或醇酒炙煿，辛辣厚味，熏蒸于肺"可致肺痿，金代张从正则在其《儒门事亲·肺痈》中记述了大量食用樱桃和过量饮酒导致肺痿的案例，张从正还指出误服温燥药物可致肺痿的发生："慎勿服峻热有毒之药。若服之，变成肺痿，骨蒸潮热，咳嗽咯脓，呕血喘满，小便不利，寝汗不止，渐至形瘦脉大"。

6.劳欲过度

巢元方在《诸病源候论》中论及肺痿的病因时就提到"劳逸大汗"，《景岳全书》亦言："大抵劳伤气血，则腠理不密，风邪乘肺，风热相搏，蕴结不散，必致咳嗽，若误用汗下过度，则津液重亡，遂成此证。"提出劳伤气血是肺痿发病的基础。薛立斋指出"劳伤血气，腠理不密"可致"风邪乘肺"而发肺痿，"或入房过度，肾水亏损，虚火上炎"亦可致之，此皆为劳欲之因。

（二）病机

1.基本病机

（1）上焦虚热：一为本脏自病所转归，一由失治误治或他脏之病导致。因热在上焦，消亡津液，津枯肺燥，失于濡养，终致肺叶痿弱。虚热灼肺，火逆上气则喘咳气促；肺燥且热，清肃之令不行，肺不布津，烁津炼液则为浊唾（稠痰）。

（2）肺中虚冷：久病伤肺，肺气亏虚，不能温化、固摄津液，津液停聚上泛为涎沫，气津两伤，肺失濡养致痿；或虚热津伤，阴病及阳，肺中虚冷，津气不足致痿；肺气失于治节，"上虚不能制下"，膀胱失于约束，则遗尿失禁；肺不布津，上见津停上泛为涎沫，下见津液但输膀胱，小便频数；无火逆之势，故不咳。

（3）邪阻肺络：肺痿总以本虚为主，但在其发展过程中，多虚实夹杂，其中痰瘀阻络为其邪实病机特点。气津不足，肺失所养，肺宣肃失常，肺络不能正常吸入清气化生宗气，而宗气贯心脉行气血，宗气不足致气虚血瘀；肺布津功能失宜，则致津停成痰；痰阻血行，痰凝气滞，气滞血瘀，血瘀津停，痰、瘀多互结。又"久病多瘀""久病多痰""久病入络"，肺痿多由久病转归，肺痿既成又难速愈，故肺痿痰、瘀、络病多并见，终成痰瘀阻络之象。

2.病机演变

上焦虚热，熏蒸肺叶，津枯则痿而不用；若肺气虚寒，则肺叶失于温养，日久亦痿而不用，正如《金匮要略心典·肺痿肺痈咳嗽上气病脉证治》所云："肺为娇脏，热则气烁，故不用而痿；冷则气沮，故亦不用而痿"，魏荔彤《金匮要略方论本义》所言更为形象："肺叶如草木之花叶，有热之痿，如日炙之则枯；有冷之痿，如霜杀之则干矣”。然阴阳互根，上焦虚热与肺气虚寒可相互影响。盖上焦虚热，肺津不足，肺失濡养，阴病及阳，可致肺中虚冷。而肺气虚寒，温化失权，亦可致肺津生化不足或气不布津，致肺津相对不足。陈修园《金匮要略浅注》据经“肺喜温而恶寒”“肺喜润而恶燥”之论，认为肺“温则润，寒则燥”，提示了肺中虚冷确可致肺津不足。可见，在肺痿形成之初，上焦虚热与肺中虚冷病机可单见，但随着疾病进展，两者必兼夹，而肺津不足将会贯穿肺痿疾病发展的始终。

另外，肺痿本身既可由某些肺病实证转化而来，疾病进展过程中又可因虚致实，导致痰、瘀、气滞等邪实征象，根据患者体质、病因、病程长短等因素的不同，肺痿患者邪实的偏重亦有所异，应具体分析，不得一概而论，但总以痰瘀阻络为其邪实关键。又“金为土之子”“金水相生”，肺朝百脉、助心行血，肝与肺共司气机升降及气血运行，故肺痿日久，可影响脾胃、肾、心、肝之功能，表现相应症状，当知犯何逆，随证治之。

三、诊查要点

（一）病史

有久病损肺、误治津伤等病史。

（二）辨病

以喘息短气、咳吐浊唾涎沫为主症，可伴见肺叶痿弱不用的其他征象。

（三）辨证

基本证型有三，三者可兼夹并有所侧重：一为虚热肺燥证，可见咳吐浊唾、短气、口渴、舌红而干、脉虚数等；二为肺中虚冷证，可见不咳、不渴、吐涎沫、短气、头眩、小便数或遗尿、舌质淡、脉虚弱等；三为邪阻肺络证，可见咳吐浊唾涎沫、短气不足以息、舌有瘀斑瘀点、苔厚腻、舌下络脉曲张、脉涩等。

四、类证鉴别

（一）肺痿与肺痈

肺痈失治久延，可以转为肺痿，但两者在病因病机、病性、主症、脉象等各方面均存在差异。肺痿多因久病肺虚、误治津伤致虚热肺燥或虚寒肺燥而成，以咳吐浊唾涎沫为主症，病性总属本虚标实而以本虚为主，而肺痈多因外感风热、痰热内盛致热壅血瘀、蕴酿成痈、血败肉腐化脓而成，以咳则胸痛，吐痰腥臭，甚则咳吐脓血为主症，病性属实。肺痿脉象多为虚数或虚弱，肺痈则为浮数、滑数。

（二）肺痿与肺痨

肺痨是由痨虫入侵所致的具有传染性的慢性虚弱性疾病，主症为咳嗽、咯血、潮热、盗汗及身体逐渐消瘦等，与肺痿以吐涎沫为主症有别，但肺痨后期可以转为肺痿。

（三）肺痿与肺痹

肺痹病名最早见于《素问・痹论》：“凡痹之客五脏者，肺痹者烦满喘而呕，淫气喘息，痹聚在肺……”“皮痹不已，复感于邪，内舍于肺”，清代林珮琴《类证治裁》：“诸痹，良由营卫先虚，腠理不密，风寒湿乘虚内袭，正气为邪所阻而不能宣行，因而留滞，气血凝滞，久而成痹”。可见，肺痹病因多责之正虚又感外邪，邪气入里、痹阻肺络为病机特点，临床表现主要以实象为主，或咳或喘或胸闷，以病机特点而命名；肺痿病因则多强调致虚因素，肺气津不足为其核心病机，临床表现以虚象为主，特点是肺叶痿弱不用，咳吐浊唾涎沫，以病机特点结合形态特征而命名。

(四)涎沫与痰

肺痿咳吐涎沫与痰饮病咳吐痰、饮有别，肺痿咳吐之涎沫的特点是中间不带痰块，胶黏难出，伴口燥咽干，白沫之泡小于粟粒，轻如飞絮，结如棉球，有时黏在唇边，吐而不爽；痰饮病咳吐之痰、饮，痰液成块，或虽色白粘连成丝，但口咽一般不燥，较易咳出。另外，需要指出的是，一般肺燥津伤之轻者，肺气布散津液救急于内，多发为无痰之干咳，而虚热肺痿之肺燥津伤较重，部分肺叶痿弱不用，津液有所不至，相对有余，且肺气布散津液之功受损，可致津停、热灼上泛为浊唾。

五、辨证论治

(一)辨证思路

当辨标本虚实。肺痿以本虚为主，本虚当分清虚热肺燥、肺中虚冷亦或两者兼夹，虚热肺燥伴火逆上气之象，常兼咳逆喘息；肺中虚冷伴温摄不足之象，常兼头眩、小便数或遗尿。若标实亦较明显，当分清痰、瘀偏重，并重视络病因素，不可固执肺痿虚论，妄略邪实不顾。虚实亦可兼夹，以肺中虚冷与痰瘀阻络兼夹为多，盖津血得温易行，遇寒则凝。

(二)治疗原则

治疗以补肺生津为总原则，但应根据本虚标实的轻重缓急随证变法，尤其应该重视益气、养阴生津、活血、化痰、通络治法的应用。虚热肺燥证治以滋阴清热、润肺生津；肺中虚冷证治以温肺益气、润燥生津；痰瘀阻络证治以活血化痰、补肺通络。

(三)辨证分型

1.虚热肺燥证

(1)证候：咳吐浊唾，或咳痰带血，咳声不扬，甚则音嗄，气急喘促，口渴咽燥，可伴潮热盗汗，形体消瘦，皮毛干枯，舌红而干，脉虚数。

(2)治法：滋阴清热，生津润肺。

(3)方药：麦冬汤合清燥救肺汤加减。前方润肺生津，降逆下气，用于咳嗽气逆，咽喉干燥不利，咳痰黏浊不爽；后方养阴润肺，清金降火，用于阴虚燥火内盛，干咳痰少，咽痒气逆。参考用药：麦冬、天冬、百合、鳖甲、玉竹、沙参、龟板、生地黄、知母、地骨皮、元参。

2.肺中虚冷证

(1)证候：咳吐涎沫，不渴，短气不足以息，头眩，神疲乏力，食少，形寒，小便数，或遗尿，舌质淡，脉虚弱。

(2)治法：温肺益气，生津润肺。

(3)方药：甘草干姜汤或生姜甘草汤加减。前方辛甘合用，甘以滋液，辛以散寒；后方补脾助肺，益气生津。参考用药：甘草、人参、黄芪、白术、大枣、山药、党参、干姜。

3.痰瘀阻络证

(1)证候：咳吐浊唾涎沫，量少或无，面色晦暗，口唇发绀，伴短气不足以息、遇劳加重、神疲乏力，或心胸憋闷，或身热盗汗，或形寒肢冷，舌有瘀斑瘀点，舌下络脉曲张，脉涩。

(2)治法：祛痰活血，补肺通络。

(3)方药：补阳还五汤合生脉饮加减。前方益气活血通络，后方益气复脉、养阴生津，可酌加半夏、贝母、瓜蒌等化痰之品。参考用药：丹参、川芎、当归、桔梗、杏仁、贝母、半夏、瓜蒌、麦冬、五味子、人参。

六、预防与调护

(一)预防

(1)保持有效通风、定时定期消毒、保持适宜的湿温度、净化空气、勤换衣被、清洁口腔等以减少或避免感受外邪和环境毒的机会。

(2)利用药物、针灸、饮食、体育锻炼等各种措施养生保健。

(3)积极处理原发病及药物、毒物、误治损伤,补充因此而消耗的津液气血等物质以扭转肺津气耗伤的程度。

(二)调护

(1)本病病程缠绵,应做好患者的心理工作,注意其情绪变化,让患者保持信心、耐心,配合治疗。

(2)病室空气应清新,可放置仙人掌等盆景以净化空气,保持适宜的湿、温度,避免大声喧哗等。提醒患者保持合适的体位,如高枕卧位或半坐卧位,根据情况,通过叩背、雾化吸入稀释痰液及促进排痰,指导患者进行有效的呼吸锻炼,注意饮食,定时排便,可运用针灸、推拿、食疗等中医特色疗法改善症状。

(刘西华)

第七节 失　音

失音是一个症状,凡是语声嘶哑,甚则不能发声者,统谓之失音。主要由于感受外邪,肺气壅遏,声道失于宣畅;或精气耗损,肺肾阴虚,声道失于滋润所致。古代将失音称为瘖或喑。

一、历史沿革

早在《黄帝内经》就已经对人体的发音器官有了认识。如《灵枢·忧恚无言》提到:"喉咙者,气之所以上下者也。会厌者,音声之户也。口唇者,音声之扇也。舌者,音声之机也。悬雍垂者,音声之关也。颃颡者,分气之所泄也。横骨者,神气所使,主发舌者也。"说明喉咙、会厌、唇舌、悬雍垂、颃颡、横骨均与发音有关。

关于失音,《黄帝内经》中指出有2种不同的情况:一是感受外邪。如《灵枢·忧恚无言》中提到"人卒然无音者,寒气客于厌,则厌不能发,发不能下,至其开阖不致,故无音",《素问·气交变大论篇》有"岁火不及,寒乃大行……民病……暴瘖",说明了在感受外邪的情况下,声门的开阖作用受到影响而病失音。二是脏气内伤。如《素问·宣明五气篇》中有"五邪所乱……搏阴则为瘖"。所谓阴者,五脏之阴也,手少阴心脉上走喉咙系舌本,手太阴肺脉循喉咙,足太阴脾脉上行结于咽、连舌本、散舌下,足厥阴肝脉循喉咙之后,上入颃颡而络于舌本,足少阴肾脉循喉咙系舌本,故皆主病瘖。五脏为邪所扰而失音,《灵枢·邪气脏腑病形》有"心脉……涩甚为瘖"。《素问·脉解篇》提出"内夺而厥,则为瘖痱,此肾虚也;少阴不至者;厥也",《素问·大奇论篇》有"肝脉骛暴,有所惊骇,脉不至若瘖,不治自已",《灵枢·忧恚无言》也有"人之卒然忧恚,而言无音"的记载。这些说明心气不足、肾精亏耗、突受惊扰等因素,皆可使心、肾、肝受损而失音;但是因情志变化而失音者，多可自愈。由此可见，《黄帝内经》所论述的两类失音，感受外邪者与肺有关，五脏内伤者，主要涉及心肝肾。

妇女因妊娠而失音者，称为“子瘖”。如《素问·奇病论篇》说：“人有重身，九月而瘖……胞之络脉绝也……胞络者系于肾，少阴之脉贯肾系舌本，故不能言……无治也，当十月复。”

隋代巢元方《诸病源候论·卷二·风冷失声候》指出：“声气通发，事因关户，会厌是音声之户，悬雍是音声之关。”宋代杨士瀛《仁斋直指方》指出：“心为声音之主，肺为声音之门，肾为声音之根。”说明发声虽然与会厌、悬雍等有关，但从脏腑经络整体观点来看，实与心肺肾三脏有关。

宋代钱乙《小儿药证直诀·肾怯失音相似》提到：“病吐泻及大病后，虽有声而不能言，又能咽药，此非失音，乃肾怯不能上接于阳故也，当补肾地黄丸主之，失音乃猝病耳。”将失音与重病大病之后无力发声的情况做了鉴别。

明代楼英《医学纲目》明确地将失音分为喉瘖及舌瘖 2 类，指出：“瘖者，邪入阴部也。《经》云：邪搏于阴则为瘖”“邪入于阴，搏则为瘖，然有二证：一曰舌瘖，乃中风舌不转运之类，但舌本不能转运言语，而喉咽音声则如故也。二曰喉瘖，乃劳嗽失音之类，但喉中声嘶，而舌本则能转运言语也。”这种分法，对失音的鉴别具有重要的指导意义。舌瘖主要见于中风，而喉瘖则是本节讨论的重点。

明代徐春甫《古今医统·卷四十六·声音候》对本症的认识较为深入，如说：“舌为心之苗，心痛舌不能转，则不能语言，暴病者尚可医治，久病者不可治也，故心为声音之主者此也。肺者属金，主清肃，外司皮腠，风寒外感者，热郁于内，则肺金不清，咳嗽而声哑，故肺为声音之门者此也。肾者人身之根本，元气发生之主也，肾气一亏，则元气寝弱而语言瘖者有之。”并指出病分三因：“有内热痰郁，窒塞肺金，而声哑及不出者，及有咳嗽久远，伤气而散者，此内因也。有外受风寒，腠理闭塞，外束内郁，嗽而口声哑……此外因也。又有忽暴吸风，卒然声不出者，亦外因也。有因争竞，大声号叫，以致失声，或因歌唱伤气而声不出，此不内外因也，养息自愈。”这三类原因引起的失音，均属喉瘖的范畴。明代李梴《医学入门·卷四·痨瘵》说“咽疮失音者死”，指出了痨瘵出现喉头生疮而失音者，预后较差，难于治愈。

明代张景岳《景岳全书·声瘖》论述失音的辨证提到：“实者其病在标，因窍闭而瘖也；虚者其病在本，因内夺而痛也。窍闭者，有风寒之闭，外感证也；有火邪之闭，热乘肺也；有气逆之闭，肝滞强也……此皆实邪之易治者也。至若痰涎之闭，虽曰有虚有实，然非治节不行，何致痰邪若此？此其虚者多而实者少，当察邪正分缓急而治之可也。内夺者，有色欲之夺，伤其肾也；忧思之夺，伤其心也；大惊大恐之夺，伤其胆也；饥馁疲劳之夺，伤其脾也；此非各求其属，而大补元气，安望其嘶败者复原，而残损者复振乎？此皆虚邪之难治也。”说明了，五脏皆可以为瘖，而以心、肺、肾三脏为主。失音的辨证要分虚实，实邪易治，虚邪难治。实邪为窍闭，可因风寒、火邪、气逆、痰涎所致；虚邪则有伤肾、伤心、伤胆、伤脾之分。并认为：“此外复有号叫、歌唱、悲哭，反因热极暴饮水，或暴吹风寒而致瘖者……但知养息，则弗药可愈，是皆所当辨者。”指出有些情况是饮食、起居、生活不慎所造成的一时性失音，养息可愈。另外还有些喉科疾病的恢复期，也可自愈，如说：“凡患风毒或病喉痛病既愈，而声则瘖者，此其悬雍已损，虽瘖无害也，不必治之。”张景岳对失音的辨证，亦将中风的舌强不语与之分开论治。

清代张璐《张氏医通·诸气门·瘖》指出：“失音，大都不越于肺，然须以暴病得之为邪郁气逆，久病得之为津枯血槁；盖暴瘖总是寒包热邪，或本内热而后受寒，或先外感而食寒物……若咽破声嘶而痛是火邪遏闭伤肺……肥人痰湿壅滞气道不通而声瘖……至若久病失音，必是气虚挟痰之故”“更有舌瘖不能言者，亦当分别新久，新病舌瘖不能言，必是风痰为患……若久病或大失血后，舌萎不能言。”说明了失音与舌瘖有别，两者皆各有新病与久病之分，这对于辨证、治疗及预后的判断，均有一定意义。

清代还出现了不少喉科专著，如《重楼玉钥》《咽喉脉证通论》《咽喉经验秘传》《尤氏喉科秘书》《包氏喉证家宝》《焦氏喉科枕秘》等，均认识到失音在多种喉科病证中都可出现，如有喉中呼吸不通、言语不出的喉痹，风痰所致的哑瘴喉风，喉癣久则喉哑的失音，虚损劳瘵咳伤咽痛的声哑等。各书均未单独将失音列出，亦说明至清代已逐渐认识到失音仅是一个症状，可见于多种咽喉病证。

总之，对于失音一证，古代医家从脏腑经络的整体观点来看，以心、肺、肾三脏病变为主。其中属于中风的舌强不语（舌瘖），主要与心有关；属于喉瘖者，则与肺、肾有关。

本节内容以“喉瘖”为主。主要见于各种原因引起的急性喉炎、慢性喉炎、喉头结核、声带创伤、声带小结、声带息肉等，也见于癔症性失音。若其他疾病而兼有失音的，也可参照本节辨证治疗。

二、病因病机

失音的致病因素多端，主要与感受外邪、久病体虚、情志刺激和用声过度有关，导致肺、肾、肝等脏腑功能失调，声道不利。

（一）外邪犯肺

由于风寒外袭，邪郁于肺，肺气失于宣畅，会厌开合不利，音不能出，以致卒然声嗄。如感受风热燥邪，或寒郁化热，肺受热灼，清肃之令不行，燥火灼津，声道燥涩，均可导致发音不利。或因热邪灼津为痰，痰热交阻，壅塞肺气，而使声音不扬。此外也有因肺有蕴（痰）热、复感风寒、寒包热邪、肺气壅闭、失于宣肃而致失音者。

（二）肺肾阴虚

慢性疾病，久咳劳嗽，迁延伤正；或酒色过度，素质不强，以致体虚积损成劳，阴虚肺燥，津液被灼；或肺肾阴虚，虚火上炎，肺失濡润，而致声瘖。亦有因阴伤气耗、气阴两虚、无力鼓动声道而致失音者。如《古今医统》指出：“凡患者久嗽声哑，乃是元气不足，肺气不滋。”

（三）气机郁闭

此因忧思郁怒，或突受惊恐，而致气机郁闭，声喑不出。情志因素致瘖与内脏功能失调密切有关。

（四）声道受损

用声过多、过强，损伤声道，津气被耗，也可导致失音。

综上所述，失音可归纳为外感和内伤所致两大类。外感属实，为“金实无声”；因感受外邪，阻塞肺窍，肺气壅遏，失于宣畅，会厌开合不利，而致声音嘶哑。内伤属虚，为“金碎不鸣”；多为久病体虚、肺燥津伤，或肺肾阴虚、精气耗损，咽喉、声道失于滋润，而致发音不利。《临证指南医案·失音》亦有“金实则无声，金破碎亦无声”之说。一般说来，内伤失音临床表现多以阴虚为主，但因“声由气而发”，因此常可同时有气虚的一面。如属情志致病，郁怒伤肝，肝气侮肺，或悲忧伤肺，肺气郁闭，不能发音者，又属内伤中的实证。其他如高声号叫引起的一时性失音，由于声道受损，亦常有津气耗伤之候。

就病位而言，失音虽属喉咙和声道的局部疾病，病变脏器主要在肺系，但同时与肾密切相关。

因喉属肺系，肺脉通于会厌，肾脉上系于舌，络于横骨，终于会厌。肺主气，声由气而发，肾藏精，精足则能化气，精气充足，自可上承于会厌，鼓动声道而发音。若客邪闭肺，或肺肾阴气耗损，会厌受病，声道不利，皆可导致失音。

三、诊断与鉴别诊断

(一)诊断

1.发病特点

失音发病有急有缓，急者突然而起，常伴外感表证；缓者逐渐形成，持续加重，多有慢性病史可询，表现正虚之候，另外亦有呈发作性者。病情轻者，语声嘶哑，重者声哑不出；若慢性虚劳久病，全身衰竭而伴有失音者，为病情严重的征兆。

2.临床表现

本病以声音嘶哑或声哑不出为特征。

3.相关专科检查

如耳鼻咽喉科喉镜检查，神经科检查可协助诊断。

(二)鉴别诊断

失音一证，应当分喉瘖和舌瘖。本节论述的为喉瘖，当与舌瘖相鉴别。喉瘖为喉中声嘶，或声哑不出，而舌本运转自如；舌瘖为舌本不能运转言语，而喉咽音声如故，每有眩晕、肢麻病史，或同时伴有口眼㖞斜及偏瘫等症。

四、辨证

(一)辨证要点

1.辨外感内伤

对失音的辨证，当从发病缓急、病程长短，区别外感内伤。凡急性发病，病程短者，多属外感引起；病起缓慢，病程长者，多因内伤疾病所致。

2.辨虚证实证

一般可分为暴瘖、久瘖两类。暴瘖为卒然起病，多因邪气壅遏，窍闭而失音，其病属实；久瘖系逐渐形成，多因肺肾阴虚，声道燥涩而失音，或兼肺肾气虚，鼓动无力所致，其病属虚。但内伤气郁致瘖者也可属实，外感燥热表现为肺燥津伤者也可属虚。

(二)证候

1.实证

(1)风寒：卒然声音不扬，甚则嘶哑；或兼咽痒，咳嗽不爽，胸闷，鼻塞声重，寒热，头痛等症，口不渴，舌苔薄白，脉浮。或兼见口渴，咽痛，烦热，形寒，气粗，舌苔薄黄，脉浮数者。或见卒然声喑，咽痛欲咳而咳不出，恶寒身困，苔白质淡，脉沉迟或弦紧。

病机分析：风寒袭肺，会厌开合不利，故卒然声音不扬，甚至嘶哑，肺被邪遏，气失宣畅，则咳嗽咽痒、胸闷、鼻塞声重；风寒束表，则见寒热头痛、舌苔薄白、脉浮。若邪热内郁，风寒外束，又可见口渴、咽痛、气粗、烦热、形寒等“寒包热”证。若肾虚受寒，太阳少阴两感，可见恶寒身困、苔白舌淡、脉沉迟或弦紧。

(2)痰热：语声嗄哑，重浊不扬，咳痰稠黄，咽喉干痛，口干苦，或有身热。舌苔黄腻，脉滑数。

病机分析：风热犯肺，蒸液成痰，肺失清肃，故语声嗄哑，重浊不扬；痰热壅肺，则咳痰稠黄；邪热灼津，故见咽喉干痛、口苦；若风热在表，可见身热；舌苔黄腻、脉滑数乃痰热郁肺之征象。

(3)气郁：突然声哑不出，或呈发作性。常因情志郁怒悲忧引发。心烦易怒，胸闷气窒，或觉咽喉梗塞不舒。舌苔薄，脉小弦或涩滞不畅。

病机分析：郁怒伤肝，肝气侮肺，悲忧伤肺，肺气郁闭，而致突然声哑不出；肝郁化火则心烦易怒；肝气上逆，肺气不降，则胸闷气窒，咽喉如物梗阻；脉小弦、涩滞不畅，是属肝郁之候。

2.虚证

(1)肺燥津伤：声嘶，音哑，咽痛，喉燥，口干；或兼咳呛气逆，痰少而黏。舌质红少津、苔薄，脉小数。

病机分析：燥火伤肺，声道燥涩而致声嘶、音哑；燥伤肺津，咽喉失于滋润，故咽喉干燥疼痛、口干；肺失清润，燥邪灼津为痰，则咳呛气逆、痰少质黏；舌红少滓，脉象小数，乃属燥热蕴肺之象。

(2)肺肾阴虚：声音嘶哑逐渐加重、日久不愈，兼见干咳少痰，甚则潮热、盗汗、耳鸣、目眩、腰膝酸软、形体日瘦。舌质红，苔少，脉细数。

病机分析：肺阴不足，病损及肾，阴精不能上承，以致声音嘶哑日渐加重，久延不愈，肺失滋润，清肃无权，则干咳少痰；阴虚内热，阴不内守，故见潮热、盗汗；肾虚肝旺，而致耳鸣、目眩；肾虚，阴精不能充养腰脊，外荣形体，故腰膝酸软、形体日瘦；舌质红、苔少、脉细数为阴虚之象。

五、治疗原则

(1)凡属暴瘖因邪气壅遏而致窍闭者，治当宣散清疏；久瘖因精气内夺所致者，治当清润滋养，或气阴并补。具体言之，实证则辨别风寒、痰热的不同，分别予以宣、清；久瘖应区分肺燥津伤与肺肾阴虚的轻重，或润或养。病缘气郁者，气郁化火，日久也可灼伤津液，导致肺肾阴虚，因此又当注意本虚与标实之间的关系，权衡施治。

(2)凡失音日久，经治疗效果差者，可在辨证的基础上酌配活血化瘀之品，也可径以活血化瘀为主进行治疗，如《张氏医通》论失音中即有“若膈内作痛，化瘀为先，代抵当丸最妥”的记载。

六、治法方药

(一)实证

1.风寒

治法：疏风散寒，宣肺利窍。

方药：三拗汤、杏苏散加减。麻黄、苏叶、生姜功能疏风散寒；前胡、杏仁宣肺止咳；桔梗、甘草利咽化痰。

“寒包热”者，当疏风散寒，兼清里热，方用大青龙汤，或在疏风散寒的药物上配以石膏、黄芩、知母，并合蝉蜕、木蝴蝶以利咽喉、开声音。太阳少阴两感证，可用麻黄附子细辛汤。

2.痰热

治法：清肺泻热，化痰利咽。

方药：清咽宁肺汤加减。方中桔梗、甘草清利咽喉，桑白皮、黄芩、栀子清泻肺热；前胡、知母、贝母清宣肺气、化痰止咳。并可酌情选用蝉蜕、胖大海、牛蒡子、枇杷叶等清肺泻热、利咽开音之品。

若觉痰阻咽喉，哽痛不适，加僵蚕、射干消痰利咽；内热心烦，加石膏清热除烦；痰热伤阴，口渴、咽喉肿痛，加玄参、天花粉养阴清咽。

3.气郁

治法：疏肝理气，开郁利肺。

方药：小降气汤、柴胡清肝汤加减。前方中紫苏、乌药、陈皮理气，白芍、甘草柔肝，用于肝郁暴逆、气闭为瘖；后方中柴胡疏肝，黄芩、栀子、连翘清肝泻肺，桔梗、甘草清利咽喉，用于气郁化火，有清肝散郁之功，并可兼清肺热。

对于气郁失音，尚可酌情选用百合、丹参养心解郁闷；厚朴花、绿梅花、白蒺藜、合欢花疏肝解郁，川楝子泻肝降气，木蝴蝶解郁通音。

肺气郁闭，胸闷气逆，配苏子、瓜蒌皮降气化痰。忧思劳心，精神恍惚，失眠多梦者，酌配党参、远志、茯神、石菖蒲、龙齿、酸枣仁以安神定志。

气郁所致的失音，虽应理气解郁，但忌过用辛香之品，若病久气郁化火伤滓，当酌配润燥生津之品。

(二)虚证

1.肺燥伤津

治法：清肺生津，润燥利咽。

方药：桑杏汤、清燥救肺汤加减。方中沙参、麦冬、梨皮有生津润燥之功；桑叶、枇杷叶、栀子皮清宣肺热；杏仁、贝母化痰止咳；桔梗、甘草清利咽喉。可加蝉蜕、木蝴蝶利咽喉、开声音。

若兼微寒、身热、鼻塞、头痛等表证，可酌配荆芥、薄荷以疏风透表；燥火上逆、咳呛气急加桑白皮以清润止咳；津伤较著，口咽干燥、舌红唇裂加天冬、天花粉滋润肺燥。

2.肺肾阴虚

治法：滋养肺肾，降火利咽。

方药：百合固金汤、麦味地黄丸等加减。方中百合、麦冬、熟地黄、玄参滋养肺肾，五味子、白芍滋阴敛肺，桔梗、甘草、贝母化痰利咽，当归养血活血。可酌加诃子肉、凤凰衣、木蝴蝶、蜂蜜等敛肺利咽、濡润声道之品。

虚火偏旺，潮热、盗汗、口干、心烦、颧红者，加知母、黄柏；兼有气虚、神疲、自汗、短气者，去玄参、生地黄，加黄芪、太子参。

如因用声过度，声道损伤，津气被耗而失音者，注意适当休息，避免大声说话。同时可用响声丸，每天含化 1～2 粒。或用桔梗、甘草、胖大海等泡茶服。也可配合养阴之剂内服，如二冬膏、养阴清肺膏等。

七、其他治法

(一)蒸汽吸入

风寒证用苏叶、藿香、佩兰、葱白各适量，水煎，趁热吸入其蒸汽。风热证用薄荷、蝉蜕、菊花、桑叶各适量，水煎，趁热吸入其蒸汽。

(二)针灸

主穴：天突、鱼际、合谷；配穴：尺泽、曲池、足三里。每天取主穴 1～2 个，配穴 1～2 个，暴瘖者用泻法，每天 1 次。

八、转归及预后

凡外感风寒、痰热蕴肺的失音，一般容易治疗。但燥热伤肺所致者，如迁延日久，需防其趋向肺虚劳损之途。

若肺肾阴虚，久喑不愈，濒于虚损之境者，称为“哑劳”，每为严重征兆。如《简明医彀》指出：“酒色过度，肾脏亏损，不能纳气归元，气奔咽嗌，嗽痰喘胀，诸病杂糅，致气乏失音者，俗名哑劳是也，神人莫疗。”（转引自《杂病广要·瘖》）当辨病求因，分别对待。其他如因情志所伤、气郁失音，则又可呈反复性发作。

九、预防与护理

对失音患者，除药物治疗外，必须注意避免感冒，少进辛辣、厚味，并忌吸烟、饮酒。

风寒痰火所致者，宜宣宜清，切忌酸敛滋腻，以免恋邪闭肺，迁延不愈。

因痰热交结或肺燥津伤者，可食用梨子、枇杷、橙子等清润生津；肺肾两虚者，可以白木耳、胡桃肉作为食疗。

因于情志郁怒所致的失音，则应避免精神刺激。

如与用声有关者，又当避免过度及高声言语，以利恢复。

（刘西华）

第八节 肺 癌

一、定义

肺癌是指源于支气管黏膜或肺泡细胞的恶性肿瘤，以咳嗽、咯血、发热、胸痛、气急为主要症状，晚期可能伴有肺外症状。

二、历史沿革

在中医古文献中未见肺癌的病名，但有不少类似肺癌的记载。根据本病的临床表现，肺癌可归属于中医学“咳嗽”“咯血”“胸痛”“肺痈”“肺痿”“虚劳”“痰饮”等范畴。古医籍中又有“肺积”“息贲”“肺壅”等称谓。

中医学早在春秋战国时期就对类似肺癌症状中的咳嗽咯血气急作了描述，《素问·咳论篇》曰：“肺咳之状，咳而喘息有音，甚则唾血”。《素问·玉机真脏论篇》曰：“大骨枯槁，大肉陷下，胸中气满，喘息不便，内痛引肩项，身热，脱肉破䐃，真脏见，十月之内死”。此描述极似肺癌晚期咳嗽、胸痛、发热诸症危重及恶病质状态。到了《难经》时，提出了与西医学肺癌相似的中医病名息贲，并明确了它的病位和症状，《难经·五十六难》谓：“肺之积，名曰息贲，在右胁下，覆大如杯，久不已，令人洒淅寒热，喘咳，发肺壅”。

汉代张仲景描述的肺痿症状、病机和治法方药，以及采用养阴、甘温法治疗“肺痿”，对肺癌的病机证治具有指导意义。《金匮要略·肺痿肺痈咳嗽上气病脉证治七》云：“肺痿吐涎沫而不咳者，其人不渴，必遗尿，小便数……此为肺中冷，必眩，多涎唾，甘草干姜汤以温之……大逆上气，咽喉不利，止逆下气者，麦冬汤主之。”

宋代《济生方》对息贲的临床表现有了更详细的描述，如《济生方·积聚论治》云：“息贲之状，在右胁下大如覆杯，喘息奔溢，是为肺积，诊其脉浮而毛，其色白，其病气逆背痛，少气喜忘，目瞑肤寒，皮中时痛，或如虱缘，或如针刺。”并提出息贲汤治疗肺积，定喘丹用于久咳喘促，经效阿胶丸治劳嗽咳血等具体方药。宋代《普济方》书中则载有治疗息贲、咳嗽喘促、胸胁胀满、咳嗽见血、胸膈壅闷、呕吐痰涎、面黄体瘦等肺癌常见症的方药。

金元时期李杲治疗肺积的息贲丸，所治之症“喘息气逆，背痛少气”类似肺癌症状。

明代张景岳《景岳全书・虚损》云：“劳嗽，声哑，声不能出，或喘息气促者，此肺脏败也，必死”。此描述与晚期肺癌纵隔转移压迫喉返神经而致声嘶等临床表现相似，并指出其预后不良。

清代沈金鳌所著《杂病源流犀烛》对肺癌的病因病机和治疗都有了详细的记载，书中提到：“邪积胸中，阻塞气道，气不得通，为痰……为血，皆邪正相搏，邪既胜，正不得制之，遂结成形而有块”“息贲，肺积病也……皆由肺气虚，痰热壅结也，宜调息丸、息贲丸，当以降气清热，开痰散结为主”。

总之，宋以前，古人对肺癌的症状、病机、辨证分型、方药已有初步认识；宋元明清，对肺癌的症状、病机、辨证分型、治法方药等均有广泛而深入的研究，其形成的理论与积累的经验对于后人研究肺癌有一定的指导意义。

三、病因病机

本病病位在肺，与脾肾密切相关，《素问・五脏生成篇》谓：“诸气者，皆属于肺”。或因禀赋，或因六淫，或因饮食，或因邪毒，导致肺失宣降，气机不利，血行瘀滞，痰浊内生，毒邪结聚而成。

（一）正气亏虚

禀受父母之先天不足，或后天失养，肺气亏虚，宣降失常，邪毒乘虚而入，客邪留滞，肺气贲郁，脉络阻塞，痰瘀互结而成肺积。如《活人机要》云：“壮人无积，虚人则有之”。《医宗必读》谓：“积之成也，正气不足，而后邪气踞之”。

（二）情志失调

七情内伤，气逆气滞，而气为血帅，气机逆乱，血行瘀滞；或思虑伤脾，脾失健运，聚湿生痰，痰贮于肺，肺失宣降，气滞血瘀，痰凝毒聚，局部结而成块。诚如《素问・举痛论篇》说：“悲则心系急，肺布叶举，而上焦不通，荣卫不散……思则心有所存，神有所归，正气留而不行，故气结矣”。

（三）外邪犯肺

肺为娇脏，喜润而恶燥，燥热之邪最易伤肺，加之长期吸烟，“烟为辛热之魁”，燥热灼阴，火邪刑金，炼液为痰，形成积聚；或邪毒侵肺，肺为气之主，通于喉，开窍于鼻，直接与外环境相通，如废气、矿尘、石棉和放射性物质等邪毒袭肺，则肺之宣降失司，肺气郁滞不行，气滞血瘀，毒瘀结聚，日久而成癌瘤。清代吴澄《不居集》云：“金性喜清润，润则生水，以滋脏腑。若本体一燥，则水源渐竭，火无所制，金受火燥，则气自乱而咳嗽，嗽则喉干声哑，烦渴引饮，痰结便闭，肌肤枯燥，形神虚委，脉必虚数，久则涩数无神”。

（四）饮食所伤

《素问・痹论篇》曰：“饮食自倍，肠胃乃伤”。脾为生痰之源，脾虚则水谷精微不能生化输布，致湿聚生痰，肺为贮痰之器，痰浊留于水之上源，阻滞肺络，痰瘀为患，结于胸中，肿块渐成。

本病的发病与痰、热、虚密切相关。肺失宣降，脾失健运，痰浊内生；“肺为娇脏，喜润而恶燥”，肺肾阴虚，肺叶失润，或“肺热叶焦”；肺气不足，肺脾肾虚，痰热互结，终成本病。

四、诊断

(一)发病特点

肺癌发病呈现城市化,中老年人多见,但近年来,发病年龄呈下降趋势,肺癌年轻化、女性化的趋势日益明显。与吸烟呈明显的相关性。本病起病缓慢,病情呈进行性加重,常因早期症状隐匿和缺少特异性而失治误治,延误时机。

(二)临床表现

肺癌的临床表现包括肺部和肺外两方面的症状和体征。

1.肺内症状

咳嗽通常为肺癌较早出现的症状,患者可有干咳或咳吐少量黏稠白痰,或剧咳,热毒犯肺时可咳吐脓痰;咯血和血痰多为间断性反复少量血痰,血多于痰,色鲜红,偶见大咯血;胸痛早期通常表现为不定时的胸闷,压迫感或钝痛,有些患者难以描述疼痛的性质和部位,痛无定处,甚则胸痛剧烈或痛无缓解。有的周围型肺癌患者以胸胁痛,肩背痛,上肢痛等为首发症状;气急主要表现为活动后气急,肺癌晚期淋巴结转移压迫大支气管或隆突及弥漫性肺泡癌、胸腔积液、心包积液等则气急症状更为明显;发热多为肿瘤压迫或阻塞支气管后引起肺部感染,也可由于癌肿坏死毒素吸收而引起癌性发热,抗感染治疗效果不明显。

2.肺外表现

主要是由于肿块压迫、侵犯邻近的组织、器官,远处转移及副癌综合征,如“类癌综合征”(表现为皮肤潮红、腹泻、水肿、喘息、心悸阵作等)、“皮质醇增多症”“异位生长激素激素分泌综合征”“异位甲状旁腺激素分泌综合征”“异位促性腺激素综合征”“肺性关节炎”等。

(三)影像学检查

肺部的 X 线、CT 及 MRI 的应用,使肺癌的定位及分期诊断有了很大的提高。

(四)细胞病理学诊断

包括痰液、纤维支气管镜刷检物、支气管吸出液及灌洗液、各种穿刺物的细胞学检查,是确诊肺癌的重要方法。经皮肺穿刺术可行细胞学或病理学诊断。

(五)血清学检查

目前仍在寻找对于肺癌敏感性高、特异性强的生物标志物,如单克隆抗体诊断肺癌及对肺癌患者染色体、癌基因的研究等。部分患者血清癌胚抗原(CEA)呈阳性。

五、鉴别诊断

(一)肺痨

肺痨与肺癌两者病位均在肺,均可见咳嗽、咯血、胸痛、消瘦。但肺癌还见气急,是在正气亏虚的基础上,气郁、瘀血、痰湿、邪毒互相搏结而成,病情发展迅速,难以治愈。肺痨病情发展缓慢,还可见潮热、盗汗,它是一种慢性传染性疾病,其病理主要是阴虚火旺。

(二)肺胀

肺胀是因咳嗽、哮喘等证日久不愈,肺脾肾虚损,气道滞塞不利,出现以胸中胀满,痰涎壅盛,上气咳喘,动辄加剧,甚则面色晦暗,唇舌发绀,颜面四肢水肿,病程缠绵,经久难愈为特征的疾病。肺癌之气喘肿胀之症虽然可见,但不是必具之症,病程较短,发展迅速,预后不良。

(三)喘证

喘证是以气息迫促为主要临床表现的一类疾病。作为一个症状,喘息可以出现在许多急、慢性疾病的过程中,多呈反复发作,经治症状缓解。肺癌的主要症状中包括喘息气急,伴有咳嗽、咯血、发热、胸痛等症,经有效抗癌治疗或可缓解,但预后不良。

六、辨证

(一)辨证要点

1.辨咳嗽

咳嗽是肺癌患者主要症状,咳而声低气怯者属虚;洪亮有力者属实。晨起咳嗽阵发加剧,咳嗽连声重浊,多为痰浊咳嗽;午后、黄昏咳嗽加重,或夜间时有单声咳嗽,咳声轻微短促者,多属肺燥阴虚;夜卧咳嗽较剧,持续难已,短气乏力者,多为气虚或阳虚咳嗽。

2.辨咳痰

从痰可知疾病的盛衰及病邪虚实。痰少或干咳无痰者多属燥热、阴虚;痰多者常属痰湿、痰热、虚寒。痰白而稀薄者属风、属寒;痰黄而稠者属热;痰白而稠厚者属湿。

3.辨咯血

咯血色鲜红、质地黏稠者,为实热证;血色淡红、质地清稀者,为虚证、寒证;血色暗红、夹有血块者,为瘀血。

4.辨胸痛

胸痛突然,且剧烈难忍者,多属实证;起病缓慢,呈隐痛、绵绵而痛,且时间长久者,多为虚证。胀痛窜痛为气滞;针刺刀割样疼痛为血瘀。

5.辨气急

气急或兼哮鸣,咳嗽痰白清稀,属寒;气急或兼哮鸣,咳嗽黄痰,或发热,属热;气急,胸闷痰鸣,痰多白黏或带泡沫状,为痰盛。喘促气短,言语无力,咳声低微,自汗怕风,为肺气虚;喘促日久,呼多吸少,动则喘息更甚,气不得续,汗出肢冷,畏寒,为肾气虚。

6.辨发热

发热,或高或低,劳累发作或加重,为气虚发热;午后潮热,或夜间发热,手足心热,为阴虚发热;发热欲近衣,四肢不温,为虚阳外越;发热,热势随情绪变化起伏,烦躁易怒,为气郁发热;午后或夜晚发热,或身体局部发热,但欲漱水不欲咽,为瘀血发热;低热,午后热甚,身热不扬,为湿郁发热。

(二)证候

1.肺郁痰瘀

症状:咳嗽不畅,咳痰不爽,痰中带血,胸肋背痛,胸闷气急,唇紫口干,便秘,舌暗红,有瘀斑或瘀点,苔白或黄,脉弦滑。

病机分析:肺主气,司呼吸,邪毒外侵,肺气郁闭,失于宣降,气机不利,血行瘀滞,痰浊内生,毒邪结聚于肺而成本病。肺气郁闭,失于宣降,痰浊凝聚则咳嗽不畅,咳痰不爽,胸闷气急;肺朝百脉,主治节,气滞血瘀,迫血妄行,损伤肺络,则痰中带血;气滞血瘀,不通则痛,故胸胁背痛;肺失宣降,津液失布,气机不畅故口干便秘;唇紫,舌暗,瘀斑(点)皆为血瘀之征;舌红,苔白或黄,脉弦滑皆为气郁痰阻之象。

2.脾虚痰湿

症状:咳嗽痰多,咳痰稀薄,胸闷气短,疲乏懒言,纳呆消瘦,腹胀便溏,舌淡胖,边有齿痕,舌苔白腻，脉濡、缓、滑。

病机分析：脾气亏虚，失于运化，痰湿内生，上渍于肺故咳嗽痰多，咳痰稀薄；脾不健运，机体失养，故疲乏懒言，纳呆消瘦，腹胀便溏；脾失运化，痰湿内生，贮存于肺，肺失宣降，故胸闷气短；舌淡胖，边有齿痕，舌苔白腻，脉濡缓滑均为肺脾气虚夹痰湿的表现。

3.阴虚痰热

症状：咳嗽痰少，干咳无痰，或痰带血丝，咳血，胸闷气急，声音嘶哑，潮热盗汗，头晕耳鸣，心烦口干，尿赤便结。舌红绛，苔花剥或舌光无苔，脉细数无力。

病机分析：肺阴亏虚，肺失濡润，虚热内生，肺气上逆，故咳嗽痰少，干咳无痰，胸闷气急；肺阴不足，清肃不行，阴虚火旺，火灼肺络故痰带血丝，咳血；肺阴亏虚，津液不布，肠道失养，故口干便结；潮热盗汗，头晕耳鸣，心烦尿赤均为阴虚内热之征；舌红绛，苔花剥或舌光无苔，脉细数无力为阴虚内热的表现。

4.气阴两虚

症状：干咳少痰，咳声低微，或痰少带血，面色萎黄暗淡，唇红，神疲乏力，口干短气，纳呆肉削，舌淡红或胖，苔白干或无苔，脉细。

病机分析：咳声低微，神疲乏力，面色萎黄暗淡，短气，纳呆肉削为肺脾气虚之征；干咳少痰，或痰少带血，唇红口干，则属肺阴虚内热的表现；舌淡红或胖，苔白干或无苔，脉细亦为气阴两虚之征。

七、治疗

（一）治疗原则

1.宣肺化痰为主

本病为各种原因致肺失宣降，气不利，痰浊内生而成。因此宣肺化痰为治疗的基本原则。

2.治痰勿忘健脾

肺为贮痰之器，故治痰以治肺为主。而脾为生痰之源，故治痰常兼健脾。

3.益气养阴勿忘滋肾

本病病久，伤及气阴，穷必及肾，引起肾阴亏损，肺叶失润，肺叶干焦，故益气养阴勿忘滋肾。

（二）治法方药

1.肺郁痰瘀

治法：宣肺理气，化痰逐瘀。

方药：苇茎汤加减。方中苇茎甘寒轻浮，清肺泻热，冬瓜仁化痰排脓，桃仁活血行瘀，薏苡仁清肺破毒肿。四药合用，共成清肺化痰，逐瘀排脓之功。加用浙贝母、猫爪草、山慈姑等化痰散结；桃仁、三七活血通络。

加减：胸胁胀痛者加制乳香、制没药、延胡索；咯血者重用仙鹤草、白茅根、墨旱莲；痰瘀发热者加金银花、连翘、黄芩。

2.脾虚痰湿

治法：健脾燥湿，理气化痰。

方药：六君子汤加减。方中党参、茯苓、白术、甘草健脾益气；半夏、陈皮祛痰化湿；浙贝母、猫爪草、山慈姑、生牡蛎、壁虎等豁痰散结。

加减：痰涎壅盛者加牛蒡子；肢倦思睡者加人参、黄芪。

3.阴虚痰热

治法:滋肾清肺,化痰散结。

方药:百合固金汤加减。方中百合、生熟地黄滋养肺肾阴液;麦冬助百合以养肺阴,清肺热,玄参助生熟地黄以益肾阴,降虚火;当归、芍药养血和营;贝母、桔梗散结化痰止咳;甘草调和诸药。

加减:若咳血甚者,加侧柏叶、仙鹤草、白茅根以凉血止血;淋巴结转移者,加用白花蛇舌草、夏枯草等以加强散结之力;五心烦热者加知母、牡丹皮、黄柏以清热养阴;口干欲饮者加天花粉、天冬益肺胃之阴;大便干结者加生地黄、火麻仁润肠通便。

4.气阴两虚

治法:益气养阴,化痰散结。

方药:大补元煎加减。方中人参大补元气,熟地黄、当归滋阴补血,人参与熟地黄相配,即是景岳之两仪膏,善治精气大耗之证;枸杞子、山茱萸滋补肝肾;杜仲温补肾阳;甘草助补益而和诸药。诸药配合,能大补真元,益气养阴,故景岳曾称此方为“救本培元第一要方”。加用浙贝母、猫爪草、山慈姑等化痰散结;桃仁、三七活血通络。

加减:面肢水肿者加葶苈子、郁金行气利水;神志昏蒙者加全蝎、蜈蚣攻毒通络。

(三)其他治法

1.古方

(1)息贲汤:半夏、吴茱萸、桂心、人参、桑白皮(炙)、葶苈(炒)。治肺之积,在右胁下,大如覆杯,久久不愈,病洒洒寒热,气逆喘咳,发为肺痈。

(2)定喘丹:杏仁、马兜铃、蝉蜕、砒。上件为末,蒸枣肉为丸,如葵子大,每服六七丸,临睡用葱白泡茶放冷送下。治男子妇人,久患咳嗽,肺气喘促,倚息不得睡卧。

(3)经效阿胶丸:阿胶、生地黄、卷柏叶、山药、大蓟根、五味子、鸡苏、柏子仁、人参、茯苓、百部、防风、远志、麦冬。上为细末,炼蜜为丸,如弹子大,每服一丸,细嚼,浓煎小麦汤或麦冬汤咽下。治劳嗽,并咳血唾血。

(4)息贲丸:厚朴、黄连、干姜、白茯苓、川椒、紫菀、川乌、桔梗、白豆蔻、陈皮、京三棱、天冬、人参、青皮、巴豆霜。上除茯苓、巴豆霜各另研旋入外,为细末和匀,炼蜜丸,梧桐子大。治肺积,名息贲,在右胁下,大如覆杯,喘息气逆,背痛少气,喜忘目瞑,皮寒时痛。久不已,令人洒淅寒热喘嗽,发为肺壅,其脉浮而毛。

2.中成药

(1)参一胶囊:由人参皂苷 Rg_1 单一成分组成。有培元固本,补益气血的功效。与化疗配合用药,有助于提高原发性肺癌、肝癌的疗效,可改善肿瘤患者的气虚症状,提高机体免疫功能。饭前空腹口服,每次 2 粒,每天 2 次,连续 2 个月为 1 个疗程。

禁忌:有出血倾向者忌用。

注意事项:火热证或阴虚内热证者慎用。

(2)鹤蟾片:由仙鹤草、干蟾皮、浙贝母、半夏、天冬、人参、葶苈子组成。具有解毒除痰,凉血祛瘀,消癥散结之功效。适用于原发性支气管肺癌,肺部转移癌,能够改善患者的主观症状和体征,提高患者生存质量。每次 6 片,每天 3 次,温开水送服。

(3)小金丹:由麝香、当归、木鳖子、草乌、地龙、乳香、没药、墨炭、白胶香、五灵脂、马钱子组成,有散结消肿,化瘀止痛的功效。用于痰气凝滞所致的瘰疬、瘿瘤、乳岩、乳癖,症见肌肤或肌肤下肿块一处或数处，推之能动，或骨及骨关节肿大、皮色不变、肿硬作痛。每次 1.2～3 g，每天 2 次，小儿酌减。

(4)梅花点舌丹：雄黄、牛黄、熊胆、冰片、硼砂、血竭、葶苈子、沉香、乳香、没药、麝香、珍珠、蟾酥、朱砂组成。能清热解毒，消肿止痛。用于火毒内盛所致的疔疮痈肿初起、咽喉牙龈肿痛、口舌生疮。口服，每次 3 粒，每天 1～2 次外用，用醋化开，敷于患处。

3.针灸

(1)体针处方：以手太阴肺经腧穴和肺的俞、募穴为主。肺俞、中府、太渊、孔最、膏肓、丰隆、足三里。

方义：病变在肺，按俞募配穴法取肺俞、中府调理肺脏气机、宣肺化痰；孔最为手太阴郄穴，配肺俞可宣通肺气；太渊为肺经原穴，本脏真气所注，配肺俞可宣肺化痰。膏肓为主治诸虚百损之要穴，具有理肺补虚之效。丰隆为豁痰散结要穴，加胃经合穴足三里，意在培补后天之本，培土生金，诸穴合用可收祛邪化痰、益气宣肺之功。

辨证配穴：肺郁痰瘀证加膻中、三阴交行气活血，健脾化痰。脾虚痰湿证加脾俞、阴陵泉健脾利湿化痰。阴虚痰热证加尺泽、然谷，肺经合穴尺泽，配肾经荥穴然谷，可清虚热而保阴津。气阴两虚加太溪、气海益气养阴。

随症配穴：胸痛加膻中、内关宽胸理气；胁痛加支沟、阳陵泉疏利少阳；咽喉干痒加照海滋阴利咽；痰中带血加鱼际清肺止血；咯血者，加阴郄、地机；盗汗加阴郄、复溜滋阴敛汗；肢体水肿、小便不利加阴陵泉、三阴交健脾利湿。肺癌放化疗后呕吐、呃逆加内关、膈俞；肺癌放化疗后白细胞减少加大椎、膈俞。

刺灸方法：常规针刺，平补平泻为主，虚证加灸。胸背部穴位不宜刺深。

(2)耳针：肺、气管、大肠、胸、肝、脾、神门、耳轮 4～6 反应点。针双侧，用中等刺激，留针10～20 分钟，或用王不留行籽贴压。每天 1 次。

(3)穴位注射：大椎、风门、肺俞、膏肓、丰隆、足三里。每次取 2～4 穴，用胎盘针、胸腺素等药，注射量根据不同的药物及具体辨证而定。局部常规消毒，在选定穴位处刺入，待局部有酸麻或胀感后再将药物注入。隔天 1 次。

(4)拔罐：肺俞、膈俞、风门、膏肓。留罐 5 分钟，隔天 1 次。

(5)穴位贴敷：用白芥子、甘遂、细辛、丁香、川芎等研末调糊状，贴大椎、肺俞、膏肓、身柱、脾俞、膈俞等，用胶布固定，保留至皮肤发红，每星期 1 次，3 次为 1 个疗程。尤适用于放化疗后。

(6)挑治：多用于实证，取胸区点、椎环点、背区点以及压痛点、痧点挑治。

4.蟾酥膏外治

蟾酥、生川乌、重楼、红花、莪术、冰片等组成，制成布质橡皮膏，外贴疼处，一般 15～30 分钟起效，每6 小时更换 1 次，可连用 1～3 天。

八、转归及预后

本病初起者，肺气郁滞，络脉受损，常因邪毒、痰湿为患，以实为主，机体正气尚强，通过调治，病情或可好转；若未控制，邪毒伤正，肺脾气虚，遏邪乏权，邪毒可进一步向肺外传变，或流窜于皮下肌肤，或流注于脏腑筋膜，或着于肢节骨骼，淫髓蚀骨，或邪毒上扰清窍，甚至蒙蔽清窍。虚损加重，耗气伤阴，见面削形瘦，“大肉尽脱”等虚损衰竭之症，常预示着患者已进入生命垂危阶段。此外，“痰热”常为肺癌病理演变的一个侧面，其机制是多因痰瘀化热所致。一旦出现这种转化，临床治疗时，必须采取截断方法，以求得热象迅速控制，以阻断病情的急剧恶化。本病变证较多，常见变证有血证(咯血)、虚劳、喘证等。

肺癌的预后相对较差，其与组织学类型、病程与分期、肿瘤的部位、有无转移、患者的年龄及机体的免疫状态、综合治疗、精神、饮食等因素有关。近20年来，中国肺癌病死率在全部恶性肿瘤中上升幅度最大，在大多数城市已居首位。约80％患者在诊断后一年内死亡，中位生存期一般在6个月左右，肺癌总的5年生存率只有5％～10％，疗效尚不满意。

九、预防与护理

(一)预防

预防主要在于戒烟，防止空气污染，尤其是致癌物质的污染，改善劳动条件。对有职业性接触致病因素者及高发区人群进行定期健康检查。饮食方面注意营养均衡，防止过食辛燥之品伤及肺阴。慎起居，避风寒，适当锻炼，增强机体抵抗外邪的能力。

(二)护理

肺癌的护理首先是调理情志，涵养性情，做到“恬淡虚无，精神内守”，保持乐观积极健康的心理状态，并积极配合治疗。科学的生活包括调饮食，益脾胃；慎起居，适气候；炼体魄，避邪气等方面。要防止饮食不节和偏嗜，注意五味既可养人亦可伤人的辩证观，使饮食多样化，五谷杂粮合理调配，果蔬之类，注意摄取，素食、荤食，适度调整；起居有常，不妄作劳。“动”“静”结合，“劳”“逸”适度。采取适合自身的多样化的锻炼方式，如体育活动、健身操、气功、太极拳、舞蹈等，择其乐而从之，并要“练身”与“练心”有机结合，持之以恒。注意适应气候变化以“避邪气”；戒烟酒，避免不良环境的影响。

(王　玮)

第八章 风湿免疫科病证的辨证治疗

第一节 类风湿关节炎

类风湿关节炎是一种以对称性、慢性、进行性多关节炎为主要表现的自身免疫性疾病。其侵犯的靶器官主要是关节滑膜，滑膜炎可反复发作，而致关节软骨及骨质破坏，最终导致关节畸形及功能障碍。本病可累及多器官、多系统，引起系统性病变，常见有心包炎、心肌炎、胸膜炎、间质性肺炎、肾淀粉样变及眼部疾病等。类风湿关节炎多发于40～50岁的中年女性，男女发病率之比为1∶3左右。我国发病率为0.32%～0.36%。

根据类风湿关节炎的临床表现当属于中医学痹病的范畴，与"历节""顽痹""尪痹"等相似。对于本病，后世医家逐渐完善其理法方药，如宋代《太平圣惠方》《圣济总录》记载大量治疗本病的方药。明代李梴《医学入门》说："顽痹，风寒湿三邪交侵……初入皮肤血脉，邪轻易治；留连筋骨，久而不痛不仁者难治，久久不愈。"强调本病的顽固性。万全《保命歌括》言："须制对症药，日夜饮之，虽留连不愈，能守病禁"，是说本病只要坚持对症用药，即使不能治愈，也能控制病情进展，强调本病治疗的长期性。

近年来，随着中医、中西医结合研究的不断深入，本病无论在基础理论研究，还是临床经验的积累方面，均取得了可喜的成果。中医药治疗本病具有自身优势和特点。

一、病因病机

一般将类风湿关节炎的病因病机概括归纳为正气亏虚、邪气侵袭、痰浊气滞三方面，简称为"虚、邪、瘀"。

（一）正气亏虚

即人体精气血津液等物质不足及脏腑经络组织功能失调。正气亏虚，外邪易侵。《黄帝内经》特意强调了"邪之所凑，其气必虚"，在《素问・评热病论》中曰："风雨寒热，不得虚，邪不能独伤人。"故正气不足，诸虚内存，是本病发生的重要内部原因。正虚主要与以下因素有关。①禀赋不足，《灵枢・五变》曰："粗理而肉不坚者，善病痹"，即是说先天腠理不密，肌肉疏松者，邪气易侵，而易致痹病；②劳逸失度，《素问・宣明五气》曰："久立伤骨，久行伤筋"，指出了劳累过度，耗伤正气，气血不足，而伤筋骨致痹；③病后产后，气血大亏，内失荣养，外邪易侵，而致本病。唐代昝殷《经效产宝》曰："产后伤虚，腰间疼痛，四肢少力，不思饮食。"

(二)邪气侵袭

邪气侵袭指六淫之邪侵袭人体。《黄帝内经》中多次强调了外邪的致病作用,《素问·痹论》曰“所谓痹者,各以其时重感于风寒湿之气”。《素问·评热病论》则有“不与风寒湿气合,故不为痹”。《灵枢·刺节真邪》也有“邪气者……其中人也深,不能自去”。汉代华佗《中藏经》继承并发展了这一观点,增加了“暑邪”致痹,并首次明确了风寒暑湿为痹病的病因,提出“痹者,风寒暑湿之气中于人,则使之然也”,“痹者闭也,五脏六腑感于邪气……故曰痹”。概括地说明风、寒、湿、热邪是痹病发生发展的外部条件。邪气侵袭的主要因素:①季节气候异常;②居处环境欠佳;③起居调摄不慎。

(三)痰瘀气滞

瘀血痰浊气滞是痹病的一个重要病理变化,故《素问·痹论》说“痹在于脉则血凝而不流”,《素问·调经论》则说“血气不和,百病乃变化而生”。《素问·调经论》中曰:“血气与邪并客于分腠之间,其脉坚大。”《素问·五藏生成》说:“卧出而风吹之,血凝于肤者为痹。”《灵枢·阴阳二十五人》曰:“切循其经络之凝涩,结而不通者,此于身皆为痛痹,甚则不行,故凝涩。”《素问·平人气象论》说:“脉涩曰痹。”以上这些是说患痹之人必有“瘀血”存在,而导致气血壅滞,痹阻经脉。《中藏经》曰:“气痹者,愁忧喜怒过多……”,强调情志瘀滞而致痹。宋·陈言《三因极一病证方论》谓:“支饮作痹。”明·方贤《奇效良方》则进一步说:“支饮为病,饮之为痰故也。”清·董西园提出的“痹非三气,患在痰瘀”是对此病因的最佳概括。痰瘀气滞的主要因素:①七情瘀滞;②跌仆外伤;③饮食所伤。

正气亏虚、邪气侵袭、痰瘀气滞三者关系密切。正虚是类风湿关节炎发病的内在因素,起决定性作用;邪侵是发病的重要条件,在强调正虚的同时,也不能否认在一定条件下,邪气致病的重要性,有时甚至起主导作用;不通(痰瘀)是发病的病理关键。在本病发展变化过程中,病理机制甚为复杂。一般可以出现以下 4 种情况:①邪随虚转,证分寒热;②邪瘀搏击,相互为患,“不通”尤甚;③邪正交争,虚因邪生,“不通”“不荣”并见;④正虚痰瘀,相互为患,交结难解。痹必有虚、痹必有邪、痹必有瘀,凡类风湿关节炎患者体内虚邪瘀三者共存,缺一不可。但不同的患者,虚、邪、瘀三者的具体内容不同、程度不同。虚邪瘀三者紧密联系,相互影响,相互为患,互为因果,形成双向恶性循环,即正虚易感邪,邪不祛则正不安;正虚则鼓动气血无力易致瘀,瘀血不祛新血不生则虚更甚;瘀血阻滞则易留邪,邪滞经脉则瘀血难祛。使类风湿关节炎的临床表现错综复杂,变证丛生。

本病的病性是本虚标实,正虚(肝肾脾虚)为本,邪实、痰瘀为标。基本病机是素体本虚,气血不足,肝肾亏损,风寒湿邪痹阻脉络,流注关节,痰瘀痹阻。本病初起,外邪侵袭,多以邪实为主。病久邪留伤正,可出现气血不足、肝肾亏虚之候,并可因之造成气血津液运行无力,而风寒湿等邪气侵袭,又可直接影响气血津液运行,如此恶性循环,导致痰瘀形成。痰瘀互结终使关节肿大、强直、畸形而致残,不通不荣并现。病位在肢体、关节、筋骨、脉、肌肉,与肝、脾(胃)、肾等脏腑关系密切。病变后期多累及脏腑,可发展成脏腑痹。

二、临床表现

(一)关节表现

类风湿关节炎常表现为对称性多关节炎、持续性梭形肿胀和压痛,常伴有晨僵。受累关节以近端指间关节、掌指关节、腕、肘、肩、膝和足趾关节最为多见,伴活动受限。最为常见的关节畸形是腕和肘关节强直、掌指关节的半脱位、手指向尺侧偏斜和呈“天鹅颈”样及“纽扣花”样等表现。需细致检查的具体关节包括双手近端指间、掌指关节，双侧腕关节、肘关节、肩关节及膝关节等28个关节，检查内容应包括关节肿胀、触痛、压痛、积液和破坏5个方面。

(二)关节外表现

大约有40%的类风湿关节炎患者有关节外表现。关节外表现的出现，常提示患者预后不佳，其致死率较无关节外表现者高，尤其合并有血管炎、胸膜炎、淀粉样变性和费尔蒂(Felty)综合征患者。类风湿关节炎的关节外表现男女发病相当，可见于各年龄段。

1.类风湿结节

类风湿结节多见于类风湿因子(RF)阳性的患者，其发生率为20%～25%，类风湿结节的出现多反映病情活动及关节炎较重。其表现为位于皮下的软性无定形可活动或固定于骨膜的橡皮样小块物，大小不等，直径数毫米至数厘米，一般数个，无自觉症状，多见于关节隆突部及关节伸面经常受压部位，如肘关节的鹰嘴突、坐骨和骶骨的突出部位、头枕部及手足伸肌腱、屈肌腱及跟腱上。经过积极治疗可短期内消失。

2.血液系统异常

类风湿关节炎患者可出现正细胞正色素性贫血，在患者的炎症控制后，贫血也可以改善。在病情活动的类风湿关节炎患者常可见血小板计数增多。当类风湿关节炎患者合并脾肿大及白细胞计数减少时需考虑Felty综合征，Felty患者也可出现血小板计数减少。

3.肺部病变

类风湿关节炎患者肺部受累很常见，其中男性多于女性。可出现弥漫性肺间质纤维化、肺实质疾病及胸膜炎。肺间质病变是影响患者预后的重要因素，弥漫性肺间质纤维化多发生在晚期患者，出现咳嗽，呼吸困难、气促及右心衰竭表现；X线片可见肺部弥漫性蜂窝状阴影，预后不良。肺实质结节通常无临床症状，多见于RF阳性、滑膜炎较为广泛的类风湿关节炎患者；X线片上可见肺部小结节，可单发或多发。胸膜炎大多临床上没有症状；有症状者可出现胸痛、胸膜摩擦音，可以发生中至大量胸腔积液，胸膜活检可见类风湿结节。

4.心脏病变

心脏病变可表现为心包炎、心肌炎、心瓣膜病变等。其中心包炎最常见，常随原发病的缓解而好转。同时类风湿关节炎本身也是发生心血管病变的独立危险因素。

5.眼部病变

眼部病变常见巩膜或角膜的周围深层血管充血，视物模糊，如干燥性角结膜炎和巩膜外层炎、慢性结膜炎；其他少见的有葡萄膜炎、表层巩膜结节病变和角膜溃疡。

6.神经系统病变

神经受压是本病患者出现神经系统病变的常见原因。最常见的受累神经有正中神经、尺神经和桡神经。末梢神经损害，指、趾的远端较重，常呈手套、袜套样分布，麻木感，感觉减退，振动感丧失。

7.其他

部分患者常伴有乏力、低热、食欲减退等症状。类风湿关节炎可引起肾脏损害，为并发淀粉样病变。但近来认为，既然类风湿关节炎是结缔组织病，其本身引起肾小球肾炎也是可能的。

三、治疗

类风湿关节炎目前尚无特效疗法，治疗的目的是保持关节活动和协调功能，在不同的病期采用不同的疗法，并充分个体化。治疗原则：①抗炎止痛，减轻症状；②控制和减轻病情活动，防止或减少骨关节破坏；③最大限度保持关节功能；④尽量维持患者正常生活和劳动能力。

（一）一般措施

（1）类风湿关节炎急性期由于关节明显肿痛，必须卧床休息，症状基本控制后才能逐渐适度活动。

（2）由于本病病程长，容易反复发作，故在调养中要十分注意生活起居。

（3）急性期过后，应逐渐增加活动锻炼，包括主动和被动活动，并与理疗相结合。

（4）在整个病程中，应避免或去除诱因，如寒冷、潮湿、疲劳、精神刺激、外伤及感染等。

（5）饮食应含丰富的蛋白质及维生素，增加营养。适宜的膳食调补，对本病的治疗有益。

（二）活动期治疗

活动期多出现在类风湿关节炎早中期，以邪实痹为主，治疗以“祛邪通络”为原则，常运用疏风散寒，清热利湿，行气活血等法。

1.辨证论治

（1）风寒湿痹。①主症：肢体关节疼痛，重着、肿胀、屈伸不利。冬春、阴雨天易作，局部皮色不红，触之不热，遇寒冷疼痛增加，得热痛减，舌质淡，苔白，脉弦。风偏胜者：疼痛游走不定，或呈放射性、闪电样，涉及多个关节，以上肢多见，或有表证；舌苔薄白，脉浮缓。寒偏胜者：痛有定处，疼痛剧烈，局部欠温，得热则缓；舌苔薄白，脉弦紧。湿偏胜者：疼痛如坠如裹，重着不移，肿胀不适，或麻木不仁，以腰及下肢为多见；舌苔白腻，脉濡。②治法：祛风通络，散寒除湿，活血养血。③方药：通痹汤（《娄多峰论治风湿病》）。当归、丹参、海风藤、独活、钻地风各 18 g，鸡血藤、透骨草、香附各 21 g。若风偏胜者，加防风 9 g，羌活 12 g，威灵仙 15 g；寒偏胜者，加制川乌、制草乌、桂枝各 9 g；湿偏胜者，加薏苡仁、萆薢各 30 g；风湿痹阻者，以羌活胜湿汤加减；兼气虚者，加黄芪、白术各 30 g；兼阳虚者，加淫羊藿、仙茅各 15 g；疼痛部位不同，可加引经药。

本证为邪实痹寒证，多见于类风湿关节炎病程的早期，好发于春秋或冬春季节更替之时，多由外感风寒湿之邪，痹阻关节经络所致，病位较浅，多在肌表经络之间，经治后易趋康复。但若体弱，或失治误治易兼见气虚、阳虚之象。患者往往对气候变化敏感，甚则局部肌肉萎缩、关节僵硬等。

（2）风湿热痹。①主症：肢体关节游走性疼痛、重着，局部灼热红肿，或有热感，痛不可触，遇热则痛重，得冷稍舒，口渴不欲饮，烦闷不安，溲黄，或有恶风发热，舌红，苔黄腻，脉濡数或浮数。②治法：疏风除湿，清热通络。③方药：清痹汤（《娄多峰论治风湿病》）。忍冬藤 60 g，败酱草、青风藤、老鹳草各 30 g，土茯苓 21 g，丹参 20 g，络石藤 18 g，香附 15 g。诸药相合，共达疏风除湿、清热通络之目的。若风邪胜者，加防风 9 g，羌活 18 g，灵仙、海桐皮各 15 g；热邪胜者，加生石膏 30 g，知母 20 g；湿邪胜者，加薏苡仁 30 g，萆薢 15 g；风热表证者，加金银花 15 g，连翘 9 g。

本证为邪实痹热证，多见于类风湿关节炎病程的早期，多由外感风湿热之邪，或感风寒湿邪郁久化热，痹阻关节经络所致，病位不深，应积极治疗。若治疗不当，热毒炽盛，病邪深入，治疗困难，故掌握病机，及时施治极为重要。

（3）湿热痹阻。①主症：肢体关节肿胀、疼痛、重着，触之灼热或有热感，口渴不欲饮，身热，舌质红，苔黄腻，脉濡数或滑数。②治法：清热利湿，活血通络。③方药：当归拈痛汤(《医学启源》)。知母、泽泻、猪苓、白术各 20 g，当归、人参、葛根、苍术各 15 g，茵陈、羌活各 12 g，升麻、防风、黄芩各 9 g，炙甘草 6 g。若发热明显者，加生石膏、忍冬藤各 30；关节红肿热痛、斑疹隐隐者，加生地黄、牡丹皮、元参各 20 g；关节肿胀明显者，加白花蛇舌草、菝葜各 30 g，萆薢 20 g；下肢肿痛明显者，可加川牛膝、木瓜、薏苡仁各 30 g。

本证是类风湿关节炎临床常见证型之一，多见于类风湿关节炎的活动期，治疗时尤应注重清热除湿，热邪虽可速清，而湿邪难以快除，湿与热相搏，如油入面，胶着难愈，故本证可持续时间较长。若失治误治，病延日久，病邪深入，必然殃及筋骨，而致骨质破坏。本方的特点是祛邪为主，且祛邪不伤正，兼扶正通络。临证根据情况适当加减变化，效果突出。

(4)热毒痹阻。①主症：关节红肿热痛，不可触摸，动则疼甚，屈伸不利，肌肤出现皮疹或红斑，高热或有寒战，面赤咽痛，口渴心烦，甚则神昏谵语，溲黄，大便干，舌红或绛，苔黄，脉滑数或弦数。②治法：清热解毒，凉血通络。③方药：清瘟败毒饮(《疫毒一得》)加减。生石膏、生地黄、犀角(水牛角代替)各 30 g，桔梗、黄芩、甘草各 9 g，牡丹皮、生栀子、知母、玄参各 20 g，连翘、赤芍各 15 g，竹叶、黄连各 12 g。诸药合用，共奏清热解毒，凉血通络之功。若肿痛者，加防己 20 g，忍冬藤 30 g，桑枝、苍术各 15 g；高热神昏谵语者，加安宫牛黄丸；衄血、尿血者，加藕节炭 20 g，白茅根 15 g，茜草 12 g；有痰瘀化热者，加黄柏 9 g。

本证是类风湿关节炎的急性活动期，此时可配合成药针剂如清开灵注射液、双黄连注射液等清热解毒凉血通络，必要时配合西药如非甾体抗炎药、糖皮质激素等以“急则治其标”。病情稳定后逐步撤减西药，以中药巩固治疗。

(5)寒湿痹阻。①主症：肢体关节冷痛、重着、顽麻，痛有定处，屈伸不利，昼轻夜重，畏冷肢凉，遇寒痛剧，得热痛减，或痛处肿胀，舌质胖淡，舌苔白滑，脉弦紧，弦缓或沉紧。②治法：祛湿散寒，通络止痛。③方药：顽痹寒痛饮(《娄多峰论治风湿病》)。独活、老鹳草、络石藤、黄芪、丹参、鸡血藤各 30 g，当归、醋元胡各 20 g，桂枝 15 g，制川乌、制草乌各 9 g，甘草 10 g。全方共奏温经散寒，通络止痛之效。若偏湿者，加薏苡仁 30 g，防己 15 g；关节畸形者，加炒山甲 9 g，乌梢蛇 15 g，全蝎 12 g 等。

本证为邪实痹寒证，多见于类风湿关节炎病程的早期，好发于春秋或冬春季节更替之时，多由外感风寒湿之邪痹阻关节经络所致，以邪实为主，应积极正确治疗，以免病久体虚，病邪深入。

(6)寒热错杂。①主症：肢体关节疼痛、肿胀，自觉局部灼热，关节活动不利，全身畏风恶寒，舌苔黄白相兼，脉象紧数；或关节红肿热痛，伴见结节红斑，但局部畏寒喜热，遇寒痛增，苔黄或白，脉弦或紧或数；或关节冷痛，沉重，局部喜暖，但伴有身热不扬，口渴喜饮；或肢体关节疼痛较剧，逢寒更甚，局部畏寒喜暖、变形，伸屈不利，伴午后潮热，夜卧盗汗，舌质红，苔薄白；或寒痹症状，但舌苔色黄；或热痹表现，但舌苔色白而厚。②治法：益气养血，通经活络。③方药：顽痹尪羸饮(《娄多峰论治风湿病》)。黄芪、桑寄生、制首乌、透骨草各 30 g，当归、丹参各 20 g，白术、五加皮各 15 g，淫羊藿、炒山甲各 10 g，乌梢蛇 12 g，甘草 9 g。全方共奏益气养血，通经活络之效。若偏寒者，加桂枝 12 g，制川乌、制草乌各 9 g；偏热者，加败酱草 20 g，牡丹皮 15 g；气虚重者，用黄芪 30 g；血虚者，加熟地黄 20 g；关节畸形者，加全蝎 15 g；肌肤麻木者，加丝瓜络 20 g；肌肉瘦削者，加山药 30 g；纳呆者，加炒山楂、炒麦芽各 15 g；不寐者，加炒枣仁 15 g，夜交藤 20 g；痰瘀互结、留恋病所者，可加破血散瘀搜风之土鳖虫、蜈蚣等虫类药。

本证可见寒热并存，其病机复杂，但非寒热之邪并侵，而多由气血不通，壅滞经脉，形成虚实寒热夹杂、错综复杂的状态，为邪实之痹。治疗扶正祛邪、清热散寒兼顾，但以益气养血，活血通络为主。

以上方药，水煎服，每天 1 剂；病情严重者，每天 2 剂。

2.特色专方

(1)乌头汤：乌头 6 g，麻黄、芍药、黄芪、炙甘草各 9 g，白蜜 400 mL。乌头与蜜先煎，然后以水 600 mL，煮取 200 mL，去滓，纳蜜煎中，更煎之，服 140 mL，每天 1 剂。温经散寒，除湿宣痹。适用于类风湿关节炎寒湿痹阻证，症见关节疼痛剧烈，每逢阴雨天或值冬季频作，遇寒加剧，得温则减，痛处不红不热，恶寒，舌淡苔白或腻或滑，脉弦紧等。运用乌头汤加味治疗类风湿关节炎患者 64 例，对照组 24 例口服雷公藤总甙片，连服 2 个月。结果治疗组在改善关节疼痛、肿胀、晨僵及功能障碍等方面较对照组明显好转($P<0.01$)。药理研究表明乌头汤有较明显的抗炎镇痛作用。

(2)白虎加桂枝汤：知母 18 g，石膏 30～50 g，甘草、粳米各 6 g，桂枝 9 g。水煎服，每天 1 剂。清热通络，疏风胜湿。适用于类风湿关节炎感寒后日久化热，热象偏重而寒湿未解，或病邪为湿热，但机体阳气偏盛之时，症见关节红肿疼痛，局部畏寒、怕风，口渴喜饮，舌红苔黄腻，脉数有力等。研究表明本方具有镇痛、抗炎、退热的作用。

(3)木防己汤：生石膏 30 g，桂枝 18 g，木防己、杏仁各 12 g，生香附、炙甘草各 9 g，苍术 15 g。水煎服，每天 1 剂。清利湿热。适用于类风湿关节炎湿热痹阻证，症见关节红肿疼痛，屈伸不利甚则僵硬、变形。运用加减木防己汤内服治疗类风湿性滑膜炎 216 例，疗程 3 个月，结果显示，临床缓解 144 例，占 66.67%；显效 28 例，占 12.96%；有效 24 例，占 11.11%；无效 20 例，占 9.26%；总有效率为 90.74%。

(4)桂枝芍药知母汤：桂枝、麻黄、知母、防风各 12 g，芍药 9 g，甘草 6 g，生姜、白术各 15 g，附子 10 g。水煎服，每天 1 剂。祛风除湿，温经散寒，滋阴清热。适用于类风湿关节炎寒热错杂证，即对于局部或全身辨证寒热不明显，或寒热并存，症见关节局部灼热感而全身畏寒怕风，遇寒疼痛加剧；或关节肿胀畏寒，遇寒加重，但触之局部发热；或上肢热下肢凉，或下肢热上肢凉。张氏运用本方治疗类风湿关节炎患者 28 例，对照组 28 例给予甲氨蝶呤治疗，疗程均为 12 周，结果治疗组有效率明显高于对照组，且晨僵时间、关节疼痛指数、关节功能障碍指数、ESR 均明显较对照组降低或减少($P<0.05$)。

3.中药成药

(1)雷公藤总甙片：每次 10～20 mg，每天 3 次，饭后服。3 个月为 1 个疗程。祛风解毒、除湿消肿、舒筋通络。用于类风湿关节炎活动期，风湿热瘀，毒邪阻滞者。有抗炎及抑制细胞免疫和体液免疫等作用。本药有一定毒性，服药期间需定期复查血常规、肝肾功能，有生育要求的患者慎用。

(2)正清风痛宁：有效成分为青藤碱。片剂 20 mg，饭前口服，每次 1～4 片，每天 3 次。2 个月为 1 个疗程。针剂每支 2 mL，含盐酸青藤碱 50 mg，开始每次 25 mg，每天 2～3 次，若无不良反应，改为 50 mg，可用肌注、局部压痛点、关节穴位、离子导入等方法给药。如出现皮疹，或少数患者发生白细胞减少等不良反应时，停药后即可消失。祛风除湿，活血通络，利水消肿。适用于类风湿关节炎风寒湿痹证，症见肌肉酸痛，关节肿胀，疼痛，屈伸不利，麻木僵硬等。具有较强的抗炎、消肿、止痛、免疫抑制与调节作用。

(3)寒痹停片：由马钱子(制)、乳香(制)、没药(制)、生地黄、青风藤、川乌(制)、淫羊藿、草乌

(制)、薏苡仁、乌梢蛇等组成。片剂 0.3 g,成人每次 3～4 片,每天 3 次口服,或遵医嘱。温经通络,搜风除湿,补肾壮阳,消肿定痛。用于本病风寒湿痹,腰膝冷痛,屈伸不利者。

(4)湿热痹片:由苍术、川牛膝、地龙、防风、防己、粉萆薢、黄柏、连翘、忍冬藤、桑枝、威灵仙、薏苡仁等组成。每次 6 片,每天 3 次。祛风除湿,清热消肿,通络定痛。用于类风湿关节炎湿热痹阻证,症见肌肉或关节红肿热痛,有沉重感,步履艰难,发热,口渴不欲饮,小便黄等。

(5)香丹注射液:主要成分降香、丹参。20～30 mL 加入 5%葡萄糖注射液 250 mL 稀释后,静脉滴注,每天 1 次,10～15 天为 1 个疗程。扩张血管,增进冠状动脉血流量。用于类风湿关节炎血瘀血热者。本药治疗类风湿关节炎具有调节免疫、激活 SOD 活性、降低血黏度的作用。

(6)双黄连注射液:主要成分金银花、黄芩、连翘等。静脉滴注,20～30 mL 加入 5%葡萄糖注射液或 0.9%氯化钠注射液 250 mL 稀释后,静脉滴注,每天 1 次,10～15 天为 1 个疗程。清热解毒,适用于本病风湿热痹,发热为主者,可起到加强抗炎和抗病毒作用。

(7)清开灵注射液:主要成分胆酸、珍珠母(粉)、猪去氧胆酸、栀子、水牛角(粉)、板蓝根、黄芩苷、金银花。20～30 mL 加入 5%葡萄糖注射液或 0.9%氯化钠注射液 250 mL 稀释后,静脉滴注,每天 1 次,10～15 天为 1 个疗程。清热解毒,化痰通络,醒神开窍。用于类风湿关节炎热毒痹阻者。在退热,止痛,降低红细胞沉降率方面疗效明显。

(8)灯盏花素注射液:主要成分灯盏花素,20～30 mL 加入 5%葡萄糖注射液或 0.9%氯化钠注射液 250 mL 稀释后,静脉滴注,每天 1 次,10～15 天为 1 个疗程。用于本病见有瘀象者。灯盏花素具有抗炎止痛,修复微血管病变,提高某些酶活性,改善微血管通透性,改善微循环和组织代谢等功效。

(三)缓解期治疗

缓解期多出现于类风湿关节炎的中晚期,以正虚痹、痰瘀痹为主,多表现为本虚为主或虚实并见。病机特点多为本虚标实、虚实夹杂。故治疗以“扶正为主兼祛邪通络”为原则,标本兼顾,可选用滋补肝肾,益气养血,养阴温阳,健脾益胃等法。

1.辨证论治

(1)虚热证。①主症:四肢关节肿胀、僵硬、疼痛,局部热感,活动不利,发热(自觉发热、五心烦热、头面烘热、骨蒸潮热)或低热不退,颧红,乏力,盗汗,口鼻干燥,咽干咽痛,口干苦欲饮,小便短黄,大便干结,舌质红少津,无苔或薄黄苔,脉细数。②治法:滋阴清热,通经活络。③方药:历节清饮(《娄多峰论治风湿病》)。忍冬藤 60 g,嫩桑枝、晚蚕沙、土茯苓、萆薢、青风藤、丹参、生黄芪各 30 g,香附、怀生地黄、石斛、知母各 20 g,栀子 12 g,防己 15 g。全方共奏滋阴清热,通经活络之功。若兼风热表证加连翘 9 g,葛根 20 g;气分热盛者,加生石膏 15 g;湿热盛者,加防己 12 g,白花蛇舌草、薏苡仁、菝葜各 30 g;伤阴者,加麦冬 20 g,玉竹 15 g;若痛不可触近者,加片姜黄 9 g,海桐皮 15 g。

(2)虚寒证。①主症:肢体关节筋骨冷痛,肿胀,抬举无力,屈伸不利,形寒肢冷,四肢欠温,腰膝冷痛喜温,神疲乏力,男子阳痿,女子宫寒,月经后期、痛经,小便频数色白,舌淡胖,苔白滑,脉沉迟无力。②治法:温阳散寒,通络止痛。③方药:阳和汤(《外科证治全生集》)加味。熟地黄、黄芪、淫羊藿、丹参各 30 g,当归、杜仲各 20 g,鹿角胶 15 g,肉桂、白芥子、姜炭、制川乌、制草乌各 9 g,制附片 3～9 g,麻黄、生甘草各 6 g。全方共奏温阳散寒,通络止痛之效。若风胜者,加防风 9 g,羌活、灵仙各 20 g;寒胜者,加细辛 3～5 g;湿胜者,加炒薏苡仁 30 g,萆薢 20 g,苍术 15 g;阳虚便溏明显者,加巴戟天、补骨脂各 30 g。本证临床以妇女产后感邪所致的类风湿关节炎多见,临床上除温阳散寒外，还应益气养血。

(3)肝肾亏虚。①主症：四肢关节肿胀、僵硬、疼痛，甚则变形，功能受限，伴头晕眼花、耳鸣，形体消瘦，腰膝酸困不适，失眠多梦，男子遗精，女子月经量少等，舌质红或淡红，无苔、少苔或薄黄苔，脉细数。②治法：滋补肝肾，通经活络。③方药：独活寄生汤(《备急千金要方》)。独活25 g，桑寄生、当归、芍药、熟地黄各20 g，茯苓、人参各18 g，杜仲15 g，牛膝、川芎、秦艽各12 g，防风9 g，肉桂、甘草各6 g，细辛3 g。诸药相伍，共奏滋补肝肾，通经活络之功。若寒偏盛者，加细辛3 g，麻黄9 g，或加制川乌、制草乌各9 g；热偏重者，加生石膏20 g，土茯苓、败酱草各30 g，牡丹皮15 g；风偏胜者，加威灵仙15 g，重用防风12 g；湿邪偏盛者，加防己15 g，蚕沙12 g，五加皮10 g；气虚者加黄芪30 g；关节畸形者，加炒山甲6 g，乌蛇15 g，全蝎12 g；脾虚腹满，食少便溏者，加白术30～60 g，薏苡仁30 g，焦三仙各9～12 g；上肢疼痛明显者，加姜黄、羌活各15 g；阳虚明显者，加附子9 g，淫羊藿10 g，或配服鹿茸。本证多见于类风湿关节炎中晚期，骨质破坏者，遵循“缓则治其本”的原则，滋补肝肾，强筋壮骨，抑制骨质破坏。

(4)气血两虚。①主症：四肢骨节烦疼，僵硬，变形，肌肉萎缩，筋脉拘急，怕风怕冷，手足发麻，神疲乏力，气短懒言，面色淡白或萎黄，头晕目眩，唇甲色淡，心悸，纳呆，多梦或失眠，常伴见腰膝酸软无力、气短，女子月经量少色淡，延期甚或经闭，舌淡无华或舌淡红，苔少或无苔，脉沉细或细弱无力。②治法：益气养血，通阳蠲痹。③方药：黄芪桂枝青藤汤(《娄多峰论治风湿病》)。黄芪90 g，桂枝15 g，白芍、青风藤、鸡血藤各30 g，炙甘草6 g，生姜5片，大枣5枚。上药相伍，共奏益气养血，通阳蠲痹之功。若风邪偏盛者，加海风藤30 g；湿邪偏盛下肢为甚者，白芍用量不宜超过30 g，去甘草，加萆薢、茯苓各30 g；寒邪偏盛，冷痛局部欠温，遇寒加重，得温舒者，重用桂枝，加川乌、草乌各9 g，或加细辛3 g；痹久兼痰浊内阻，关节肿大，局部有结节或畸形，色淡暗者，加胆南星、僵蚕各9 g；兼瘀血肢体刺痛，舌质紫暗或有瘀斑者，重用鸡血藤，加山甲珠9 g，赤芍12 g，丹参30 g；气虚甚而乏力少气，倦怠者，可重用黄芪120 g，加党参15 g；伴畏风自汗者，去生姜，减青风藤、桂枝，加防风9 g，白术15 g，或加五味子10 g，牡蛎20 g；血虚心悸，肢体麻木者，重用白芍，加首乌、枸杞各15 g；偏阴血虚者，咽干耳鸣，失眠梦扰，盗汗，烦热，颧红，加左归丸治之；肿胀甚者加白芥子、皂角各6 g。

本证为正虚痹，多见于类风湿关节炎晚期，病久耗气伤血者。本方以扶正治本为主，临床可根据病情将药物用量加减：如黄芪90～120 g，桂枝15～30 g，白芍30～60 g，青风藤30～45 g，鸡血藤15～30 g，炙甘草6～9 g，大枣5～10枚。临床观察，黄芪用30 g左右，疗效多不明显，用至90～120 g效果显著，曾在辩证无误的情况下，发现个别患者按方中剂量服2～3剂后，出现头胀痛、目赤、或身痛加重，或腹泻等现象，一般6剂药后，或配佐药或减量续服，上述反应可逐渐消失，故本方黄芪用量宜从30 g开始，逐步加大剂量，疗效显著。

(5)气虚血瘀。①主症：肢体关节肌肉刺痛，痛处固定不移，拒按，往往持久不愈，或局部有硬结、瘀斑，或关节变形，肌肤麻木，甚或肌萎着骨，肌肤无泽，面淡而晦暗，身倦乏力，少气懒言，口干不欲饮，妇女可见闭经、痛经，舌质淡紫有瘀斑或瘀点，脉沉涩或沉细无力。②治法：益气养血，活血化瘀。③方药：补阳还五汤(《医林改错》)加减。生黄芪30～60 g，当归尾、白术各15 g，赤芍、川芎、茯苓、丹参各12 g，红花、桃仁各9 g，地龙、党参各10 g，升麻、桂枝、甘草各6 g。诸药合用，共奏益气养血，活血化瘀之功效。若偏寒者，加制附子6 g；上肢重者，加桑枝15 g，威灵仙12 g；下肢大关节肿痛者，加川牛膝15 g，川续断、独活各20 g，生薏苡仁30 g；气虚多汗、心悸者，可合生脉散加减。

(6)痰瘀互结。①主症:关节肿痛变形,痛处不移,多为刺痛,屈伸不利,或僵硬,局部色暗,肢体麻木,皮下结节,面色黧黑,肌肤失去弹性按之稍硬,或有痰核瘀斑,或胸闷痰多,眼睑水肿,口唇紫暗;舌质紫暗或有斑点,苔白腻或薄白,脉弦涩。②治法:活血祛痰,行气通络。③方药:化瘀通痹汤(《娄多峰论治风湿病》)加减。当归 18 g,丹参、透骨草各 30 g,鸡血藤 21 g,制乳香、制没药各 9 g,香附、延胡索、陈皮各 12 g,白芥子 9 g,云茯苓 20 g。诸药相合,共达活血化痰,行气通络之目的。若偏寒者,加桂枝 12 g,制川乌 9 g;偏热者,加败酱草 30 g,牡丹皮 15 g;气虚者,加黄芪 30 g;血虚者,加首乌、生地黄各 20 g;关节畸形者,加炒山甲 9 g,乌蛇 18 g,全蝎 15 g;伴见血管炎、脉管炎患者,合四妙勇安汤以清热解毒,活血养阴,量大力专;臂肘肿胀者,多为淋巴回流阻塞,加莪术,或指迷茯苓丸配以水蛭、泽兰、蜈蚣。本证为痰瘀痹,多见于类风湿关节炎中晚期,病程漫长,久病不愈,正气亏虚,多痰多瘀,痰瘀胶结,难以祛除,又加重病情,形成恶性循环。因此化瘀祛痰应与扶正结合起来,痰瘀才能祛除。

以上各证型若关节疼痛甚者,可选用石楠叶、老鹳草、岗稔根、忍冬藤、虎杖、金雀根等;由于本病顽固难愈,非草木之品所能奏效,故可参以血肉有情之物如蕲蛇、乌梢蛇、白花蛇等外达肌肤,内走脏腑之截风要药,及虫蚁搜剔之虫类药。

以上方药,水煎服,每天 1 剂;病情严重者,每天 2 剂。

2.特色专方

(1)黄芪桂枝五物汤:由黄芪、芍药、桂枝各 9 g,生姜 18 g,大枣 12 枚等组成。功用益气补血,固表温阳,调和营卫,散寒通脉。适用于类风湿关节炎气血亏虚,或日久不愈,脏腑功能衰退,风寒湿之邪乘虚而入,痹阻经络、关节,症见关节肌肉酸痛无力,肢体麻木,筋惕肉弛,肌肉萎缩,少气乏力,心悸自汗,头晕目眩,面色少华,舌淡胖边有齿印,苔薄白,脉细弱等。

(2)热痹清片:由忍冬藤、黄芪、生地黄、络石藤、制马钱子等组成。功用益气养阴,清热通络,祛风除湿。虚热证为类风湿关节炎的常见证型,多见于类风湿关节炎中晚期,根据全国名老中医娄多峰教授多年的临床实践及实验研究,创制的热痹清片治疗虚热证类风湿关节炎,取得了显著疗效。

(3)三藤汤:由忍冬藤 20 g,青风藤、海风藤、羌活、独活、怀牛膝、续断、泽泻、泽兰、桑寄生各 15 g,淫羊藿、巴戟天各 12 g,白僵蚕 10 g,地鳖虫 8 g 等组成,功用补肝肾,强筋骨,祛风除湿。适用于类风湿关节炎晚期肝肾亏虚证。每天 1 剂,水煎服,3 个月为 1 个疗程。

(4)活络通痹汤:由伸筋草、透骨草、丹参各 30 g,羌活、独活、秦艽、防风、当归、红花、桂枝、元胡、香附、全蝎、乌梢蛇各 10 g,蜈蚣 3 条,三七 3 g(冲)等组成。功用舒筋通络,活血化瘀,温经散寒,祛湿消肿,理气止痛。每天 1 剂,水煎服。亦可将生药加工成水丸,每次 6～8 g,每天 3 次。若患者病程长,身体虚弱,周身倦怠者,加黄芪、党参、熟地黄、枸杞子;若患者脾虚厌食,服药后腹中隐隐作痛者,加陈皮、白术、鸡内金、焦三仙;若服药后出现腹泻,加白术、云茯苓、诃子、芡实;若服药后出现咽干、舌燥、口渴、唇裂,加元参、知母、黄芩、石斛;若关节肿胀严重,加茯苓、薏苡仁、防己、萆薢以利水渗湿、清热消肿;服药后汗多者,加生龙牡、芡实、麻黄根。

(5)补肾祛寒治尪汤:由川续断、熟地黄各 12～15 g,补骨脂、骨碎补、淫羊藿、赤芍、白芍、知母、牛膝各 9～12 g,制附片 6～12 g,桂枝 9～15 g,独活 10 g,威灵仙 12 g,麻黄 3～6 g,伸筋草 30 g,松节 15 g,防风、苍术各 6～10 g,炙山甲 6～9 g 等组成。功用补肾祛寒,化湿疏风,活瘀通络,强筋壮骨,用于肾虚寒盛证者。若上肢关节较重者,去牛膝,加片姜黄、羌活各 9 g;瘀血明显者,加血竭 0.7～0.9 g(分冲)、皂角刺 5～6 g,自然铜(醋淬先煎)10 g;兼有低热,或自觉肢体,关节发热者，去淫羊藿，加黄柏 10～12 g(黄酒浸泡 3 小时后捞出入煎)，地骨皮 10 g；腰腿痛明显者，去苍术，加桑寄生 15～30 g，加重川续断、补骨脂、牛膝的用量；筋挛节曲，肢体蜷缩者，去苍术、防风、松节，加入生薏苡仁 30 g，木瓜 9～12 g，白僵蚕 6～9 g，加重白芍、桂枝用量；服药数十剂或百余剂，病情约已减轻 2/3，将此汤药 5 剂，共为细末，每服 3～4 g，每天 2～3 次，温黄酒或温开水送服。病程既久，故服药亦需较长时间，才能渐渐见效。

3.中药成药

(1)白芍总苷胶囊：白芍干燥根中的芍药苷、羟基芍药苷、芍药花苷、芍药内酯苷、苯甲酰芍药苷等具有生理功效成分的混合物，总称白芍总苷。其中，芍药苷的含量占总苷的 90%以上。口服，每次 0.6 g(2 粒)，每天 3 次，3 个月为 1 个疗程。本品能改善类风湿关节炎患者的病情，减轻患者的症状和体征，并能调节患者的免疫功能。不良反应为大便次数增多。

(2)尪痹片：由生地黄、熟地黄、续断、附子(制)、独活、骨碎补、桂枝、淫羊藿、防风、威灵仙、皂角刺、羊骨、白芍、狗脊(制)、知母、伸筋草、红花等组成。功用补肝肾，强筋骨，祛风湿，通经络。用于类风湿关节炎晚期，症见久痹体虚，关节疼痛，局部肿大、僵硬畸形，屈伸不利者。口服，薄膜衣片每次 4 片，每天 3 次。

(3)益肾蠲痹丸：由骨碎补、熟地黄、当归、徐长卿、土鳖虫、僵蚕(麸炒)、蜈蚣、全蝎、蜂房(清炒)、广地龙(酒制)、乌梢蛇(酒制)、延胡索、鹿衔草、淫羊藿、寻骨风、老鹳草、鸡血藤、葎草、生地黄、虎杖等组成。功用温补肾阳，益肾壮督，搜风剔邪，蠲痹通络。用于类风湿关节炎症见发热，关节红肿热痛、屈伸不利，肌肉疼痛、瘦削，或关节僵硬、畸形者。研究表明，本药具有抗炎、消肿、镇痛，调节机体细胞免疫和体液免疫作用；能降低滑膜组织炎症、减少胶原纤维沉着、修复关节软骨细胞缺损部位等。饭后口服，每次 8 g，疼痛剧烈可加至 12 g，每天 3 次。

(4)黄芪注射液：主要成分黄芪。20～30 mL 加入 5%葡萄糖注射液 250 mL 稀释后，静脉滴注，每天 1 次，10～15 天为 1 个疗程。功用益气养元，扶正祛邪，养心通脉，健脾利湿。用于类风湿关节炎气虚、阳虚者。本药治疗类风湿关节炎有提高机体免疫力的作用。

(5)生脉注射液：主要成分红参、麦冬、五味子。20～30 mL 加入 5%葡萄糖注射液 250 mL 稀释后，静脉滴注，每天 1 次，10～15 天为 1 个疗程。功用益气养阴，复脉固脱。用于类风湿关节炎气阴两虚者。

(6)红花注射液：主要成分为红花黄色素、红花苷和红花红色素。20 mL 加入 5%葡萄糖注射液或 0.9%生理盐水注射液 250 mL 稀释后，静脉滴注，每天 1 次，10～15 天为 1 个疗程。功用活血化瘀、消炎止痛。用于类风湿关节炎有瘀寒征象者。

(李传宾)

第二节 系统性红斑狼疮

系统性红斑狼疮是自身免疫介导的以免疫性炎症为突出表现的弥漫性结缔组织病，血清中出现以抗核抗体为代表的多种自身抗体和多系统累及是系统性红斑狼疮的两个主要临床特征。本病好发于生育年龄女性，多见于 15～45 岁年龄段，女：男为(7～9)：1。

本病因其临床表现多样化，在中医学文献中并无相似的病名，但对其临床表现有类似描述。

如对面部红斑及全身皮疹称之为阴阳毒、阳毒发斑、蝴蝶斑、日晒疮、鬼脸斑、面游风、血风疮等。若累及周身，称为“周痹”，而多关节疼痛属于“痹证”，有肾炎、肾功能损害属“水肿”，有肝脏损害属“黄疸”“胁痛”，有心脏损害属“心悸”，有胸腔积液者属“悬饮”。红斑狼疮是一个全身性多脏器受损的疾病，很难归于中医学某一独立病证之中，临床时必须根据其主要表现，进行辨证施治。

随着各领域对系统性红斑狼疮基础理论和临床诊断治疗研究的不断深入，其治疗渐达成共识，从疾病的复杂性到治疗过程中许多免疫抑制药物不良反应的发生，更领悟到对该病要重视整体治疗。中医学核心是整体观念与辨证论治，对该病的切入点关键是中、西医优势互补。危急重症系统性红斑狼疮治疗需依赖西医西药以挽救患者生命，主要用非甾体抗炎药、糖皮质激素和免疫抑制剂等药物治疗本病，而轻中度系统性红斑狼疮或稳定期患者可充分发挥中医中药特色，提高患者生存质量和寿命。

一、病因病机

系统性红斑狼疮发病的内因为先天禀赋不足，体质虚弱，加之七情内伤，劳累过度或久病失养，以致阴阳气血失去平衡，气滞血瘀，经络阻隔，毒邪犯脏而致。这是本病的内在基础。外因为感受外邪，饮食失调，药物诱发，外受热毒之邪侵袭，是导致本病发作的外部条件。

（一）先天不足

本病多有先天禀赋不足，阴阳失调，肾阴亏损。女子体阴而用阳，阴常不足，少女、少妇正值气火旺盛之时，多有阴虚内热，外邪乘虚而入，“邪入于阴则痹”，痹阻先在阴分，阴虚为本，如若房事不节，命相火动，水亏于下，火炎于上，阴火消烁，真阴愈亏，病久阴血暗耗，阴损及阳，气阴两虚，时有外感引发，病深则阴阳两虚。

（二）肝肾阴虚

先天肝肾阴虚，阴虚不能制火，以致邪火内生，邪毒又与肝肾不足互为因果，先天阴亏导致后天阳亢，阳亢又进一步灼伤阴津，热毒日盛，阴液益虚，由气入血，致使气血逆乱，阴阳失调。

（三）六淫外伤

风、暑、火、燥等阳邪，阳热亢盛，消灼阴液，是其主要外因，冬春有风寒外袭，由腠理而入，与气血阻滞脉络，化热则伤阴；夏有湿热交阻，盛暑则阳光灼热，暑热由皮肤而入，酿成热毒；秋有燥热伤津，津亏血燥而口眼干燥，瘀滞痹阻则关节酸痛。风寒暑湿燥火，外能伤肤损络痹阻经脉，内能损及气血津液、五脏六腑，无处不至。

本病基本病机是素体虚弱，真阴不足，热毒内盛，痹阻脉络，内侵脏腑。病位在经络血脉，以三焦为主，与心、肝、脾、肾密切相关，可及肺、脑、皮肤、肌肉、关节，遍及全身多个部位脏腑。本病的性质是本虚标实，肝肾阴虚血虚为本，郁热、火旺、瘀滞、积饮为标。本病初病在表，四肢脉络痹阻，先表后里，由表入里，由四肢脉络入内而损及脏腑气血津液。入内由上焦而下，渐至中焦，而后入下焦，由轻渐重，由浅渐深。在表在上焦较为轻浅，入里入下焦病为深重，若表里上下多脏同病，当为重症，如再由下而上，弥漫三焦，五脏六腑俱损，上入巅脑是为危急重症。

二、临床表现

（一）全身表现

系统性红斑狼疮的全身表现缺乏特异性，包括发热、乏力、体重减轻等。在病程中约有 80% 的患者出现发热，其中多数为高热，体温可持续在 39 ℃，也可为间歇性发热，少数患者出现低热。

有 80%～100%的患者病程早期出现乏力症状，可早于皮疹、关节肿痛等症状。有 60%～70%的患者出现体重下降，病情恶化前体重可迅速下降。

(二)皮肤黏膜表现

皮肤表现是系统性红斑狼疮常见的症状。有 55%～85%的患者出现皮肤损害，28%的患者皮损早于其他系统损害，常见的皮肤损害有红斑、光过敏、脱发、雷诺现象、口腔溃疡、荨麻疹、皮肤血管炎等。

(三)骨骼肌肉系统表现

1.关节病变

系统性红斑狼疮的关节病变是疾病活动的表现之一，也是最常见的一种首发症状。研究证实 88%～100%的患者可有关节痛或关节炎。关节炎表现为关节肿胀、压痛及活动受限，有时有关节积液。

2.肌腱、肌肉等软组织病变

10%的系统性红斑狼疮患者出现肌腱端病。表现为附着于骨部位的韧带、肌腱或关节囊的炎症，如跟腱炎、跖筋膜炎及上髁炎等。还有少数患者发生自发性肌腱断裂，如髌下韧带、跟腱等。皮下结节在本病的发病率为 5%～7%，多见于关节旁，如鹰嘴及掌指关节伸侧。本病约半数患者出现肌肉症状，可分为炎症性肌病及药物相关性肌炎两种情况。系统性红斑狼疮的炎症性肌病常是轻度至中度，表现为四肢近端肌群肌痛、肌压痛和肌无力。血清肌酸磷酸激酶及乳酸脱氢酶等肌酶升高。肌电图为肌源性损害或无明显异常。

(四)肾脏表现

肾脏表现是系统性红斑狼疮最重要的临床表现之一，几乎所有的系统性红斑狼疮患者在病程中均可出现肾脏受累，尿毒症是系统性红斑狼疮患者严重的并发症，也是造成系统性红斑狼疮患者死亡的重要原因。

(五)呼吸系统表现

在系统性红斑狼疮中，呼吸系统受累相当多见，病变侵及胸膜、肺实质、气道、肺血管和呼吸肌等处，其临床表现可有胸痛、咳嗽、呼吸困难等。约半数系统性红斑狼疮患者出现肺及胸膜病变，主要包括胸膜炎、肺间质纤维化、狼疮肺炎和肺血管病变，出现肺部病变的系统性红斑狼疮患者往往预后不佳。

(六)心血管系统表现

心脏病变是系统性红斑狼疮最重要的临床表现之一，具有较高的发病率和病死率。心脏受累的发病率为 52%～89%。系统性红斑狼疮可累及心脏各个部分，包括心包、心肌、心内膜及冠状动脉，可有心包炎、心肌炎、心内膜炎及瓣膜损害等病变。心包炎是系统性红斑狼疮最常见的心脏表现，它可以无症状或有短暂的心包摩擦音，也可以有大量的心包积液，一般是渗出液，很少发展为心脏压塞或缩窄性心包炎，常伴有胸腔积液。

(七)神经和精神表现

系统性红斑狼疮有各种各样的神经精神病变。神经系统的各个部分均可受累，临床表现多种多样，癫痫是中枢神经系统受累最常见的一种表现，甚至是许多患者的首发症状。系统性红斑狼疮患者的精神表现包括精神病、情感障碍、器质性脑病综合征、认知损害、药物反应(特别是糖皮质激素)、生物节律紊乱及自主神经系统紊乱等。系统性红斑狼疮患者的精神表现变化迅速，临床上大约有 40%的患者以抑郁症状为主，25%表现为躁狂症，5%为双相性情感障碍，15%呈精神分裂症或偏执型精神病，还有10%的患者出现急进性谵妄。

(八)血液系统表现

超过半数系统性红斑狼疮患者在病程中出现血液系统异常，以贫血最多见。几乎所有系统性红斑狼疮患者在病程的某一时期均可能出现贫血，贫血的轻重与病程和病情的严重程度有关，多数患者为轻度至中度贫血。白细胞减少发生率仅次于贫血。白细胞减少与疾病活动、药物治疗、自身抗体及骨髓功能降低有关。血小板减少可以是系统性红斑狼疮病情活动的一种临床表现。

(九)消化系统表现

消化系统各个部位均可受累，缺乏特征性，可出现食欲缺乏、恶心、呕吐、腹痛或腹泻、急性腹膜炎、胰腺炎、胃肠道出血、肠坏死、穿孔或肠梗阻等。常有轻度至中度肝大或脾大，肝酶升高及黄疸等。

三、治疗

(一)急性活动期治疗

系统性红斑狼疮活动期应遵循规范化的治疗方案，急性发作者，一般表现为热毒炽盛、邪毒攻心、热邪犯脑等，此期中医辨证以邪实为主，不主张单用中药，尤其是伴有系统损害者，但在应用激素及免疫抑制剂治疗的同时，加用中药治疗可起到强化疗效，减轻毒副作用的双重作用。值得注意的是，对重型狼疮患者，主张用方精简，针对患者最主要的问题，各个击破，切不可囫囵吞枣式地顾及多个症状，这样药效不够，不能使药达病处。

1.辨证论治

(1)气营热盛。①主症：高热不恶寒或稍恶寒，满面红赤，红斑红疹，咽干目赤，口渴喜冷饮，尿赤而少，大便干结，气急喘息，关节疼痛。舌红苔黄，脉滑数或洪数。②治法：清热泻火，凉血祛斑。③方药：三石汤合清瘟败毒饮加减。水牛角、生石膏、滑石、生地黄、鲜芦根各30 g，玄参、金银花、知母、黄芩、鲜菖蒲、牡丹皮各15 g，紫草20 g，赤芍10 g。高热不退加牛黄粉、羚羊角粉或紫雪散，以加强清热除火之力；关节痛加忍冬藤、桑枝各15 g治痹通络，又有清热之力；衄血，尿血加藕节炭、白茅根各10 g清热凉血；如有头痛呕吐寒战、舌苔转黄厚，有热毒之象者，加黄连、黄柏、大黄、贯众各10 g，板蓝根20 g等清热解毒。相当于系统性红斑狼疮急性发作期，加用中药治疗可增强疗效。

(2)热毒炽盛。①主症：发病急骤，高热持续不退或弛张热，烦躁，口渴，面赤，面部或手指新发红斑，关节肌肉疼痛。甚者皮肤紫癜，便血，尿血等，或狂躁谵语、神昏惊厥，小便黄赤，大便秘结。舌质红绛，苔黄，脉弦细数或滑数。②治法：清热解毒，凉血消斑。③方药：十八子克斑汤(《李志铭经验妙方》)。羚羊角粉3 g(冲服，或羚羊角丝10 g，先煎半小时)，白花蛇舌草、生石膏各30 g，救必应、野菊花、金银花、生地黄、牡丹皮、地丁各20 g，连翘、赤芍、地龙各15 g，桔梗10 g。神昏谵语者，可加安宫牛黄丸或紫雪丹1丸，研末冲服；惊厥狂乱者，可加钩藤、僵蚕各15 g，或珍珠母30 g；面部红斑明显者，可加茜草、红花各15 g；鼻衄者，可加白茅根、侧柏炭适量；关节肿痛者，可加海风藤、乌梢蛇、路路通各15 g；大便干结者，可加火麻仁30 g，或生大黄5～10 g(后下)；小便短赤者，可加车前草、泽泻各15 g。相当于系统性红斑狼疮急性发作期，加用中药治疗可尽快缓解症状，减少西药治疗的不良反应。

(3)热郁积饮。①主症：胸闷胸痛，心悸怔忡，时有微热，咽干口渴，烦热不安，红斑丘疹。舌红苔厚腻,脉滑数、濡数,偶有结代。②治法:清热蠲饮,利水渗湿。③方药:葶苈大枣泻肺汤合泻白散加减。葶苈子、桑白皮、生石膏、生地黄、生薏苡仁各30 g,白芥子、知母、沙参、黄芩、猪苓、茯苓、郁金、枳壳各15 g,五加皮20 g,杏仁、甘草各10 g,大枣10枚。体壮实者可用制甘遂末吞服,以攻逐水饮,得泻即可,不宜多用;发热加板蓝根、大青叶10 g加强清热之力;畏冷或白痰多者加桂枝10 g以通调水道,反佐化饮;心悸、脉结代加玉竹、五味子、丹参各10 g,龙齿20 g养心宁神;咳痰加浙贝母、炙百部10 g清肺止咳;气急胸闷加炙苏子、瓜蒌皮、川厚朴各10 g宽胸顺气。此证型相当于系统性红斑狼疮引起心脏损害,表现为心包炎、心肌炎、心瓣膜炎及胸膜炎等,在治疗中可加用中药调节改善患者症状。

(4)脑虚瘀热。①主症:头昏头痛,低热不退,口干口渴,甚至神昏谵妄,胡言乱语,躁狂不已,或四肢抽搐,口吐痰涎,皮肤瘀斑。舌质紫暗或有瘀斑,苔黄、脉数而滑。②治法:健脑化瘀,安神定志。③方药:补脑祛瘀方加减。生地黄、何首乌、白蒺藜各30 g,枸杞子、麦冬、天麻、蔓荆子、赤芍、泽兰、茯苓、半夏各15 g,知母20 g,川芎、陈皮、制穿山甲、僵蚕各10 g,甘草5 g。头痛严重加全蝎、蜈蚣,白蒺藜加至60 g;神志不清加安宫牛黄丸;癫痫样抽搐加钩藤、制南星、石菖蒲各10 g。此证型相当于系统性红斑狼疮引起轻度脑损害,脑电图可以轻度异常改变。

在临床论治中,我们着重强调在疾病的治疗过程中要寻找中医治疗的切入点,在急性期使用大量糖皮质激素、免疫抑制剂的过程中,出现各种副反应的时候,加用中医药治疗,改善患者症状,使患者平稳过渡。具体治疗则需要结合患者年龄、体质、病情及出现的兼夹证等各种状况分别论治。如重型狼疮患者,临床激素治疗量大、疗程长,若出现消化道反应,恶心呕吐、胃痛、腹泻、食欲缺乏等,可加用小半夏加茯苓汤调理脾胃,用药如下:茯苓、法半夏、白术、陈皮各10 g,酒黄精、党参各15 g,临床应用效果颇佳,一般2～3剂即可改善患者食欲缺乏等症状情况。又如在应用免疫抑制剂的过程中,患者常出现月经不调、不孕等,辨证应用中药四物汤及失笑散,用药如下:熟地黄15 g,桃仁、五灵脂、蒲黄、当归、白芍、川芎各10 g,柴胡3 g,可改善患者月经情况。如出现肝功能有异常,中医辨证可见患者口苦纳呆,两胁胀痛,月经提前,经血暗紫带块,烦躁易怒;或肝脾大,皮肤红斑、瘀斑等,治法可加用大柴胡汤以加强活血养肝,清热退黄,方药如下:柴胡、郁金、知母、猪苓、枳壳、川楝子、泽兰各15 g,生地黄、女贞子、黄芩、败酱草、蒲公英、茵陈各30 g,大黄10 g,甘草5 g,大枣5枚。如针对合并胸闷气短、失眠多梦的患者,治以益气养阴,安神宁志,用药如下:天冬、人参、茯神各15 g,黄芪、当归、白芍、丹参、莲子心各10 g,柏子仁、远志各20 g等。如出现股骨头坏死等,则要提倡活血养血,行瘀通络的治法。总之,在临床辨证中,可见多种情况交织在一起,即使在辨证方面也要掌握主要矛盾,从主要矛盾着手,意虽繁而方药从简。

2.特色专方

(1)犀角地黄汤(《备急千金方》):由犀角(现以水牛角代替)、生地黄、赤芍、牡丹皮等组成。清热解毒、凉血散瘀。用于热毒炽盛证,症见:高热,神志时清时昧,面部红斑加深,皮肤青紫瘀点,鼻衄、出血、舌红,苔黄,脉弦数。

(2)紫雪丹(《太平惠民和剂局方》):由人工麝香、羚羊角、犀角(水牛角代替)、朱砂、滑石,寒水石、磁石、生石膏、玄参、升麻、甘草、青木香、沉香、玄明粉、火硝、黄金、丁香等组成。清热镇痉、开窍。用于狼疮高热或各种感染高热、烦躁,神志不清,语言错乱,舌质红绛,苔黄厚且干。本品为散剂,每次1.5～3 g,吞服。现中成药中去黄金粉。

(3)清营汤(《温病条辨》):由犀角(现用水牛角代替)、生地黄、玄参、竹叶、金银花、连翘、黄连、丹参、麦冬等组成。清营解毒。用于狼疮或感染引起的高热、神志不清,舌红绛而干。

(4)羚角钩藤汤(《通俗伤寒论》):由羚羊角、桑叶、川贝母、钩藤、菊花、白芍、竹茹、茯神、鲜生地黄等组成。清肝息风。用于系统性红斑狼疮脑损害,出现神昏,手足抽搐,头痛且晕,高热不退。

(5)清瘟败毒饮(《疫疹一得》):由生石膏、生地黄、犀角(以水牛角代替)、黄连、栀子、玄参、黄芩、知母、赤芍、牡丹皮、竹叶、连翘、桔梗、甘草等组成。清热解毒。用于系统性红斑狼疮血管炎合并溃疡感染。

3.中药成药

(1)狼疮丸:由金银花、连翘、丹参、赤芍、蒲公英、白鲜皮、桃仁、红花、蜈蚣等17味中药组成。每丸9 g,日服2次,持续3～5年。单用狼疮丸者96例,有效率85%,激素加中药者230例,有效率92%,对活动期患者,用狼疮丸和激素治疗3～11个月之后停用激素或减量者,有效率72.6%,比单用激素症状控制快,体力恢复较好,很少出现激素不良反应。

(2)青蒿制剂:对盘状红斑狼疮有一定效果。青蒿蜜丸,每丸10 g,每天3次,每次1～2丸。浸膏片,每片0.3 g,约含青蒿生药1 g,每次3～5片,每天2～3次。

(3)复方金养片:有清热解毒功效,用于治疗系统性红斑狼疮和盘状红斑狼疮,每片0.6 g,每天16～24片,分3次服,4周为1个疗程。

(4)昆仙胶囊:由昆明山海棠、淫羊藿、枸杞子、菟丝子组成,功效补肾通络,祛风除湿。主治系统性红斑狼疮关节肿胀疼痛,屈伸不利,蛋白尿,肢体水肿,结节红斑,皮肤血管炎等,每粒0.3 g,每次2粒,每天3次,口服。

(二)慢性缓解期治疗

系统性红斑狼疮缓解期由于机体自身免疫炎症得到控制,组织、器官损伤处于修复或慢性损伤阶段,此期为患者免疫功能低下,中医辨证以正虚为主,应采用以中药为主,西药为辅的中西医结合治疗方案:中药配合小剂量糖皮质激素或免疫抑制药物,以求组织、器官损伤的修复作用。此阶段患者以阴虚内热为最常见,但阴虚内热常与血热、瘀热相互交结。通过中药内服配合外治法等综合治疗,起到巩固疗效、增强机体抵抗力、延缓病情的进一步发展和防止疾病复发的作用。

1.辨证论治

(1)阴虚内热。①主症:长期低热,手足心热,面色潮红而有暗紫斑片,口干咽痛,渴喜冷饮,目赤齿衄,关节肿痛,烦躁不寐。舌质红少苔或苔薄黄,脉细数。②治法:养阴清热,祛湿除痹。③方药:玉女煎合增液汤加减。生地黄、生石膏、生薏苡仁、忍冬藤、虎杖各30 g,麦冬、玄参、黄芩、知母各15 g,川牛膝、白薇、凌霄花各10 g,生甘草5 g。关节痛者加海风藤、秦艽各15 g,乌梢蛇10 g;低热加青蒿、地骨皮各10 g;口干加石斛、鲜芦根各10 g;脱发加何首乌、熟地黄各10 g,制黄精20 g等。阴虚内热为本病常见证,临证用药不可过用温燥之药以耗津伤液,选药当以护阴为主。二方分别出自《景岳全书》和《温病条辨》,二者合用而辨证加减,功可养阴清热,补泻并投,标本兼顾,使诸症可愈。

根据多年的临床经验,研制中药制剂祛斑养阴颗粒治疗系统性红斑狼疮阴虚内热患者,取得较显著疗效。祛斑养阴颗粒以六味地黄丸为主方,加柴胡、黄芩、益母草、女贞子、僵蚕、八月札而成。六味地黄丸滋肾阴,清虚火,三补三泻,尤适于系统性红斑狼疮患者。系统性红斑狼疮病程长,久病必瘀,经络不通,加柴胡、僵蚕行气活血,通经络;八月札健脾理气,既可解气郁,又可顾护脾胃;系统性红斑狼疮患者多有面部红斑,上焦有热,以黄芩清上焦之热毒;女贞子补益肝肾。诸药合用,共奏滋阴清热、凉血解毒之功效。临床研究证实祛斑养阴颗粒剂结合西药治疗能维持患者疾病稳定，显著改善轻中度疾病活动度患者生存质量，对高疾病活动度患者生存质量也有一定的作用。还证实了祛斑养阴颗粒是治疗阴虚内热型狼疮的有效药物，结合西药对稳定病情起协同作用，能有效地治疗系统性红斑狼疮，更好控制疾病，提高系统性红斑狼疮患者生存质量。

(2)瘀热痹阻。①主症：手足瘀点累累，斑疹斑块暗红，两手白紫相继，两腿青斑如网，脱发，口糜，口疮，鼻衄、肌衄，关节肿胀疼痛，月经延期，小便短赤，有蛋白血尿，却无水肿，低热或自觉烘热，烦躁多怒。苔薄舌红，舌光红刺或边有瘀斑，脉细弦、涩数。②治法：清热凉血，活血散瘀。③方药：生地黄散加减。生地黄、红藤、丹参、积雪草、六月雪、接骨木各 30 g，玄参、黄芩、川牛膝、鬼箭羽各 15 g，知母 20 g，川芎 10 g。若肌衄鼻衄，血小板减少，加制首乌、茜草、生藕节、生地黄榆、水牛角各 10 g；雷诺现象严重，寒热错杂者，加麻黄 6 g，桂枝、红花各 10 g 活血通络，温凉并用；闭经加当归、益母草 15 g 活血通络；关节肿痛，加忍冬藤、岗稔根各 10 g 清热祛风、活血通络；蛋白尿加杜仲、赤小豆各 15 g 补肾利水。

(3)气血两亏。①主症：面色无华，甲床苍白，气短无力，头晕目眩，皮肤红斑、瘀斑，甚至鼻衄、月经量多色淡。舌质淡苔薄白，脉细弱或沉细无力。红细胞减少为临床突出表现。②治法：益气补血，凉血祛斑。③方药：八珍汤加减。生地黄、熟地黄、何首乌、女贞子、藕节、黄芪各 30 g，枸杞子 20 g，山茱萸、茜草、白术、知母、白芍各 15 g，陈皮 10 g，生甘草 5 g。鼻衄加阿胶、枳壳各 10 g，墨旱莲 15 g；红细胞减少加当归、鹿角片、阿胶各 10 g；血小板减少加羊蹄根、花生衣各 10 g，加重何首乌用量；白细胞减少加生黄芪、白术、女贞子各 20 g。

(4)脾肾两虚。①主症：面色不华，但时有潮红，两手指甲亦无华色，神疲乏力，畏寒肢冷时而午后烘热，口干，小便短少，两腿水肿如泥，进而腰股俱肿，腹大如鼓。舌胖、舌偏红或偏淡均有齿痕，苔薄白腻，脉弦细、细数或细弱。②治法：滋肾填精，健脾利水。③方药：济生肾气丸加减。生地黄、熟地黄、生黄芪、黑大豆、石龙芮、脱水草各 30 g，麦冬 12 g，龟甲、猪苓各 20 g，白术、泽泻、赤小豆、大腹皮、枳壳、川牛膝各 15 g。面色不华，血红蛋白、白细胞下降加黄芪、女贞子、制何首乌各 20～30 g；腰膝酸痛加杜仲、川续断、桑寄生 15 g；面部潮红加知母、黄芩各 10 g；畏冷舌淡，脉细弱，加桂枝、附子各 6～10 g；蛋白尿加猫爪草、金樱子、淫羊藿各 10 g；胃纳不振，大便溏薄，加山药、芡实、鸡内金、山楂各 10 g；头晕头痛，血压升高者，加菊花、钩藤、白蒺藜、天麻各 15 g；恶心呕吐，二便俱少者，加大黄、延胡粉、木香、川朴各 10 g；已出现慢性肾衰竭、氮质血症或尿毒症，必须及时利尿通便也可用桃仁承气汤灌肠。此型脾肾虚衰为发病根本，损及全身脏腑经络，病程缠绵渐进，日久难复，一般见于狼疮肾炎、慢性肾功能不全。

也可用十八子救斑汤(《李志铭经验妙方》)。由熟附子(黑顺片)10～30 g(需先煎 2 小时)，穿山龙、黄芪各 30 g，牛大力、白术各 20 g，防风、防己、白豆蔻、山茱萸、牡丹皮、泽泻各 15 g，土鳖虫、怀牛膝各 10 g 等组成。有温肾壮阳，健脾利水，化瘀散结之功。全身水肿明显者，可加猪苓、茯苓各 30 g，肉桂 10 g；腹水明显者，可加大腹皮、益母草、车前草各 20 g，或茯苓皮、牵牛子各 20 g；胸腹胀满者，可加葶苈子、白芥子各 15 g，陈皮 10 g；肝郁胁痛者，可加柴胡 10 g，白芍、郁金各 15 g；纳呆食少者，可加藿香、广木香各 10 g，鸡内金 15 g；小便不利者，可加益母草、车前草各 20 g；月经不调者，可加益母草 30 g，当归、王不留行各 15 g 或当归、川芎、桃仁、红花各 10 g。

缓解期的治疗中要注意扶正，中药治疗的结果就是要达到调整脏腑的阴阳平衡来恢复人体免疫功能的稳定状态，最大限度地消除抗体，调节免疫功能。尤其在病情控制后，逐渐撤减激素时，一般在泼尼松口服量为 10～15 mg 时，病情常有复发，以中药为主辨证治疗则上升为主导地位，能调节整体脏腑功能，提高机体免疫力，增强防病能力，可使激素顺利撤减至维持量或停服，继续巩固疗效。同时为达到一个稳定状态，就要从解决患者最基本的兼证开始，不能只顾本病而不顾其他兼证，在这一阶段的治疗中，重在一个“顺”字，把所有病症中出现的症状都一一解决，让所有可以诱发疾病发病的“逆”因素消除，即达到一个阴阳平和的状态。如系统性红斑狼疮患者需长期甚至终身服药，易伤脾胃，且饮食不节、不洁也可造成本病的发作。因此，在治疗中始终要不忘固护脾胃，不但要告诫系统性红斑狼疮患者忌食易使本病发作的辛辣刺激等食物，在治疗上也要注意对脾胃的保护。在治疗时用药尽量精简，勿加重脾胃负担；同时应健脾养胃，遣方时可适当加入神曲、麦芽、陈皮、山楂、鸡内金等；或在患者出现相关胃肠道症状时，及时中药调理，使患者平稳过渡。

2.特色专方

(1)六味地黄丸(《小儿药证直诀》)：由熟地黄、山茱萸、山药、泽泻、牡丹皮、茯苓等组成。滋阴补肾。用于系统性红斑狼疮肾阴不足，虚火上炎。症见面部红斑，口腔溃疡，口眼干燥，耳鸣，腰膝酸软，蛋白尿，舌质偏红，苔薄白，脉细弱。

(2)青蒿鳖甲汤(《温病条辨》)：由青蒿、炙鳖甲、生地黄、知母、牡丹皮等组成。养阴清热。用于狼疮低热不退，盗汗，口干，心烦，颧红，苔薄，质红，脉细数。

(3)龟鹿二仙胶(《医方考》)：由鹿角、龟甲、人参、枸杞子等组成。填补精血，益气壮阳。用于系统性红斑狼疮红、白细胞减少，蛋白尿，腰酸膝软，乏力少气，月经不调，遗精，苔薄白，舌质淡红或偏红，脉细弱。

(4)十八子平斑汤(《李志铭经验妙方》)：由青蒿 30 g，鳖甲、玄参、生地黄、山药各 20 g，麦冬、重楼、知母、黄柏、山茱萸、土牛膝、僵蚕各 15 g，柴胡 10 g 等组成。滋阴潜阳，滋养肝肾，清热除邪，健脾疏肝。用于阴虚内热型系统性红斑狼疮。

3.中成中药

(1)正清风痛宁缓释片：主要成分为盐酸青藤碱，功效祛风除湿、活血通络、利水消肿，有抗炎及免疫抑制作用，治疗系统性红斑狼疮关节肿痛、蛋白尿、肢体水肿，每片 60 mg，每次 120 mg，每天 2 次。

(2)雷公藤总甙片：功效祛风解毒、除湿消肿、舒筋通络，有抗炎及抑制细胞免疫和体液免疫等作用，对系统性红斑狼疮及盘状红斑狼疮皮肤病变、关节肿痛、蛋白尿、自身免疫性肝炎有一定疗效。每片 10 mg，每次 20 mg，每天 3 次。

(3)白芍总苷胶囊：是中药白芍的一种提取物，其主要包括芍药苷、轻基芍药苷、芍药花苷、芍药内酯苷及苯甲酯芍药苷等成分。用法：每次 2 粒，每天 2～3 次。临床中发现其优势在于可起到稳定病情及护肝降酶的作用，而且不良反应较少偶有软便，减量或停药即可。

(赵贤忠)

第三节 骨关节炎

骨关节炎又称增生性关节炎、肥大性关节炎、退行性关节炎或骨关节病，是一种关节软骨的非炎症性退行性变，并在关节边缘有骨赘形成。临床以关节疼痛、活动受限和关节畸形为主要表现。骨关节炎根据其病因可分为原发性骨关节炎和继发性骨关节炎。好发于负重大、活动多的关节，如膝、手、髋、脊柱等。骨关节炎发病率较高，是最常见的风湿性疾病之一。流行病学调查显示，女性发病率高于男性，分别为2.59/1 000和1.71/1 000，尤其是绝经后妇女更多见。年龄与骨关节炎密切相关，年龄越高，发病率越高。40岁人群的患病率为10%～17%；60岁以上的人口中，50%的人群在X线上有骨关节炎表现，其中35%～50%有临床表现；75岁以上的人口中，80%以上的人可有骨关节炎症状。该病的致残率可高达53%。

骨关节炎在中医学称为“骨痹”，“病在骨，骨重不可举，寒气至，骨髓酸痛，名曰骨痹”。其记载首见于《素问·长刺节论》中，认为是一种寒湿病。《张氏医通》曰：“骨痹者，即寒痹痛痹也，其症痛苦攻心，四肢挛急，关节水肿”。详细描述了本病的症状，并认为本病病性属寒。《类证治裁》曰：“骨痹即寒痹、痛痹也，苦痛彻骨，安肾丸”。强调了以补肾为主的治疗方法。

目前，骨关节炎的药物治疗主要是非甾体消炎止痛药及软骨保护剂，关节病变严重的甚至需要手术治疗，它们疗效确切，但不良反应也比较明显；近年来中医药在骨痹的治疗中越来越突出其优势，通过内治与外治相结合、理疗与中药相结合的方法，取得了较显著的疗效。

一、病因病机

骨痹的形成，乃邪实正虚之变。邪实是外力所伤、瘀血内滞或外邪侵袭，经脉痹阻。如《素问·痹论》曰：“风寒湿三气杂至，合而为痹也。”正虚是肾元亏虚、肝血不足、脾气虚弱等，致骨失所养，筋骨不坚，不能束骨而利机关。如《诸病源候论·腰痛不得俯仰候》：“肾主腰脚……劳损于肾，动伤经络，又为风冷所侵，血气击搏，故腰痛也。”《灵枢·本神》说：“脾气虚则四肢不用”。邪实、正虚，往往交杂兼并为患，难以截然分开。

（一）肾元亏虚，肝血不足

肾为先天之本，主骨，充髓。肾气盛，肾精足，则机体发育健壮，骨骼的外形及内部结构正常强健。肝为藏血之脏，肝血足则筋脉强劲，束骨而利关节，静可以保护诸骨，充养骨髓；动可以约束诸骨，免致过度活动，防止脱位。然人过半百，正气渐衰，脏腑虚亏，肝肾精血不足；肾元亏虚，肝血不足，骨骼的发育会出现异常，产生骨骼发育不良，关节先天畸形，稍经劳累或外伤，便致气血瘀滞，产生疾患。更兼筋肉不坚，荣养乏源，既无力保护骨骼，充养骨髓，又不能约束诸骨，防止脱位，一经频繁活动，磨损严重，易致关节过早过快地发生退行性变。

（二）外力损伤

外力损伤是根据受力的大小和方向产生，也与关节的构造有关。关节在正常状态下，可以在一定时间内承担一定强度的力而不受损伤，但超过一定强度或时间，则必然引起损伤。一时性超强度的外力包括扭伤、挫伤、撞击、跌伤等；长时间承受非超强度的外力则为劳损，通常由于姿势不正确，特定状态的持续紧张等。当这些外力作用关节以后，可以引起受力最集中的局部发生气血逆乱，严重的导致筋损骨伤，血流不循常道而溢于脉外，形成瘀血凝滞，必然引起关节结构的损伤，失去滋养，久而久之，则出现退行性病变。

（三）外感风寒湿邪

风寒湿是自然界的正常气候变化。在气候发生剧变而防御功能下降的情况下，这种气候变化可以侵犯脊柱、关节等，成为致病因素。再者老年体弱，气血不足，卫外不固，腠理不密，风寒湿邪更易乘虚内侵、闭阻经络。风寒湿邪可以三种或两种同时入侵而发病，也可以单独为害。如感受风寒，居住潮湿之地，冒雨涉水，均可以引起颈项酸痛、肢体酸麻、腰臀胀痛等，这是因为外邪经肌表经络，客于脊柱、关节及其周围筋骨，导致脊柱、关节的全部或某一局部发生气机运行阻滞。

或由风邪束于肌表，或由寒邪收引血脉，或由湿邪浸淫经络，气不能贯通，血不能畅行，乃生成邪瘀痹阻之证。在发病过程中，邪气也常常相互影响，并可以在一定条件下相互转化。如寒邪入里，可能转化为热，湿邪日久也常可寒化或热化。风寒湿邪致病常与季节有关，如春季多风、长夏多湿、冬季多寒。必须指出，外邪致病往往是在肝肾不足、先天亏虚等情况下，脊柱、关节外观结构不良，或有内在筋骨不坚，而后感外邪，阻滞气血，使之运行不畅，从而成为发病原因。

此外，脾为后天之本，主肌肉、四肢，主运化。脾虚运化失司，痰湿内生，湿痰瘀阻经络，经脉不通，亦可导致关节病变。

二、临床表现

(一)症状

本病多表现为慢性迁延性发病，起病缓慢，无明显周身症状，只有少数病例表现为急性炎症过程。其特点为逐渐发生的关节疼痛、肿胀、晨僵、关节积液及骨性肥大，可伴有活动时的骨擦音、功能障碍或畸形。

1.关节疼痛

本病最常见的表现是关节局部的疼痛，负重关节及双手最易受累。一般早期为轻度或中度间断性隐痛，休息时好转，活动后加重，随病情进展可出现持续性疼痛，甚至睡眠中痛醒，或导致活动受限。

2.关节僵硬

关节僵硬一般指静止后僵硬，无论何时，病变关节若保持一个姿势较长时间不活动，当开始活动时则出现关节僵硬或胶黏感，称为静止后僵硬。①晨僵：患者可出现晨起肘关节僵硬及黏着感，活动后可缓解。本病的晨僵时间较短，一般数分钟至十几分钟，很少超过半小时。②坐位一段时间后，站起时困难，且不能立即行走，需活动几下关节后才能较方便行走，尤其见于老年人下肢关节病变。若继续进行较多的关节活动，则疼痛加重。

3.其他症状

随着病情进展，可出现关节挛缩、不稳定，休息痛，负重时加重，并可发生功能障碍。在整个病程中，多数患者存在局部畏寒凉、喜温热，遇阴雨天或气候变化时病情加重。

(二)体征

1.压痛

受累关节局部可有压痛，在伴有关节肿胀时尤为明显。

2.关节肿胀

早期为关节周围的局限性肿胀，随病情进展可有关节弥漫性肿胀、滑囊增厚或伴关节积液。后期可在关节周围触及骨赘。

3.关节摩擦音

主要见于膝关节的骨关节炎。由于软骨破坏、关节表面粗糙，出现关节活动时骨摩擦音(感)、捻发感或咔嗒声，或伴有关节局部疼痛。

4.滑膜炎

局部发热、渗出、滑膜增厚，还可伴有关节压痛、肌无力、肌萎缩等。

5.关节畸形和半脱位

疾病后期，由于软骨丧失、软骨下骨板塌陷、骨囊变和骨增生，可出现受累关节畸形和半脱位。

6.活动受限

出现伴有疼痛或不伴有疼痛的关节活动减少。

(三)不同部位的骨关节炎

1.手

指间关节炎多为原发性,远端指间关节肥大,在末端指骨底部出现结节,质硬似瘤体,称为赫伯登结节,出现于近端指间关节的称为布夏尔结节。结节一般不疼痛,但可有活动不便和轻度麻木刺痛,并可引起远端指间关节屈曲及偏斜畸形,部分发展较快的患者可有急性红肿疼痛表现。第一腕掌关节受累后,其基底部的骨质增生可出现方形手畸形。

2.膝

膝是最常累及的关节之一,多见于肥胖女性,疼痛表现为休息痛,可有关节积液,活动时关节有咔嚓音,病情进展时膝关节活动受限,可引起失用性肌萎缩,甚至发生膝外翻或内翻畸形。

3.脊柱

颈椎受累比较常见,可有椎体、椎间盘及后突关节的增生和骨赘。钩椎关节边缘的骨赘可使颈神经根穿离椎间孔时受挤压,而出现反复发作的颈局部疼痛,且可有手指麻木及活动欠灵等。椎体后缘的骨赘可突向椎管而挤压脊髓,引起下肢继而上肢麻木无力,甚而有四肢瘫痪。颈椎受累压迫椎-基底动脉,引起脑供血不足的症状。胸椎退行性变较少发生。而在腰椎,主要症状为腰痛伴坐骨神经痛,体检局部有压痛,直腿抬高试验阳性,可有感觉、肌力和腱反射的改变。

4.髋

髋关节的原发性骨关节炎在我国较为少见,多继发于股骨头及股骨颈骨折后缺血性坏死,或先天性髋脱位、类风湿关节炎等疾病。临床主要以髋部疼痛为主要表现,如疼痛呈持续性,可出现走路跛行,病情严重时,髋关节屈曲内收,代偿性腰椎前凸,检查髋关节局部压痛,活动受限,"4"字试验阳性。

5.足

跖趾关节常有受累,除了出现局部疼痛、压痛和骨性肥大外,还可出现外翻等畸形。

6.其他

原发性全身性骨关节炎常发生于绝经期妇女,有多个关节累及,一般均有急性疼痛阶段,急性症状缓解后,关节功能不受损。弥漫性特发性骨质增生症多见于老年男性,骨赘大量增生,患者有轻度疼痛和关节强硬感,尚能够保持较好的活动。

三、辅助检查

(一)滑膜液检查

滑膜液透明、淡黄色、黏稠度正常或降低,但黏蛋白凝固良好。

(二)血常规

血常规可显示轻度白细胞计数升高,以单核细胞为主,而滑膜腔积液的分析有助于排除其他关节疾病。

(三)影像学检查

超声、X线、磁共振成像、关节镜检查等,其中关节镜检查是骨性关节炎诊断的金标准,可以直接观察关节软骨的肿胀、磨损情况,明确半月板的破裂部位及蜕变程度,以及滑膜增生程度等。

但关节镜缺点为不能显示软骨深层改变及软骨下骨质改变情况，且属于有创检查。

(1)X线无法反映软骨早期病变，而随病程进展，在中晚期X线片可表现为关节间隙狭窄，软骨下骨囊性变，关节边缘骨赘形成等，晚期可出现关节游离体甚至关节半脱位。如下蹲痛则加拍髌骨轴位像，可发现髌外倾或半脱位。

(2)MRI可显示早期关节软骨退变、软骨下骨硬化、小的囊性变、膝关节交叉韧带松弛变细、半月板变性、撕裂及滑囊病变、关节腔积液等病变情况，对诊断和治疗具有较大的指导作用。

四、诊断与鉴别诊断

(一)诊断

骨关节炎的诊断主要依据病史、临床表现、体格检查、实验室及影像学等辅助检查，诊断并不困难。尤其是X线检查是本病的重要诊断依据，但X线表现并非特异性。对于老年关节痛患者，如无其他检查异常，则多为骨关节炎。目前，国内多采用美国风湿病学会的诊断分类标准。

1.手关节标准

有手关节痛或僵硬，伴以下4条中至少3条者。

(1)双手第2、3指的远端指间和近端指间关节和第一腕掌关节，此10关节中有2个或更多的关节呈硬组织的肥大。

(2)有至少2个远端指间关节呈硬组织的肥大。

(3)掌指关节受累(肿胀)少于3个。

(4)上述10个关节中至少有1个出现畸形。

2.膝关节标准

有膝痛及该膝X线示有骨赘，同时伴有下述任1条者。

(1)年龄>50岁。

(2)受累膝僵硬<30分钟。

(3)有骨摩擦音。

3.髋关节标准

髋痛同时有以下3条中至少2条者。

(1)红细胞沉降率<20 mm/h。

(2)X线示股骨或股骨头有骨赘。

(3)X线显示至少有髋关节间隙狭窄。

(二)鉴别诊断

本病可与筋痹、骨痿等相鉴别。

1.筋痹

骨痹与筋痹都有筋腱拘挛、疼痛、关节屈伸不利等共同症状，但骨痹往往有关节的僵硬、肿胀、畸形等特征。

2.骨痿

骨痹与骨痿都有乏力、活动障碍等症状，但前者有关节肿胀疼痛，肌肉萎缩并不明显；而骨痿则无关节肿痛，而骨重不举、肌肉萎缩明显突出。

五、治疗

(一)辨证论治

1.肾虚髓亏

(1)主症:多为中老年患者,腰腿酸软,关节疼痛无力,活动不灵活,不能久立远行,病情反复不愈,遇劳则腰脊、颈项或四肢关节疼痛更剧。舌淡红,苔薄白,脉细。

(2)治法:补肾益精。

(3)方药:六味地黄丸加味。熟地黄、鸡血藤各30 g,山茱萸12 g,山药、白芍各15 g,茯苓、泽泻、牡丹皮、木瓜各10 g。诸药合用,全方功可补肾益精、通经活络。颈项疼痛加葛根20 g,羌活15 g;肢体麻木加鸡血藤、黄芪各30 g,桑枝10 g;跟骨疼痛加牛膝20 g;上肢疼痛加海风藤、伸筋草各30 g,青风藤20 g;腰痛甚者加杜仲、川续断各15 g,狗脊、巴戟天各12 g。肾虚为本病的最基本病机,补肾则为最基本大法,而六味地黄丸为最基本用药。临床上常根据偏阴虚、偏阳虚及患病部位的不同而随证加减。

2.肝血不足,肾阳亏虚

(1)主症:关节僵硬冷痛,屈伸不利,甚则关节变形,腰膝酸软,下肢无力,足跟疼痛,形寒肢冷,口淡不渴,尿频便溏,男子阳痿,女子月经后延。舌淡胖嫩,苔白滑,脉沉弦无力。

(2)治法:调补肝肾,和营养血。

(3)方药:壮骨蠲痹汤。熟地黄、骨碎补、淫羊藿、生黄芪各15 g,肉苁蓉、当归、牛膝各10 g,白芍20 g,甘草、三七粉(冲服)各6 g。诸药合用,全方功可调补肝肾和营养血。湿重去熟地黄,加薏苡仁30 g;有热者加黄柏6 g;有寒者加鹿角胶10 g。肝主筋,肾主骨,肝肾同源。肾虚髓亏,肝血也常不足。本病患者年老体弱,肝肾亏虚为本,故须肝肾同治,强筋壮骨,不可偏废,才能相得益彰。

3.寒凝瘀阻

(1)主症:骨节冷痛,疼痛剧烈,得寒加重,得热则减,夜间痛甚,伴关节冷感或麻木,功能活动受限,全身畏冷,四肢不温。舌淡暗,苔白,脉沉迟弦。

(2)治法:散寒活血、祛瘀散结。

(3)方药:阳和汤加味。熟地黄、鸡血藤、威灵仙各15 g,白芥子、炮穿山甲、制乳没各10 g,麻黄、鹿角胶(烊化)、制川草乌各9 g,肉桂3 g(冲服),炮姜炭6 g,蜈蚣2条,细辛3 g,甘草5 g。诸药合用,全方功可散寒活血、祛瘀散结止痛。痛在上肢者加姜黄10 g,青风藤、透骨草各15 g;痛在腰背者加地龙、胡芦巴各10 g,补骨脂15 g;痛在下肢者加木防己、独活、木瓜、泽兰各15 g;寒湿甚,加制川乌或制草乌10 g。肝肾亏虚之体,寒邪最易侵入,阴寒凝滞,瘀阻经脉而发痹痛。故调补肝肾以治本,祛风散寒、化瘀通络以治标。标本兼治,内外并举,方能奏效。

4.气血两虚

(1)主症:关节酸痛无力,时轻时重,活动后更为明显,肢体麻木,面色少华,心悸气短,自汗乏力,食少便溏。舌淡苔白或薄少,脉细弱无力。

(2)治法:补益气血。

(3)方药:八珍汤加味。党参30 g,黄芪、茯苓、川续断、杜仲、怀牛膝、五加皮、独活各15 g,白术、白芍、当归、川芎各10 g,熟地黄20 g甘草5 g,细辛3 g。诸药合用,功可补益气血。加减:头颈部疼痛加粉葛根15 g,羌活10 g;上肢加桑枝15 g,桂枝5 g,姜黄10 g;指端关节疼痛加豨莶草、透骨草各 15 g;腰部加狗脊 6 g;下肢重用杜仲、怀牛膝至 20 g。本证气血两虚,非十全大补汤不能胜任。老龄阶段,虽为气血两虚证,肾气也不足,也可用补中益气汤和桂枝汤加淫羊藿、巴戟天等共奏益气养血,通经活络,补肾壮阳之功。若阴虚有热者加知母、黄柏以滋阴除热。

5.肾虚血瘀

(1)主症:腰脊或颈项四肢关节疼痛如锥刺,痛有定处而拒按,俯仰转侧不利,形寒肢冷,小便清长,病情反复不愈。舌质紫暗,或有瘀斑,脉弦涩。

(2)治法:补肾活血化瘀。

(3)方药:骨刺丸。熟地黄、骨碎补、制马钱子、鸡血藤、肉苁蓉各 60 g,三七、乳香、没药、川芎各 30 g。诸药合用,功可补肾活血化瘀。研末,炼蜜为丸,每丸重 6 g,早晚各 1 丸,3 个月为 1 疗程。加减:痛在腰腿者,加乌梢蛇、独活各 15 g;痛在腰以上者,去牛膝加姜黄 10 g;血瘀明显者,加三七片、血竭、苏木各 10 g。本证病机关键是肾虚血瘀,脾为后天之本,实乃脾肾俱亏,治疗当以益肾祛瘀补脾为大法。临床上可以四君子汤(常以黄芪易人参)益气补中、健脾养胃,菟丝子、枸杞子、鹿衔草补肝肾、强筋骨、祛风湿,三棱、莪术、田七片破血散瘀、行气止痛,佐少量怀牛膝引药下行,直达病所,可收到意想不到的效果。

(二)特色专方

1.灵仙汤

由威灵仙、淫羊藿、黄芪各 30 g,透骨草、木瓜各 15 g,穿山甲、牛膝、防己各 10 g 等组成。有报道用本方治疗 108 例膝骨性关节炎患者,治愈 71 例,总有效率达 93.21%。

2.蠲痛健膝汤

由千斤拔 20 g,穿山龙、鸡血藤、伸筋草各 18 g,狗脊、路路通各 15 g,威灵仙、木瓜、牛膝各 12 g,独活、红花各 10 g 组成。本方治疗 64 例膝关节骨性关节炎,痊愈 31 例,好转 30 例,无效 3 例,总有效率达 95.3%。

3.当归四逆汤加减

由鸡血藤 25 g,当归、白芍各 15 g,乌梢蛇、通草各 12 g,大枣 10 g,桂枝 9 g,细辛、炙甘草各 6 g 组成。应用本方治疗膝关节骨性关节炎 85 例,优 30 例,良 28 例,可 23 例,无效 4 例,总有效率达 95.27%,优良率达 68.23%。

4.强骨散

由红花、制乳香、制没药、葛根、生麻黄、细辛、赤芍、威灵仙、骨碎补、地龙、露蜂房、鸡血藤、天南星、天麻、熟地黄、山茱萸、巴戟天、菟丝子、当归、川芎、桃仁等组成。应用本方治疗颈椎增生,取得较好临床疗效。

5.黄芪川断牛膝汤

由骨碎补、怀牛膝各 15 g,续断、鹿角霜、川芎各 12 g,细辛 10 g,黄芪 30 g 组成。发于颈椎者加葛根、白芷各 10 g;发于腰关节者加杜仲 12 g、熟附片 10 g;发于膝关节者加松节 12 g、木瓜 15 g;夹瘀者加鸡血藤、丹参各 20 g。应用本方治疗老年性骨关节炎 64 例,显效 89.06%,总有效率为 92.19%。

6.蠲水汤

由白花蛇舌草、土茯苓、泽泻各 30 g,车前草 20 g,赤芍、夏枯草、透骨草、黄柏各 15 g,刘寄奴、王不留行各 12 g,全蝎 9 g(研末冲服)组成。应用本方治疗膝关节退变合并滑膜炎 42 例,取得了理想疗效,总有效率为 95%。

(三)中药成药

1.抗骨增生胶囊

由熟地黄、鸡血藤、肉苁蓉、莱菔子、狗脊、骨碎补、女贞子、淫羊藿、牛膝等组成。补腰肾,强筋骨,活血止痛。口服每次 5 粒,每天 3 次。

2.骨刺平丸

由黄精、羌活、独活、威灵仙、鸡血藤、补骨脂、刺五加、莱菔子等药组成。祛风除湿,行气活血,强筋壮骨。口服每次 3 片,每天 3 次。

3.壮腰健肾丸

由狗脊、黑老虎、千斤拔、桑寄生、菟丝子、女贞子、鸡血藤、金樱子、牛大力等品组成。壮腰健肾,养血化瘀,祛除风湿。口服每次 1 大丸,每天 2～3 次。

4.筋骨痛消丸

由丹参、鸡血藤、香附等药组成。活血行气,温经通络,消肿止痛。口服每次 3 g,每天 2 次,温开水送服。

5.风湿祛痛胶囊

由苍术、黄柏、白花蛇、乌梢蛇、蕲蛇、鸡血藤、红花、乳香、蜂房、土鳖虫、地龙、全蝎、蜈蚣等药组成。活血化瘀,通经透骨,祛风通络,扶正祛邪。口服每次 5 粒,每天 3 次。

6.仙灵骨葆胶囊

由淫羊藿、续断、丹参、知母、补骨脂、地黄等药组成。滋补肝肾,强身健骨,接骨续筋。口服每次 3 粒,每天 2 次。

(温鑫皓)

第四节 骨质疏松症

骨质疏松症(osteoporosis,OP)是以骨量减少、骨的微观结构退化为特征的,致使骨的脆性增加,以致易发生骨折的一种全身性骨骼疾病。骨质疏松症发病率高、危害性大,已受到全球医学界的高度重视。在过去,我国 60 岁以上的 1.2 亿人中,OP 的患者 4 000～5 000 万人,女性骨质疏松患病率为 60%～70%,男性为 25%～30%,WHO 将其列为三大老年病之一。

中医学中虽无骨质疏松症之名,但类似本病的症状则早在《黄帝内经》中就有记载,并散见于历代医书,根据其病因病机和临床表现,归结为“骨枯”“骨痿”“骨蚀”“骨痹”“骨极”等。本病最早出自《素问·痿论》,篇中云:“肾气热,则腰脊不举,骨枯而髓减,发为骨痿”,提出了“骨痿”之名。阐述了驼背是骨痿的一种临床表现,病机为骨髓失充,病位在肾,是因肾阴虚所致。明代秦景明《症因脉治》中亦有“肾虚劳伤之症……腰脊如折……”“精虚劳伤之症,大骨枯槁……尻以代踵,脊以代头”的记载。此与现代医学骨质疏松症之腰背酸痛、乏力、龟背等症状相似。总结后世医家虽有痿证、虚劳、骨惫、骨死、骨极、腰痛之名,根据其临床表现,将骨质疏松症定性为“骨痿”比较准确。

近年来,随着中医、中西医结合研究的不断深入,本病无论在基础理论研究,还是临床经验的积累方面,均取得了可喜的成果,中医药治疗本病具有自身优势和特点。

一、病因病机

骨痿的病因病机主要在于肝脾肾亏虚，气虚血瘀，湿邪痹阻或湿热内蕴，骨失所养，经脉运行不畅所致。

(一)肝肾亏虚

肾为先天之本，性命之根，肾藏精，主骨生髓。《素问·痿论》曰："肾气热，则腰脊不举，骨枯而髓减，发为骨痿。"《景岳全书·痿证》曰："肾者，水脏也，今水不胜火，则骨枯而髓虚，故足不任身，发为骨痿。"《寿世保元》中云："年高之人，筋骨柔弱无力，多因肾气虚。"说明肾虚肾精不足、骨髓失养可致骨骼脆弱无力，临床可出现腰背酸痛、胫膝酸软等骨质疏松症状。《灵枢·经脉》亦曰："足少阴气绝则骨枯……骨不濡则肉不能著也，骨肉不相亲则肉软却……发无泽者骨先死。"认为肾虚是引起骨质疏松的主要原因。

(二)脾失健运

脾主运化，充养肾精，即所谓："肾之合骨也，其荣在发，其主脾也。"(《素问·五藏生成》)。脾虚，肾失所养，进一步导致肾虚，从而使骨髓失养而致骨痿。脾为后天之本，气血生化之源，为百骸之母，主升清而布散水谷精微，通过肾脏调节作用于骨。脾气虚弱，中阳不振，气血不足，津液不布，肌肉消瘦，倦怠乏力，肢体痿弱不用；脾胃虚损，则精微不得四布，经脉空虚，则骨质松变；脾胃疲惫，气化失司，气不行血，血不化精，则精不能生骨，最终发为骨痿。

(三)血瘀

血液运行依赖元气推动，元气为肾精所化，肾精不足，无源化气，必致血瘀，即肾虚血必瘀；脾虚则气的生化乏源而致气虚，气虚不足以推动血行，则必成血瘀。如王清任《医林改错》指出："元气既虚，必不能达于血管，血管无气，必停留而瘀。"肾阳、脾阳不足，不能温养血脉，常使血寒而凝；肾阴、肝阴不足，虚火炼液，可致血稠而停；脾具有统摄血液在脉中运行而不致溢出脉外的功能，若脾虚则不能统摄血液，而致血溢脉外，留于体内而成瘀血；肝郁则气滞，气滞则血瘀。而瘀血一旦留于体内，又进一步损伤正气，影响脏腑的气化功能，结果出现脏器愈衰、瘀血愈积的恶性循环状态。正如《素问·调经论》所说："血气不和，百病乃变化而生。"机体骨骼的生长发育离不开气血的滋润与濡养，气血瘀滞，骨髓失养，渐发本病。

(四)湿邪痹阻或湿热内蕴

久居湿地，湿邪痹阻或日久化热蕴于四肢经络，浸淫经脉，脉络阻滞，筋骨失养，而致骨痿。

骨痿的病因病机为本虚标实，本虚为主，湿邪和瘀血亦是重要致病因素，往往虚实夹杂为病。

二、临床表现

(一)疼痛

原发性骨质疏松症最常见的症状，以腰背痛多见，占疼痛患者中的70%～80%。疼痛沿脊柱向两侧扩散，仰卧或坐位时疼痛减轻，直立时后伸或久立、久坐时疼痛加剧，日间疼痛轻，夜间和清晨醒来时加重，弯腰、肌肉运动、咳嗽、大便用力时加重。一般骨量丢失12%以上时即可出现骨痛。老年骨质疏松症时，椎体骨小梁萎缩，数量减少，椎体压缩变形，脊柱前屈，腰肌为了纠正脊柱前屈，加倍收缩，肌肉疲劳甚至痉挛，产生疼痛。新近胸腰椎压缩性骨折，亦可产生急性疼痛，相应部位的脊柱棘突可有强烈压痛及叩击痛，一般2周后可逐渐减轻，部分患者可呈慢性腰痛。若压迫相应的脊神经可产生四肢放射痛、双下肢感觉运动障碍、肋间神经痛、胸骨后疼痛类似心绞痛，也可出现上腹痛类似急腹症。若压迫脊髓、马尾还影响膀胱、直肠功能。

(二)身长缩短、驼背

身长缩短、驼背多在疼痛后出现。脊椎椎体前部几乎多为松质骨组成，而且此部位是身体的支柱，负重量大，尤其第11、12胸椎及第3腰椎，负荷量更大，容易压缩变形，使脊椎前倾，背曲加剧，形成驼背，随着年龄增长，骨质疏松加重，驼背曲度加大，致使膝关节挛拘显著。每人有24节椎体，正常人每一椎体高度约2 cm，老年人骨质疏松时椎体压缩，每椎体缩短2 mm左右，身长平均缩短3～6 cm。

(三)骨折

骨质疏松症发生骨折的特点：①在扭转身体、持物、开窗等日常室内活动中，即使没有明显较大的外力作用，便可发生骨折；②骨折发生的部位较固定，多发生于胸椎、腰椎、桡骨远端及股骨颈部、肱骨外髁颈，其中脊柱压缩性骨折发生率很高；③各种骨折的发生分别与年龄及绝经(女性)有一定关系。

(四)呼吸功能下降

胸、腰椎压缩性骨折，脊椎后弯，胸廓畸形，可使肺活量和最大换气量显著减少，患者往往可出现胸闷、气短、呼吸困难等症状。

三、辅助检查

(一)血钙、磷和碱性磷酸酶

在原发性骨质疏松症中，血清钙、磷，以及碱性磷酸酶水平通常是正常的，骨折后数月碱性磷酸酶水平可增高。

(二)血甲状旁腺激素

应检查甲状旁腺功能除外继发性骨质疏松症。原发性骨质疏松症者血甲状旁腺激素水平可正常或升高。

(三)骨转换生化标志物

骨转换生化标志物就是骨组织本身的代谢(分解与合成)产物，简称骨标志物。骨转换标志物分为骨形成标志物和骨吸收标志物，前者代表成骨细胞活动及骨形成时的代谢产物，后者代表破骨细胞活动及骨吸收时的代谢产物，特别是骨基质降解产物。在正常人不同年龄段，以及各种代谢性骨病时，骨转换标志物在血液循环或尿液中的水平会发生不同程度的变化，代表了全身骨骼的动态状况。这些指标可以升高，也可用于监测治疗的早期反应。

(四)晨尿钙/肌酐比值

正常比值为0.13±0.01，尿钙排量过多则比值增高，提示有骨吸收率增加可能。

(五)其他辅助检查

1.X线检查

骨质疏松在X线片上，基本改变是骨小梁数目减少、变细和骨皮质变薄。纤细的骨小梁清晰可见，此与骨质软化所致的粗糙而模糊的骨小梁形态截然不同，颅骨变薄，出现多发性斑点状透亮区，鞍背和鞍底变薄，颌骨牙硬板致密线的密度下降或消失，脊柱的椎体骨密度降低，出现双凹变形，椎间隙增宽，椎体前缘扁平，呈楔形(椎体压缩性骨折)；四肢长骨的生长障碍线明显。骨质疏松易伴发骨折和骨畸形，如股骨颈骨折、肋骨、骨盆骨折与畸形等。处于生长发育期的骨质疏松患者可出现干骺端的宽阔钙化带、角征和骨刺。

2.骨质疏松指数测量

可确定有无骨质疏松及其程度，但其敏感性较差，难以发现早期骨质疏松患者。

3.骨密度测量

该测量包括以下 4 点。①单光子吸收骨密度测量：单光子吸收法骨密度测量值不仅能反映扫描处的骨矿物含量，还可间接了解全身骨骼的骨密度和重量。优点是患者无痛苦，接受的放射量很低，简单易行，成本低廉，并可多次重复。其敏感度为 1%～3%，测定值变异系数为 1%～2%。单光子吸收法骨密度测量主要反映的是皮质骨的变化，对于脊椎骨、骨小梁的改变反映较差，即使采用小梁较丰富的跟骨作为测量部位，亦难以了解脊椎骨小梁的变化。②双光子吸收法骨密度测量：双光子吸收扫描采用 153 gd 装在 2 个部位，测定股骨颈及脊椎骨的 BMC。由于骨质疏松首先发生在小梁骨，所以与单光子吸收法比较，能更早期发现骨质疏松。③CT 骨密度测量：目前，主要有 2 种 CT 骨密度测量方法，即单能量 CT 骨密度测量（SEQCT）和双能量 CT 骨密度测量（DEQCT）。本法主要用于脊椎骨的骨密度测定，可直接显示脊椎骨的横断面图像。DEQCT 的准确性高于 SEQCT，而后者的精确性较前者高。④双能 X 线吸收测量：双能 X 线吸收法（DXA）是目前测量骨矿密度（BMD）和骨矿含量（BMC）的最常用方法，具有自动化程度高，放射线辐射量低，扫描时间短，准确度和精密度高等优点。

四、诊断与鉴别诊断

（一）诊断

建议参照世界卫生组织（WHO）推荐的诊断标准。基于 DXA：骨密度值低于同性别、同种族正常成人的骨峰值不足 1 个标准差属正常；降低 1～2.5 个标准差为骨量低下（骨量减少）；降低程度等于和大于 2.5 个标准差为骨质疏松；骨密度降低程度符合骨质疏松诊断标准同时伴有一处或多处骨折时为严重骨质疏松。骨密度通常用 T 值表示，T 值＝（测定值－骨峰值）/正常成人骨密度标准差。T 值用于表示绝经后妇女和大于 50 岁男性的骨密度水平。对于儿童、绝经前妇女及小于 50 岁的男性，其骨密度水平建议用 Z 值表示，Z 值＝（测定值－同龄人骨密度均值）/同龄人骨密度标准差。

（二）鉴别诊断

本病应与痿证、痉病、转筋、痹证鉴别。

1.痿证

其表现为肢体痿软不用，肌肉萎缩，无骨骼改变的症状和体征，无抽筋。

2.痉病

因神明受扰、筋脉拘急挛缩而引起的急性危重症，临床表现为颈项强急、四肢抽搐，甚则口噤、角弓反张等。

3.转筋

转筋是筋脉牵掣引起的手足拘急，不得屈伸，甚则牵引腹部拘急疼痛的一种病证。若是暴吐暴泻后的转筋谓之霍乱转筋，属急危重症，需及时抢救。

4.痹证

痹证主要表现为四肢关节疼痛，活动受限，或广泛的肌肉疼痛，或腰背疼痛。

五、治疗

（一）辨证论治

1.肾阴虚

(1)主症：腰背部疼痛或驼背，或足跟痛，日轻夜重，下肢酸软乏力，头发稀疏，耳鸣，或头晕，或齿摇发落等。舌质红，少苔，脉细或细数。

(2)治法：滋阴补肾壮骨。

(3)方药：六味地黄丸加减。熟地黄 10 g，山药、山茱萸、牡丹皮、龟甲、黄精各 15 g，茯苓、鹿茸各 20 g。兼气虚者加党参 10 g、黄芪 20 g；疼痛甚者加延胡索、白芍各 15 g。

2.肝肾亏虚

(1)主症：周身骨痛，骨骼变形，腰膝酸软，筋脉拘急，消瘦憔悴，步履蹒跚，反应迟钝，成人则表现为早衰，出现发落齿摇、阳痿遗精、耳鸣耳聋、健忘等，舌淡，苔白，脉弦或沉细。

(2)治法：补益肝肾，强筋壮骨。

(3)方药：壮骨丸加减。熟地黄 10 g，狗骨、龟甲、当归、白芍、陈皮、知母、黄精各 15 g，牛膝 20 g。症状明显者可加枸杞、木瓜各 10 g，鸡血藤 30 g；头晕目眩者加钩藤、山茱萸各 10 g。

3.脾胃虚弱

(1)主症：腰背四肢关节疼痛，四肢无力，肌肉衰萎，骨骼变形，活动不利，面色㿠白，口淡、自汗，面浮肢肿，少气懒言，肠鸣腹痛，便溏，舌淡胖嫩苔白或水滑，脉弦沉无力或迟细。

(2)治法：健脾养胃，强筋壮骨。

(3)方药：补中益气汤加减。黄芪 30 g，甘草、人参、当归、陈皮、柴胡各 10 g，升麻 6 g，白术 15 g。气血两虚重用参、芪，加枸杞、龙眼肉各 10 g；气阴两虚重用参、芪加五味子、麦冬；热伤胃阴加玉竹、石膏、天花粉、石斛各 10 g。

4.湿热浸淫

(1)主症：腰背酸痛，肢体无力，以下肢为重，手足麻木，喜凉恶热，身重面黄，胸脘痞闷，舌苔黄腻，脉濡数。

(2)治法：清热化湿，活络壮骨。

(3)方药：二妙散加味。苍术、白术、黄柏、苦参、萆薢、羌活、独活各 10 g，薏苡仁 30 g，土茯苓 20 g，威灵仙、鸡血藤各 15 g。痛甚者加延胡索、白芍各 15 g；脾虚湿胜者，加山药 15 g、茯苓 20 g。

5.气滞血瘀

(1)主症：症见骨痛，腰背疼痛，腰膝酸软，胁肋胀闷，走窜疼痛或见四肢关节畸形，舌暗红，苔白腻，脉沉弦。

(2)治法：活血行气、生新壮骨。

(3)方药：身痛逐瘀汤。秦艽、羌活、香附各 3 g，川芎、甘草、没药、五灵脂(炒)、地龙各 6 g，桃仁、红花、当归、牛膝各 9 g。若微热，加苍术、黄柏各 10 g，若虚弱，加黄芪 30～60 g。

（二）特色专方

1.滋阴益肾方

菟丝子、补骨脂、枸杞、黄精各 15 g，麦冬、五味子、女贞子各 10 g。水煎服，每天 1 剂。适用于骨痿属肾阴虚者。

2.温补肾阳方

山药、补骨脂、菟丝子、杜仲、肉苁蓉各 15 g,桂枝、制附子各 10 g,黄芪 20 g。水煎服,每天 1 剂。适用于骨痿属肾阳虚者。

3.脾肾阳虚方

肉苁蓉、牛膝、骨碎补各 15 g,淫羊藿、羌活、独活、桂枝各 10 g,制川乌 5 g,薏苡仁 20 g。水煎服,每天 1 剂。适用于骨痿属脾肾阳虚者。

4.肝肾阴虚方

生地黄、白芍、麦冬、骨碎补各 15 g,知母、桂枝、秦艽、当归、丹参、土鳖虫各 10 g,鳖甲 30 g。水煎服,每天 1 剂。适用于骨痿属肝肾阴虚者。

5.桂枝芍药知母汤

桂枝、麻黄、知母、防风各 12 g,芍药 9 g,甘草 6 g,生姜、白术各 15 g,附子 10 g(炮)。水煎服,每天 1 剂。本方具有祛湿、祛风、清热、散寒、通络、活血、补虚的作用。适用于骨质疏松辨证寒热不明显,或寒热并存者。掣痛难以伸屈、得热则减者,倍加附子、麻黄;身体滞重、关节沉着肿胀、天阴增剧者,倍加白术、知母、甘草;日轻夜重者倍加知母、芍药。

6.湿热痹泰

生石膏 30 g,薏苡仁 20 g,络石藤、土茯苓、忍冬藤各 15 g,防己、秦艽、地龙、鳖甲、穿山甲、牛膝、苍术、知母各 10 g,细辛 3 g,黄柏 6 g。水煎服,每天 1 剂。祛湿清热、通络止痛。此方为深圳市中医院协定处方,用于湿热盛者。湿热伤气阴,加太子参、麦冬、山药;湿重者加泽泻、佩兰、豆蔻;脾胃虚弱者加茯苓、山药、鸡内金。

7.补肾通痹泰

薏苡仁、茯苓各 20 g,海风藤 15 g,桑寄生、杜仲、续断、狗脊、秦艽、独活、淫羊藿、牛膝、补骨脂各 10 g,羌活 6 g,三七粉 3 g。强脊壮督,补益肝肾,祛风除湿、活血通络。小腿抽筋者加白芍;身痛较甚者加延胡索、路路通、威灵仙;肾阳虚者加附子、肉桂;肾阴虚者加熟地黄、枸杞;疼痛较剧者,可酌加制川乌、制草乌、白花蛇等。此方为深圳市中医院协定处方,根据多年的临床实践,有较好的疗效。

8.金铃子散合复元活血汤化裁

金铃子、延胡索、当归、桃仁各 10 g,红花、炮山甲各 6 g,柴胡 15 g,甘草 5 g。水煎服,每天 1 剂。解郁理气调血。用于气滞血瘀诸痛证。

(三)中药成药

1.益肾蠲痹丸

由骨碎补、熟地黄、当归、延胡索、寻骨风、仙鹤草、全蝎、蜂房、地龙、土鳖虫、老鹳草、徐长卿、鸡血藤、淫羊藿、鹿衔草、乌梢蛇、僵蚕、虎杖、蜈蚣、地黄等组成。温补肾阳,益肾壮督,搜风剔邪,蠲痹通络。适用于骨痿属肾虚寒凝证者。

2.仙灵骨葆胶囊

由淫羊藿、续断、丹参、知母、补骨脂、地黄等组成。滋补肝肾,接骨续筋,强身健骨。适用于骨痿属肾虚寒凝证者。

3.骨疏康颗粒

由淫羊藿、熟地黄、骨碎补、黄芪、丹参、木耳、黄瓜籽等组成。补肾益气,活血壮骨。主治肾虚,气血不足所致的中老年骨质疏松症,伴有腰脊酸痛,足膝酸软,神疲乏力。

4.补中益气丸

由炙黄芪、党参、白术(炒)、当归、升麻、柴胡、陈皮、炙甘草等组成。健脾益气。适用于骨痿属脾胃气虚者。

5.四妙丸

由苍术、牛膝、黄柏(盐炒)、薏苡仁等组成。清热利湿。为治湿热痿证之妙剂,适用于骨痿属湿热浸淫者。

6.大黄䗪虫丸

由熟大黄、土鳖虫(炒)、水蛭(制)、虻虫(去翅足,炒)、蛴螬(炒)、干漆(煅)、桃仁、炒苦杏仁、黄芩、地黄、白芍、甘草等组成。祛瘀血、清瘀热、滋阴血、润燥结。该方特点是以通为补,祛瘀生新,缓中补虚,适用于骨痿属气虚血瘀者。

(温鑫皓)

第九章 妇科病证的辨证治疗

第一节 月经先期

月经周期提前 7 天以上，甚至 10 余天一行，连续 3 个周期以上者，称“月经先期”。亦称“经早”“经期超前”或“月经超前”。月经先期往往还伴有其他全身症状：下腹胀满，腰酸肢软，有时头痛，恶心或呕吐。如热甚者，则面赤口渴，心中烦热，经血色紫或鲜红。若忧郁忿怒而致者，则头晕胁痛，胸闷乳胀等。如仅提前三五天，且无其他明显症状者，属正常范围。偶然月经超前一次者，亦不作月经先期病论。西医学异常子宫出血中因黄体功能不足、盆腔炎症等原因导致的月经频发符合本病证者可按本病治疗。

一、病因病机

本病的病因病机主要是血热和气虚。血热迫血妄行，以致血海不宁；气虚则统摄无权，冲任失固，均可使月经提前而至。

(一)血热

血热又可分实热和虚热。

1.实热

常见的有阳盛血热和肝郁血热。

(1)阳盛血热：素体阳盛，或过食辛辣、香燥助阳之品，或感受暑热之邪，热伏冲任，壅于血脉，迫血妄行，以致月经提前而至。

(2)肝郁血热：素多抑郁，悲怒伤肝，肝火妄动，下扰血海，迫血下行，致使月经先期来潮。

2.虚热

素体阴虚，或因久病阴亏，或因失血伤阴，思虑劳倦，引动其火，或五志化火，致伤阴液，而导致水亏火旺，热扰冲任，血海不宁，经血因而妄行，故使月经提前而至。

(二)气虚

气虚多因素体虚弱，或大病、产后失养，耗伤正气，气虚而不能固摄，或劳倦过度，饮食不节，脾气虚弱，脾不统血，冲任不固，经血失统，乃先期而至。脾为心之子，脾气既虚，则赖心气以相救。久则心气亦伤，以致心脾两虚。或病延日久，脾损及肾，使肾气渐衰，又可成为脾肾气虚。

二、辨证论治

月经先期的辨证着重于周期的提前及经量、经色、经质的情况，结合形气、色、脉，辨其属虚属热。一般以周期提前或兼量多，色淡，质清稀，唇舌淡，脉弱的属气虚；周期提前或兼量多，经色紫红或深红，质稠，舌质红，脉数者为血热；若先期经血见红，血行不畅，或兼见乳房、胸胁、少腹胀痛，烦躁易怒，脉弦数，乃为气滞，肝郁化火所致。脉虚而数者为虚热。如仅见周期提前而量、色、质不变的，还可根据身体情况、全身证候及舌、脉等进行辨证。一般情况下，凡血热者多先期而至，但不可仅见先期便指为热。本病若伴经量过多，可发展为崩漏。临证时应重视经量的变化。临床上实者多见，虚者较少，临证应予区别。

（一）血热证

1.实热

（1）阳盛血热。①证候：经期提前，量多，色深红或紫，质稠黏、浓浊。或伴心胸烦闷，面红口干，小便短黄，大便燥结，舌质红，苔黄，脉数。②治法：清热凉血调经。③方药：清经散加味。牡丹皮 10 g，地骨皮 10 g，白芍 30 g，生地黄 15 g，青蒿 10 g，茯苓 10 g，黄柏 10 g，知母 10 g，丹参 15 g，益母草 10 g，牛膝 10 g，甘草 6 g。

（2）肝郁血热。①证候：月经提前，量或多或少，色紫红有块。或胸闷胁胀，乳房胀痛，或少腹胀痛，或见心烦易怒，或口苦咽干，头晕目眩，舌质红，苔薄黄，脉弦数。②治法：清肝凉血，解郁调经。③方药：丹栀逍遥散加味。柴胡 12 g，当归 10 g，赤芍 10 g，白术 15 g，茯苓 15 g，川芎 10 g，牡丹皮 10 g，栀子 10 g，生地黄 15 g，紫草 15 g，黄芩 10 g，丹参 15 g，川楝子 10 g，牛膝 10 g，薄荷 10 g，甘草 6 g。

2.虚热

（1）证候：经来先期，量少色红，或量多色正常，色红，质正常或稍稠，或伴两颧潮红，手足心热，头晕心烦，夜寐不安，舌红，少苔，脉细数。

（2）治法：滋阴清热调经。

（3）方药：知柏地黄丸加味。熟地黄 15 g，山药 30 g，山茱萸 15 g，茯苓 10 g，泽泻 10 g，牡丹皮 10 g，知母 10 g，黄柏 10 g，白芍 30 g，沙参 10 g，麦冬 10 g，丹参 15 g，甘草 6 g。

（二）气虚证

1.脾气虚

（1）证候：月经超前，经量增多，色淡，质稀，神疲肢倦，心悸气短，面色㿠白，或小腹空坠，纳少便溏，舌质淡，苔薄润，脉细弱，或沉细无力，或虚大无力。

（2）治法：补气摄血调经。

（3）方药：补中益气汤加味。党参 30 g，黄芪 30 g，当归 10 g，陈皮 6 g，升麻 10 g，柴胡 10 g，白术 10 g，仙鹤草 30 g，杜仲 15 g，川断 15 g，远志 15 g，益智仁 15 g，甘草 6 g。

2.肾气虚

（1）证候：周期提前，经量或多或少，色淡黯，质清稀，腰膝酸软，头晕耳鸣，面色晦暗或有暗斑，舌淡黯，苔白润，脉沉细。

（2）治法：补益肾气，固冲调经。

（3）方药：固阴煎加味。党参 30 g，熟地黄 15 g，山药 30 g，当归 10 g，川芎 10 g，白芍 30 g，山茱萸 15 g，远志 12 g，五味子 6 g，杜仲 15 g，川芎 15 g，墨旱莲 15 g，枸杞子 15 g，女贞子 15 g，菟

丝子 10 g，炙甘草 6 g。

三、临证权变

（1）月经先期兼见头晕耳鸣，心悸而烦，腰膝酸软者为肾精不足，虚火内扰，治宜滋肾育阴，方用两地汤（《傅青主女科》）加女贞子、桑椹。

（2）月经先期兼怔忡心悸，眠差梦多，为心脾气虚，可予补中益气汤去升麻、柴胡、陈皮，加茯神、酸枣仁、远志、龙眼肉、木香、生姜、大枣。

（3）若伴量少，色黯淡，质稀薄，或腰骶酸痛，或溲多便溏，舌淡而嫩，为脾肾气虚，治宜脾肾双补，可予补中益气汤去升麻、柴胡、陈皮，加鹿角胶、菟丝子、杜仲、制附片以温肾阳，益精气；溲多便溏者，再加益智仁、补骨脂以温补脾肾，以止泻缩小便。

（4）若肾气不固月经先期者，宜固肾调经，方用固阴煎（《景岳全书》）加续断、枸杞以助固肾滋血之功。若口舌糜烂可予两地汤加野蔷薇花、天花粉、山药、乌梅。治疗过程中，或疏或调，或清或补，应随病机而定，因证而异。

四、调护

（1）行经期注意休息，避免劳累，经量过多者应卧床休息。

（2）避免情绪激动，忿郁暴怒。

（3）腹部禁用热敷，汤药宜温服。

（4）平时适当增加营养，如牛奶、鸡蛋、豆浆、菠菜等。若属血热证者，忌食葱蒜、酒醴等辛辣动火之品，可以多食黑木耳、藕汁清热凉血止血。

（王　新）

第二节　月经后期

月经周期推迟 7 天以上，甚至每隔 3～5 月一行，连续 2 个周期以上者，称“月经后期”“经迟”或“经期延后”。若偶见一次延期，次回仍如期来潮者，或青春期初潮后数月内，或于更年期月经时有延后，不伴有其他证候者，一般不属病证。对于育龄期妇女周期延后，当注意是否妊娠，若以往周期正常，月经延后而有阴道出血，伴有小腹疼痛者，应注意排除妊娠出血病证。西医学异常子宫出血中的月经稀发，可参照本病治疗。

一、病因病机

月经后期主要是气血运行不畅，冲任失调，以致血海不能按时满溢。若气血调和充足，月经则不会后期而至。造成气血运行不畅，血海不能按时满溢的机制有虚有实。实者或因气郁血滞，冲任受阻，或因寒凝血瘀，冲任不畅，或因痰湿内阻，下注冲任，致使经期延后。虚者或因营血亏损，或因阳气虚衰，以致血源不足，血海不能按时满溢，而致月经后期。月经后期如伴经量过少，无论虚实，常可发展成为闭经。

(一)血寒

正值经行产后，外感寒邪或冷水沐浴，或冒雨涉水，或过食寒凉，寒搏于血，血为寒凝，运行涩滞，冲任欠通，血海不能按时满溢，致使经期延后。

(二)虚寒

素体阳虚，或久病伤阳，阳虚阴寒内盛，脏腑失于温养，影响血的生化运行，使血海不能按时满溢，而致经行后期。

(三)血虚

久病体虚，营血不足，或产乳过多，或长期慢性失血，屡伤于血，或饮食劳倦，思虑伤脾，生化之源不足，致使冲任血虚，经水因而后期。

(四)气滞

素多忧思、恚怒，肝气抑郁，气不宣达，血为气滞，运行不畅，冲任受阻，血海不能如期满溢，因而经期延后。

(五)痰湿

素体肥胖，痰湿内阻，中州失运，痰湿下注冲任，壅滞胞络，而见经行后期者。

二、辨证论治

本病辨证应以经色、经量、经质及全身证候辨虚实。一般以后期，量少，色黯有块，小腹冷痛拒按为血寒；量少，色淡黯，质清稀，小腹冷痛，喜暖喜按为虚寒；量少，色淡，质稀薄属血虚；后期量少或正常，色黯红或有小块，小腹胀满而痛者属气滞；后期量或多或少，色淡而黏，脘闷纳呆，腹满便溏者为痰湿。育龄期妇女周期延后，应注意是否妊娠。

(一)肾虚证

1.证候

周期延后，量少，色黯淡，质清稀，腰膝酸软，头晕耳鸣，面色，或面部黯斑，舌淡，苔薄白，脉沉细。

2.治法

补肾调经。

3.方药

当归地黄饮加味。当归 12 g，熟地黄 15 g，川芎 10 g，川芎 15 g，丹参 15 g，茯苓 15 g，山药 30 g，黄芪 30 g，肉桂 6 g，杜仲 12 g，牛膝 12 g，山茱萸 12 g，炙甘草 6 g。

(二)血虚证

1.证候

经期后延，量少色淡，小腹空痛，身体瘦弱，头昏目眩心悸，面色苍白或萎黄，皮肤不润，肢爪色不荣，舌淡少苔，脉细弱。

2.治法

养血调经。

3.方药

大补元煎加味。党参 30 g，白术 10 g，茯苓 15 g，川芎 10 g，黄芪 30 g，丹参 10 g，赤芍 10 g，山药 30 g，熟地黄 10 g，杜仲 10 g，当归 10 g，山茱萸 10 g，枸杞子 10 g，炙甘草 6 g。

(三)血寒证

1.虚寒

(1)证候:经期延后,量少,色淡红,质滑而稀,腹痛绵绵,喜温喜按,腰酸肢软,头晕气短,面色㿠白,纳少便溏,舌淡苔薄,脉沉弱无力,或兼迟象。

(2)治法:扶阳祛寒调经。

(3)方药:艾附暖宫丸加味。当归 10 g,党参 10 g,熟地黄 15 g,附子 10 g(先煎),白芍 30 g,川芎 6 g,黄芪 30 g,肉桂 6 g,艾叶 10 g,吴茱萸 10 g,香附 10 g,续断 10 g,甘草 6 g,生姜 3 片,大枣 6 枚。

2.实寒

(1)证候:月经延期,量少色黯,质稠夹有血块,小腹冷痛、绞痛,得热则减,畏寒肢冷,面色苍白;苔薄白,脉沉紧。

(2)治法:温经散寒调经。

(3)方药:温经汤加味。党参 10 g,当归 10 g,川芎 10 g,白芍 30 g,肉桂 10 g,莪术 10 g,牡丹皮 10 g,牛膝 10 g,附子 6(g 先煎),丹参 12 g,干姜 6 g,甘草 6 g。

(四)气滞证

1.证候

经期延后,量少不畅,色黯红有块,块下痛减,精神抑郁,胸痞不舒,噫气稍减,或小腹胀痛,或腹痛拒按,或胸腹两胁、乳房胀痛,面色青黯,舌苔正常;若兼血瘀者,舌紫黯或有瘀点,脉弦或弦涩。

2.治法

理气调经。

3.方药

柴胡疏肝汤合越鞠丸加减。柴胡 10 g,白芍 30 g,川芎 10 g,当归 10 g,神曲 15 g,枳壳 10 g,乌药 10 g,香附 10 g,木香 10 g(后入),甘草 6 g。

(五)痰湿证

1.证候

经期延后,量或多或少,色淡而黏,平素带下量多,体胖,面色㿠白,胸闷纳呆,脘胀,腹满便溏,精神倦怠,懒于行动,或心悸气短,苔白腻,脉缓或滑。

2.治法

健脾化湿,涤痰通经。

3.方药

六君子汤加味。太子参 30 g,白术 10 g,丹参 12 g,胆南星 10 g,柴胡 10 g,砂仁 10 g,赤芍 12 g,木香 6 g(后入),陈皮 10 g,半夏 9 g,茯苓 10 g,川芎 10 g,当归 10 g,甘草 6 g。

三、临证权变

月经后期除了以上常见的病证以外尚有相兼的证候。

如经水后期,兼见月经色紫量多,杂有血块,而脉象迟缓,两尺虚弱无力者,应大补肝、脾、肾三经,可用温经摄血汤。兼有少腹掣痛加巴戟天 10 g,香附 10 g。若元气不足,尚可加人参 6 g。

经水后期,色黑量少,血下有块,自觉灼热与腹痛者,此属阴虚血热之经水后期证,可用调经汤治疗。

若血虚夹热,冲任失调而致经水后期者,可用芩连四物汤加减,以达理气、疏郁、清热养血之功。

血虚后期患者兼见脾虚不运,食少便溏者,用大补元煎去当归加白术、扁豆、砂仁以增强健脾和胃之力;若兼见心悸少寐者,用大补元煎加远志以交通心肾、宁神定志。如兼见血虚阴亏,兼有潮热,盗汗,心烦者,药用大补元煎加女贞子、墨旱莲、何首乌、地骨皮,以养阴清热。

气滞后期患者见月经量少,有块者,可予乌药汤加川芎以活血调经;若兼见胁痛者,原方加柴胡、郁金以疏肝解郁;如小腹痛可予乌药汤加延胡索以行气活血止痛;如气郁化火,兼量多,色红,心烦,舌红苔薄,脉弦数者,加牡丹皮、栀子凉血清热。

四、调护

(1)注意饮食起居的寒温调节。平时注意保暖,经时勿受寒饮冷,忌食生冷瓜果,或冒雨涉水、游泳,或过服寒凉之剂,以防血为寒凝。

(2)行经时小腹疼痛者,可用热水袋温熨,但经量过多者勿用。还可艾灸天枢、气海、关元穴。

(3)在经前或经期要避免情志刺激,避免惊恐、忧思和郁怒,要使精神愉快,情绪稳定。

(4)注意观察经量、色泽,行经期注意休息,避免过度疲劳和剧烈运动。

(5)对于虚证患者,平时应增加营养,进食猪肝、红枣、桂圆等。气郁者可用佛手、橘皮泡茶饮,或口含金橘饼,以疏气解郁。

(王　新)

第三节　经期延长

月经周期基本正常,持续时间超过 7 天,甚或淋漓半月方净,称为"经期延长"。若终月不尽者,则为"漏下"。西医学异常子宫出血的黄体萎缩不全者、盆腔炎症、子宫内膜炎等引起的经期延长,宫内节育器和输卵管结扎后引起的经期延长可参照本病治疗。

一、病因病机

本病的发病机制有虚有实,实者多因瘀血阻滞,扰动血海,新血不得归经;虚者多由阴虚内热,阴虚则血少,内热则迫血妄行,使血海蓄溢失常,以致经期延长。

(一)气滞血瘀

情志抑郁、恚怒则肝气郁结,气郁则血滞或外感邪客于胞内,阻碍气血运行而成瘀,瘀血阻滞胞脉,新血不得归经,以致经水延期不绝。

(二)阴虚内热

素体阴虚或病久伤阴,或多产房劳,使阴血亏损,阴虚内热,或过食辛辣、助阳之品,扰乱血海,经血不能循其常度,而致经期延长。

二、辨证论治

本病在具体虚实的辨证上仍以月经的量、色、质为主,结合形、气、舌、脉综合分析。一般以经量少,色鲜红,质稠,舌红,脉细数属阴虚内热;量中等,色紫黯有块,经行不畅,小腹胀痛拒按,属气滞血瘀。

本病的治疗原则在于缩短经期,使达正常范围,故以止血为要。本病不宜概用固涩药,但是对于本病的治疗要注意经量的多少,要遵照急则治其标、缓则治其本的原则,对于经血过多者,应急予收摄固涩之剂,以防崩漏之变。

(一)血瘀

1.证候

经来淋漓,八九天至十余天始净,经量涩少,色黯有块,小腹疼痛拒按,舌质紫黯或有瘀点,脉弦涩。

2.治法

活血祛瘀止血。

3.方药

桃红四物汤合失笑散加味。桃仁 10 g,红花 6 g,川芎 10 g,当归 10 g,白芍 12 g,熟地黄 12 g,炒蒲黄 10 g,五灵脂 10 g,益母草 30 g,仙鹤草 30 g,三七 6 g,丹参 15 g,茜草 10 g。

(二)阴虚血热

1.证候

月经持续十天左右,量少,色红,质常或稠,咽干口燥,或有颧红、心烦、潮热,或见手足心灼热,舌质红少津,少苔或无苔,脉细数。

2.治法

养阴清热止血。

3.方药

两地汤合二至丸加味。生地黄 30 g,地骨皮 10 g,玄参 30 g,白芍 15 g,麦冬 15 g,阿胶 10 g(烊化),墨旱莲 15 g,女贞子 15 g,茜草 10 g,海螵蛸 10 g,益母草 30 g,仙鹤草 30 g。

三、临证权变

临证若见行经时间延长,绵延不止,色淡量多、质稀,小腹空坠,神疲体倦,气短懒言,面色㿠白,舌淡苔薄,脉濡细,多为气虚而致经期延长。冲任不固,经血失统者,应当益气摄血固冲,方用安冲汤(《医学衷中参西录》),药以白术、黄芪、生龙骨、生牡蛎、生地黄、白芍、海螵蛸、茜草、川续断为主。若因湿热而见经水不断,淋漓日久,经色紫黑或夹黄带,量多质黏稠,气臭腐,腹痛,平日带多色黄,苔黄腻,脉滑数者,当清热除湿则经期方可正常。方用解毒四物汤(《沈氏尊生书》),用黄连、黄芩、黄柏、栀子、干地黄、当归、白芍、川芎等药。临床上月经周期不调,亦有周期正常而延长者,有月经先期或后期,或先后不定期而延长者,临床应根据不同情况,一方面调整月经周期,一方面治疗经期延长。

四、调护

(1)经期注意休息,避免劳累,平时应节制房事。

(2)经期不食生冷瓜果,避免洗冷水。

(3)阴虚内热者应加强营养,服用银耳、甲鱼、阿胶等滋补肝肾之品。

(4)注意经期卫生,勿洗盆浴。

(王　新)

第四节 痛　经

妇女在月经来潮前后,或正值行经期间,出现小腹疼痛,并随着月经周期而发作,影响生活和工作者,称为“痛经”,又称“经行腹痛”。痛经是妇女常见病之一,尤以青、壮年妇女为多见。痛经发生时往往伴有其他全身症状,如乳房作胀或胀痛,恶心,呕吐,腰酸,严重者则剧痛难忍,并出现面色苍白,冷汗淋漓,手足厥冷等。若在月经将至或经行期间仅感下腹部或腰部轻微的胀痛不适,这是常有的生理现象,不属病证。

西医学把痛经分为原发性痛经和继发性痛经,前者又称功能性痛经,是指生殖器官无明显器质性病变者,后者多继发于生殖器官某些器质性病变,如盆腔子宫内膜异位症、慢性盆腔炎等。本节讨论的痛经,包括西医学的原发性痛经和继发性痛经。功能性痛经容易痊愈,器质性病变导致的痛经病程较长,缠绵难愈。

一、病因病机

痛经主要是由气血运行不畅,冲任阻滞所致,经水为血所化,气为血帅,血随气行。若气血调和,则经行通畅,自无疼痛之意;若气滞血瘀,或寒湿凝滞,郁热瘀结,或气虚血少,均可导致不通则痛。气血运行不畅之机制,有虚有实。临床上常见有气滞血瘀,寒凝胞中,湿热下注,气血虚弱,肝肾虚损等证候。而以虚者较少,实者多见。也有因子宫发育不良、畸形或子宫位置过度不正等而发生痛经的。

(一)气滞血瘀

素多抑郁,经期或经期前后复伤于情志刺激,精神紧张,肝气更为怫郁,肝失条达,郁则气滞,气滞则血亦瘀滞,而致气机不利,经血运行不畅,滞于胞中,而发为痛经。

(二)寒凝胞中

多因经期冒雨、涉水、游泳,或经水临行贪食生冷,内伤于寒,或过于贪凉,或久居湿地,风冷寒湿客于胞宫、胞脉,血为寒凝;或素禀阳虚,阴寒内盛,冲任虚寒,致使经水运行迟滞,均可使血滞不行,留聚而痛。

(三)湿热下注

宿有湿热内蕴,疏注下焦,阻滞胞中;或于经期、产后(包括堕胎、小产后)而感湿热之邪,稽留于冲任,或蕴结于胞宫,湿热与经血相搏结,经行涩滞,故发生痛经。

(四)气血虚弱

脾胃素弱,化源不足,或大病久病,气血俱虚,冲任气血虚少,行经以后,血海空虚,胞脉失于濡养,兼之气虚血滞,经血运行乏力,故发痛经。

(五)肝肾虚损

多因禀赋素弱,先天不足,肝肾本虚;或因房事不节,产育过多,肝肾亏损,导致精亏血少,冲任不足,胞脉失养,行经之后,血海更虚,不能濡养胞宫胞脉,而致痛经。

二、辨证论治

(一)气滞血瘀

1.证候

每于经前或经行小腹或少腹胀痛,或阵痛拒按,或伴胸胁乳房作胀,乳头触痛,心烦易怒,或经量少,或经行不畅,经色紫黯,质夹血块,块下痛减,经净疼痛消失,舌紫黯或有瘀点,脉弦或弦滑。

2.治法

疏肝理气,化瘀止痛。

3.方药

膈下逐瘀汤。当归 15 g,川芎 10 g,赤芍 10 g,桃仁 10 g,红花 6 g,枳壳 10 g,延胡索 10 g,五灵脂 10 g,牡丹皮 10 g,乌药 10 g,制香附 10 g,丹参 15 g,三七 6 g,甘草 6 g。

(二)寒凝胞中

1.阳虚内寒

(1)证候:经期或经后小腹冷痛,喜温喜按,得热则舒,色淡量少,质稀或夹小血块,腰腿酸软,手足欠温,小便清长,脉沉细,苔白润。

(2)治法:温经散寒,养血止痛。

(3)方药:温经汤加味。吴茱萸 10 g,当归 15 g,芍药 12 g,川芎 10 g,党参 30 g,桂枝 10 g,阿胶 10 g(烊化),牡丹皮 6 g,半夏 9 g,麦冬 10 g,制附子 10 g(先煎),甘草 6 g,生姜 6 g。

2.寒凝血瘀

(1)证候:经期小腹绞痛或冷痛,喜热熨,轻按则舒,重按痛甚,经色紫黯,经水量少,质有血块,或如黑豆汁,伴身痛,脘胀呕恶,肢冷畏寒,苔白腻,脉沉紧。

(2)治法:温经散寒,化瘀止痛,佐燥湿化浊之品。

(3)方药:少腹逐瘀汤加味。小茴香 10 g,延胡索 10 g,没药 10 g,当归 10 g,川芎 10 g,肉桂 5 g,赤芍 10 g,蒲黄 15 g,炒五灵脂 10 g,苍术 10 g,茯苓 10 g,干姜 5 g。

(三)湿热下注

1.证候

经前小腹疼痛拒按,或腹内可触及包块,有灼热感,伴腰骶胀痛;或平时少腹时痛,经来疼痛加剧。低热起伏,经色或黯红,质稠有块,经血臭,带下秽稠,小便短黄,舌红苔黄而腻,脉弦数或濡数。

2.治法

清热除湿,化瘀止痛。

3.方药

清热调血汤加味。当归 10 g,川芎 10 g,牡丹皮 12 g,黄连 6 g,生地黄 15 g,白芍 10 g,红花 10 g,桃仁 10 g,莪术 6 g,香附 10 g,延胡索 10 g,大血藤 15 g,败酱草 15 g,生薏苡仁 30 g。

(四)气血虚弱

1.证候

经期小腹绵绵作痛,或小腹空坠,或经后始痛,经净不减,喜揉喜按,月经量少,色淡质薄,或面色萎黄不华,或神疲乏力,或纳少便溏,舌质淡,脉细弱。

2.治法

益气补血止痛。

3.方药

八珍汤加减。当归 15 g,川芎 10 g,熟地黄 15 g,白芍 15 g,党参 30 g,白术 15 g,黄芪 30 g,香附 10 g,鸡血藤 15 g,甘草 6 g。

(五)肝肾虚损

1.证候

经净一二天后腰酸,小腹隐痛不适,喜揉喜按,腰膝酸软无力,经行量少,色淡质薄,或潮热,头晕目眩、耳鸣,足跟疼痛,脉细弱,苔薄白或薄黄。

2.治法

益肾养肝止痛。

3.方药

六味地黄丸加味。山药 30 g,熟地黄 20 g,山茱萸 20 g,茯苓 50 g,泽泻 10 g,牡丹皮 10 g,阿胶 10 g(烊化),当归 20 g,白芍 10 g,巴戟天 15 g,续断 10 g,杜仲 15 g,桑寄生 15 g,枸杞子 20 g,延胡索 10 g,甘草 6 g。

三、临证权变

诊治痛经,若气滞血瘀证又兼有口苦,苔黄,月经持续时间延长,经色紫黯,质稠黏的肝郁化热之象,当佐以清泄肝热,宜膈下逐瘀汤加栀子、夏枯草、益母草。若兼前后二阴坠胀者加川楝子、柴胡;若肝郁伐脾,见有胸闷、食少者,加白术、茯苓、陈皮;若肝气夹冲气犯胃,证见痛甚而恶心呕吐者,当佐以和胃降逆,可加吴茱萸、黄连、生姜。

在临床治疗中若见痛甚而厥,手足不温或冷汗淋漓的寒邪凝闭阳气之象,宜在温经散寒除湿方中加附子,以温壮阳气而温运血行。

若血虚甚而见头晕、心悸、眠差者,宜在益气补血止痛法中以圣愈汤加鸡血藤、大枣、酸枣仁。兼肾虚而见腰腿酸软者,加菟丝子、续断、桑寄生。

另外,在辨证论治的同时,常选择相应的止痛药配伍以协助止痛。如寒者,选用艾叶、小茴香、炮姜、肉桂、乌药、吴茱萸等温经止痛药;气郁者,选用香附、川楝子、延胡索、姜黄、木香、枳壳、槟榔等行气止痛药;瘀者,选用川芎、乳香、三七、没药、延胡索、蒲黄、五灵脂等活血止痛药;热者,选用川楝子、牡丹皮、赤芍等清热止痛药。

四、调护

(1)痛经患者应注意少吃寒凉生冷或刺激性食物。

(2)经期注意腹部保暖,不宜游泳、涉水,防止寒邪侵袭。

(3)给予精神安慰,保持心情舒畅,切勿预先畏惧疼痛发生。

(4)生活起居要有常度,经期绝对禁止房事。

(5)疼痛剧烈时应卧床休息，腹痛畏寒者加艾灸或热敷，可以缓解疼痛。或生姜数片同红糖煎汤代茶，或饮热黄酒适量，以助散寒活血止痛。

(6)对于气血虚弱者，平时要加强营养，注意休息，避免劳累。

(王　新)

第五节 闭　经

发育正常的女子，一般在十四岁左右月经初潮，若超过十八岁月经仍未来潮，或自经周期建立后又中断三个月以上者，称为"闭经"或"经闭"。前者称为原发性闭经，后者称继发性闭经，均为病理性闭经。妊娠期、哺乳期，以及室女肾气未实，在初潮后往往间断半年以上的停经，均为生理性闭经，不属疾病。如无其他不适，则不作闭经论治。此外，也可因生活环境的变迁，精神因素的影响，出现暂时性的停经，倘无其他不适者，亦可暂不作治疗。至于因先天性生殖器官发育异常或后天器质性损伤而无月经者，非药物所能奏效，不属本节论述范围。

一、病因病机

闭经发生的原因是多方面的，诸如失血、多产房劳、忧愁思虑、劳逸失当、情志抑郁、感受外邪等，均可导致闭经。其临床主要有虚实两种，但以虚证多见，实证中亦多夹虚。虚者多为阴血不足，甚至枯竭，血海空虚，无余可下，或多因肝肾不足，气血虚弱，阴虚血燥而成闭经。实者多为实邪阻隔，脉道不通，经血不得下行。闭经的病理特点主要是冲任和脏腑功能失调所致。

(一)肝肾不足

禀赋不足，肾气未充，或年幼多病，精气亏乏，肝血虚少，冲任失于充养，无以化为经血。或因多产、堕胎、房劳，或久病及肾，以致肾精亏损，肝血不足，精血匮乏，冲任亏损，胞宫无血可下，而成闭经。也有因肾阳素虚，阳气不达，阳虚生寒，而致经闭的。

(二)气血虚弱

脾胃素弱，或饮食劳倦，或忧思过度，损伤心脾，营血不足；或大病、久病，或吐血、下血，堕胎、小产等数脱于血，或哺乳过长过久，或虫积耗血，而致血海冲任空虚，无血可下，故成经闭。

(三)阴虚血燥

素体阴虚或失血伤阴，或大病热病，津血耗竭，久病耗血，或过食辛燥灼烁津血，以致血海燥涩干涸，故成经闭。若日久病深，精亏阴竭，血海枯竭，则可发展成虚劳闭经。

(四)气滞血瘀

情志所伤，肝气郁结，气结血滞，或因经产之时，血室正开，感受风冷寒邪，或内伤寒凉生冷，血为寒凝而瘀；或因热邪煎熬阴血成瘀。气滞则血瘀，血瘀必气滞，冲任瘀阻，胞脉闭塞，经水阻隔不行，以致经闭。

(五)痰湿阻滞

肥胖之人，多痰多湿，痰湿壅阻经隧。或湿困脾阳，脾阳失运，湿聚成痰，或阳气素虚，过食生冷，脾阳受损，不能运化水湿，湿浊流注下焦，阻滞冲任，壅塞胞宫发为闭经。

二、辨证论治

确诊为经闭后，当分清虚实。一般到初潮年龄尚未行经，或月经逐渐稀发而停闭并伴有其他虚象的，多属虚证，如以往月经正常，而突然停经又伴有其他症状的，多属实证。

闭经的临证治疗，切不可不分虚实，滥用攻破方药；亦不可一味峻补，反燥涩精血。至于因其他病而致经闭者，又当先治他病，病愈则经可调。

(一)肝肾不足

1.证候

月经初潮较迟，年逾十八周岁尚未行经；或由月经行后而渐至经闭，体质虚弱，腰酸腿软，头晕，耳鸣目眩，乳房平坦，小腹冷感，带下少或清稀，舌淡红，苔少，脉沉弱或细涩。

2.治法

补肾养肝调经。

3.方药

六味地黄丸加味。熟地黄 30 g，山药 30 g，山茱萸 15 g，茯苓 10 g，泽泻 10 g，牡丹皮 10 g，当归 12 g，川芎 10 g，丹参 15 g，杜仲 10 g，川芎 15 g，枸杞子 15 g，菟丝子 15 g，鸡血藤 15 g，制首乌 15 g。

(二)气血虚弱

1.证候

月经逐渐后延，量少，色淡质薄，继而停闭，数月不行。或头晕目眩，或心悸气短，神疲乏力，毛发不泽，羸瘦萎黄，唇舌眼睑淡白，脉沉缓或虚数，舌淡苔少或薄白，脉细。

2.治法

补气养血调经。

3.方药

八珍汤加味。党参 30 g，白术 15 g，茯苓 10 g，当归 10 g，熟地黄 15 g，白芍 30 g，川芎 10 g，黄芪 30 g，丹参 15 g，陈皮 6 g，肉桂 6 g，五味子 6 g，远志 15 g，甘草 6 g。

(三)阴虚血燥

1.证候

经血渐少而致停闭，五心烦热，两颧潮红，潮热、盗汗，心悸失寐，或骨蒸劳热，皮肤干燥，或咳嗽唾血，甚则喘促不安。唇红口干，舌红苔少，脉细数。

2.治法

养阴清热调经。

3.方药

知柏地黄丸加味。熟地黄 30 g，山茱萸 20 g，山药 30 g，牡丹皮 10 g，泽泻 10 g，茯苓 10 g，白芍 15 g，知母 10 g，丹参 15 g，黄柏 10 g，生地黄 10 g，麦冬 10 g，黄精 20 g，甘草 6 g。

(四)气滞血瘀

1.证候

月经数月不行，或欲行而不得下，少腹胀痛，按之益甚，精神抑郁，烦躁易怒，胸胁胀满，或乳房胀痛，舌边紫黯或有瘀点，脉沉弦或沉涩。

2.治法

理气活血，祛瘀通经。

3.方药

桃红四物汤加味。桃仁 10 g，红花 6 g，当归 15 g，生地黄 12 g，赤芍 12 g，川芎 10 g，柴胡 10 g，枳壳 10 g，桔梗 6 g，牛膝 10 g，香附 10 g，益母草 10 g，丹参 15 g，三七 6 g，甘草 6 g。

(五)痰湿阻滞

1.证候

证见月经停闭，数月不潮，形体肥胖，胸胁满闷，呕恶痰多，神疲倦怠，嗜卧多寐，或面足水肿，或带下量多色白，黏稠，苔腻，脉滑，或兼濡缓。

2.治法

豁痰除湿，调气活血通经。

3.方药

香砂六君子汤合佛手散加味。党参 30 g，黄芪 30 g，白术 15 g，茯苓 12 g，木香 10 g(后入)，砂仁 10 g(后入)，陈皮 6 g，半夏 9 g，天南星 10 g，苍术 10 g，当归 18 g，川芎 10 g，香附 10 g，甘草 6 g，生姜 6 g，大枣 3 枚。

三、临证权变

临床上气滞血瘀证，若偏于气滞兼见胸胁、少腹痛甚者，可用血府逐瘀汤加莪术、青皮、木香；若偏于血瘀，少腹疼痛拒按者可以上方加姜黄、三棱。若寒湿阻滞，瘀血凝塞，证见四肢不温，小腹冷痛，便溏，带多，苔白，脉沉紧者，治宜温经散寒，活血通经，可用温经汤(《妇人大全良方》)。若因实热滞涩而瘀者，证见小腹灼热疼痛，带下色黄，脉数，苔黄，宜佐以清热化瘀，可予血府逐瘀汤加黄柏、败酱草、牡丹皮；因实热伤阴而经闭者，参照阴虚血燥闭经处理。亦有闭经日久，用通、补、攻、破诸法，而用诸血药不效者，可用行气、降气之药，如柴胡、苏梗、桔梗、木香、乌药、枳壳、陈皮、香附、厚朴之类，可使经通，或者气血通法亦可。

闭经若见阴虚火旺，心火亢盛，而致经闭不行者，证见心烦失寐，大便秘结，小溲赤热，舌尖红、舌质绛、苔薄白或少苔，脉细数者，治当补血泻火通经，方用地黄煎(《全生指迷》)，药用生地黄、大黄，亦可选用三黄四物汤(《医宗金鉴》)，药用当归、赤芍、生地黄、川芎、大黄、黄芩、黄连。均为养血行血，泻火通经法，用于血虚火旺之闭经最为适宜。但月经行后当服健脾养血、调益冲任之剂方能巩固疗效。

总之，闭经一证临床以虚者多见，实者亦多虚中夹实，纯属血瘀闭经较少见。故治疗中，多以益气养血、调补肝肾，佐以行气活血之品。即便是实证在攻破之时亦当扶正。尤其经通之后一定要调补脾胃及肝肾。

另外，月经量少及后期每为闭经之前驱期，应根据辨证施治的原则及早治疗，不可忽视。

四、调护

(1)避免精神刺激，以免导致气血紊乱，以保证经血正常来潮。

(2)经期禁食生冷瓜果和寒凉药物，注意保暖，尤以下半身更为重要。

(3)对青春期闭经患者，需注意饮食营养以增强体质。劝导清除恐惧心理及思想顾虑，使心情开朗。

(4)对于气血虚弱的患者,平时应避免劳累,注意增加营养,可常吃红枣、桂圆、猪肝、菠菜、鸡汤等补气补血。肝肾不足的可食银耳、甲鱼、阿胶等。

(5)气滞血瘀者每天可饮适量红花酒(红花或月月红 10～15 g,用黄酒 0.5 kg 浸泡 5 天后服)。

(6)痰湿内阻者要加强活动,逐步增加体育锻炼。节制饮食,少食甜食及高脂肪含量食物。

(王　新)

第六节　逆　　经

每值经期或经行前后,出现周期性的吐血或衄血者,称“逆经”,亦称“倒经”,或称“经行吐衄”。且伴有月经量随之减少,甚或渐至不潮。西医学的“代偿性月经”可参照本病治疗。

一、病因病机

本病的主要机制为血热冲气上逆,迫血妄行所致。

肝主疏泄而调节血液,冲任二脉以按期由满而溢为顺,若肝经郁热,迫血上行,或肺肾阴虚,虚火上炎,燥伤血络,迫血外溢,均可见经行吐衄。

(一)肝经郁火

抑郁恚怒伤肝,肝气怫逆,相火内盛,冲脉隶于阳明而附于肝,经行时冲气旺盛,冲气夹肝气上逆,火性炎上,灼伤血络,血随气逆,发为吐血、衄血。

(二)肺肾阴虚

素体阴虚,阴血亏损,或因忧愁、思虑、积念在心,以致心阴不足,心火亢盛,值经时冲气旺盛,火气上逆,灼肺伤络,络损血溢以致吐衄。

二、辨证论治

凡吐衄兼见头晕目眩,两胁胀痛,心烦易怒,口干咽干,脉细数者为肝郁化火;头晕耳鸣,颧红干咳,潮热盗汗,脉细数者为阴虚肺燥。

治疗逆经应抓住“火”与“逆”。本着“热者清之”“逆者平之”的原则,以清热降逆、引血下行为主。在补阴抑阳、清肝凉血、清肺胃热的同时,应加入引血下行之品,如牛膝、茜草、郁金等。牛膝引诸药下行,茜草逐瘀止血,郁金解郁清火,三味同用,相得益彰,加强引血下行。但不可过用苦寒克伐之剂,以免重伤气血。

(一)肝经郁火

1.证候

经前或经期,出现吐血、衄血,量较多,色鲜红,经后即止,或经期提前,经量减少,或不行,伴两胁胀痛,口苦咽干,尿黄便结,唇红口干,舌红苔黄,脉弦数。

2.治法

清肝凉血泻热,引血下行。

3.方药

丹栀逍遥散加味。柴胡 12 g,当归 10 g,赤芍 10 g,白术 15 g,茯苓 15 g,川芎 10 g,牡丹皮 10 g,栀子 10 g,茜草 10 g,地榆 15 g,生地黄 15 g,紫草 15 g,黄芩 10 g,丹参 15 g,川楝子 10 g,白茅根 30 g,牛膝 10 g,薄荷 10 g,甘草 6 g。

(二)肺肾阴虚

1.证候

经前或经期吐血、衄血,量少,色黯红。月经多先期、量少,伴有头晕耳鸣,手足心热,两颧潮红,潮热咳嗽,咽干口渴,不欲饮,舌红或绛,苔花剥或无苔,脉细数。

2.治法

滋阴润肺,凉血止血。壮水之主,以制阳光。

3.方药

六味地黄丸合二至丸加味。熟地黄 15 g,山药 30 g,山茱萸 15 g,茯苓 10 g,泽泻 10 g,牡丹皮 10 g,女贞子 15 g,川芎 10 g,墨旱莲 15 g,当归 10 g,白芍 30 g,沙参 10 g,麦冬 10 g,天冬 10 g,枸杞子 20 g,牛膝 10 g。

三、临证权变

月经逆行,要掌握经前、经期及经后等不同阶段的治疗。经前、经期,对肝经郁火,肺胃蕴热证,宜加茺蔚子、泽兰、制香附、陈皮理气活血;对阴虚阳盛,水不制火之证,宜加滋阴降火之品以壮水之主,方用顺经汤加麦冬、莲子心,忌用破气辛燥及炭类涩血之剂,以防伤阴滞血。经期中不宜用炭类及过多的清热凉血之剂,恐造成痛经。经后根据补阴抑阳,清肝凉血,清肺胃之热,配合引血下行的基本方法治疗,但按周期服药,通过滋水凉血后,吐衄由少而愈。对于闭经患者,出现周期性鼻衄或吐血、衄血,吐血要止,闭经要通,止者止其上部出血,通者通其下部经脉,同时要结合经前、经后的治疗原则。每当鼻衄先行,当先病而治,引血下行,则经行而鼻衄可愈。

若兼见小腹疼痛者,为瘀阻胞中,可予清肝引经汤加桃仁、红花以活血祛瘀止痛。如见肝阳上亢,可加重镇降逆之品,药如代赭石、生石决明、羚羊角片等。出血多可加百草霜、藕节等。

四、调护

(1)吐衄量多时应卧床休息。少时亦应适当休息,避免劳累。

(2)经前避免忿怒等情志刺激,保持心情愉快、舒畅。劝导患者消除紧张情绪。

(3)忌辛辣烟酒动火刺激品。

(4)平时宜食菊花、绿豆汤。肝经郁火者可吃甲鱼、黑木耳、百合等食品。

(王　新)

第七节　崩　漏

崩漏是指非行经时阴道出血的各种情况。如暴下不止或淋漓不尽,前者称“崩中”或“经崩”,后者称“漏下”或“经漏”。一般以来势猛急,出血量多如注为崩;出血量少,淋漓不尽,延绵不断,病势缓慢者为漏。崩与漏仅是出血轻重缓急情况之不同。崩漏是妇科常见病，亦是疑难重证。西医异常子宫出血中非器质性病变者可参照本病治疗。

一、病因病机

历代医家认为，本病的发病机制是冲任受损，失于固摄所致。与脏腑气血功能失调有关。常见病因有血热、肾虚、脾虚、血瘀等。可突然发作，亦可由月经失调发展而来。它与肾、肝、脾三脏密切相关。

（一）血热

热伤冲任，迫血妄行。热致崩漏又有实热、虚热之分。素体阴虚或久病，失血以致伤阴，阴虚水亏火旺，心肝失养，虚火内炽，阴液耗损，血失所藏，损伤冲任，扰动血海，经血非时妄行。血崩则阴愈亏，冲任更伤，以致崩漏反复难愈。素体阳气亢盛，肝火易动；或七情过极，五志化火；或怒气化肝，肝经火炽；或感受热邪；或过服辛辣助阳之品，酿成实火，实热伏于冲任，扰动血海，迫经妄行，致成崩漏。

（二）肾虚

肾为封藏之本，主藏精气，若先天不足，肾气稚弱，天癸初至，冲任未盛，或因更年期肾气渐虚，因故重虚，长期月经过多，流产堕胎，多产房劳，或新产早犯房事，均可损伤胞宫冲任以致肾虚。肾气虚则封藏失职，冲任失固，不能约制经血，乃至崩漏；若肾阴虚，则元阴不足，虚火妄动，精血不守，致成崩漏。

（三）脾虚

脾主中气，统摄血液，若思虑过度，饥饱劳役，饮食不节，损伤脾气，脾伤则气陷，统摄无权，血随气陷，不能约制经血，故成崩漏。

（四）血瘀

情志抑郁，肝失疏泄，冲任郁滞；或经期产后余血未尽，不慎房事，宿瘀内结胞宫；或堕胎小产、流产、残物潴留未清；或外受创伤，内伤气滞，瘀阻冲任，瘀血不去，新血不得归经，而见淋漓不止或突然大下。

综上所述，崩漏虽有血热、肾虚、脾虚、血瘀等不同病变，但由于损血耗气，日久均可转化为气血俱虚或气阴两虚或阴阳俱虚。无论病起何脏，“五脏之伤，穷必及肾”，以至肾脏受病。也有崩漏久不愈而复感邪气，或久漏见瘀，证见虚实夹杂，反复难愈的。可见崩漏发病机制复杂，常是因果相干，气血同病，多脏受累，故属妇科难证、重证。

二、辨证论治

因本病主证是血证，故辨证当根据出血的量、色、质变化，参合舌脉以及发病的久暂，辨其寒热虚实。

一般而言，崩漏虚证多而实证少，热者多而寒者少，但“即便是火，亦是虚火，非实火可比”。崩漏有以崩为主的，有以漏为主的，或崩与漏交替出现的，或停经日久而忽然血大下的。久崩多虚，久漏多瘀。“崩为漏之甚，漏为崩之渐”，即崩可转为漏，漏可转为崩。临证时须根据其转化情况，审其轻重虚实。此外，患者不同的年龄阶段亦是崩漏辨证的重要参考。如青春期患者多属先天肾气不足，育龄期患者多见肝郁血热，更年期患者多因肝肾亏损或脾气虚弱。

同时，在临床上尚须与胎漏、异位妊娠、产后病、赤带、癥瘕、外伤等所致的阴道出血证鉴别。

对疑有妊娠出血的患者，应通过病史询问及有关妊娠的诊断检查方可确诊。赤带为夹血性黏液，见于未行经时期，患者月经多属正常。产后出血是胎儿娩出后产褥期的阴道出血。癥瘕出血多有癥可查，生殖道外伤出血有外伤史可询，一般不难鉴别，但有时也须做必要的有关检查，以协助对崩漏的诊断。

由于崩漏发病缓急不同，出血的新久各异，因此，治疗崩漏，尚须本着“急则治其标，缓则治其本”的原则；灵活掌握塞流、澄源、复旧三法。①塞流，即止血。暴崩之际，急当止血防脱，一般采用固气摄血法。当即煎服生脉散（《内外伤辨惑论》），以人参大补元气，摄血固脱，并具生津安神宁血之效，麦冬养阴清心，五味子益气生津，补肾养心，收敛固涩。此方较之单用独参汤更具补气摄血、滋阴养血之效，若见四肢厥逆，脉微欲绝等症时，则于生脉散中加附子，去麦冬，或用参附汤（《妇人大全良方》）加炮姜炭，同时针刺人中、合谷，灸百会。血势不减者，宜输血救急，出血势渐缓，则谨守病机，辨证论治。②澄源，即正本清源，亦是求因治本、辨证论治、澄清本源之意。因止血在于急救，血止以后，就必须澄源以清其本，但须审证求因为治：血热者，宜清热凉血；虚寒者，宜温经养血；气虚者，宜固气摄血；血瘀者，宜活血化瘀。切忌不问原因，概投寒凉、温补之剂，致犯虚虚实实之戒。③复旧，用于澄源之后，调理善后之法。此为病机向愈，只是气血未复，还须培补气血。肾主藏精，精生血，为经血之源，但肾精必赖后天脾胃化生精微以充之，故治宜补肾或健脾，使肾气得固，脾气健旺，冲任相资，则经自调。以上三法，是治疗崩漏的基本法则，临床宜细心体察，详审寒、热、虚、实，灵活运用，发生在不同年龄、不同时期的崩漏，其临床特点也表现不一。如发生于青春期，其病多属肾虚，因青春期肾气初盛，天癸始至，冲任之气尚未健全，易感外邪而使冲任失固，治疗重在补肾调冲。若发生于壮年时期，一般以血热者居多，因经、孕、产、乳数伤于血，肝血不足，肝气偏激，或因情志所伤，肝火内炽，搏于冲任，遂致崩漏，治疗则重在清肝养肝调理冲任。若发生在绝经期，以气虚者为多，每因中气虚弱，脾虚失统所致，故治疗重在健脾益肾。

此外，根据临床实践，崩漏出血量多时，即为崩，此时治疗除因血瘀所致者，不可轻用行血活血及辛温之品，以免动血。证虽有热，不可纯用寒凉以止血；虽属血瘀，亦不可专用攻伐之剂以攻瘀，以免损伤脾胃冲和之气。用药必须注意照顾胃气，应选用滋而不腻、补而不滞之品，对于久漏不止者，用药宜滋阴养血佐以清化，不宜固涩升提。总之崩漏缠绵日久，无不损耗气血，引起身体虚亏，治疗应寓攻于补中，邪去即以扶正，以不损伤元气为原则。

（一）血热

1.虚热证

（1）证候：经血非时而下，量多势急或量少淋漓，日久不净，血色鲜红而质正常或稍稠，心烦潮热，面色潮红，头晕耳鸣，虚烦不寐，甚则盗汗，或小便黄少，或大便干结。舌红、苔薄黄或少苔，脉细数。

（2）治法：滋阴清热，止血调经。

（3）方药：知柏地黄丸加味。熟地黄 30 g，山药 30 g，山茱萸 15 g，茯苓 10 g，泽泻 10 g，牡丹皮 10 g，知母 10 g，黄柏 10 g，白芍 30 g，生地黄 10 g，沙参 10 g，麦冬 10 g，五味子 6 g，阿胶 10 g（烊化），茜草 10 g，海螵蛸 15 g，马齿苋 10 g，仙鹤草 30 g，甘草 6 g。

2.实热证

（1）证候：经血非时忽然大下，或漏红淋漓，日久不净，色深红质稠，或夹小血块，口渴烦热，或有发热，小便黄赤，或大便干结。舌质红，苔黄或黄腻、或干糙，脉洪数或滑数。

（2）治法：清热凉血，止血调经。

(3)方药:清热固经汤加味。地骨皮 15 g,生地黄 15 g,龟甲 20 g(先煎),煅龙骨 30 g(先煎),煅牡蛎 30 g(先煎),地榆 15 g,栀子 10 g,黄芩 10 g,阿胶 10 g(烊化),藕节炭 15 g,棕榈炭 10 g,茜草 10 g,沙参 10 g,三七 6 g,甘草 6 g。

(二)肾虚

1.偏肾阳虚证

(1)证候:经来无定期,出血量多,或淋漓不尽,色淡红质清稀,畏寒肢冷,精神疲惫,头晕目眩,面色晦暗,腰腿酸软,大便溏薄,小便清长。舌质淡,苔薄白。脉沉细或微弱,尺脉尤甚。

(2)治法:温肾固冲,止血调经。

(3)方药:右归丸加减。熟地黄 30 g,山药 30 g,山茱萸 15 g,枸杞子 15 g,鹿角胶 6 g(冲服),菟丝子 15 g,杜仲 15 g,制附子 6 g(先煎),黄芪 30 g,覆盆子 15 g,赤石脂 10 g,甘草 6 g。

2.偏肾阴虚证

(1)证候:经乱无期,出血量少,淋漓不断或量多,色鲜红,质常或稍稠,伴头晕耳鸣,腰膝酸软,或手足心烦热,失眠盗汗,舌质偏红,苔少或无苔,脉细数无力。

(2)治法:滋水益阴,止血调经。

(3)方药:左归丸合二至丸加减。熟地黄 30 g,山药 30 g,山茱萸 15 g,枸杞子 15 g,菟丝子 15 g,鹿角胶 6 g(冲服),龟甲胶 15 g,茯苓 10 g,泽泻 10 g,牡丹皮 10 g,墨旱莲 15 g,女贞子 15 g,仙鹤草 30 g,茜草 10 g,海螵蛸 15 g,甘草 6 g。

(三)脾虚

1.证候

经血非时而至,下血淋漓不止,或见暴崩,血色淡而质薄,气短神疲,肢倦乏力,面色㿠白,或面浮肢肿,四肢不温,或胸闷食欲缺乏,便溏,舌质淡胖,边有齿痕,苔薄白或腻,脉细弱或沉弱,虚大无力。

2.治法

补气摄血,养血调经。

3.方药

补中益气汤加减。党参 30 g,黄芪 30 g,白术 20 g,陈皮 10 g,当归 10 g,熟地黄 10 g,升麻 10 g,柴胡 10 g,山药 30 g,茜草 10 g,海螵蛸 30 g,杜仲 15 g,川断 15 g,远志 15 g,白芍 30 g,甘草 6 g,生姜 10 g,大枣 6 枚。

(四)血瘀

1.证候

经血非时而下,淋漓不断,或突然下血量多,或间断淋漓,或停闭日久又突然暴崩下血,继而淋漓不断,色紫黑,质有块,小腹疼痛或胀痛,拒按,瘀下痛减,舌质紫黯,边有瘀斑、瘀点,苔薄白,脉涩,或沉涩,或弦紧。

2.治法

化瘀止血,理气止痛。

3.方药

四物汤合失笑散加味。熟地黄 15 g,当归 10 g,川芎 10 g,赤芍 10 g,炒蒲黄 10 g,五灵脂 10 g,三七 6 g,丹参 15 g,茜草炭 10 g,海螵蛸 15 g,血余炭 10 g,益母草 30 g,甘草 6 g。

三、临证权变

崩漏除以上常见证候外，若见七情内伤，五志化火，症见出血量或多或少，淋漓不止，或有血块，胸胁胀满，心烦易怒，舌红苔薄黄，脉弦数，治宜平肝清热，佐以止血，方用丹栀逍遥散去煨姜，加生地黄、益母草、炒荆芥、血余炭清血分之热，以安其血；或用清热固经汤加柴胡疏肝，夏枯草清肝热、益母草化瘀血。

(1)若见苔腻，少腹疼痛者，为湿热阻滞冲任所致，宜清热固经汤加蚕沙以清热除湿止血，黄柏清热燥湿止血。

(2)若实热耗气，兼见少气懒言神疲者，宜上方加党参以益气。

(3)若证见肾虚，属肾阳不足，患者年少，肾气不充者，可予右归丸去肉桂、当归，加紫河车、仙茅、淫羊藿以加强补肾益冲之功。

(4)若肾阳虚、脾阳失煦，症兼水肿、食欲缺乏、四肢欠温者，上方加茯苓、砂仁、炮姜健脾温中；症见出血量多，色暗红有块，小腹疼痛者，为寒凝致瘀，可于上方加乳香、没药、五灵脂共奏温经活血之效。

(5)若证见肾虚，属肾阴虚，肝阴失养，症见咽干、眩晕者，于左归丸去牛膝，加女贞子、墨旱莲滋养肝肾，加夏枯草、牡蛎清肝潜阳；若兼见心阴不足，症见心烦、眠差者，可予左归丸去牛膝合二至丸，加五味子、夜交藤，滋水益肾宁神，阴虚生热者，可按虚热崩漏证处理。

(6)若见肾阴肾阳俱虚者，可综合上述两法，灵活化裁运用。

(7)脾虚崩漏，兼见血虚者，可以固本止崩汤去当归，加首乌、白芍、桑寄生；久漏不止，或少腹胀痛者，可于上方加炒芥穗、益母草、木香。

(8)若出血过多而见心脾两虚证者，如怔忡健忘，惊悸失眠，食少体倦，舌淡苔薄，脉细等，治宜补益心脾。方用归脾汤(《济生方》)，酌加龙骨、牡蛎固摄止血。

(9)若脾肾阳虚，症兼见水肿，食欲缺乏，四肢欠温者，可用右归丸去肉桂、当归，加黄芪、覆盆子、赤石脂、茯苓、砂仁、炮姜，健脾温中。

(10)血瘀崩漏，兼有气滞者，症见胁腹胀甚，宜四物汤合失笑散加三七粉、茜草炭、海螵蛸、川楝子、香附；久漏不净加桃仁、红花、益母草；崩下不止暂去川芎、当归，加党参、仙鹤草、益母草。

(11)瘀而化热，证见口干苦，血色红而量多，苔薄者，加仙鹤草、地榆、茜草根、夏枯草，兼以清热凉血。

四、调护

(1)绝对卧床休息，出血量多者，取头低足高位。

(2)使用垫纸，质地要柔软，消毒，保持外阴卫生，防止发生感染。

(3)出血过多时要注意脉搏情况，发现面色苍白出冷汗，应即时采取急救措施，或住院输血。

(4)安慰患者，消除其恐惧心理，特别注意避免不良精神刺激。

(5)加强营养，禁食辛辣刺激食物，以防生热助阳；禁房事，注意劳逸结合。

（王　新）

第八节 白 带

白带亦称带下白候。妇女阴道内有少量白色黏液，无臭味，亦无局部刺激症状，起保护和润滑阴道表面作用，属正常生理现象。如经间期、经前期以及妊娠期带下稍有增多者，均属正常现象，不作疾病论。若色白量多有味，绵绵不断，或质清、淋漓不止，或同时伴有临床其他症状者，称为白带。西医学中因生殖系统炎症、盆腔炎性疾病后遗症、雌激素水平较高等非器质性病变症状与本病相符者，可参照本病论治。

一、病因病机

产生白带主要是脾虚肝郁，湿浊下注或肾气虚弱，下元亏损，带脉失约，任脉不固所致。

由于饮食不节，劳倦过度，脾气受损，运化失职，则水谷之精华不能输布全身而生血、反聚而为湿，流入下焦而为带下。若因情志抑郁，肝气乘脾，损伤脾气，脾虚肝郁则湿气乘之而发病。有肾阳不足，命门火衰，肾虚不能温煦胞宫，或脾肾阳虚气陷，带脉失约，任脉不固者。亦有因涉水、游泳、寒湿之邪入侵，带脉拘急失约者；亦有因感受风冷，袭入胞络者。若妇人形体丰腴，多痰多湿，湿痰流注，带脉失约，亦可导致本病的发生。

二、辨证论治

带下病主要是以带下量的多寡，色之变化，质之稀稠，气味之腥臭、腐秽，结合全身证候，辨脏腑寒热虚实，审因论治。

白带病的治疗，以治疗湿邪及脾、肾两脏虚损为主，主要是根据白带量、色、质的变化，结合全身症状，辨其寒、热、虚、实，选用补脾、固肾、利湿止带等法，随证加减，灵活运用。

（一）脾虚证

1.脾虚肝郁

(1)证候：带下量多色白，质黏稠，如涕如唾，无臭气，绵绵不断，面色㿠白或萎黄，精神疲倦，纳少便溏，口淡乏味，或两足水肿。舌淡苔白或腻，脉缓弱而弦。

(2)治法：健脾疏肝，化湿止带。

(3)方药：逍遥散合完带汤加减。柴胡 10 g，当归 10 g，白芍 30 g，白术 15 g，茯苓 15 g，山药 30 g，党参 30 g，苍术 10 g，车前子 10 g，陈皮 10 g，香附 10 g，荆芥穗 6 g，薄荷 6 g，甘草 6 g，生姜 10 g。

2.脾虚痰湿

(1)证候：带下量多色白，质黏稠如痰，有秽气，胸闷泛恶，纳谷不馨，嗜卧倦怠，身体困重。舌淡苔腻，脉濡滑。

(2)治法：健脾化痰，燥湿止带。

(3)方药：香砂六君子汤加味。党参 30 g，黄芪 30 g，白术 15 g，茯苓 12 g，陈皮 10 g，半夏 9 g，苍术 10 g，木香 10 g(后入)，砂仁 10 g(后入)，天南星 6 g，川芎 6 g，香附 10 g，甘草 6 g，生姜 6 g，大枣 3 枚。

(二)脾肾阳虚

1.证候

白带量多清冷,质稀薄,终日淋漓不断,腰酸腿软,小腹冷,肢寒,面色晦暗,头晕目眩,精神疲倦,小便清长,大便溏薄,或见经闭、不孕。舌淡苔薄白,脉沉迟。

2.治法

补肾温阳,健脾止带。

3.方药

右归丸合理中丸加味。熟地黄 15 g,山药 30 g,山茱萸 15 g,枸杞子 15 g,鹿角胶 6 g(冲服),菟丝子 30 g,杜仲 15 g,当归 15 g,肉桂 6 g(后入),制附子 10 g(先煎),党参 30 g,白术 15 g,黄芪 30 g,益智仁 15 g,炙甘草 6 g。

(三)寒湿下注

1.证候

带下白滑如涕,阴中作冷,少腹绵绵作痛,得温则舒,或脐腹痛而喜按,面色苍白,形寒肢冷,关节酸痛。苔薄白或白腻,脉沉细或沉弦。

2.治法

温阳散寒,除湿止带。

3.方药

桂附止带汤加味。制附子 10 g(先煎),肉桂 6 g(后入),续断 15 g,杜仲 15 g,艾叶 10 g,茯苓 15 g,芡实 15 g,苍术 10 g,小茴香 10 g,乌药 10 g,海螵蛸 15 g,金樱子 15 g,炙甘草 6 g。

三、临证权变

(1)脾虚痰湿重者,完带汤去白芍、柴胡,加制半夏、厚朴、茯苓;带多不止者,加扁豆花、藕节、炒薏苡仁、芡实、椿根皮;胸脘痞闷,纳呆者,加砂仁、枳壳、鸡内金、焦楂曲;脾虚湿郁化热,湿重热轻者,症见带下黏稠黄白,治宜上方佐以清热之品。完带汤合易黄散,即原方加黄柏、芡实、白果。

(2)若脾病日久及肾,兼见脾肾两虚证候,当脾肾同治,健脾益肾,除湿止带,可在完带汤的基础上加川续断、杜仲、鹿角霜、覆盆子等温补固肾之品;若兼有寒凝腹痛者,加香附、艾叶。

(3)若久带不止,量多色白、质清而舌苔不腻不厚者,此是湿浊不重,而以虚为主,多属脾肾阳虚,可在方中加入收涩止带之品,常用药如芡实、莲须、金樱子、覆盆子、白果、龙骨、牡蛎、海螵蛸、赤石脂等。

(4)湿热白带、阴中作痒、带如米泔水或豆腐渣状,除内服药外,尚可用蛇床子 30 g、苍术 10 g、土槿皮 10 g、苦参 10 g、黄柏 10 g、明矾 20 g(后下),煎水熏洗;若外阴溃疡或破溃者,可增加清热解毒之药,如金银花、蒲公英、连翘等,以清热解毒,杀虫止痒。

四、调护

(1)要经常保持外阴部清洁,宜温水洗涤,勤换内裤。若湿毒致外阴瘙痒,严禁搔抓及热水洗烫。

(2)提倡淋浴,避免在公共浴盆浴池内洗澡,以防湿毒或病虫乘虚入侵。

(3)勿久卧湿地,尽量减少水中作业,以免外湿内侵。

(4)勿过食生冷,以使损伤脾胃,少吃厚味、甜味以及刺激性食物,以防蕴湿生热。

(王 新)

第九节 黄　　带

妇女阴道内流出淡黄色或如黄茶浓汁、质黏稠，且有秽臭气味带下物，称为“黄带”或“漏下黄候”。乃由湿热内蕴，郁而发黄，亦有因外邪乘虚而入者，治疗总以清化湿热为主。若因中气不足脾虚湿注者，又当健脾益气。西医学中生殖系统炎症、盆腔炎性疾病后遗症等与本病相符者，可参照本病论治。

一、病因病机

黄带多由脾失健运，湿浊蕴遏，久而化热，湿与热合，遂成湿热下注，或由湿毒秽浊之邪，乘经行产后之虚，伤及胞脉，以致带脉失约。也有因脾气不足，下元虚损所致者。

二、辨证论治

（一）辨证要点

主要根据带下量、色、质、气味来辨别寒热虚实。如黄带质稠者属湿热；量多质稀者属脾虚气虚；黄带色淡黄者属气虚不摄，色深黄者属湿热；黄如绿脓者属湿毒。其次亦可根据伴随症状及舌苔、脉象辨别虚实寒热。如带下量多色黄，兼见阴部瘙痒，灼热疼痛，胸胁胀满，心烦口苦，尿黄便秘，脉弦数者属肝经湿热；如黄带兼见大便不爽，小便短赤，苔黄厚且腻多属湿热下注；若小腹疼痛，带下臭秽，阴部肿痛，灼热奇痒，苔黄舌红，脉数者多为湿毒。

黄带以湿热为主，临床应分内湿与外湿。如外感湿热、湿毒蕴结下焦而成者，多为外湿属实；若久病伤脾伤肾或由脾及肾、水湿下注，冲任不固，津液下脱者属虚。黄带以湿热与湿毒为常见，治疗总以清热除湿止带为法，令湿去热除，黄带自愈。

（二）治疗

1.湿热下注

（1）证候：带下黄黏，气秽臭，口苦咽干，胸闷心烦，纳少，腹胀便溏，或见小腹、少腹痛，小便涩痛，舌苔黄厚或腻，脉弦滑或濡数。

（2）治法：清热利湿止带。

（3）方药：茵陈四苓散合止带方加味。茯苓 15 g，猪苓 10 g，白术 15 g，泽泻 10 g，茵陈 30 g，车前子 10 g，赤芍 10 g，牡丹皮 10 g，黄柏 10 g，栀子 10 g，生薏苡仁 30 g，牛膝 10 g，甘草 6 g。

2.脾虚湿热

（1）证候：带下色淡黄或黄白相兼，质黏稠，闻腥臭气，兼见面色㿠白或萎黄，头目眩晕，面浮肢肿，四肢倦怠，纳少便溏，或伴月经不调，苔微黄腻，脉濡数。

（2）治法：健脾益气，清热利湿。

（3）方药：参苓白术散合易黄汤加味。党参 30 g，白术 15 g，扁豆 30 g，茯苓 15 g，山药 30 g，莲子 15 g，桔梗 10 g，当归 12 g，黄芪 30 g，砂仁 10 g(后入)，陈皮 6 g，远志 15 g，酸枣仁 15 g，木香 10 g(后入)，黄柏 10 g，车前子 10 g，芡实 15 g，白果 10 g，甘草 6 g。

3.湿毒蕴结

(1)证候:带下量多、色黄,甚或黄绿如脓,或兼混杂黏液血丝,有腐臭气,外阴瘙痒,小腹疼痛,腰骶酸痛,坐卧不安。伴口苦咽干,便干,尿短赤,舌质红,苔黄腻,脉滑数。

(2)治法:清热解毒,化湿止带。

(3)方药:五味消毒饮合龙胆泻肝汤加味。金银花 15 g,野菊花 15 g,蒲公英 15 g,紫花地丁 15 g,天葵子 10 g,龙胆草 10 g,柴胡 6 g,泽泻 10 g,车前子 10 g,木通 10 g,生地黄 10 g,当归尾 10 g,栀子 10 g,黄芩 10 g,甘草 6 g。

三、临证权变

在治疗黄带过程中,如湿热未尽,禁用收涩止带之品,否则有留邪之弊,只能清热利湿,热清湿去则黄带自愈。

如黄带迁延日久,正气亏损,脾虚气陷,症见黄带淋漓不断,质清稀,兼见气短神疲,面色㿠白,苔白润,脉虚弦,则病转属虚,此时可改为升阳益气、除湿止带法。

若湿热胶结,损伤阴部或湿热生虫、湿毒外侵出现阴部灼痛,应配合外洗药煎汤熏洗,常以蛇床子散(苦参、蛇床子、黄柏、花椒、白矾)为基本方,选加白鲜皮、艾叶、地肤子、大黄等煎水坐浴,能直达病所,收效甚捷。

四、调护

(1)要经常保持外阴部清洁,宜温水洗涤,勤换内裤。若湿毒致外阴瘙痒,严禁搔抓及热水洗烫。

(2)提倡淋浴,避免在公共浴盆浴池内洗澡,以防湿毒或病虫乘虚入侵。

(3)勿久卧湿地,尽量减少水中作业,以免外湿内侵。

(4)勿过食生冷,以使损伤脾胃,少吃厚味、甜味以及刺激性食物,以防蕴湿生热。

(王　新)

第十节　赤　　带

妇女在非月经期中,阴道流出一种似血非血的赤色黏液,且绵绵不断者,称“赤带”。赤带的发生,初起带下量多色赤,黏腻腥秽者多因脾虚湿盛,湿郁化热,伤及血分;或肝经郁热,灼伤血络而成。赤带病程较长且伴有阴虚症状者,多为阴虚火旺,血络被伤所致。须辨证选用清热化湿、滋阴泻火或养血补虚等法。西医的生殖系统炎症、子宫颈出血、宫颈息肉出血、节育环放置后出血等疾病可参考本病论治。

一、病因病机

赤带多因忧思郁结,损伤肝脾,肝郁脾虚,肝失所藏,脾失所统,湿热之邪随热下陷,遂致赤色带下。亦有因心肝火旺,中气渐虚,冲任不固而成赤带者。若因带下日久不止,伤及营血,冲任不固者,当属血虚。

二、辨证论治

湿热内蕴所致者，多见带下色赤，混杂黏液，湿热郁遏，其色紫而晦暗，或如败酱，其气秽臭；肝经郁热者，带下量少，其色紫黑，伴有心烦口苦，精神抑郁，胁胀腹痛，小便频急等；若带下色淡红，质稀如水，绵绵而下并伴头晕眼花，时有潮热者则属阴虚血热带下。

（一）湿热内蕴

1.证候

带下量多色赤，黏腻腥秽，口苦而渴，心烦少寐，胸脘满闷，大便秘结，小便短少，舌红苔薄黄，脉弦数或濡数。

2.治法

清热利湿止带。

3.方药

四妙丸合四物汤加味。苍术 10 g，牛膝 10 g，黄柏 10 g，生薏苡仁 30 g，当归 10 g，赤芍 10 g，生地黄 15 g，川芎 6 g，茯苓 10 g，泽泻 10 g，车前子 10 g，牡丹皮 10 g，香附 10 g，侧柏叶 10 g，小蓟 10 g，甘草 6 g。

（二）肝经郁热

1.证候

带下量少、色黯红或紫黑，质黏稠腥秽，心烦口苦，两胁胀痛，少腹热痛，尿短赤，大便结，舌尖红，脉弦数。

2.治法

疏肝清热止带。

3.方药

丹栀逍遥散加味。柴胡 12 g，当归 10 g，赤芍 10 g，白术 15 g，茯苓 15 g，川芎 10 g，牡丹皮 10 g，栀子 10 g，生地黄 15 g，黄芩 10 g，丹参 15 g，川楝子 10 g，香附 10 g，牛膝 10 g，薄荷 10 g，甘草 6 g。

（三）阴虚血热

1.证候

带下色红量少，质稀如水，绵绵而下，伴有头晕眼花，时有潮热，心烦口干，舌红苔少，脉细数。

2.治法

滋阴降火止带。

3.方药

知柏地黄丸合二至丸加味。熟地黄 15 g，山药 30 g，山茱萸 15 g，牡丹皮 10 g，泽泻 10 g，茯苓 10 g，白芍 15 g，知母 10 g，黄柏 10 g，丹参 15 g，墨旱莲 15 g，女贞子 15 g，麦冬 10 g，天冬 10 g，黄精 30 g，甘草 6 g。

三、临证权变

赤带病除以上三种类型较为多见外，尚可见带下色淡红，质清稀，无臭味，并伴有面色无华，气短神疲，少气懒言，舌淡苔白脉虚者，此多因带下日久，营血受损。治宜养血、固涩、止带法。方选胶艾汤（《金匮要略》）加赤石脂、煅龙骨。但此法温补固涩，凡有湿热蕴毒者，不可轻投。

若赤带久久不止，中气不足不能摄血，脉象沉微，治宜补中益气汤，以补气固脱。

四、调护

(1)要经常保持外阴部清洁，宜温水洗涤，勤换内裤。若湿毒致外阴瘙痒，严禁搔抓及热水洗烫。

(2)提倡淋浴，避免在公共浴盆浴池内洗澡，以防湿毒或病虫乘虚入侵。

(3)勿久卧湿地，尽量减少水中作业，以免外湿内侵。

(4)勿过食生冷，以防脾胃损伤，少吃厚味、甜味以及刺激性食物，以防蕴湿生热。

（王　新）

第十一节　妊娠恶阻

妊娠早期出现恶心呕吐，头晕倦怠思睡，甚或恶闻食气，食入即吐者，称为“妊娠恶阻”。孕后一般常可出现晨起欲呕，神疲嗜睡等症，这是早孕常有现象，不属病态，一般3个月后即可逐渐消失。若呕吐频作，甚则不能进食，食入即吐者，则应积极治疗，否则会影响孕妇的健康和胎儿的发育。西医学的妊娠剧吐可参照本病论治。

一、病因病机

恶阻的发生主要是冲脉之气上逆，胃失和降所致。常见病机有脾胃虚弱、肝胃不和及痰湿中阻。

（一）脾胃虚弱

脾胃素虚，受孕之后，经血不泻，冲脉之气较盛，冲脉隶于阳明，冲气上逆犯胃，胃失和降而呕恶。

（二）肝胃不和

素体肝气偏旺，孕后血聚养胎，肝血不足，肝气更旺，或恚怒伤肝，肝失疏泄，肝气夹冲气上逆犯胃，胃失和降而呕恶。

（三）痰湿中阻

素体脾阳不足，痰饮停滞，孕后经血壅团，冲气上逆，痰饮随冲气上冲犯胃而呕恶。

二、辨证论治

本病应首先根据病史、脉证及有关检查确诊为有孕，并以孕后出现恶心呕吐、懈怠倦卧、择食嗜酸等症者为恶阻。一般来说，偏于脾胃虚弱者，多吐清水或冷沫，脉滑无力；肝胃失和者则呕吐酸水或苦水，脉弦滑而数；若呕吐痰涎或黏沫，胸膈满闷，脉濡滑，为痰滞恶阻。若久吐不止，必致津液燥竭，阴愈虚则呕愈甚，呕出胆汁或咖啡色血液，神疲肢软，面容憔悴，目眶下陷，发热口渴，为病情危急，真阴大伤，应积极治疗，以防他变。

本病的治疗原则，以调气和中、降逆止呕为主，并宜注意饮食和情志的调节。对于一般恶阻应重用白扁豆，再加刀豆子、砂仁壳、豆蔻壳、黄连、橘皮、竹茹、黄芩、白术等药。但要避免香燥下气之类。若孕期已久仍然呕吐者应重用熟地黄(有热者用生地黄),伴以少许苏叶,其效颇佳。

(一)脾胃虚弱

1.证候

脾胃素弱,孕后恶心呕吐清涎,口淡不思饮食,或恶闻食气,食入即吐,神疲思睡,舌淡苔白润,脉滑而弱。

2.治法

健脾和胃,降逆止呕。

3.方药

香砂六君子汤加味。党参 30 g,黄芪 30 g,白术 15 g,茯苓 15 g,陈皮 10 g,半夏 9 g,香附 10 g,木香 10 g(后入),砂仁 10 g(后入),甘草 6 g,生姜 10 g,大枣 3 枚。

(二)肝胃不和

1.证候

肝气偏旺,呕吐酸水或苦水,胸满胁痛,嗳气叹息,头胀目眩,烦渴口苦,舌淡红,苔微黄,脉弦滑。

2.治法

抑肝和胃,降逆止呕。

3.方药

逍遥散合左金丸加味。柴胡 10 g,当归 10 g,赤芍 10 g,白术 15 g,茯苓 15 g,川芎 10 g,黄连 6 g,吴茱萸 3 g,姜半夏 9 g,竹茹 10 g,香附 10 g,枇杷叶 10 g,黄芩 10 g,川楝子 6 g,薄荷 10 g,甘草 6 g,生姜 6 g。

(三)痰湿中阻

1.证候

呕吐痰涎或黏沫,晨起尤甚,胸膈满闷,口淡腻,倦怠嗜卧,苔白腻,脉濡滑。

2.治法

健脾祛湿,化痰止呕。

3.方药

小半夏汤合香砂六君子汤加味。党参 30 g,白术 15 g,姜半夏 9 g,茯苓 15 g,陈皮 10 g,木香 10 g(后入),砂仁 10 g(后入),苍术 10 g,香附 10 g,甘草 6 g,生姜 10 g。

(四)气阴两亏

1.证候

久吐不止,津液燥结,呕吐不止,甚或呕出胆汁或咖啡色血液,神疲肢软,面容憔悴,目眶下陷,发热口渴,舌红少苔,脉细滑无力。

2.治法

益气养阴,和胃止呕。

3.方药

生脉散合增液汤加味。党参 30 g,麦冬 10 g,五味子 10 g,陈皮 10 g,竹茹 10 g,天花粉 15 g,玄参 30 g,生地黄 15 g,白芍 30 g,天冬 10 g,仙鹤草 30 g,黄精 30 g,石斛 10 g,玉竹 10 g,山药 30 g,生姜 3 片,大枣 6 枚,甘草 6 g。

三、临证权变

妊娠恶阻阴液燥结而致大便不通者，在养阴生津方中应酌加瓜蒌仁、火麻仁、甘蔗汁、蜂蜜等。若有些患者，药入即吐，甚至见药闻味即呕者，可用鲜芫荽 1 把，加苏叶 3 g、藿香 3 g、陈皮 6 g、砂仁 6 g，煎沸后倾入大壶内，将壶口对准患者鼻孔，令其吸气。此本芳香之气，得之能宽胸定逆，悦脾醒胃，病者顿觉舒适，其后即可试服所用药汁，多不再呕吐。

若久吐不止，目眶下陷，唇舌干燥，不能服药者，可配合西医治疗。若经治疗仍无好转，或见体温升高，出现黄疸等现象，则应及时考虑终止妊娠。

四、调护

(1)向患者做好解释工作，说明恶阻是妊娠生理上的反应，以安定情绪，解除思想顾虑。

(2)环境宜安静清洁，避免异味刺激。

(3)呕吐严重者须卧床休息，呕吐物应随时清除，吐后用温水漱口，保持口腔清洁。

(4)注意观察呕吐物的内容、颜色、气味、数量，重症患者要记出入量。呕吐剧烈时暂予禁食，给予输液，纠正酸碱平衡紊乱。

(5)饮食宜清淡易于消化，宜少食多餐；中药也宜浓煎，少量多次顿服，或于药汁中加入姜汁少许。

(6)多吃水果，如梨、甘蔗、西瓜、藕等。若心中烦热者可吃适量冷饮。若脾胃虚弱者，应多饮盐开水、米汤等，切勿受凉，忌食冷饮，可用生姜 10 g 煎汤频服。

(7)饮食宜经常调换菜类品种，并选择患者喜欢的食物，注意色香味的调配，但忌辛辣酒类刺激性食物，避免过食油腻甘味之品。

(8)如发现患者精神异常，呼吸急迫，反应迟钝，呕吐加重或呕吐物混有血液，应立即报告医师进行紧急处理。

（王　新）

第十二节　胞　阻

妊娠期间出现以小腹疼痛为主证者，称为“胞阻”，亦称“妊娠腹痛”。若不伴有下血症状，一般预后良好。若久痛不止，病情日趋严重，也可能会损伤胎元，甚则发展成胎停或小产。西医学先兆流产表现与本病相符者，可参照本病治疗。

一、病因病机

本病的发生主要是胞脉阻滞，不通则痛。不通之故，则有气血虚弱，或寒凝血瘀，或气郁不达。

（一）血虚气弱

平素多病体弱，气血不充，孕后，血聚以养胎，阴血益虚，血少则乏于畅行，气虚则运行无力，胞脉因虚而阻滞。

(二)气郁

素性忧郁,孕后血养胎儿,肝藏血,肝血不足,则肝气易郁,肝郁气滞则血行不畅,以致腹痛。

(三)血寒

素体阳虚,孕后胞脉失于温煦,阴寒内结,阻碍气血运行,因而小腹绞痛或冷痛。

(四)血瘀

素有癥瘕痼疾,孕后胞脉气血运行不畅,故小腹隐痛不适,或刺痛,痛处不移。

二、辨证论治

胞阻以妊娠后发生小腹疼痛为主,痛时多伴腹软而不拒按。临床诊治本病须首辨虚实,其血虚、虚寒者,多属虚证,表现为隐隐作痛,绵绵不止;气滞者,多属实证,则表现为明显的腹胀痛,但不拒按。根据其疼痛性质,结合其兼症及舌脉等不同表现,即可做出正确的辨证。其他如异位妊娠、胎动不安、堕胎、小产等,也有腹痛,但阴道都有出血,其量多少不等,而且腹痛多拒按。

若妊娠期间,由于外科病,如肠痈、疝气等,以及内科病如泄泻、下痢、癥瘤等病变引起的腹痛,均不属本节讨论范畴,可根据其临床特征及有关检查予以鉴别。

(一)血虚

1.证候

孕后小腹绵绵作痛,面色萎黄,或心悸少寐,肢体倦怠,头晕目眩,舌淡苔薄白,脉细滑弱。

2.治法

养血安胎止痛。

3.方药

四物汤合当归芍药散加味。熟地黄 15 g,当归 10 g,川芎 10 g,白芍 30 g,茯苓 10 g,白术 15 g,泽泻 10 g,桑寄生 15 g,菟丝子 15 g,续断 15 g,阿胶 10 g(烊化),甘草 6 g。

(二)气郁

1.证候

孕后数月,小腹胀痛,两胁尤甚,或情志抑郁,或急躁易怒,脉弦滑,苔薄黄。

2.治法

疏肝解郁止痛。

3.方药

逍遥散合越鞠丸加味。柴胡 12 g,当归 10 g,白芍 30 g,白术 15 g,茯苓 10 g,川芎 6 g,苍术 10 g,栀子 10 g,神曲 15 g,香附 10 g,紫苏梗 10 g,紫苏叶 10 g,薄荷 6 g,甘草 6 g,生姜 3 片。

(三)虚寒

1.证候

素体阳虚,孕后小腹冷痛,绵绵不止,背微恶寒,面色㿠白,或纳少便溏,舌淡苔薄白,脉细弱。

2.治法

暖宫养血止痛。

3.方药

十全大补丸合寿胎丸加味。党参 30 g,白术 15 g,黄芪 30 g,肉桂 6 g,茯苓 15 g,当归 10 g,川芎 10 g,白芍 30 g,熟地黄 15 g,巴戟天 10 g,杜仲 10 g,补骨脂 10 g,续断 15 g,菟丝子 15 g,桑寄生 15 g,炒艾叶 10 g,炙甘草 6 g。

(四)血瘀

1.证候

妊娠后小腹常感隐痛不适,或刺痛,痛处不移,或宿有癥瘕,舌暗有瘀点,脉弦滑。

2.治法

活血安胎。

3.方药

桂枝茯苓丸合寿胎丸加味。桂枝 10 g,茯苓 10 g,赤芍 10 g,牡丹皮 10 g,桃仁 10 g,续断 15 g,菟丝子 15 g,当归 10 g,砂仁 10 g(后入),黄芪 30 g,党参 30 g,桑寄生 15 g,阿胶 10 g(烊化),炙甘草 6 g。

三、临证权变

在一般情况下,胞阻病变仅在胞脉、尚未损及胎元,但妊娠腹痛,极易伤胎,故治宜调气血,止腹痛,以安胎为主。临床上见胎漏、胎动不安、堕胎、小产时,则应按有关病证处理。至于妊娠腹痛,兼见烦渴引饮,小溲短黄,大便干燥,舌红、苔干黄,脉弦滑数,此为气郁化热,邪热内蕴,引起胞脉痹阻,当用解郁泄热法,方用逍遥散加栀子、黄芩等。

四、调护

妊娠期间发生小腹疼痛,需卧床休息,待疼痛缓解后始可下床活动;饮食宜清淡,忌食辛辣、寒凉、肥甘厚味等。若腹痛拒按,或阴道有出血应立即报告医师检查,按有关病证处理。

(王　新)

第十三节　子　　烦

孕妇在妊娠期间出现心惊胆怯,烦闷不安,郁郁不乐或烦躁易怒等现象,称为“子烦”,亦称“妊娠心烦”。西医学妊娠期抑郁症表现与本病相符者,可参照本病论治。

一、病因病机

本病的发生主要是由于火热乘心,神明不宁。但有阴虚、阳虚之别。

(一)阴虚

阴血素虚,孕后聚血养胎,阴虚生内热,以致心火偏盛,热气上冲,扰乱心胸,发生心烦。或肾水不足,不能济火,熏蒸心肺所致。

(二)痰火

素有痰浊内停,孕后阳热偏亢,阳热则热生,痰热互生,上扰心肺,遂致心烦。

二、辨证论治

本病虽属阴虚火扰,但在症状上仍有虚实之分,临证中夹痰者十居七八,所以辨有痰与否是关键。

如为阴虚而烦，多烦而不满，且伴一派阴虚之象；若为痰火而烦，则胸多痞满，临证要细心辨清，以免犯虚虚实实之戒。

若由于其他病证而烦热者，则自当别论。

子烦治疗应以清热宁心、安神除烦为治法，根据不同脉证进行立法施治。

(一)阴虚内热

1.证候

孕后心中烦热，坐卧不宁，神明不安，或午后潮热，手足心热，口干舌燥，干咳无痰，渴喜冷饮，但饮不多，小溲短黄，舌红苔薄黄而干，或无苔，脉细数而滑。

2.治法

养阴清热除烦。

3.方药

知柏地黄丸合黄连阿胶汤加味。熟地黄 15 g，山药 30 g，山茱萸 15 g，牡丹皮 10 g，泽泻 10 g，茯苓 10 g，白芍 15 g，知母 10 g，黄柏 10 g，丹参 15 g，墨旱莲 15 g，女贞子 15 g，麦冬 10 g，天冬 10 g，黄精 30 g，黄连 6 g，阿胶 10 g(烊化)，甘草 6 g。

(二)痰火扰心

1.证候

妊娠心烦心悸，胆怯不安，头晕目眩，胸脘满闷，恶心呕吐，苔黄而腻，脉滑数。

2.治法

清热涤痰除烦。

3.方药

芩连温胆汤加味。黄芩 10 g，黄连 6 g，半夏 9 g，竹茹 10 g，枳实 10 g，陈皮 10 g，茯神 15 g，贝母 10 g，胆南星 10 g，远志 15 g，石菖蒲 10 g，连翘 10 g，浙贝母 10 g，玄参 15 g，钩藤 30 g(后入)，丹参 15 g，甘草 6 g。

三、临证权变

子烦若由恚怒和情志抑郁而致心烦不安，兼见两胁胀痛，心烦易怒，舌红苔黄，脉弦数而滑者，治当疏肝解郁，清热除烦，方用逍遥散，去当归、生姜之辛热，加炒栀子、淡豆豉、黄芩以清热除烦。若本病失治或延治，邪热内蕴，热伏冲任，而扰乱血海，使胎动不安者，即当保胎、清热除烦兼顾，可酌加安胎止血之品，如白芍、阿胶、苎麻根、大蓟炭、莲房炭、藕节炭等。

子烦病因虽有痰、热、气之分，但夹痰者十居七八，因为热能灼津为痰，气阻亦能滞津为痰，因此临床上必须辨清有痰无痰，不应片面投以清热养阴之品，以滞其痰。因养阴滋腻之品必须无痰滞、无胸闷时方可用。

四、调护

子烦患者忌食辛辣、焦香、炙煿食物，多食蔬菜、水果，保持大便通畅；精神宜舒畅开朗，排除哀思、恼怒等不良情绪。

(王　新)

第十章 儿科病证的辨证治疗

第一节 不　　乳

不乳是指婴儿出生24小时后不能吮乳的一种病证。吮乳是婴儿的先天本能，一般出生后6～8小时开始喂乳(喂乳前先喂1～2次淡糖水)。若婴儿出生后不乳，表示生机不振，本能丧失或减弱。所以，婴儿出生后不乳是新生儿患有重病或生命力低下的一种表现。

本病多因元气虚弱、脾胃虚寒、秽热郁积所致，临床所见证属虚寒者多，实热者较少。对于早产儿除积极治疗外，尤应加以精心养护。

如果婴儿出生以后，因口腔疾病、先天性缺陷而导致不乳；或初生吮乳正常，而后出现不乳者，必因其他疾病所致，不属本病范围。

一、病因病机

本病的病因有先天和后天两方面，先天的原因主要由于胎禀不足或胎寒、胎热为患；后天的原因则多为分娩过程中，婴儿受寒或秽浊之物误吸入体内所致。而两者又往往有着密切的因果关系，如先天禀赋虚弱的婴儿在分娩过程中或出生之后不耐寒热，易于产生脾胃虚寒或积热等证候。

(一)禀赋不足

父母精血不足，病中受孕，孕期患病或早产，致使婴儿先天禀赋不足，形气怯弱；或难产、滞产，产程过长，损伤元气，以致元气虚羸不振，遂致婴儿馁弱，无力吮乳。

(二)寒伤脾胃

孕母恣食生冷，或误服寒凉药物，致阴寒之气入胞伤胎；分娩过程中或产后受寒；产房温度过低、产后失于保暖等，均可导致寒邪损伤婴儿。寒为阴邪，伤人阳气，婴儿脏腑娇嫩，脾胃阳气受损，寒邪停滞不运，致使婴儿生后不乳。

(三)秽浊壅遏

婴儿于生产过程中误吞羊水、恶血等秽臭之物，壅结肠胃，凝滞气机，邪从热化，中焦受扰，升降失调，致使婴儿因胸腹胀满、二便不通、呕恶而不乳。

二、辨证论治

(一)辨证要领

(1)其因于禀赋不足者,多有父母素体不健,罹患各种疾病,或有早产、难产、滞产史。临床所见主要为形神羸怯、气息微弱、无力吮乳等。

(2)其因于寒伤脾胃者,多有孕母过食生冷食物、误服寒凉药品;或产程中分娩后伤于寒邪史。临床所见主要为四肢寒冷、口臭气凉、不能吮乳等。

(3)其因于秽垢壅遏者,多有分娩过程中或刚离母体时,有误吞羊水、恶血史。临床所见为面赤气促、腹胀呕吐、二便不通、不欲吮乳等。

(二)论治要点

本病以虚寒证为多。其先天不足、禀赋虚弱者,症见形神怯懦、无力吮乳,治以补益脾肾、振奋元阳,方用保元汤或独参汤。脾胃中寒,运化失司,气机凝滞而致不能吮乳者,治以温中健脾、斡旋气机,方用附子理中汤或参附汤。若因先天性器官畸形者,则属外科范畴。

(三)常见证治

1.元气虚弱

(1)证候:面色苍黄,呼吸气弱,合目少神,哭声短小,四肢少力,反应迟钝而不乳。苔薄白,指纹淡。

(2)治法:温补下元,振奋阳气。

(3)方药:保元汤。黄芪 6 g,人参 6 g,肉桂 6 g,生姜 3 g,甘草 3 g。

2.脏有伏寒

(1)证候:面色苍白或青紫,口鼻气冷,四肢不温,啼哭无力,神情淡漠而不乳。苔白,指纹淡或隐约不显露。或见面色苍白,四肢欠温,啼哭不休而不乳。

(2)治法:温中散寒,回阳救逆。

(3)方药:参附汤。附子 3 g,人参 6 g,白术 9 g,干姜 3 g,炙甘草 6 g。

3.胃有秽浊

(1)证候:面赤唇红,气息短促,肚腹胀满,频作呕吐,二便通而不吮乳。咽下羊水而不乳者,一般于生后未进食,饮水即有呕吐,吐量不多,吐物为黏液,兼见棕红色血样秽液,指纹红紫。

(2)治法:逐秽通腑。

(3)方药:一捻金。大黄 3 g,槟榔 6 g,黑牵牛子 6 g,白牵牛子 6 g,人参 6 g。

三、临证权变

重要器官的严重畸形,是导致新生儿不乳的主要原因之一,畸形常非单发,可形于外而伤于内,故仔细检查患儿全身有无畸形存在,分析与不乳有无关系,实属重要。一旦发现此类情况,应立即采取相应的措施,包括外科处理。本病除主症不乳外,还应注意其主要兼症,如呕吐、呼吸困难、呛咳溢涎、啼哭呻吟、尖叫抽搐、黄疸、水肿,以及肚腹胀大、二便不通等是否存在。一经发现上述症情,应按脏腑归类鉴别,辨证施治,切勿顾此失彼。

四、调护

(1)注意保温,根据不同条件,可分别采用暖箱、热水袋(瓶)等不同措施保温。并需保持室内适当的温度。

(2)患儿应取侧卧位,防止吐物吸入气道;或取半卧位,抬高头部,以利呼吸。

(3)喂乳、喂水时患儿不能吞咽者,切勿勉强;水、乳潴留口内者,随时清除,以防吸入气道。

(4)观察面色、呼吸、二便的变化,以及有无抽搐等症发生。

(赵海荣)

第二节 吐　　乳

吐乳是由于吞入羊水、伤乳、感受寒邪,或胎中受热引起的初生儿疾病。临床以吐出乳汁,反复不愈为其特征。可食后而吐,或朝食暮吐,随乳随吐。如果婴儿偶然吐乳,量不多,往往是哺乳方法不当,或喂乳过饱,满而自溢,无须服药,只需纠正哺乳方法,节制乳量即可,不属于本病讨论范围。

一、病因病机

胃主受纳腐熟,其气以降为和。小儿初生,若胃气不降反而上逆,则可发生吐乳。引起小儿吐乳的原因有以下几点。

(一)吞入羊水

分娩时间过长或产程处理不当,使胎儿过早呼吸而吞入羊水,停积胃中,秽恶壅结,郁而化热,胃气上逆。

(二)乳食积滞

食乳过量,胃不受纳,宿乳不化,停滞中脘,胃气上逆而吐乳。

(三)感受寒邪

孕母过食生冷或寒凉药物,传入胎儿。或产时婴儿感受风寒,邪扰胃腑,寒滞中焦,浊气蕴结,胃气升降失调而上逆。

(四)胎中受热

孕母恣食肥甘辛燥,胎热壅盛,儿生之后邪热蕴结于胃,胃气上逆而吐乳。

二、辨证论治

(一)辨证要领

本病重在辨其寒热与伤乳。吐乳伴清冷稀白之涎沫,面色青白,四肢不温者为寒证;吐乳酸臭,口中气热,面赤者为热证;呕吐奶瓣,气味酸腐,则为伤乳。

(二)论治要点

本病的治疗,以和胃降逆为基本法则。胃寒者,配合温中散寒;胃热者,配合和中清热;伤乳者,配合消乳化滞。

(三)常见证治

1.伤乳呕吐

(1)证候:呕吐奶瓣,气味酸腐,腹胀厌食,阵阵哭闹,烦躁不安。每吐后反觉舒适可以安静入睡，大便酸臭，舌苔白厚，指纹紫滞。

(2)治法：消乳化滞，和胃止呕。

(3)方药：消乳丸。香附 6 g，神曲 6 g，麦芽 6 g，陈皮 6 g，砂仁(后下)6 g，炙甘草 3 g。

2.胃寒呕吐

(1)证候：呕吐乳汁，时作时止，或朝食暮吐，吐乳不酸不臭，伴涎沫清水。面色青白，口鼻气冷，四肢发凉，大便稀溏而带有奶瓣，气味不臭。舌质淡，苔薄白，指纹淡隐不显。

(2)治法：温中散寒，降逆止呕。

(3)方药：温中止吐汤。白豆蔻 6 g，茯苓 6 g，半夏 6 g，生姜 3 片，藿香 6 g，紫苏叶 3 g。

3.胃热呕吐

(1)证候：随食随吐，吐出乳汁酸臭，或伴有黄色黏液。口中气热，面色红赤，烦躁不宁，小便腥臊，大便臭秽或秘结，指趾发热。舌质红，指纹青紫。

(2)治法：和中清热，降逆止呕。

(3)方药：和中清热饮加味。黄连 3 g，半夏 6 g，陈皮 6 g，茯苓 6 g，藿香 6 g，砂仁 6 g，竹茹 6 g。

三、临证权变

吐乳虽然可分为伤乳、胃寒、胃热三型，但临床实际则错综复杂，必注意以下三个问题：前述三型往往互相交织在一起，表现为寒热错杂证，治宜寒热并用，兼消乳食，可选用半夏泻心汤加麦芽。应辨明虚实，如呕吐乳汁清稀，伴面黄唇白，食欲缺乏，腹软便溏者多虚，宜用补法；呕吐乳汁酸臭，恶闻食气，腹胀拒按，大便臭秽者多实，宜用泻法；吐乳日久则多虚实夹杂，治宜攻补兼施。婴儿吐乳还可见于分娩艰难，羊水吞入伤胃者，须问明病史，治以安胃温中降逆之法。

四、调护

呕吐时将婴儿置于侧卧位，以免呕吐物进入气管而发生窒息。呕吐频繁者，应采取多次少量喂乳的方法，以减轻呕吐。必要时应给予禁食。

(赵海荣)

第三节　感　　冒

感冒俗称“伤风”，是由风邪为主的四时不正之气所引起的一种外感性疾病。临床以发热、恶寒、头痛、身痛、鼻塞流涕、打喷嚏、咳嗽为主要特征。若病情较重，并有流行趋势者，为时行感冒。本病一年四季均可发生，冬春两季发病率较高，特别是气候变化，寒温失调之时易于发病。而年幼体弱的小儿更易罹患。

由于小儿脏腑娇嫩，脾胃不健，神气怯弱，患病后易产生夹痰、夹滞、夹惊等证。小儿在患一些常见急性传染病的初期，往往表现为类似感冒的症状，临床应特别注意鉴别，以免延误治疗。

一、病因病机

脏腑娇嫩，肌肤疏薄，卫外不固，这是小儿易于感冒的内在因素；小儿对自然气候变化的适应能力较低，又不知自行调摄，尤其在乍寒乍暖、气候骤变之时，保育调摄稍有不慎，则易于为六淫邪气侵袭，这是感冒发生的外在因素。六淫之邪，尤以风邪最易伤人，也可兼寒、兼热、兼暑为患，病邪无论从皮毛外袭，还是从口鼻而入，首犯肺卫，卫表调节失司，因而出现恶寒发热、头痛鼻塞、咳嗽流涕等症。

(一)夹痰

小儿肺脏娇嫩，感邪以后，卫阳被遏，肺气失宣，津液凝聚成痰，痰阻气道，而见咳嗽加剧，喉中痰鸣，甚则可见呼吸气促，鼻翕胸高，颜面指甲青紫等危症。

(二)夹滞

小儿脾常不足，加之乳儿饮食不会自节，每致乳食停滞不化，再感外邪，便可导致运化功能失常，中焦阻滞，而出现脘腹胀满，不思乳食；中焦不行，升降失职，则见呕吐酸腐，泄泻酸臭。

(三)夹惊

小儿脏腑、神气怯弱，故感邪则易热郁化火，内扰神明，引动肝风，出现精神不振，睡卧不宁，烦躁惊恐，甚则壮热、昏迷、抽搐等。

二、辨证论治

(一)辨证要领

有受凉伤风的病史；多在气候骤变之时，或有时行感冒流行的时发病；有恶寒发热，鼻塞流涕，喷嚏咳嗽等肺卫症状；年长儿可自诉头痛恶风，或恶寒身痛；常伴有咽喉红肿疼痛等症；兼有夹痰或夹滞、夹惊的症状。

(二)论治要点

(1)本病的辨证尤应注意汗之有无、涕之清浊、痰之稠稀以及舌象的变化。一般而言，无汗、涕清、痰稀、苔白薄者为风寒；有汗、涕浊、痰稠、苔薄黄为风热。辨发热，不可因热势高张概作热证，要知寒郁愈重，表闭愈甚，热不得越，则发热愈高。

(2)本病的治疗重在解表。但小儿为稚阴稚阳之体，辛散发表时，要注意不可发散太过，而损伤小儿的阴津和阳气，以免发生变证；对于寒郁热伏，表里错杂之证，应据辨证予以寒温并用，表里双解，此时若单用辛凉，往往汗出不透；单用辛温，又往往汗出而热不解；素体虚弱的患儿，更不宜过于发表，应用和解之法。

(三)常见证治

1.风寒感冒

(1)证候：发热轻，恶寒重，畏寒蜷卧，喜偎母怀，无汗或汗出不畅，鼻塞流涕，打喷嚏，咳嗽声重，有痰清稀，舌苔薄白，脉浮紧，指纹淡红。

(2)治法：辛温解表，疏风散寒。

(3)方药：荆防败毒散。荆芥 6 g，防风 6 g，人参 6 g，羌活 6 g，独活 6 g，前胡 6 g，柴胡 6 g，桔梗 6 g，枳壳 6 g，茯苓 6 g，川芎 6 g，甘草 3 g。

2.风热感冒

(1)证候：发热重，恶风，有汗或少汗，头痛鼻塞，流清涕，咽喉红肿，口渴喜饮，烦躁不安，或困倦嗜睡，或咳嗽痰黄稠，舌质红，苔薄黄，脉浮数，指纹红赤。

(2)治法：辛凉解表，疏散风热。

(3)方药：银翘散。金银花 6 g，连翘 6 g，豆豉 6 g，牛蒡子 6 g，薄荷(后下)3 g，荆芥穗 6 g，桔梗 6 g，竹叶 6 g，鲜芦根 6 g，甘草 3 g。

3.伤暑感冒

(1)证候：发热汗出，头痛，身重困倦，胸闷泛恶，或呕吐腹泻，或鼻塞流涕，咳嗽不甚，舌质红，苔白腻，脉数。

(2)治法：清暑解表。

(3)方药：新加香薷饮合六一散。香薷 6 g，厚朴 6 g，连翘 6 g，金银花 6 g，鲜白扁豆花 6 g，滑石 15 g，甘草 3 g，黄连 6 g，竹茹 6 g，芦根 6 g，荷梗 6 g，荷叶 6 g，藿香 6 g，佩兰 6 g。

三、临证权变

小儿感冒之病情，若进一步发展，热邪壅肺，而出现呼吸不利，鼻翕胸高，壮热口渴等，治当宣肺平喘，宜用麻杏甘石汤。或因吐泻不已、日久不愈而成津伤液脱的危重证候，如精神萎靡，皮肤干燥，泻下黄水，眼眶及前囟凹陷，口渴引饮，唇红舌绛无津，治当清热敛阴，宜用葛根芩连汤加减。

(一)感冒夹滞

症见脘腹胀满，不思饮食，呕吐酸腐，小便短赤，舌苔微腻，脉象滑。此则，可在解表药中选加消食之品，神曲 6 g，山楂 6 g，麦芽 6 g，鸡内金 6 g，莱菔子 6 g。或用大山楂丸。若见大便秘结，小便短赤，壮热口渴，苔糙黄垢则郁滞化热，可加大黄 3 g，枳实 6 g，清热导滞，通下泄热。

(二)感冒夹痰

症见咳嗽频作，咳声重浊，喉中痰鸣，苔黄腻，脉浮滑。此则加用化痰降逆之品，如杏仁 6 g，瓜蒌壳 6 g，贝母 6 g，蛤粉 3 g 等。

(三)感冒夹惊

症见睡卧不宁，惊惕啼叫，甚者出现惊厥，舌尖红，脉弦。此则可在解表药中，佐以安神镇惊之品：蝉蜕 3 g，钩藤 6 g，白僵蚕 6 g，磁石 12 g。

四、调护

(1)注意时令气候变化，随时增减衣着，避免冷暖失调。

(2)饮食宜清淡，易消化，多饮水，多吃水果及蔬菜。

(3)感冒流行期间，避免外出，以防传染。

(4)室内要空气清新，常通风换气，但又切忌汗出当风，以致重感。

(赵海荣)

第四节 发 热

发热是指体温高出正常指标而言，是儿科病证最常见的症状之一。发热和热证不是同一概念，故热证而无发热者非本节论述范围。同时，小儿发热的高低以及病情的轻重与患儿体质的强弱、正气盛衰有极为密切的关系，所以不能以发热的高低作为判断病情和预后的根据。

发热的辨治基本原则：属外感发热者，按卫气营血或六经辨证论治；属内伤发热者，按脏腑、气血津液辨证论治。

一、病因病机

小儿发热的原因很多，大致可分为外感、内伤两类。

(一)外感

外感发热常由六淫之邪及疫疠之气所致。临床可见风寒外入、暑湿郁蒸、燥气上犯、疫气相染。

1.风寒外入

小儿腠理疏薄，卫外不固，风寒之邪外袭皮毛，郁于肌腠，寒主收引，致卫阳之气外闭，毛窍不通，秽浊之气，不能外泄，致使肌腠闭郁而为热。

2.暑湿郁蒸

夏日炎热，暑令大行，小儿感受暑邪发热者，称为伤暑发热。

3.燥气上犯

秋天燥气当令，必有凉气感人，小儿肤薄肌嫩，若调理失宜，易感秋凉燥气，伤于肺卫而为病。

以上六淫致病，均可有发热的临床表现。外感六淫的发热，在很大程度上是正气抗御病邪过程的反映。

4.疫气相染

疫疠之气是一类具有较强传染性的致病邪气。临床以发病急，发热高，病情重，传染性强等为特点。

(二)内伤

1.内伤乳食

小儿脾常不足，易为乳食所伤。如果饮食不节，生冷过度，饮食内停，伤害脾阳，脾虚不运，水湿不化，郁蒸为热。若积久不治，或误用攻下之法，脾胃愈损，脾损不能化津，而津液消亡，阳损及阴，亦可发展成疳热。

2.五脏积热

小儿体禀纯阳，阳邪易动，又是稚阴，津液易伤。若过食辛辣，致使脏腑生热，或误服温热峻补，致使脏腑积热。诸如心脾积热而口舌生疮；肝经热炽而两目赤肿，肺火炽盛而鼻孔赤烂；胆热肾火而两耳化脓；脾胃积热而口鼻流涎且伴有发热。

3.惊恐内迫

小儿神志怯弱，肾常不足，易受惊恐。如耳闻异声，目睹异物，或大声呼叫，失足跌仆等均可猝受惊恐。惊则气乱，恐则气下，惊恐内迫，易动五志之火，火动则阳旺，阳旺则火炽，阳旺火炽引动肝风，风火相煽则致发热惊搐。

4.阴阳失调

小儿阴阳二气均不足，最易偏盛偏衰，在患病过程中，阳热易亢，阴液易伤，终成阴虚阳盛之发热；亦有表里俱实，略施汗下，用药偏凉，而致阳衰阴盛，表里俱虚，气不归原，阳浮于外之阳虚发热。

5.气血虚损

气属阳主动，气虚神怯，致真阳浮散于外而发热。此即内伤元气，则真阳下陷，内生虚热；血属阴主静，血虚津耗，可致虚阳独盛而蒸蒸发热。此因阴血虚而阳独盛。

6.脏腑虚衰

小儿肺娇、肾弱，脾胃不足，凡大病之后，失于调养，津血虚耗，均可致脏腑虚损，而成虚性发热。此等发热，多由金燥水亏，阳热亢奋，虚火上炎，水不济火之故。或为呕吐下痢，脾胃阴虚而发热。此外，痨瘵损肺，肺津耗伤，而致骨蒸潮热者，亦不少见。

二、辨证论治

(一)辨证要领

1.辨别表里虚实

小儿发热是多种急慢性疾病的共同症状，临床辨证颇为复杂，其原因虽多，但在辨证分型上不外寒、热、虚、实四类。

(1)辨寒热：表证发热，除发热外，还伴见恶寒，舌苔薄白，脉浮，或兼见头身疼痛、鼻塞、咳嗽等；里证发热，除发热外，还伴见汗出，烦渴饮冷，尿黄便干，舌质红，苔黄，脉洪数等。

(2)辨虚实：实热证，壮热烦渴，腹满拒按，甚则神昏谵语，尿赤便结，苔黄脉洪数等；虚热证，潮热盗汗，消瘦，五心烦热，口咽干燥，舌红少苔，脉细数等。

2.辨别病因

如伤寒发热，临床见恶寒较重，发热较轻，并伴有头痛身痛，无汗，苔薄白，脉浮紧等；温病发热，多有起病急，热势高，热象显，易伤津劫液等特点，初起多壮热，并伴有口渴、舌红、脉浮数等。

3.辨别发热部位

全身发热，后枕比前额热，多属外感表热；两太阳穴热，多属伏热，常因表热转入里热，预示午后将发高热；手背热，多属表热证；手心热，常为阴虚或停食；手足烦热，多为内滞乳食；身热尿凉，内有伏热，或出疹；身热臀凉，多为表证；身热臀热，多属表里俱热证；身热手足凉，重证外感，肌腠郁闭，兼有里热或营分有热。

(二)论治要点

小儿发热极重审因求治。如表证无汗者，当以汗解，“其在皮者，汗而发之”。里热便秘者，当通腑泄热，即谓“急下存阴”之意。内有积滞者，当消积导滞，即“中满者，泻之于内”。阴虚发热者，当养阴滋液。肾阴不足，水不制火者，当滋水益阴，补水以制火，即“壮水之主，以制阳光”。大热大渴实证实热者，当用寒凉药，泻火解毒。总之，应辨证明确，疑似之间，但求平和，不得妄用攻下之法。

(三)常见证治

1.外感发热

(1)外感风寒。①证候：发热恶寒，无汗，蜷缩畏冷，头痛身痛，鼻塞不通，喷嚏，鼻流清涕，咳嗽痰清，口和不渴，二便自调，脉象浮紧，指纹浮红。②治法：疏风散寒，辛温解表。③方药：荆防败毒散。荆芥 6 g，防风 6 g，人参 6 g，羌活 6 g，独活 6 g，前胡 6 g，柴胡 6 g，桔梗 6 g，枳壳 6 g，茯苓 6 g，川芎 3 g，甘草 3 g。

(2)外感风热。①证候：发热，微恶风寒，无汗或微汗，鼻流浊涕，头昏多眵，口干微渴，咳嗽，咽红，或喉核赤肿，唇舌红，舌苔薄黄，脉象浮数，指纹多浮紫。②治法：辛凉解表。③方药：银翘散。金银花 6 g，连翘 6 g，淡豆豉 6 g，牛蒡子 6 g，薄荷(后下)3 g，荆芥穗 6 g，桔梗 6 g，竹叶 3 g，鲜芦根 6 g，甘草 3 g。

(3)阴暑发热。①证候：发热无汗，恶寒流涕，一身拘急，肢节痠痛，心烦气短，舌苔白滑，脉象浮紧或浮濡。②治法：清暑解表。③方药：香薷饮。炒白扁豆 9 g，厚朴 3 g，香薷 6 g。

(4)阳暑发热。①证候：壮热心烦，蒸蒸自汗，口渴引饮，头昏，躁扰不寐或面垢喘咳，或大便秘结，小便短少，面赤唇红，舌红苔白，脉浮洪数，指纹青紫。②治法：清暑解表，养阴生津。③方药：王氏清暑益气汤。西洋参 6 g，石斛 6 g，麦冬 6 g，黄连 3 g，竹叶 3 g，荷梗 6 g，知母 6 g，粳米 30 g，西瓜翠衣适量，甘草 3 g。

(5)湿热发热。①证候：日晡发热，身热不扬，流涕咳嗽，头昏身重，胸痞不饥，渴不思饮，或见咽红，大便稠黏，小便短少，唇舌色红，舌苔白或黄或厚腻，脉象濡数，指纹青紫。②治法：清热渗湿，芳香化浊。③方药：甘露消毒丹。滑石 15 g，茵陈 15 g，黄芩 6 g，石菖蒲 6 g，木通 3 g，川贝母 3 g，射干 6 g，连翘 6 g，薄荷(后下)3 g，白豆蔻 3 g，藿香 6 g。

(6)温燥发热。①证候：身热口渴，咽干口燥，干咳无痰或痰少而黏，舌红，苔薄白而燥，脉浮数，指纹紫。②治法：清宣凉润。③方药：桑杏汤。桑叶 6 g，象贝母 3 g，淡豆豉 6 g，栀子皮 3 g，梨皮 6 g，杏仁 6 g，沙参 6 g。

(7)凉燥发热。①证候：发热恶寒，无汗，头微痛，咳嗽痰稀，鼻塞，苔白，脉象浮数或浮弦，指纹青浮。②治法：轻宣温润，宣肺化痰。③方药：杏苏散加减。紫苏叶 6 g，半夏 6 g，茯苓 9 g，前胡 6 g，苦桔梗 6 g。

2.内伤发热

(1)食积发热。①证候：发热以暮夜尤甚，不欲饮食，腹壁灼热，手心发热，夜卧不安，嗳腐吞酸，胸腹胀满，疼痛拒按，便秘或泻下酸臭，面色青黄，山根色青，唇红苔白厚，脉象沉滑，指纹紫滞。②治法：消食，导滞，清热。③方药：保和丸。山楂 6 g，神曲 6 g，半夏 6 g，茯苓 6 g，陈皮 3 g，连翘 3 g，莱菔子 6 g。

(2)惊恐内迫发热。①证候：发热自汗，心悸不宁，睡中惊叫，烦躁少寐，面青腮赤，唇舌色红，脉象弦数，指纹青紫。②治法：镇心安神，清热养血。③方药：朱砂安神丸加白芍 9 g，磁石 15 g，龙骨 15 g，牡蛎 15 g。

(3)气虚发热。①证候：发热恶风，自汗气短，神怯倦怠，便溏，面色㿠白，舌质淡而胖嫩，舌苔薄白，脉象虚无力，指纹淡红。②治法：益气补虚。③方药：补中益气汤。黄芪 6 g，人参 6 g，白术 9 g，当归 6 g，陈皮 6 g，升麻 6 g，柴胡 6 g，炙甘草 6 g。

(4)阳虚发热。①证候：发热汗出，肢凉，倦怠乏力，食纳不佳，眼眶凹入，囟门下陷，大便泄泻，面色青白，两颧发赤，唇舌淡白，舌苔白滑，脉沉细无力，指纹淡红。②治法：甘温除热。③方药：六神散。党参 6 g，白术 6 g，茯苓 6 g，白扁豆 9 g，黄芪 6 g，生姜 3 片，大枣 3 枚，甘草 3 g。

(5)血虚发热。①证候：发热夜甚，头昏眼花，甚则心悸，口燥咽干，或烦渴不眠，颜面苍白，两颧发红，眼睑爪甲淡白，大便燥结，舌质淡白，舌苔薄白，脉虚无力，指纹淡红。②治法：益气补血。③方药：圣愈汤。生地黄 6 g，熟地黄 6 g，川芎 6 g，白芍 6 g，当归 6 g，人参 3 g，黄芪 6 g。

(6)阴虚发热。①证候：发热夜甚，五心潮热，盗汗体瘦，两颧发赤，咽干，干咳无痰，舌质鲜红，少苔或无苔，唇红而干，脉细数，指纹紫滞。②治法：养阴润燥，清热除烦。③方药：秦艽鳖甲汤。柴胡 6 g，鳖甲 15 g，地骨皮 6 g，秦艽 6 g，当归 6 g，知母 6 g。

三、调护

(1)加强小儿护理,慎衣食,谨调护,防止六淫侵袭。

(2)小儿乳食应按时、定量,特别是生冷瓜果,尤宜节戒。

(3)凡疫疠之邪流行季节,不要带小儿在公共场所,以免感染病邪。

(4)避免小儿乍闻异声,乍看异物。

(赵海荣)

第十一章 外科病证的辨证治疗

第一节 外 痈

痈是一种发生于皮肉之间的急性化脓性疾病。表现为局部红肿热痛(少数初起白肿),发病迅速,易肿、易脓、易溃、易敛,一般不会损伤筋骨,也不容易造成陷证。本节所描述的外痈相当于西医学的皮肤浅表脓肿、急性化脓性淋巴结炎等,不同于西医所称的痈。

一、病因病机

外痈的病因很多,六淫侵袭,皆可致痈,但以热毒壅聚为主;过食膏粱厚味,内郁湿热,以及外来伤害,肌肤破损,邪毒乘虚内侵等,均能导致营卫不和,经络阻塞,气血壅滞而成痈。但由于痈生部位不同,其原因亦有差异,如发于头面上肢的,多兼风邪;发于胸胁部者,多兼痰凝气郁;发于下部者,多兼湿邪。

二、辨证论治

(一)辨证要领

一是依据病情发展,辨清初期、成脓、溃后三期,其中以辨脓液有无为要点。无脓时为初期,消散为主;按之应指为脓熟,切开排脓是关键;溃后脓尽则易愈。二是依据患病部位和症状特点,辨清热毒兼风、兼湿、兼夹气滞,选择疏风、利湿、理气的消散法是初起能否消散的关键。

(二)论治要点

痈乃气血为毒热壅遏而成,故初期内消法,最为重要,辨证准确,投药及时,收效最为理想。若不顾病因之风、湿、热、痰之异,部位之上、中、下有别,仅按一般的清热解毒法来治疗,就不易获消散之功。痈证溃破之后,如果日久不愈,亦应仔细辨证,分清虚实,方能尽快愈合。

(三)常见证治

1.初期

(1)证候:外痈初起,在患处皮肉之间,突然肿胀不适,光软无头,迅速结块,焮红灼痛。以后逐渐扩大,高肿坚硬,但与周围正常组织界限不大清楚。若兼风邪者,有发热迅速,肿块浅而不硬,红晕散漫,扩散甚快的特点。若兼湿邪者,有始起即现红晕,肿胀,皮肤光亮,灼热疼痛,一般上午轻、下午重等特点。若兼痰凝气郁者,肿块硬而不坚,皮色少变,有些可移动,轻者无全身症状，重者可有恶寒发热、头痛、周身不适、脉象浮数等。

(2)治法：清热解毒，行瘀通滞，以消散为主。

(3)方药：仙方活命饮加减。白芷 15 g，贝母 15 g，防风 10 g，赤芍 15 g，当归尾 20 g，炒皂角刺 10 g，炙穿山甲 3 g，天花粉 6 g，乳香 10 g，没药 10 g，金银花 15 g，陈皮 6 g，甘草 6 g。

如火毒盛者，加蒲公英、连翘等。若患于上部，因风热风温而发者，宜散风清热，可合疏风清解汤或牛蒡解肌汤加减。若发于胸胁部之痈，兼有气郁痰凝者，宜配用疏肝行气化痰之品，可合柴胡清肝汤加杏仁、郁金、香附、桔梗。若生于下部之痈，由湿热、湿火所致者，宜清热利湿，合用五神汤加减。

2.成脓期

(1)证候：经过 7 天左右，局部肿势高突，疼痛加剧，痛如鸡啄，全身发热不退，若局部按之中软应指者，为脓已成，不久将自行破溃。亦有少数体质差，不能托毒外出者，则见疮肿根脚散漫，不高突，肤色黯红，疼痛不甚，脉数而无力，是为气血不足。

(2)治法：透脓托毒。

(3)方药：透脓散加味。生黄芪 12 g，当归 6 g，炒穿山甲 3 g，皂角刺 5 g，川芎 9 g，败酱草 30 g，金银花 15 g，连翘 10 g，石膏 30 g(先煎)，蒲公英 30 g，黄连 6 g，黄柏 10 g，黄芩 10 g，大黄 6 g，甘草 6 g。

3.溃后期

(1)证候：痈之顺证脓液多为稠厚黄白，亦有夹杂紫色血块的。如果排脓通畅，则肿消痛减，再经 10 天左右收口而愈。如果虽溃而脓出不畅，寒热不退，疼痛不减，大便秘结，舌苔黄腻，脉实有力者，是热结在里之证。如果虽溃而局部仍板硬流水，形寒壮热，舌苔厚腻，脉细而数，是湿滞气阻之证。如果溃后脓血大泄，新肉不生，久不收口，神疲少气者，是气血双虚之故。

(2)治法：解毒疏通，清热利湿，补益气血。

(3)方药：①若热结在里者，治宜解毒疏通兼施。处方：槟榔 10 g，木香 10 g(后入)，栀子10 g，当归 10 g，白芍 30 g，连翘 10 g，薄荷 6 g(后入)，黄芩 10 g，黄连 6 g，桔梗 10 g，大黄 10 g，甘草 6 g。②若湿滞气阻者，治宜清热利湿、理气化浊并用，处方：茯苓 30 g，金银花 15 g，牛膝15 g，车前子 15 g，紫花地丁 30 g，藿香 10 g，佩兰 10 g。③若气血双虚者，治宜补益气血，方用八珍汤加减。党参 30 g，黄芪 30 g，白术 15 g，茯苓 15 g，熟地黄 10 g，白芍 30 g，当归 10 g，川芎 10 g，甘草 6 g。

(四)临证权变

痈证初起有少数皮色不变，当成脓时皮色才转红者，为兼痰凝，治如颈痈初期。

(王雨笋)

第二节　疖

疖是生于皮肤浅表的急性化脓性疾病。本病临床有色红、灼热、疼痛、突起、根浅、出脓即愈的特点，是外科的常见病。

一、暑疖

本病发生于夏秋季节,故名暑疖,又称“热疖”“火疖”,若生于其他季节者称为“疖”。多发于头面,小儿易患之,故为小儿常见病之一,产妇亦较常见。

(一)病因病机

一般多因夏秋季节气候炎热,或受强烈的阳光暴晒,感受暑毒而成;或因汗泄不畅,热不外泄,暑季湿热蕴蒸肌肤,引起痱子,复经搔抓、破损染毒而生。此外,凡体质衰弱者,由于皮毛不固,易致外邪侵袭,更易发生本病。

(二)辨证论治

1.辨证要领

诊断本病主要依靠望诊,从疖的大小形状,一望可知。对有全身症状的疖子,需根据季节和症状辨清热重或者湿重。

2.论治要点

本病轻小表浅,清热化湿解毒多能治愈,但要注意变生疔疮等证。

3.常见证治

(1)证候:初起局部皮肤潮红,次日发生肿痛,根脚很浅,范围局限,病程多在一周左右。有头疖先有黄白色脓头,随后疼痛增剧,自行破溃,流出黄白色脓液,则肿消痛减。无头疖结块无头,红肿疼痛,肿势高突,3～5 天成脓,切开脓出黄稠,若迁延一周以上,切开则脓水稀薄,或夹血水,再经二三天收口。暑毒轻者一般无全身症状。暑毒重者,可遍体生疖,少则几个,多则数十个,或簇生一起,状如满天星布(俗称“珠疖”),破流脓水,局部可有潮红胀痛,并可出现全身不适,寒热头痛,心烦胸闷,口苦咽干,便秘溲赤,苔黄脉数等症状,总属暑毒湿热为患。

(2)治法:清暑化湿解毒。

(3)方药:清暑汤合银花甘草汤、五味消毒饮。连翘 10 g,天花粉 30 g,赤芍 30 g,茯苓 10 g,生薏苡仁 30 g,滑石 30 g(先煎),车前子 10 g(布包),金银花 10 g,泽泻 10 g,淡竹叶 10 g,野菊花 15 g,蒲公英 15 g,紫花地丁 10 g,紫背天葵 10 g,大黄 6 g(后下),甘草 6 g。

4.临证权变

生在面部的疖,若初起用力挤压或碰伤则往往转成“疔疮”重证;若患在头顶皮肉较薄处,如脓成不予早切或切口太小,引流不畅,以致头皮窜空,可转变成“蝼蛄疖”;生在大腿部和小腿部的有头疖,由于挤压或碰伤,可转变成痈。

二、蝼蛄疖

蝼蛄疖俗名“蟮拱头”,多生于小儿头皮部位。因破后形似蝼蛄穿穴,是以形状命名的。

(一)病因病机

本病多由暑疖治疗不当,疮口太小,流脓不畅,形成袋脓所致;或因护理不慎,搔抓碰伤,以致脓毒旁穿而成。本病与身体虚弱有关。

(二)辨证论治

1.辨证要领

本病根据部位和症状容易诊断。红肿属热;日久多伤及气血。

2.论治要点

本病治疗的关键是彻底排脓,防止形成袋脓,便可治愈。

3.常见证治

(1)证候:蝼蛄疖外形有两种,一是患病后局部肿势虽小,但根脚坚硬,破溃后脓液虽然排出,但根脚不散,收口后因余毒未尽还可复发,常常一处未愈,他处又起;另一种疮大如梅李,相连三、五枚,溃破出脓后,疮口不敛,迁延日久,头皮窜空,而且互相沟通,缠绵难愈,严重者可以损伤颅骨。此为湿热蕴结。

(2)治法:同暑疖。体虚者,加用健脾益气之品,如太子参 30 g、山药 30 g、茯苓 10 g;如舌光少苔,胃阴耗伤者,加用石斛 3 g,煎汤代茶。

三、疖病

多个疖子在一定部位或散在身体各处反复发作的称疖病,或称“多发性疖”。其特点是此伏彼起。日久不愈。

(一)病因病机

多为外受风热火毒,内蕴湿热所致,或因气阴亏虚,毒气留连皮腠所致。

(二)辨证论治

1.辨证要领

疖子红肿热痛,总属热毒为患,但根据患病部位与病因的关系,患于上部者多兼风邪,患于下部者多兼湿邪。按此施治才有良效。

2.论治要点

疖病的治疗要点是掌握好扶正与清热利湿疏风的关系。急则治标,当疖肿疼痛,发作不休时以清热利湿、祛风为主;当疖肿暂时消散愈合时则以扶正为主,佐以祛邪,坚持治疗,才有根治的可能。

3.常见证治

(1)湿热证。①在身体各处,散发疖肿,以臀腿部为多,疮数不定,一处治愈,别处又起,反复难愈,苔黄或黄腻,脉濡缓或微数。证属湿热毒气,留连皮腠,亦与素体气血亏损有关。②治法:清热利湿,和营解毒。③方药:五神汤合四妙散、当归补血汤、六一散加减。茯苓 10 g,车前子 10 g(布包),川牛膝 10 g,金银花 15 g,紫花地丁 15 g,野菊花 10 g,滑石 30 g(先煎),当归 10 g,生黄芪 30 g,赤芍 10 g,苍术 10 g,牛膝 10 g,黄柏 10 g,甘草 6 g。

(2)风火证。①多在颈后部生疖。故又名“发际疮”。初生形如黍豆,顶白肿起,红赤坚硬,痛如锥刺,破溃后出脓而愈,但此消彼起,反复发作,胖人更不易痊愈。破溃出脓,时破时敛,经年累月,虽无多大伤害,但痛痒缠绵,深为痛苦。证为风热上受,火毒蕴结营分,久之气血受损。②治法:疏风活血,清热解毒。③方药:防风通圣散合疏风清解汤。防风 10 g,芒硝 6 g(冲服),荆芥 10 g,生麻黄 6 g,桔梗 10 g,川芎 10 g,滑石 30 g(先煎),薄荷 6 g,黄芩 10 g,白术 10 g,大黄 6 g(后下),金银花 10 g,连翘 10 g,黄连 6 g,防风 10 g,当归 10 g,赤芍 10 g,甘草 6 g。

四、调护

(1)疖疮不要随意挤压,防止碰伤,以免引起其他并发症。

(2)多发性疖忌食辛辣鱼腥等发物。保持局部皮肤清洁,勤理发,勤洗澡,勤换洗衣服。

(王雨笋)

第三节 疔　疮

疔疮是一种常见的急性化脓性疾病，发病迅速，危险性较大。临床症状为初起形小而根深，如钉之状，故名为“疔”。

一、病因病机

疔疮乃火毒之证。其病因或由恣食膏粱厚味，脏腑蕴热蓄毒；或受四时不正之气；或由皮肤破裂，毒邪乘虚侵入；或中蛇蛊及疫死牲畜之毒等。以致毒邪内结，留于经络之中，阻于皮肉之间而成本病。

二、辨证论治

(一)辨证要领

一是辨部位，凡颜面、手足部的疖肿、感染等病，根深坚硬者，多为本病，并且部位不同，诱因和治疗都有差异。二是辨性质。烂疔：腐溃剧烈，脓水多，有奇臭，是火毒兼有湿邪之证。疫疔：外形黑恶，全身症状严重，容易传染，属疫疠之毒。此外，本病应与下列疾病鉴别。

1.疖

虽亦发于颜面，但红肿范围不超过 6 cm，无明显根脚，一般无全身症状。

2.有头疽

虽然初起亦有一粟粒样脓头，但逐渐形成多头或蜂窝状，红肿范围往往超过 9 cm，多发于项背部肌肉丰厚之处，颜面、手足部少见，发病较慢，病程较长。

3.烂疔、疫疔应与丹毒鉴别

丹毒常有反复发作史，局部皮色鲜红，边界清楚，高出周围皮肤，压之能褪色，一般无水疱或只有小水疱，局部无坏死现象，亦无脐凹状的黑色外形。

(二)论治要点

“疔无消法”古有定论，因为大部分疔疮，一旦形成则不会消散，妄用消散之品，反会引起毒邪走散。面部疔疮夹有风邪者，必须用疏风解表药时，也应谨慎，仅在大队清火解毒药中，佐入一、二味即可。疔疮后期，脓毒已泄，肿消痛减而向愈，故一般不用补法。

(三)常见证治

1.颜面部疔疮

(1)证候：面疔初起形如粟粒，上有白色疮头，形虽小但根深坚硬，如钉之状。重者恶寒发热，口渴思饮，尿赤，便干，舌红，苔黄，脉滑数。继则肿势逐渐扩大，麻痒木痛，以鼻下口角的危险三角区最为严重。如唇疔、人中疔等容易引起脓毒入里而“走黄”。若兼夹风邪者，则水肿扩展迅速，肿处不起硬块，肤色多不变，按之不硬，兼有形寒身热、肢节酸楚等全身症状。后期，如顶高根软脓清，疔根排出，肿消痛止者，是为顺证。如果疮顶内陷，色黑无脓，肿势扩散，壮热烦躁，呕恶口渴，神昏谵语，脉洪舌燥者，为“走黄”逆证。

(2)治法：初、中期清热解毒。

(3)方药:五味消毒饮加减。金银花 20 g,野菊花 15 g,蒲公英 15 g,紫花地丁 15 g,紫背天葵 15 g,黄芩 15 g,黄连 6 g,半枝莲 15 g,紫草 10 g,牡丹皮 10 g,赤芍 10 g。

2.手足部疔疮

(1)证候:手足部疔疮常有轻微刺伤或倒甲的病史,初起多无头,麻木作痒,色赤或紫,半隐半露,坚硬肿胀,由于局部组织致密,知觉灵敏,所以肿势常能扩大到手背、足背部位,痛似锥刺,其痛连心。在化脓过程中疼痛更甚,日夜不能安寐,往往引起红丝疔。患部中软应指者,这是内已成脓,全身症状亦相应出现。有的形寒发热,有的仅轻度恶寒。如果伴有高热呕恶等症状,则为走黄的先兆。后期一般脓出黄白稠厚,逐渐肿消痛止,趋向痊愈。若患于指尖顶端及骨节等处者,容易伤筋损骨。其化脓时间须经过 1～2 周,破溃之后,若脓水经久不尽,其味臭秽,则可能并发附骨疽。

(2)治法:同颜面部疔疮。

3.红丝疔

(1)证候:本病多在指(趾)、头面等处有原发病灶,初起时形似小疮,逐渐发生红丝。在手者可上攻至肘,甚或腋下;在足者上走胫股;在头面者则多下窜颈项。流窜颇快,古有"根行如箭"之说。状如红丝线一般,轻者细,重者粗,坚硬,有压痛。所属淋巴结亦会肿大。轻者无全身症状,重者可有恶寒发热,头痛,甚者亦可引起心神恍惚、烦躁、谵语等"走黄"险证。

(2)治法:同颜面部疔疮。

4.烂疔

(1)证候:烂疔是一种容易腐烂的疡科大证,多发于足部。患者多为战士和农民,发病前有皮肉破损,接触潮湿泥土、脏衣、脏物等情况。烂疔初期,多在皮肤破损处,感觉胀痛,伤口周围呈暗红色,旋即迅速蔓延成片,状如丹毒,寒战后继发高热,体温上升常达 40 ℃。头痛,神昏谵语,多数病例在发热一昼夜后身热略降。神志时清时昏,烦渴引饮,食欲不振,小便短赤,脉洪滑数,苔黄焦躁。继则患处灼热,疼痛剧烈,皮肤上形成大水疱,破溃后流出淡棕色浆水,有时带有气泡。此时肌肉大部分已腐坏,脓汁恶臭,四周变为紫黑色,中心部有紫红色或浅黄色死肌,如煮熟之牛肉。其疮面略带凹形。若能正确治疗,则身热渐退,患处四周红肿消失,腐肉与正常皮肤分界明显,并在分界处流出稠脓者为好转之征,尔后腐脱新生,即使疮面甚大,也不难收口而愈。若身热不退,持续昏迷,患处腐烂及肿势继续蔓延不止者,1～3 天即容易走黄而死亡。

(2)治法:清热利湿,凉血解毒。

(3)方药:五味消毒饮合犀角地黄汤加味。金银花 20 g,野菊花 15 g,蒲公英 15 g,紫花地丁 15 g,紫背天葵 15 g,水牛角 15 g,生地黄 20 g,牡丹皮 15 g,芍药 15 g,苍术 15 g,防己 10 g,萆薢 12 g,大黄 9 g,茵陈 30 g。

5.疫疔

(1)证候:疫疔多见于畜牧业、屠宰或皮毛制革等工作者,如牧民、屠场和制革工人或兽医等,有传染性。在接触后 1～3 天发病,好发于头面、颈项、手、臂等暴露部位。初起在局部皮肤上有一小红斑丘疹,多有痒感,一般不痛,伴有轻微发热。第二天在红色的斑丘疹上出现水疱,内有淡黄色液体,周围肿胀郁热,第 3～4 天很快干燥,形成暗红色或黑色腐肉,继则肿势散漫增剧,软绵无根,在腐肉的周围有一圈灰绿色成群的水疱,形似"牛痘",而后疮形中心变黑而凹陷,很像脐凹。全身发热,随之增高,并出现头痛等全身不适症状。10 天后,若中央的腐肉与正常皮肉开始分离,或流出少量脓水,肿消,热退,是为顺证,但腐肉脱落较缓慢,疮口愈合亦迟,一般 3～4 周可以愈合。如果局部肿势继续发展，伴有高热谵语，痰鸣喘急，身冷脉细者，是为合并走黄之证。

(2)治法：清解疫疠之毒为主。

(3)方药：黄连解毒汤合五味消毒饮。黄连 12 g，黄芩 12 g，黄柏 10 g，栀子 10 g，金银花 20 g，野菊花 15 g，白术 12 g，山药 30 g，蒲公英 30 g，紫花地丁 30 g，紫背天葵 15 g，甘草 6 g。

(四)临证权变

颜面部疔疮，容易走黄，一旦发现疮色转黯，疮顶凹陷，全身症状加重则应按"走黄"防治。手足部疔疮，如果溃后不能及时收口愈合，脓水臭秽者，应防继发附骨疽，宜加强清热解毒之药。

(王雨笋)

第四节 急性湿疮

急性湿疮是指多形性皮损，形态各异，有瘙痒糜烂、流滋结痂证候的皮肤疾病。本病以瘙痒、多形性损害、对称发病和反复发作为特点。本病相当于西医学的"急性湿疹"。

一、病因病机

本病由风、湿、热邪乘腠理不密之机客于肌肤而成，在发病中脾湿不运是本病的病机基础。湿邪外困或食用腥发动风、辛辣炙煿等食物，直接影响脾的运化，导致水湿不运，腠理不密，使外邪有可乘之机。在病变中湿邪蕴久化热可形成湿热的证候表现，热壅不去，积热成毒又有热毒的证候表现。此外，本病又与皮损染毒、肠内寄生虫、接触花粉或毛纺品有关。

二、辨证论治

(一)辨证要领

一是辨皮肤损害，凡糜烂、渗液、滋水淋漓者属湿；皮肤潮红，夹有红斑而痒者属热；瘙痒，脱屑，皮损游走不定者属风。二是辨部位，上部者多风，下部者多湿，而在乳、耳部、阴囊等处则形成特殊的证情。三是本病应与接触性皮炎、银屑病鉴别。

1.接触性皮炎

皮损常限于接触部位，皮损的形状与接触物相似，皮疹为水肿、水疱，边界清楚，有明显的接触史，去除病因则很快痊愈。

2.银屑病

易与慢性湿疹混淆，本病好发于颈项部，无潮红、水疱、湿润、糜烂等，日久皮肤粗糙、肥厚、呈席纹状，往往伴色素减退。

(二)论治要点

本病以湿热证和风热证为常见。凡皮肤潮红夹有红斑多属有热，宜清热；皮损有渗出、水疱、糜烂或滋水淋漓多属有湿，宜利湿。

(三)常见证治

1.脾虚湿盛

(1)证候：皮损为丘疱疹、水疱、糜烂、滋水淋漓，瘙痒难忍。全身症状有食欲不振，大便溏薄，舌苔薄腻，脉缓。

(2)治法：健脾利湿，清热止痒。

(3)方药：除湿胃苓汤加减。苍术 10 g，厚朴 10 g，陈皮 6 g，猪苓 10 g，泽泻 10 g，茯苓 15 g，白术 15 g，滑石 15 g，防风 10 g，栀子 10 g，木通 6 g，灯心草 10 g，甘草 6 g。瘙痒甚者，加白鲜皮 15 g、地肤子 10 g；大便溏薄者，加怀山药 30 g、焦扁豆 30 g。

2.湿郁化热

(1)证候：皮肤潮红夹有红斑、肿胀、糜烂，浸淫成片，渗液混浊、结痂，偶有脓疱，多发身体下部。全身症状有发热心烦，口干渴，腹痛大便秘结或溏泻，小便短赤，舌质红，苔黄腻，脉滑数。

(2)治法：清热化湿，祛风止痒。

(3)方药：龙胆泻肝汤加减。龙胆草 10 g，柴胡 10 g，泽泻 12 g，车前子 9 g，木通 9 g，生地黄 9 g，当归 10 g，栀子 10 g，黄芩 10 g，甘草 6 g。若焮红热甚者，重用生地黄 10 g、赤芍 10 g、牡丹皮 10 g；便秘者，加生大黄 3 g(后下)；伴青筋暴露者，加泽兰 10 g、川牛膝 10 g。

3.风郁化热

(1)证候：皮肤潮红，渗液减少，有鳞屑，皮损发展较快，有游走性，病变多见于身体上部。全身症状有寒热不适，舌质红，苔薄白，脉数。

(2)治法：疏风清热，利湿止痒。

(3)方药：四物消风散加减。当归 10 g，生地黄 15 g，防风 15 g，蝉蜕 15 g，知母 10 g，苦参 15 g，胡麻 10 g，荆芥 10 g，苍术 10 g，牛蒡子 15 g，生石膏 15 g，木通 6 g，甘草 6 g。瘙痒甚者，加地肤子 10 g、徐长卿 10 g；热重者，加黄芩 10 g，金银花 12 g。

(四)临证权变

皮损见于头面加蝉蜕、菊花；皮损见于中部加黄芩；皮损见于下部加牛膝、车前子；便秘者加大黄；瘙痒剧烈者加地肤子、刺蒺藜；便溏加山药、薏苡仁，湿疮热毒重者，有时形成脓疱，或可合并疖、痈，治宜加重清热解毒，加用五味消毒饮等。

(王雨笋)

第五节　慢性湿疮

慢性湿疮多由急性湿疮迁延而成，亦有开始得病就为慢性者。慢性湿疮可发于身体任何部位，常见小腿、手足、肘窝、腘窝、外阴、肛门等处，形成局部湿疮，多无全身症状，唯以瘙痒为主，病程不定，易于复发，经久不愈。本病相当于西医学的“慢性湿疹”。

一、病因病机

慢性湿疮的发病由急性湿疮迁延而成，多与风、湿、热客于肌肤久留不去有关。风邪久留不去，耗伤阴血，形成血虚风燥；湿邪久留不去，顽湿入血成毒，肌肤失养；热邪久留不去，耗伤阴津，肌肤失润等因而致。

二、辨证论治

（一）辨证要领

一是辨皮损形态，二是辨病程长短，是否反复发作。三是结合全身症状辨其以血虚皮肤失养为主，还是肝肾阴虚、精血不足为主。

（二）论治要点

病程缠绵，反复发作，皮肤苔藓样变是本证特点，皮肤肥厚干燥，色素沉着，落屑、瘙痒是皮肤络脉被外邪所阻，肌肤失养所致，因此治疗中要辨清邪气的性质，风瘀络阻宜祛风活络，湿瘀络阻宜化湿活络；热郁络阻宜清热活络。

（三）常见证治

1.热郁皮肤

（1）证候：皮肤干燥肥厚有鳞屑，颜色棕红，间夹红斑，瘙痒剧烈，自感疼痛而痒反减轻，舌质红，苔薄白，脉滑数。

（2）治法：养血活络，清热止痒。

（3）方药：四物汤合消风散加减。熟地黄 10 g，白芍 15 g，川芎 6 g，当归 10 g，生地黄 15 g，防风 10 g，蝉蜕 10 g，知母 10 g，苦参 10 g，胡麻 10 g，荆芥 10 g，苍术 10 g，牛蒡子 10 g，石膏 15 g，木通 6 g，甘草 6 g。若阵发性瘙痒者，加僵蚕 10 g；抓后有少许渗液者，加泽泻 12 g、猪苓 10 g。

2.血虚风燥

（1）证候：病情反复，病程较长，多有肝肾不足病史，皮色黯淡，皮肤浸润肥厚，有苔藓样变，有色素沉着、落屑。全身症状有头晕耳鸣、腰膝酸软，两目干涩，失眠多梦。舌淡红，苔薄白，脉弦细。

（2）治法：养血润燥，祛风利湿。

（3）方药：四物汤合萆薢渗湿汤。熟地黄 10 g，当归 10 g，白芍 15 g，川芎 10 g，萆薢 15 g，生薏苡仁 30 g，黄柏 10 g，赤苓 10 g，牡丹皮 10 g，泽泻 10 g，滑石 12 g，通草 10 g。瘙痒不能入眠者，加珍珠母 15 g、生牡蛎 15 g、夜交藤 10 g；皮肤粗糙肥厚者，加丹参 12 g、益母草 30 g、鸡血藤 10 g。

（四）临证权变

瘙痒剧烈加用蜈蚣、全蝎、僵蚕、苦参；病久年高者，多有肝肾不足，加何首乌、生地黄、熟地黄、枸杞。

（王雨笋）

第六节 婴儿湿疮

婴儿湿疮是指发生于出生后 2 个月至 2 岁婴儿的湿疮，主要生于头面部，重者也可延及躯干及四肢，相当于西医学的“婴儿湿疹”。本病湿性者多发于 1～3 个月的肥胖婴儿；干性者往往发生在 1 岁以上较为消瘦的小儿。

一、病因病机

婴儿形气未充，皮肤娇嫩，易为外邪所感，以风邪或湿邪蕴郁肌肤而发，在病机变化中，风邪或湿邪常郁而化热，所以表现为风热或湿热。临床上常可因寒冷、种痘、出牙等因素而诱发。

二、辨证论治

(一)辨证要领

关键在于辨皮肤损害形态：水疱密集，溃水淋漓，糜烂结痂者多为湿热证；丘疹多，皮肤干燥，无明显渗液，皮损内夹有红色斑片，常有抓痕及血痂者，多为干性风热证。

(二)论治要点

清热法是治疗本病的重点，所以金银花、蒲公英、栀子、黄柏等药为常用之品。滋水淋漓、水疱多者，宜加利湿之品，渗液少而皮肤干燥者，宜加疏风药品。

(三)常见证治

1.风热

(1)证候：丘疹密集，少有水疱，皮肤干燥，无明显渗液，皮损内夹有红色斑片，皮损附有灰白色糠秕状鳞屑，有时浸润肥厚，常有抓痕及血痂，偶有皲裂。饮食减少，便干，小便黄赤，舌质红，苔薄黄，指纹红紫。

(2)治法：疏风清热，润肤止痒。

(3)方药：消风导赤汤加减。牛蒡子 12 g，防风 10 g，白鲜皮 10 g，生地黄 12 g，黄连 10 g，金银花 10 g，薄荷 10 g，木通 10 g，灯心草 10 g，赤苓 10 g，甘草 6 g。

(4)加减：皮肤干燥，大便干结者，加太子参 30 g、麦冬 10 g、黄精 15 g 等；睡眠不安者，加夜交藤 10 g、炒酸枣仁 10 g。

2.湿热

(1)证候：皮肤红斑浸润成片，境界不清，红斑上密布丘疹和水疱，渗液多时滋水淋漓，结成厚薄不一的黄痂，搔抓或摩擦后部分痂皮脱落，露出有多量渗液的鲜红色糜烂面，或有染毒而见脓疱。有发热、口唇干燥，饮食减少，大便溏薄，舌红苔黄腻，指纹红紫等症。

(2)治法：清热利湿，疏风止痒。

(3)方药：除湿胃苓汤加减。苍术 10 g，厚朴 10 g，陈皮 6 g，猪苓 10 g，泽泻 10 g，茯苓 12 g，炒白术 15 g，滑石 15 g，防风 10 g，栀子 10 g，木通 6 g，灯心草 10 g，炙甘草 6 g。

(4)加减：发热口干、斑色红者，加金银花 10 g、黄柏 10 g、蒲公英 10 g。

(四)临证权变

清热常用黄芩、黄柏、栀子、金银花；利湿选用萆薢、苦参、苍术；消风选用牛蒡子、防风等。痒甚加蝉蜕、刺蒺藜。若湿疮染毒而见脓疱，疖肿，淋巴结肿大，发热，吵闹，脉细数等症，治宜兼用清热解毒法，合用五味消毒饮。

（王雨笋）

第七节 有 头 疽

有头疽是外科疾病中较为严重的、常发于肌肤间的急性化脓性疾病。其特点是初起在皮肤上有粟粒样脓头，焮红肿痛，易向深部和周围扩散，溃后状如蜂窝。往往易毒散内陷，治疗不当则危及生命。本病多见于中年及老年人，凡在皮肤较厚而坚韧之处都可发生，在项部、背部等处尤多。一般说，发于项后、背部者，常不易透脓，内陷变证较为多见，故病情较重；发于四肢容易透脓，内陷变证少，病情较轻。

一、病因病机

有头疽多由外感风温、湿热之毒而成，或由于气郁化火，或阴亏火盛，或过食膏粱厚味，脏腑蓄毒，凝聚肌表，以致营卫不和，经络阻滞，气血壅结而成。素体虚弱者更易发生本病，特别是消渴患者，常易合并有头疽。患者的正气盛衰，对本病的转归有重要影响。

二、辨证论治

(一)辨证要领

一是辨虚实，虚实的主要依据在局部症状，即以肿块高突与否、根脚收束与否等，结合全身症状多可辨清。二是辨有无内陷的征兆。疽证容易内陷，需要随时注意。如果疮色由红活转为黯黑，疮形由高突变为凹陷，加之高热不退、呕吐恶心，神志逐渐模糊，则为内陷的先兆。

(二)论治要点

有头疽属疮疡中之重证，治疗应该慎重，其初期治疗最重要。有头疽虽无消法，但治疗得当，能控制其发展，不至于逆陷。严禁挤压，以防止肿势扩大及内陷。待腐栓脱落，则切开处理与挤按排脓，均能加速改善症状。有头疽成脓后，一般应以照顾胃气为主，多能渐愈。

(三)常见证治

有头疽从其脉症来看，一般可分虚证、实证两大类。临床上以实证为常见。

1.初期

(1)证候：实证初起时，局部起一肿块，上有粟形脓头，痒痛并作，红肿坚硬，逐渐向四周扩大，脓头相继增多呈蜂窝状，面积日大，疼痛加剧，色红焮热。全身症状有寒热、头痛、食欲不振，脉象滑数，舌苔白或黄。虚证又可分为阴虚火燔证与气血双虚证。阴虚火燔者，初起疮色紫滞不鲜，疮形平塌坚结，根盘散漫，麻痒不痛或微痛，全身寒战微热。气血双虚者，由于素体正气不足，见其面色苍白，神疲无力，纳呆食少，自汗便燥，局部如粟米，根脚平塌，疮色灰暗不泽，不知疼痛，不高肿灼热，舌质淡，脉虚数无力。

(2)治法：清热解毒，化滞泻火。

(3)方药：仙方活命饮加减。白芷 15 g，贝母 15 g，防风 10 g，赤芍 15 g，生归尾 20 g，甘草 6 g，炒皂角刺 10 g，炙穿山甲 3 g，天花粉 6 g，乳香 10 g，没药 10 g，金银花 15 g，陈皮 6 g。高热烦渴者，加生石膏 30 g(先煎)、大青叶 10 g、天花粉 30 g；毒盛便秘，脉洪数者，加生何首乌 10 g；恶寒发热明显者，加荆芥 10 g、防风 10 g。阴虚火燔者，以滋阴生津、清热托毒为主，方用四妙勇安汤。气血双虚者，以补益气血、解毒消肿为主，方用托里消毒散加减。另外，如有消渴病并发本病者，除按上法辨证论治之外，尚可兼用张锡纯滋膵饮。

2.成脓期

(1)证候：实证在2周左右，局部始化脓，疮头(疮之表面)逐渐化腐溃烂，脓头外泄，渐向四周扩展，形似蜂窝，大小不一。如果病情发展，全身症状也越来越重，壮热口渴，便秘溲赤，苔黄脉数。到了3周左右，一般稠厚的脓液渐少，并有大块白而微带绿色的腐肉脱落，肿势渐退，新肉渐生，全身症状也随之减轻或消失。虚证两周后才慢慢化脓，溃后脓水稀薄，腐肉不脱，肿硬不消，疮面不红活，疼痛不减，精神疲惫，必须经过适当治疗才能痊愈。

(2)治法：实证溃破后，脓液稠厚黄白，腐脱新生，迅速转愈者，可不用内服药物。久不破溃，毒不易透者，宜透脓泄毒。

(3)方药：透脓散加味。生黄芪30 g，当归10 g，鳖甲30 g(先煎)，穿山甲3 g(先煎)，皂角刺10 g，川芎10 g，黄芩10 g，黄连6 g，大黄6 g(后下)，天花粉30 g，生地黄10 g，太子参30 g，陈皮6 g，生甘草6 g。

3.收口期

(1)证候：实证到了4周左右，脓液渐尽，腐肉脱落，肉芽红活，生长迅速，逐渐收口而愈。虚证之疮面色黯，生长迟缓，久久不能收口，如经适当治疗，亦能转为阳证实证，愈合时间虽长，亦能渐愈。如果局部黑陷平塌，根盘坚硬，脓水稀少，出现高热不退，疼痛不减，心烦呕恶，甚或有神昏痉厥等象，则为毒邪内陷的特征。如果泄利无度，呃逆不食，声嘶气脱者，一般预后不良。

(2)治法：一般不需内服药，但气血不足者，可补益气血。

(3)方药：党参30 g，白术15 g，炙黄芪30 g，陈皮6 g，肉桂心3 g，当归10 g，熟地黄15 g，五味子6 g，茯苓15 g，远志20 g，白芍15 g，大枣6枚，生姜3片，炙甘草6 g。

(四)临证权变

有头疽乃阳证疮疡中重证，变化多端，临证时宜仔细辨证，细心观察。在初、中、后各期都有内陷可能。局部疮陷色黯，全身高热加重，呕吐恶心者即应按内陷证处治。若消渴病患者生本病时症情较重，缠绵难愈，需要同时治疗消渴病。

(王雨笋)

第八节　无　头　疽

无头疽是患于骨与关节间的一种化脓性疾病。典型症状为初起无头，皮色不变，漫肿，疼痛彻骨，具有难消、难溃、难敛的特点。本节以附骨疽为例叙述。附骨疽是一种毒气深沉，附着于骨的深部脓疡，往往先痛后肿，肿势散漫，疼痛彻骨，屈伸不便，好发于儿童，多发于下肢长骨，尤以胫骨为最多，初起多有发热、恶寒等全身症状，其疽难消、难溃、难敛，多形成瘘管，可有死骨排出，病程漫长，这些特点可作为诊断的根据。

一、病因病机

本病多发于疖、痈、乳蛾、中耳炎、麻疹等病后，余邪未尽，深窜入里，留于筋骨，气血不和而发；或因跌仆损伤，瘀血凝滞于筋骨，复感毒邪为患；或因体虚不固，露卧风冷，或浴后乘凉，以致风寒湿邪乘虚侵袭，阻于筋骨，化热酿脓，腐筋败骨而成本病。

二、辨证论治

（一）辨证要领

一是根据病情长短，附骨疽可分为急性与慢性两种。二是根据不同病因和症状，急性期又有湿热损伤和风寒湿邪两大类证候：湿热损伤证发病较急，全身症状明显，局部胖肿骨胀明显；风寒湿邪证全身症状不明显，局部症状轻而发展缓慢。三是本病应与历节风、流痰、环跳疽、骨肉瘤鉴别。

1.历节风

关节肿痛呈游走性，疼痛常波及多个关节，压痛在关节上，全身症状较轻。

2.环跳疽

疼痛在髋关节而不在骨端，关节功能障碍，臀部外突，大腿略向外翻，化脓时间为1～3个月，可致关节畸形而残疾。

3.流痰

虽亦大多附骨而生，但好发于骨关节间，初起症状不明显，化脓缓慢，约半年至一年以上，溃后脓水清稀，每夹有败絮样物质，愈后往往造成残疾。

4.骨肉瘤

大多数发于青少年，股骨下端、胫骨上端为好发部位，局部开始阵痛，后钻痛难忍，尤以夜间为甚，发热不如附骨疽严重。

（二）论治要点

附骨疽乃气血凝滞，毒气入骨之重证。治疗之法，以开其腠理解其凝滞为主。初期，应审明病因，掌握以消为贵的原则，从而消散之。这是中医外科治疗附骨疽的一个重要措施。由于成脓以后，每每缠绵难愈，故如能达到初起消散，实是病者的福音，医者的希望。在附骨疽的整个治疗过程中，处处都应重视扶助正气，掌握“治病必求其本”的总纲，方能获效。

（三）常见证治

1.急性附骨疽

初期有湿热损伤证、风寒湿邪证两类。后期多为慢性。

(1)湿热损伤证。①证候：初起局部出现轻微疼痛时，即有全身不适，倦怠，继则寒战高热，汗出而热不退，食欲不振，溲黄口干，舌质红，苔黄腻，脉滑数，甚至有恶心呕吐等热毒内攻的全身征象。发病一二天内，局部疼痛加剧，肢痛彻骨，功能受限，而后则皮肤微红微热，局部胖肿和骨胀明显。证属气血郁滞，湿热交阻，骨骼受伤。大约经过1个月，发热持续不退，局部红肿明显，则多已成脓。如继续扩展，可自行穿破骨膜和皮肉而破溃，破溃后脓水淋漓，不易收口。②治法：清热化湿，活血通络。③方药：仙方活命饮合五神汤加减。白芷15 g，贝母15 g，防风10 g，赤芍15 g，当归尾20 g，炒皂角刺10 g，炙穿山甲6 g，天花粉10 g，乳香10 g，没药10 g，金银花15 g，陈皮6 g，赤茯苓12 g，车前子9 g，川牛膝9 g，金银花24 g，紫花地丁15 g，甘草6 g。热毒深窜，神昏谵语者，加服紫雪丹或安宫牛黄丸，成脓期，如溃脓缓慢者可用透托法，方用透脓散合五神汤。

(2)风寒湿邪证。①初起恶寒发热，患肢筋骨隐隐酸痛，不红不热。胖肿和骨胀均不明显，甚则痛如锥刺，不能屈伸转动，脉紧，苔白腻。证属外邪乘虚侵入筋骨的阴寒重证。本证成脓更慢，在1～3月时，疼痛日胜一日。胖肿和骨胀越来越明显，患部皮色泛红，脉象滑数，苔转黄腻，此乃阴转为阳，寒化为热，已进入化脓阶段。②治法：补肾养血，温经散寒。③方药：独活寄生汤加减。独活10 g，桑寄生15 g，秦艽10 g，防风15 g，细辛3 g，当归15 g，芍药10 g，川芎15 g，干地黄10 g，杜仲15 g，牛膝15 g，党参20 g，茯苓15 g，肉桂6 g，甘草6 g。若寒邪盛者，疮形不红不热，漫肿平塌，亦可用阳和汤。其成脓延缓，发热不甚，舌淡，脉弱，多因阳气不足，故宜温补托毒，方用神功内托散加减。

2.慢性附骨疽

(1)多有急性病史或开放性骨折病史。患处多已形成一个或几个窦道，反复排出脓液或死骨，如果窦道通畅，多无剧痛或全身症状，舌淡苔白，脉细弱。治法：补益气血。方药：托里消毒散等。皂角刺6 g，金银花9 g，桔梗15 g，白芷10 g，川芎3 g，生黄芪30 g，当归10 g，白芍10 g，白术15 g，党参30 g，茯苓10 g，甘草6 g。

(2)窦道阻塞，排脓不畅，则局部肿胀疼痛加剧，并有发热、全身不适等症状。窦道口周围常有湿疮及色素沉着。患肢多有肌肉萎缩和畸形。消瘦乏力，面色㿠白，食欲不振，舌淡苔白，脉细弱者，为气血不足。治法：补益气血。方药：党参养荣汤。党参30 g，白术15 g，炙黄芪30 g，陈皮6 g，肉桂心3 g，当归10 g，熟地黄15 g，五味子6 g，茯苓15 g，远志20 g，白芍15 g，大枣6枚，生姜3片，炙甘草6 g。

(3)神疲乏力，盗汗，低热骨蒸，舌红苔少，脉细者，为肝肾阴亏，治宜补益肝肾，方用六味地黄丸加减。如果急性发作时，仍以清热解毒、活血利湿为主治疗。治法：补肝益肾。方药：六味地黄丸等。山茱萸15 g，山药30 g，茯苓15 g，泽泻10 g，生地黄10 g，牡丹皮10 g，皂角刺12 g，金银花12 g，大枣6枚，生姜3片，炙甘草6 g。

(四)临证权变

本病后期有少数患者出现脓水稀薄，肢冷畏寒，脉象沉迟者，为肾阳不足，治宜壮阳温经，托毒生肌，方用阳和汤合神功内托散加减。

(王雨笋)

第九节 脱 疽

脱疽是一种筋脉被阻，引起趾(指)节坏死脱落的慢性疾病，又称“脱骨疽”。本病特点是好发于四肢末端，下肢较上肢更为多见。初起趾(指)间怕冷，苍白，麻木，步履不便，继则疼痛剧烈，日久患趾(指)变黑、坏死，甚至趾节脱落。好发于男性青壮年，在我国北方较多。

一、病因病机

肝肾不足导致筋脉空虚，复受寒湿则气血凝滞，筋脉闭塞，阳气不通，日久成瘀，不通则痛，久之则肢体末端失去气血濡养而致坏疽，寒湿之邪侵入筋脉，郁而化热，蓄久成毒，形成热毒之证。病久气血被耗，继而导致气血两虚，使病情更趋复杂。可见寒湿是本病发生的重要因素。

二、辨证论治

(一)辨证要领

本病初起趾(指)怕冷,麻木,患肢有沉重或酸痛感,步履不便,趺阳脉微弱或消失,局部皮色苍白,触之发凉,干燥、逐渐出现皮肤颜色紫黯,疼痛剧烈,夜间尤重,趾甲变厚,趺阳脉搏动消失,继而趾端干性坏死,腐溃后趾(指)骨露出变黑,脱落,若腐烂蔓延可以五趾(指)相传,亦可上攻足背,渐见肢节坏死脱落,久久不愈。热毒内攻影响脏腑,则常见发热口干,饮食减少,大便秘结,小便黄赤等症。另外,应与雷诺病、糖尿病性坏疽鉴别。

1.雷诺病

多见于青年女性患者,好发于双手,两侧对称;由于寒冷或情绪激动可使手指突然变冷,皮色苍白,继而发绀,待诱因消失,可恢复常态;脉搏正常,可伴有皮肤硬化,很少发生坏疽。

2.糖尿病性坏疽

多为湿性坏疽,范围较大,蔓延迅速,并有尿糖阳性,空腹血糖增高和多饮、多食、多尿等症。

(二)论治要点

本病的治疗要点是通利,"通则不痛",所以活血化瘀法是治本病的主要方法,在此基础上根据病情进行辨治。

疼痛是本病的突出症状,但在不同阶段疼痛的性质不同,宜加相应药物。

1.血虚疼痛

患肢消瘦,皮色苍白,拘挛疼痛加白芍、甘草、川楝子、当归。

2.气虚疼痛

四肢萎软无力,常隐隐作痛,劳累后加重,加生黄芪、党参。

3.寒痛

遇寒痛重,重用桂枝、附子。

(三)常见证治

1.阳虚寒凝

(1)证候:患肢麻木疼痛,患处皮色苍白,触之发凉,喜热恶寒,遇冷则甚,得热则舒,舌质淡苔白,脉沉细或迟。

(2)治法:温经散寒,益气活血。

(3)方药:阳和汤加减。熟地黄 15 g,肉桂 6 g,炙麻黄 10 g,附子 6 g,山药 30 g,吴茱萸 10 g,补骨脂 10 g,肉豆蔻 10 g,白芍 30 g,细辛 3 g,大枣 6 枚,生姜 3 片,生甘草 3 g。

2.热毒炽盛

(1)证候:患趾(指)发生溃疡或坏疽,红肿热痛,夜间疼痛剧烈,溃疡处脓水淋漓恶臭,全身有发热、口干、便秘、尿赤等症,舌红绛,脉数。

(2)治法:清热解毒,活血化瘀。

(3)方药:四妙勇安汤加味。玄参 15 g,丹参 10 g,生黄芪 30 g,当归 10 g,金银花 10 g,连翘 10 g,白花蛇舌草 30 g,黄柏 10 g,白英 15 g,甘草 6 g。

3.气滞血瘀

(1)证候:患肢皮色紫红或青紫,活动后加重,患肢末梢可出现瘀斑,呈持续性胀痛,舌质暗,有瘀点或瘀斑,苔薄白,脉沉细。

(2)治法:行气活血,解痉通络。

(3)方药:活血通脉汤。金银花 10 g,丹参 10 g,赤芍 30 g,土茯苓 10 g,当归 10 g,牛膝 10 g,蜈蚣 10 g,三棱 10 g,莪术 10 g,地龙 10 g,全蝎 3 条,生甘草 6 g。

4.气血两虚

(1)证候:久病体虚,消瘦乏力,患处皮肤干燥,肌肉萎缩,疮口久不愈合,肉色暗红,舌淡红,苔薄白,脉细无力。

(2)治法:补气养血,活血通络。

(3)方药:顾步汤加减。黄芪 30 g,石斛 10 g,当归 10 g,牛膝 10 g,紫花地丁 10 g,党参 30 g,金银花 10 g,蒲公英 10 g,菊花 15 g,生甘草 6 g。

(四)临证权变

气滞血瘀证偏寒者加附子、肉桂、干姜;偏热者加蒲公英、板蓝根;偏湿者加薏苡仁、茵陈、冬瓜子。若病久可出现肾虚证,肾阳虚者宜温补肾阳为主,用附桂八味丸;肾阴虚者宜滋补肾阴,用六味地黄丸、知柏八味丸加减。

(王雨笋)

第十节 丹　毒

丹毒是皮肤突然发红,进展迅速的一种急性感染性疾病。以其形似云片,色如丹涂脂染而得名。丹毒的临床特点为发病前多有附近皮肤黏膜破损或溃疡史,病发突然,恶寒发热,局部肿胀灼痛,色红如丹。

一、病因病机

本病由血分伏热,外受火毒、风温、湿邪而成。或因皮肤黏膜破损,或因溃疡、脚气糜烂,毒邪乘虚侵入,郁于皮肤,毒邪与血热相搏,阻滞经络,蒸腾于外,发为丹毒。若发于头面者,兼夹风热;发于胁下腰胯者,兼夹肝火;发于下肢者,多湿热下注;有水疱、渗液者,多湿热为患;发于新生儿者,多由内热所致。若毒热鸱张,正虚不胜防御者,则毒邪入里而内陷;若湿热毒邪缠绵留恋,则迁延日久,或反复发作而成“大脚风”。

二、辨证论治

(一)辨证要领

第一,要抓主证,凭望诊所得,问诊所及,便可掌握本病主要特点,确立诊断。第二,辨病因是本病施治的重要依据,除了局部的皮损特点外,还必须参考丹毒所发部位,如“病因病机”中所述。第三,本病应与发、接触性皮炎鉴别。

1.发

局部暗红肿胀、疼痛,中间明显,周围较淡,边界不清楚,有持续性胀痛,大多坏死溃烂,全身症状较轻。

2.接触性皮炎

有明显过敏物质接触史,局部以肿胀、起水疱、丘疹、焮热、瘙痒为主,一般无明显的恶寒发热等。

(二)论治要点

丹毒乃血热兼风、火、湿毒至病,治疗方法,虽有急、慢之别,部位之异,但总不出清热解毒,疏风利湿,尤其需要注重的是各型之中均要使用活血化瘀之品。因为凉血活血药既可清血热,又能助散风之力,血行则风自灭,既能加强解毒的作用,又能增强利水的效果,盖因津血同源,温经活血药则有利于大脚风的康复,减少复发性丹毒的发作。所以活血化瘀药是治丹毒的必用之品。

(三)常见证治

本病临床分为急性、慢性两类,分别叙述。

1.急性

由于发病部位不同,其症状、病因同中有异,分以下 4 种辨证论治。

(1)抱头火丹:发病突然,常与天时不正、瘟疫流行有关。初期多恶寒发热,头痛,烦躁,口渴,大便干结,尿黄赤,颜面部焮红肿胀。从口鼻引发者,则口鼻周围肿胀,张口困难,鼻塞不通;从眼部而发者,眼周肿胀,睁视困难;从耳部而发者,则耳周肿胀,并且向头面发展,引起剧痛。局部的红斑光亮,多起水疱,伴有痒感,水疱破后,渗液流津,易于出现火毒内陷攻心等危候。在颈部和耳后可触及臖核。脉多浮数,苔薄黄。证属风温热毒,壅结上焦。治法:清热疏风,凉血解毒。方药:普济消毒饮加减。黄芩(酒炒)10 g,黄连(酒炒)6 g,玄参 15 g,连翘 10 g,板蓝根 15 g,马勃 10 g,牛蒡子 12 g,薄荷 6 g,僵蚕 12 g,升麻 10 g,柴胡 10 g,桔梗 10 g,陈皮 6 g,甘草(生)6 g。咽喉疼痛者,加山豆根 10 g;若起水疱、渗液流津者,加生薏苡仁 30 g,车前子 10 g(布包)。

(2)内发丹毒:发于胁下腰胯之间。初期有恶寒发热等表证,局部先为小片红斑,迅速蔓延成鲜红色一片,稍高出皮肤表面,边缘清楚,轻者色红,重者色紫,患部肿胀灼热,表面光亮,触痛明显,便干,脉弦数,舌质红,苔黄。证属湿热火毒,蕴结肝经。治法:清肝泻火,解毒渗湿。方药:化斑解毒汤合柴胡清肝汤加减。升麻 10 g,石膏 15 g,连翘(去心)10 g,牛蒡子(盐炒)15 g,黄连 6 g,知母 10 g,玄参 30 g,生地黄 15 g,当归 10 g,白芍 30 g,川芎 10 g,柴胡 10 g,黄芩 10 g,栀子 10 g,天花粉 15 g,防风 10 g,甘草 6 g。

(3)流火:发于下肢胫脚,发病前多有脚湿气或溃疡史。初期头痛骨楚,恶寒发热,纳谷不馨,局部红肿热痛,状如红云。本病容易反复发作,脉洪数,苔黄腻。证属血分有热,湿热下注。治法:清热解毒,凉血利湿。方药:五神汤加味。车前子 10 g(布包),川牛膝 10 g,紫花地丁 10 g,金银花 15 g,蒲公英 10 g,连翘 10 g,黄芩 10 g,猪苓 10 g,茯苓 15 g,川大黄 6 g(后下),生地黄 15 g,当归 10 g,赤芍 10 g,红花 6 g,生薏苡仁 30 g。发热不退者,加牡丹皮 10 g、生栀子 10 g、薄荷 6 g;水疱较多者,加土茯苓 15 g。

(4)赤游丹:发于新生儿全身,多游走不定,全身症状往往由于小儿抵抗力低下,而较成人更重,畏寒高热,口干思饮,便秘,尿赤;重则神昏谵语,恶心呕吐,形成毒邪内攻之危证。局部症状有时一面消退,一面发展,5 天后患部中央皮色由鲜红转为暗红,逐渐脱屑而愈,而边缘扩大,逐渐向他处游移。皮损如自四肢头面走向胸腹者多逆。治法:凉血解毒,清热泻火。方药:黄连解毒汤加味。黄连 6 g,黄芩 12 g,黄柏 10 g,栀子 10 g,金银花 15 g,连翘 15 g,牡丹皮 12 g,赤芍 10 g,白花蛇舌草 30 g。

大便秘结者,加大黄 6 g(后下)、芒硝 3 g(冲服);若出现恶心、呕吐者,多为火毒攻心之先兆,加梅花点舌丹，每次1粒，每天3次。

2.慢性

多由急性丹毒反复发作而形成，多见于下肢。多无明显全身症状，或有微热不适。复发可隔数天、数周、数月或一年，发作期可出现较轻的急性丹毒征象，局部皮肤粗糙，紫黯，变硬，步履不便。多于过劳、营养不良或感冒时发作，日久可形成大脚风。脉多细滑，舌质红，苔薄黄。证属湿热胶结，久而入络，气血阻滞。治法：清热利湿，化瘀通络。方药：清利通络汤。金银花15 g，蒲公英10 g，紫花地丁10 g，丹参15 g，鸡血藤30 g，车前子10 g（布包），生薏苡仁30 g，茯苓10 g，白花蛇舌草30 g，穿山甲3 g（先煎），鳖甲30 g（先煎）。

（四）临证权变

赤游丹往往游走不定，多有皮肤坏死，伴高热、烦躁、呕吐等严重的全身症状，有生命危险。宜按内陷证处治。老年人患抱头火丹亦有此危险。流火反复发作，则致患肢肿胀不消，皮肤粗糙，形成大脚风。治宜健脾利湿，益气活血，若患肢冷而色黯，加桂枝、附子。

（王雨笋）

第十一节　气　　瘿

气瘿是颈部肿块柔软并可随喜怒而消长的一种瘿病，相当于西医学的单纯性甲状腺肿。其特点是颈部瘿肿，往往遇喜则消，逢怒则长。

一、病因病机

本病原因一为忧恚，二为水土。情志抑郁，忧怒无节，使气化失调，升降障碍，痰浊壅聚而成本病。此外，若产后肾气亏虚，外邪乘虚侵入，亦能引起本病。

二、辨证论治

（一）辨证要领

结块肿大，柔软如棉，皮色不变是痰浊凝结的特征。

（二）论治要点

摄入碘不足是主要原因，但与情怀不畅、忧思无度亦有关系，故治疗重点在于补足碘量。但预防更为重要，若能按法预防，则可避免发生本病。

（三）常见证治

1.证候

本病好发于20～30岁的青年人，女多于男，尤以怀孕期及哺乳期妇女更为多见。一般全身症状不显著，局部可见颈粗瘿肿，弥漫肿大，边缘不清，皮色如常，按之皮宽不急，不觉疼痛，随吞咽而上下移动。部分肿胀过大呈下垂状，觉局部沉重，但不破溃。有因压迫气管而呼吸困难，压迫声带而声音嘶哑者。以上症状每因动气而加重。有的脉络受阻（压迫颈深部大静脉），则颈、胸部表浅静脉明显曲张，即为血瘿。证属肝郁气滞，痰浊凝结。

2.治法

理气解郁,消瘿散结。

3.方药

四海舒郁丸加味。青木香 15 g,陈皮 6 g,海蛤粉 6 g,海带 10 g,海藻 10 g,昆布 10 g,海螵蛸 10 g,黄药子 9 g,玄参 15 g,夏枯草 30 g,柴胡 10 g,枳壳 10 g,白芍 30 g,川芎 10 g,香附 10 g,神曲 15 g,栀子 10 g。

(四)临证权变

本病除颈部呈弥漫性肿大外,可以伴有一个或数个大小不等的结节肿硬,能随吞咽动作而上下移动。治疗时可用四海舒郁丸加丹参、红花、三棱、莪术。

(王雨笋)

第十二节 肉　瘿

瘿病皮色不变,肿块局限而柔韧者,称为肉瘿,相当于西医学的甲状腺腺瘤。其特征是皮色不变,颈前起一卵圆形结肿,质韧光滑,能随吞咽而上下移动,发展缓慢,好发于青年及中年人,女多于男。

一、病因病机

多因情志内伤,肝郁脾虚,痰湿结聚,气血为之壅滞,聚而成形,乃成肉瘿。

二、辨证论治

(一)辨证要领

本病诊断关键是触诊,颈前肿物能随吞咽而上下移动者多为瘿病。根据肿物活动、中等硬度、质地柔韧便能初步诊为本病,一般可分肝郁痰凝和阴虚肝旺两种证候。

(二)论治要点

瘿病中不论气瘿、肉瘿都与肝郁痰凝有密切关系,而治疗大法必须从治肝入手,郁者宜疏,亢者宜平,热者宜清,虚者宜补,其效方佳。

(三)常见证治

1.肝郁痰凝证

(1)证候:多见于 40 岁以下女性,在结喉正中一侧或双侧有肿块,半圆形或卵圆形,表面光滑,随吞咽动作而上下移动,按之不痛,生长缓慢,一般无明显的全身症状,或有胸闷,或颈部憋胀感,肿物太大可能引起呼吸困难,甚至声音嘶哑。

(2)治法:理气化痰,软坚散结。

(3)方药:用海藻玉壶汤加夏枯草、黄药子、郁金。海藻 12 g,陈皮 6 g,贝母 10 g,连翘 10 g,昆布 10 g,半夏(制)9 g,青皮 6 g,独活 6 g,川芎 10 g,当归 10 g,海带 10 g,夏枯草 30 g,黄药子 9 g,郁金 10 g,甘草 6 g。

2.阴虚肝旺证

(1)证候:头晕目眩,情绪激动,心烦易怒,面赤形瘦,畏热多汗,心悸易惊,夜寐不宁,善饥多食,瘿肿口苦,双眼突出,手指震颤,全身乏力,舌质红,苔少,脉细数。

(2)治法:育阴平肝,养心宁神。

(3)方药:生地黄 15 g,玄参 30 g,当归 10 g,白芍 30 g,生龙骨 30 g(先煎),生牡蛎 30 g(先煎),茯神 15 g,远志 15 g,黄药子 9 g。多汗者,加生黄芪 30 g、五味子 6 g;肝阳上亢急躁易怒,手指震颤者,加珍珠母 30 g(先煎)、钩藤 15 g;热退汗止,仅余瘿肿不消者,加穿山甲 3 g、海螵蛸 15 g;夜寐不安,乱梦纷纭者,加炒酸枣仁 15 g、柏子仁 15 g;心悸怔忡明显者,加磁石 30 g(先煎)、石菖蒲 10 g。多食善饥者,加石膏 15 g、知母 10 g;月经不调者,加菟丝子 15 g、益母草 15 g。

(四)临证权变

本病日久,出现消瘦、乏力、便溏者,为脾阳不足,宜加干姜、白术、扁豆、怀山药;结块坚硬者,加赤芍、露蜂房。如病情稳定,亦可选用小金片、芋艿丸、逍遥丸等。

(王雨笋)

第十三节 瘿 痈

瘿痈是颈前结喉两侧炎症性肿块性疾病,较少化脓,属瘿病之一,相当于西医学的急性甲状腺炎。其特征是颈中两侧结块,微有灼热,疼痛甚者牵引至耳后枕部,伴有发热、头痛等。

一、病因病机

多由风温、风热之邪壅结于少阳、阳明经络;或由七情所感,五志化火,随少阳之经夹痰上壅,结于颈旁。邪气壅聚,使气血凝滞,郁而化热,发为痈肿。

二、辨证论治

(一)辨证要领

一是扪及颈前肿块,随吞咽动作上下移动,便能定为瘿病;二是瘿肿灼热,有化脓趋势,伴有全身寒热等症状,便可知为化脓性痈证。

(二)论治要点

风热痰浊凝结是本病的主要原因,所以治疗关键是散风清热、化痰散结,应用及时,多能取效。

(三)常见证治

1.证候

发病前多有感冒、咽痛等病史,或突然发病,恶寒高热,颈前两侧结块如鸡卵,表面光滑,无结节、压痛,色白,灼热。疼痛往往波及耳后、枕部;苔薄腻,脉滑数。证属风湿上受,痰热蕴结于肝胃二经。

2.治法

散风清热,化痰消肿。

3.方药

牛蒡解肌汤加减。牛蒡子 15 g,薄荷 10 g,荆芥 15 g,防风 15 g,金银花 15 g,连翘 15 g,栀子 10 g,牡丹皮 15 g,石斛 10 g,玄参 15 g,黄药子 15 g,山慈菇 10 g,夏枯草 10 g。若表证消失,用柴胡清肝汤加减;若气促声嘶,吞咽疼痛者,加桔梗 10 g、射干 6 g。

(四)临证权变

本病一般治疗及时多能消散吸收,较少化脓。但亦有病经 1 周以后,发热不退,红肿剧痛,肿块中软应指,伴口干欲饮,大便秘,小便短赤,苔黄腻,脉滑数,便是热盛成脓之征。治以清热解毒,透脓托毒。方用透脓散加减。

(王雨笋)

第十四节 石 瘿

瘿病坚硬如石不可移动者,称为石瘿。这是颈部的恶性肿瘤,可发生在任何年龄,多见于女性,病程较长。本病的典型症状是颈部肿块体积较大,质地坚硬如石,凹凸不平,边界不清,固定而不易移动。

一、病因病机

多由于七情不遂,肝郁脾伤,以致气郁、湿痰、瘀血凝滞而成。亦有由肉瘿日久转化而来。

二、辨证论治

(一)辨证要领

病史和临床表现是本病诊断的主要依据。所以临证时要重视问诊和触诊。在问诊中可得知有位于甲状腺部的肿物,突然迅速生长,或正常的甲状腺突然迅速生出肿块者,均应考虑本病的可能。触诊时可扪及肿块,质硬,表面高低不平,与周围组织粘连而固定,附近臀核增大等。

(二)论治要点

与各种瘿证相比,石瘿的治疗关键是活血化瘀攻毒。海藻玉壶汤加用三棱、莪术等活血化瘀药有促进消坚散结的作用。加用山豆根、露蜂房攻毒祛邪,促使病情好转。

(三)常见证治

1.证候

颈前的肿块,突然迅速增大,质地坚硬如石,表面高低不平,随吞咽动作移动减少或推之不移,并伴有疼痛,可波及耳、枕部和肩部。或有声音嘶哑,呼吸和吞咽困难。并在早期就伴有颈部臖核肿大。舌质淡红有瘀斑,苔白,脉多弦涩。证属痰浊瘀血互结。

2.治法

活血散结,化痰攻毒。

3.方药

海藻玉壶汤加当归、三棱、莪术、山豆根、露蜂房。海藻 12 g,陈皮 6 g,贝母 10 g,连翘 10 g,山慈菇 10 g,黄药子 10 g,半夏(制)9 g,青皮 6 g,独活 12 g,川芎 12 g,当归 9 g,三棱 9 g,莪术

9 g,山豆根 10 g,露蜂房 10 g,甘草 6 g。

若声音嘶哑者,加玄参 15 g、鳖甲 30 g;疼痛甚者,加延胡索 6 g。

(四)临证权变

石瘿兼呼吸困难、吞咽困难、发音嘶哑者,则预后大多不良,应予重视。若兼有咳嗽、痰中带血者,海藻玉壶汤加百合、仙鹤草、川贝等化痰止血。

(王雨笋)

第十五节　药物性皮炎

药物性皮炎又称“药疹”,指药物通过口服、注射、吸入、皮肤吸收等途径进入人体后引起皮肤和黏膜的急性药毒反应。比较常见的有麻疹样红斑、猩红热样红斑、风团、丘疹、水疱或脓疱性皮疹及固定药疹等。

一、病因病机

本病总的原因是禀赋不耐,药毒侵入体内而发病。如遇药毒侵入,与湿相合蕴而化热,在病理过程中可出现风、湿、热、毒为主要特点的证候表现。

二、辨证论治

(一)辨证要领

1.用药史

问清有无用药史,一般情况下药物性皮炎多在用药后 7～10 天出现,如果以前曾用过同样药物或同类药物,症状可于数小时或 1～2 天迅速出现。

2.同一疾病不同表现

同一药物在不同的个体中可发生不同类型的临床表现,而同一临床表现又可由完全不同的药物引起。常见症状有下列数种。

(1)风团型:发生大小不等的风团,色红,持续时间长,自觉瘙痒,伴有刺痛、触痛,可散布于四肢、躯干,严重者口唇、包皮及喉头可出现水肿。中药引起的药疹以此型为多见。

(2)猩红热样或麻疹样型:皮疹呈弥漫性鲜红色斑或米粒大至黄豆大红色斑丘疹,对称分布,皮疹密集,范围广泛,以躯干为多,形态如猩红热样或麻疹样,是药物性皮炎最常见的一种。

(3)固定性红斑型:皮疹特点是局限性圆形或椭圆形水肿性、鲜红色或紫红色斑,严重者斑疹上可出现水疱,愈后留色素沉着,每次发病多在原来部位,皮疹尤以口唇、口周、龟头、肛门等皮肤黏膜交界处,手、足背等处多见。

(4)多形红斑型:本型特点为豌豆大至蚕豆大圆形或椭圆形红色水肿性红斑或丘疹,严重者常有水疱,对称性发生于四肢,有痒感,在口腔、外生殖器的皮疹常发生糜烂、疼痛。

(5)湿疮样型:局部湿疮样皮疹的损害逐渐扩大,皮疹发生后如果再内服或注射同一类药物可发生泛发性或对称性湿疮样皮损,自觉瘙痒或发热。

(6)剥脱性皮炎样型:表现为全身皮肤鲜红肿胀,伴有渗出结痂,逐渐出现大片状鳞屑剥脱,黏膜亦可充血、水肿、糜烂，是药物性皮炎的严重型，常伴有明显的全身症状，发热恶寒，恶心呕吐，淋巴结肿大，严重者出现黄疸，有肝肾损害。

(7)大疱性表皮松解型：是最严重的一型，特点是发病急，皮疹起始于面、颈、胸部，为鲜红色或暗紫色的斑疹，很快融合成片而发展全身，斑上发生大小不等的松弛性水疱及表皮松解，形似烫伤，极易擦去而露出大片糜烂面。全身症状严重，有高热和脏器损害，死亡率很高。

3.临床表现

根据患者症状、舌苔和脉象辨析为各种证候。

(二)论治要点

本证表现复杂，但热证是本病的基本表现，因此清热是基本治法，热证由轻到重，由气分到血分，甚至出现气阴两伤证，按热的程度分别选用不同的治疗方法，才能取得满意的疗效。

(三)常见证治

1.风热在表

(1)证候：皮肤干燥无汗，皮损呈鲜红色丘疹或斑丘疹，有痒感，全身有轻度发热，口干渴，小便黄；舌红苔薄黄，脉浮数。

(2)治法：疏风清热，凉血止痒。

(3)方药：消风散加减。当归 10 g，生地黄 15 g，防风 10 g，蝉蜕 10 g，知母 10 g，苦参 10 g，胡麻 10 g，荆芥 10 g，苍术 10 g，牛蒡子 10 g，石膏 30 g，木通 6 g，甘草 6 g。

2.湿热内郁

(1)证候：在丘疹或斑丘疹为主的皮损上有不同程度的渗出，或水疱糜烂夹杂其间，自觉瘙痒，全身有发热、口干、胸闷，大便溏泻，小便黄赤，舌红苔黄腻，脉濡数。

(2)治法：清热利湿。

(3)方药：革薢渗湿汤加减。革薢 15 g，薏苡仁 30 g，黄柏 10 g，赤茯苓 10 g，牡丹皮 10 g，泽泻 10 g，滑石 15 g，通草 10 g，灯心草 10 g。

3.气血两燔

(1)证候：丘疹或斑丘疹泛发成片，颜色紫黯，疼痛，灼热，瘙痒。全身症状壮热烦渴，心烦躁扰，舌红绛，苔黄燥，脉数。

(2)治法：清热解毒，活血化斑。

(3)方药：清瘟败毒饮加减。生石膏 20 g，生地黄 10 g，水牛角 15 g，黄连 10 g，栀子 10 g，桔梗 10 g，黄芩 10 g，知母 10 g，玄参 10 g，连翘 10 g，牡丹皮 12 g，竹叶 10 g，甘草 6 g。

4.热入营血

(1)证候：皮疹颜色鲜红或紫黯，压之不褪色，分布较密集，严重时有水疱，全身壮热或身热夜甚，躁扰昏狂、吐血、衄血、便血、尿血，舌质紫绛而干，脉数。

(2)治法：清热凉血解毒。

(3)方药：清营汤加减。水牛角 15 g，生地黄 10 g，玄参 10 g，竹叶心 10 g，金银花 12 g，连翘 10 g，黄连 10 g，丹参 12 g，麦冬 10 g。尿血者，加大小蓟 10 g、侧柏叶 10 g；便秘者，加生大黄 3 g(后下)；口干者，加沙参 30 g、石斛 10 g、天花粉 10 g。

5.气阴两伤

(1)证候：严重药疹后期大片脱屑，黏膜剥脱，神疲乏力，纳呆便溏，口干唇燥欲饮，苔剥舌红，脉细数等。

(2)治法:益气养阴,清热和胃。

(3)方药:增液汤合益胃汤。沙参 30 g,生黄芪 30 g,党参 30 g,知母 10 g,扁豆 30 g,黄精 30 g,茯苓 10 g,炒白术 15 g,麦冬 15 g,生地黄 12 g,玉竹 15 g,生甘草 6 g。

(四)临证权变

热极动风加羚羊角、钩藤、菊花;便秘加大黄、芒硝(冲服);痒甚加白鲜皮、苦参、刺蒺藜;高热不退加板蓝根、黄连;口干渴甚加沙参、石斛、天花粉,严重者宜中西医结合治疗。

(王雨笋)

第十六节　接触性皮炎

接触性皮炎是因皮肤或黏膜接触某些外界致病物质所引起的皮炎。其特点是发病前均有明显的接触某种物质的病史,皮损边界清楚,形态随接触物而异。

一、病因病机

由于人体禀赋不同,故接触某些物质后的反应亦异。某些物质毒邪侵入或接触人体后,先是侵入皮肤,而后郁而化热,邪热与气血相搏表现在肌肤而发病。其中体质因素是主要的,因同一物质,有的人接触后发病,而其他人同样接触,并不发病。

引起接触性皮炎的物质现在比较常见的有动物性、植物性和化学性三种。动物性的大多为毒素所致,如斑蝥、毛虫毒素;植物性的大多是某些植物的叶、茎、花、果所致,如漆树、荨麻、银杏、补骨脂、猫眼草等;化学性的面较广,有金属制品、日常生活用品、有外用药物、各种化学原料,如汽油、机油、油漆、染料等。

二、辨证论治

(一)辨证要领

(1)仔细询问有无接触史。发病前均要经过一定的潜伏期,第一次在 4～5 天,再次接触发病时间缩短,多在数小时或 1 天左右。

(2)辨析证情的轻重部位,本病均有红斑、肿胀、水疱、糜烂、滋水,故总属湿热之毒,但发于上部与下部者有兼风、兼湿之异,病情亦有轻重之分。

(3)应与急性湿疮和颜面丹毒鉴别。①急性湿疮:病史不明确,皮损呈多形性损害,对称分布,边界不清,反复发作,易变成慢性病。②颜面丹毒:无异物接触史,全身症状严重,常有寒战、高热、头痛等症。局部红肿灼热疼痛而无瘙痒。

(二)论治要点

在除去病因后,局限性皮损以湿敷等对症治疗即可痊愈;全身泛发性红斑、丘疹、水疱等损害,应从风热或湿热进行辨证治疗,局部也应对症处理。愈后若再有接触又可复发。

(三)常见证治

1.风热

(1)证候:皮肤红斑色泽淡红或鲜红,甚则紫黯,境界清楚鲜明或有针头大红色丘疹,多发于人体上部，分布密集，伴发热，头痛，心烦少寐，大便秘结，小便黄赤，舌红苔黄燥，脉滑数。

（2）治法：疏风清热，化湿止痒。

（3）方药：消风散。当归 10 g，生地黄 10 g，防风 10 g，蝉蜕 10 g，知母 10 g，苦参 10 g，胡麻 10 g，荆芥 10 g，苍术 10 g，牛蒡子 15 g，石膏 20 g（先煎），木通 6 g，甘草 6 g。

2.湿热

（1）证候：在水肿性红斑的基础上出现水疱甚至大疱，滋水淋漓，糜烂，多发生在人体下部。伴低热，四肢沉重倦怠，胸闷欲呕，不欲食，便溏，小便黄，舌红苔黄腻，脉濡数。

（2）治法：利湿清热止痒。

（3）方药：萆薢渗湿汤加味。萆薢 10 g，薏苡仁 30 g，黄柏 10 g，赤茯苓 10 g，牡丹皮 10 g，泽泻 10 g，滑石 20 g（布包），通草 10 g，生甘草 6 g。

（四）临证权变

若症状严重，皮疹泛发全身，自觉瘙痒、怕冷、发热、头痛者，治宜解毒为主，可用普济消毒饮或清瘟败毒饮。

（王雨笋）

第十二章 神经内科病证的针灸治疗

第一节 面　　痛

面痛是指以眼、面颊部抽掣疼痛为主要症状的一种疾病。多由于风邪侵袭,阳明火盛、肝阳亢逆、气血运行失畅所致。

西医学的三叉神经痛属于本病范畴。

一、辨证

本病以眼、面颊阵发性抽掣疼痛为主要症状,根据病因不同分为风寒、风热、瘀血面痛。

(一)风寒外袭

疼痛为阵发性抽掣样痛,痛势剧烈,面色苍白,遇冷加重,得热则舒,多有面部受寒因素,舌淡苔白,脉浮紧。

(二)风热浸淫

疼痛阵作,为烧灼性或刀割性剧痛,痛时颜面红赤,汗出,目赤,口渴,遇热更剧,得寒较舒,发热或着急时发作或加重,舌质红,舌苔黄,脉数。

(三)瘀血阻络

面痛反复发作,多年不愈,发作时疼痛如锥刺难忍,面色晦滞,少气懒言,语声低微,舌质紫黯,苔薄,脉细涩。

二、治疗

(一)针灸治疗

治则:疏通经脉,活血止痛。以手、足阳明经穴位为主。

主穴:百会、阳白、攒竹、四白、迎香、下关、颊车、合谷。

配穴:风寒外袭加风门、风池、外关;风热浸淫加大椎、关冲、曲池;瘀血阻络加太冲、血海。

操作:毫针刺,用泻法。

方义:本方以近部取穴为主,远部取穴为辅,旨在疏通面部筋脉气血,散寒清热,活血通络止痛。

(二)其他治疗

1.耳针

选面颊、上颌、下颌、额、神门等穴，每次取2～3穴，毫针刺，强刺激，留针20～30分钟，约隔5分钟行针1次；或用埋针法。

2.水针

用维生素B_{12}或维生素B_1注射液，或用2%利多卡因注射液，注射压痛点，每次取1～2点，每点注入0.5 mL，隔2～3天注射1次。

(袁周萍)

第二节 面 瘫

面瘫是以口眼㖞斜为主要症状的一种疾病。多由络脉空虚，感受风邪，使面部经筋失养，肌肉纵缓不收所致。西医学的周围性面神经炎属于本病范畴。

一、辨证

本病以口眼㖞斜为主要症状。起病突然，多在睡眠醒后，发现一侧面部麻木、松弛、示齿时口角歪向健侧，患侧露睛流泪、额纹消失、鼻唇沟变浅。部分患者伴有耳后、耳下乳突部位疼痛，少数患者可出现患侧耳道疱疹、舌前2/3味觉减退或消失及听觉过敏等症。病程日久，可因患侧肌肉挛缩，口角歪向病侧，出现“倒错”现象。根据发病原因不同可分为风寒证和风热证。

(一)风寒证

多有面部受凉因素，如迎风睡眠，电风扇对着一侧面部吹风过久等。

(二)风热证

多继发于感冒发热之后，常伴有外耳道疱疹、口渴、舌苔黄、脉数等症。

二、治疗

(一)针灸治疗

治则：疏风通络、濡养经脉，取手足少阳、阳明经穴位。

主穴：风池、翳风、地仓、颊车、阳白、合谷。

配穴：风寒加风门、外关；风热加尺泽、曲池。

操作：急性期用平补平泻法，恢复期用补法，面部穴可用透刺法，如地仓透颊车，阳白透鱼腰等。

方义：本病为风邪侵袭面部阳明、少阳脉络，故取风池、翳风以疏风散邪；地仓、颊车、阳白等穴以疏通阳明、少阳经气，调和气血；“面口合谷收”，合谷善治头面诸疾。

(二)其他治疗

1.水针

选翳风、牵正等穴，用维生素B_1或B_{12}注射液，每穴注入0.5～1.0 mL，每天或隔天1次。

2.皮肤针

用皮肤针叩刺阳白、太阳、四白、牵正等穴，使轻微出血，用小罐吸拔5～10分钟，隔天1次。本法适用于发病初期，或面部有板滞感觉等面瘫后遗症。

3.电针

选地仓、颊车、阳白、合谷等穴。接通电针仪治疗5～10分钟，刺激强度以患者感到舒适、面部肌肉微见跳动为宜。本法适用于病程较长者。

（袁周萍）

第三节 神乱

一、概述

神乱即精神错乱或神志异常，其临床表现为焦虑恐惧、狂躁不安、神情淡漠或痴呆及猝然昏倒等症，常见于癫病、狂病、痫病、脏躁等患者。《寿世保元》："癫者，喜笑不常，癫倒错乱之谓也。"俗称"文痴"。《素问·长刺节论》："病在诸阳脉，且寒且热，诸分且寒且热，名曰狂。刺之虚脉，视之分尽热，病已止"。《素问·奇病论》中的"癫疾"、唐代《备急千金要方》中的"五癫"，皆指痫而言。后世多把癫狂相提并论。

本症相当于西医学中的单纯型精神分裂症、妄想型精神分裂症、神经症、更年期神经病、狂躁症、癫痫等病症。

二、诊察

（一）一般诊察

(1)中医诊查本症从癫、狂、痫三方面进行诊查分析，癫病患者多表情淡漠，神志痴呆，喃喃自语，哭笑无常；狂病患者多狂躁妄动，胡言乱语，打人骂詈，不避亲疏；痫病多见突然昏倒，口吐涎沫，两目上视，四肢抽搐，醒后如常的症状。

(2)西医学本症的诊查，根据实际情况分别从抑郁症、躁狂症或精神分裂症青春型、癫痫切入。抑郁症患者在排除神经系统病变的基础上，尿液、脑脊液5-羟色胺含量具有一定诊断意义；躁狂症可与抑郁交替发生，表现为情绪高涨、妄想、言语夸张等，精神分裂青春型到后期多表现为喜怒无常，行为多具有冲动性等特点；癫痫通过贝美格诱发试验、脑电图具有诊断意义，头颅CT、MRI对脑部病变具有鉴别意义。

（二）经穴诊察

一部分患者可在神门、通里、阴郄、合谷、太冲、足三里等穴出现压痛或条索、结节状病理产物。部分患者可在心俞、肝俞、脾俞、巨阙、中脘等俞募穴出现敏感点。

有些患者在耳穴反射区心、肝、肾、脑、神门、皮质下、枕、耳颞神经点出现压痛敏感点或皮肤皱褶、隆起、颜色改变等阳性反应。

三、辨证

正常人体阴阳平衡，脏腑调和，经络通畅，气血充足，心神安宁。当人体阴阳失于平衡，心神受扰，则发神乱症。本证以脏腑辨证与经络辨证并重，在脏腑主要与心、肝、胆、脾、肾相关，在经络主要与心、肝、胆、脾、胃、心包经有关，火、痰、郁、瘀为主要致病因素。

基本病机为心神不宁，阴阳不和。病因较多，具体表现也有差别，但主要病机为心肝胆脾肾的阴阳失调。虚证主要包括心脾两虚、血虚发痫、肾虚发痫；实证包括痰气郁结、痰火上扰、阳明热盛、肝胆郁火、瘀血内阻、痰火发痫、痰瘀发痫。

（一）常用辨证

1.痰气郁结

肝气被郁，伤及脾脏，脾气不升，气郁痰结，蒙蔽神明，故表现为表情淡漠，神志痴呆等精神异常的证候。痰浊中阻，故不思饮食，舌苔腻，脉弦滑。治当化痰解郁，可取肝经之原穴与胃经之丰隆。

2.心脾两虚

多由患病日久，心血内亏，心神失养，故见心悸易惊，神思恍惚，善悲欲哭等症。血少气衰，脾气健运，故饮食量少，肢体乏力，舌色淡，脉细无力，均为心脾两亏，气血俱衰之征。治当取三阴交、足三里以健脾养心。

3.痰火上扰

痰火上扰是因心胃火盛，灼津为痰，痰火搏结，上蒙心窍所致。症见起病急骤，性情急躁，两目怒视，叫骂不休，毁物殴人，头痛失眠，面红目赤，大便秘结，舌质红，苔黄腻，脉弦滑数。治疗时可取神门、中脘，以化痰宁心为法。或因惊恐气乱，或脾失运化，痰热内生。若偶遇恼怒，痰随火升，上扰清窍，蒙蔽心神，症见突然昏倒，四肢抽搐，口吐黏沫，气粗息高，直视，或口作五畜声，胸膈阻塞，情志抑郁，心烦失眠，头痛目赤。发无定时，醒后疲乏，一如常人。舌质红、苔黄腻，脉弦滑数有力。治宜清热化痰，开窍醒神，可取太冲、中脘、神门。

4.阳明热盛

邪热内传阳明，热结阳明所致。症见面红耳赤，弃衣而走，登高而歌，逾垣上屋，或数天不食。腹满不得卧，便秘，尿黄，苔黄，脉沉数有力。治当清泻阳明，可取曲池、天枢。

5.肝胆郁火

因七情内伤，肝胆气滞，气郁化火，上扰神明所致。心神受扰，则心神烦乱，神不内守则言语失常，或咏或歌，或言或笑，心神不安，则或惊或悸，肝胆气滞则胸胁胀痛。症见狂躁易怒，心神烦乱，言语无伦，惊悸不安，神不守舍，或咏或歌，或言或笑，胸胁胀痛，口苦发干，舌红苔黄，脉弦数。治当泻火解郁，可取肝经之原穴。

6.瘀血内阻

邪热入里，血热互结，上扰神明所致。症见胸中懋闷，精神不宁，狂扰不安，言语不休，或沉默寡言，甚则终日骂詈，少腹胀满，疼痛拒按，舌质红紫或见瘀斑，脉沉实有力。治当取合谷、太冲、血海、膈俞以清热活血。

7.风痰上蒙

多因脾虚痰盛，积聚则气逆不顺，升降失调，清阳不升，浊阴不降，痰蒙清窍所致，故发作前有短时头晕，发作时口吐白沫或清涎是风痰的特点。症见发作前每有短时头晕，胸闷、泛恶，随即猝然仆倒，不知人事，手足搐搦强直，两目上视，口噤，口眼牵引，喉中发出五畜之声，将醒之时，口吐白沫或流清涎，醒后唯觉疲惫不堪，有时醒后又发，时发时止，或数天数月再发，疲劳时发作更频，每于感寒则易诱发，体壮者脉多滑大，舌苔白厚腻。治宜取丰隆、行间以化痰息风。

8.痰瘀阻络

瘀血夹痰，上扰神明。多有颅脑外伤，或小儿娩产时产伤，或母孕时跌伤，或情志不畅，气滞血瘀等，皆可致瘀血内生，若瘀阻于上，脑络闭阻，虚风随生，则发作前多有头痛；若瘀血夹痰上冲于头，则神志被蒙，遂发痫证，症见发时头晕头痛，旋即尖叫一声，瘛疭抽搐，口吐涎沫，脸面口唇青紫，口干但欲漱水不欲咽。多有颅脑外伤病史，每遇阴雨天易发，舌质紫有瘀血点，脉弦或弦涩。当取百会、膈俞以化瘀开窍。

9.血虚生风

多因血虚风动而发作，症见痫厥屡发，发前头晕心悸，手足搐动，发时突然昏倒不省人事，口噤目闭，吐白沫，抽搐时间长短不定，醒后如常人，伴见心悸怔忡，双目干涩等症状，或于月经期前后发作频繁，唇甲淡白，脉细滑，舌质色淡或舌尖红，苔薄白少。治疗时可取脾俞、膈俞、足三里、血海，养血息风。

10.肾气亏虚

多由病症已久，肾气亏虚，精血不足，症见反复发作数年不愈，突然昏倒，神志昏聩，面色苍白，四肢抽搐，或头与眼转向一侧，口吐白沫，二便自遗，出冷汗，继则发出鼾声而昏睡，移时渐渐苏醒，平素或腰膝酸软，足跟痛，或遗精阳痿早泄，或白带多，甚或智力渐退，脉沉细滑，舌质淡，苔薄少。治宜滋补肝肾，益精养血，可取肝俞、肾俞、太溪、照海。

(二)经络辨证

从经络的角度讲，本证与心、肝、胆、脾、胃、心包经皆有联系。《素问·阴阳脉解》说："四肢者，诸阳之本也，阳盛则四肢实，实则能登高而歌也""热盛于身，故弃衣欲走也""阳盛则使人妄言骂詈不避亲疏，而不欲食，不欲食，故妄走也"。《景岳全书·癫狂痴呆》说："凡狂病多因于火，此或以谋为失志，或以思虑郁结，屈无所伸，怒无所泄，以致肝胆气逆，木火合邪，是诚东方实也，此其邪乘于心，则为神魂不守，邪乘于胃，则为暴横刚强。"上述所云胃、肝、胆三经实火上扰心神皆可发为狂病。

值得注意的是，虽然癫、狂、痫皆是神乱的表现，但其病因病机有一定差别，经络辨证上也应注意，如《素问·大奇论》曰："心脉满大，痫瘛筋挛。肝脉小急，痫瘛筋挛。二阴急为痫厥"，清代叶天士的《临证指南医案》龚商年按总结道："狂由大惊大恐，病在肝胆胃经，三阳并而上升，故火炽而痰涌，心窍为之闭塞。癫由积忧积郁，病在心脾包络，三阴闭而不宣，故气郁则痰迷，神志为之混淆。"狂者多为阳经所病，癫、痫者多发于阴经。

四、治疗

(一)刺法灸法

1.主穴

百会、水沟；癫者取肝俞、脾俞；狂者取大陵；痫者取身柱、鸠尾、阳陵泉、本神、十宣。

2.配穴

癫者，痰气郁结者加太冲、丰隆，心脾两虚加三阴交、足三里。狂者，痰火扰心加神门、中脘；阳明热盛加曲池、天枢；火盛伤阴加神门、三阴交；气血瘀滞加合谷、太冲、血海、膈俞。痫者，痰火扰神者加丰隆、行间；风痰闭窍者加丰隆、风池；瘀血阻络者加膈俞；血虚风动者加脾俞、膈俞、足三里、血海；肾虚精亏加肝俞、肾俞、太溪、照海。

3.方义

本症多因肝气郁滞，脾气不升，气滞痰结，神明逆乱，故取肝俞以疏肝解郁，配脾俞以益气健脾祛痰；脑为元神之府，督脉入脑，取督脉之百会穴、水沟穴，可醒脑开窍，安神定志。大陵为心包经原穴，可加强醒神开窍的作用。鸠尾为治疗痫证的效穴。水沟、十宣可以开窍醒神。太冲可疏肝行气，丰隆以化痰浊；癫证日久可出现心脾亏损，取三阴交、足三里以补益心脾。加神门、中脘清心豁痰；曲池为手阳明合穴，天枢为手阳明之募穴，两穴相配可泄热通便，清泻阳明实热；神门、三阴交以滋阴降火、安神定志；合谷、太冲合为四关穴，行气化瘀，醒脑开窍；血海、膈俞活血化瘀。四穴相配共奏活血化瘀、醒脑开窍之功。

4.操作

诸穴均按常规消毒后，背部不宜深刺，以免伤及体内重要脏器；百会针向脑后方向，沿皮平刺0.3～0.5寸；水沟用1寸毫针，针尖向上斜刺0.5～0.8寸，行捻转泻法，以患者能忍受疼痛为度；余穴根据辨证施以适当补泻手法。每天或隔天1次。

本证中属虚证者可以加用灸法，每次30分钟，每天或隔天1次。

(二)针方精选

1.现代针方

(1)处方1。处方：肝俞、脾俞、丰隆、神门、心俞。本病由于肝气郁滞，脾气不升，凝聚津液，化为痰浊，神明蒙蔽。故取肝俞、脾俞、丰隆，以疏肝郁，运脾气，化痰浊以治本，取神门、心俞，开窍以苏神明。

(2)处方2。治法：理气豁痰，醒神开窍。以手足厥阴经、督脉为主。主穴：内关、水沟、太冲、丰隆、后溪。配穴：肝郁气滞者，加行间、膻中；痰气郁结者，加中脘、阴陵泉；心脾两虚者，加心俞、脾俞；哭笑无常者，加间使、百会；纳呆者，加足三里、三阴交。

(3)处方3。治法：涤痰开窍、养心安神。心脾两虚者针灸并用，补法；痰气郁结、气虚痰凝、阴虚火旺者以针刺为主，泻法或平补平泻。处方：脾俞、丰隆、心俞、神门。痰气郁结加中脘、太冲；气虚痰凝加足三里、中脘；心脾两虚加足三里、三阴交；阴虚火旺加肾俞、太溪、大陵、三阴交。

2.经典针方

(1)《素问·通评虚实论》："刺痫惊脉五，针手太阴各五，刺经，太阳五，刺手少阴经络傍者一，足阳明一，上踝五寸，刺三针。"

(2)《肘后备急方》卷三·治卒发癫狂病方第十七："斗门方，治癫痫，用艾于阴囊下谷道正门当中间，随年数灸之。"

(3)《针灸大全》卷四·窦文真公八法流注："五痫等证口中吐白沫。内关……后溪二穴、神门二穴、心俞二穴、鬼眼四穴。"

(4)《针灸大成》卷九·医案："患痫症二十余载……病入经络，故手足牵引，眼目黑瞀，入心则搐叫，须依理取穴，方保得痊……取鸠尾，中脘，快其脾胃，取肩髃、曲池等穴，理其经络，疏其痰气，使气血流通，而痫自定矣。"

(三)其他疗法

1.头针

取额中线、顶中线、顶旁1线、顶上正中线。强刺激，不留针。每天1次。大发作取胸腔区(双)、舞蹈震颤控制区(双)，小发作取运动区、制癫区，精神运动发作取晕听区。

2.腧穴埋线

取头针的胸腔区、运动区、神门、足三里、三阴交。羊肠线埋线，可嘱患者自行按摩。每周 1 次。

（袁周萍）

第四节 痴　　呆

一、概述

痴呆是指神情呆滞，智能低下而言，是智能活动发生严重障碍的表现。痴呆一症，虽有数因，但基本上不外虚实两类。属实者，因于气滞、痰湿；属虚者，缘于阴亏、血少、髓虚。本症又称呆痴，常见于西医学的老年痴呆、小儿脑瘫等病。

痴呆一症，古人有“文痴”“武痴”之分。痴呆伴有精神抑郁，表情淡漠，坐如木偶，沉默寡言，善悲欲哭者，称为“文痴”；痴呆伴有狂乱无知，骂詈呼叫，不避亲疏，弃衣裸体，逾垣上屋者，称为“武痴”。属于狂证，不属本篇讨论范围。

二、诊察

（一）一般诊察

中医诊查可通过望诊及问诊做出初步诊断，患者可见神情淡漠、沉默寡言等表现，小儿痴呆多见五迟五软表现，老年人为渐进性，多由记忆力减退开始。

西医学通过智力量表测试、脑部影像学检查、脑脊液检查、脑电图、神经心理测验都对相关病症具有诊断意义。

（二）经穴诊察

一部分痴呆患者会在心经的神门、肾经的太溪、肝经的太冲等腧穴局部触及压痛，或条索、结节状病理产物，部分患者可在脾俞、肝俞、肾俞等穴出现敏感点。

有些患者可在耳穴反射区心、脾、肾等出现压痛敏感或皮肤皱褶；脑、额、神门、皮质下可见到压痛敏感、皮肤隆起等阳性反应。

三、辨证

脑为元神之府，又为髓海，脑窍清利，脑髓充盛则神机聪明。若先天不足或年迈体虚，精亏髓减，或久病迁延，心脾受损，气虚血少，致髓海亏虚，神志失养，渐成痴呆一症。本证以脏腑辨证为主，与心、肝、脾、肾有密切关系，湿、瘀为主要致病因素。

基本病机为髓海亏虚，神志失养。病因以虚为主，其主要病机为心肝脾肾的阴阳失调。虚证包括髓海不足、肝肾亏虚，因虚致实为湿痰阻窍，虚实夹杂为气郁血虚。

（一）常用辨证

1.湿痰阻窍

多因水湿内蕴，湿聚成痰，上蒙清窍，致使神情呆钝。其临床特点是痴呆时轻时重，不易完全恢复。且必见湿痰征象，如静而少言，或默默不语，头重如裹，倦怠无力，胸闷呕恶，泛吐痰涎，苔白腻，脉沉滑。治当健脾利湿，开窍化痰，可取丰隆、脾俞。

2.气郁血虚

多因胸怀不畅，肝郁克脾，或由大惊卒恐，气血逆乱，以致心失所养，则精神恍惚，痴呆不语。其临床特点是痴呆突然发生，多与情志不畅或突受精神刺激有关。一般病情严重，但持续时间较短，经过治疗可以较快恢复。兼见肝气郁结，心脾血虚的征象，如胸胁胀闷，太息，面色苍白，神志恍惚，心神不宁，悲忧欲哭等表现。治疗当疏肝解郁、养血开窍，可取期门、血海。

3.髓海不足

多源于先天不足，禀赋薄弱，或近亲配偶，或遗传缺陷，致使脑髓发育不良，而成痴呆。其特点是神情呆滞，齿发难长，骨软痿弱，怠惰嗜卧，舌淡脉细。多见于小儿，智能低下开始并不明显，往往随着患儿年龄之增长，智能障碍则逐渐表现出来。可取太溪、肝俞滋补肝肾。

4.肝肾亏虚

多见于大病、久病，因邪气久居，或热毒深入下焦，劫伤肝肾之阴；或年高体衰，肝肾不足，神失所养，则默默寡言，呆钝如痴。其特点为智能低下常进行性加重，初期记忆不佳，反应迟钝，言语颠倒，其后可发展成白痴。兼见有关节屈伸不利，四肢麻木，语言迟钝，面色憔悴，两目无神，形体消瘦，肌肤甲错等表现。若阴虚阳亢，虚阳妄动，风自内生，还可见有舌强语謇、瘛疭等内风之象。治当填精益髓，取太溪、肾俞。

（二）经络辨证

肾主骨生髓，脑为髓海，《灵枢·海论》说："髓海不足，则脑转耳鸣，胫酸眩冒，目无所见，懈怠安卧。"此处便是对痴呆较早的描述，从虚的病因来看，痴呆与肾关系最密切，所以从经络辨证的角度，本症与肾经有密切关联。而晋代王叔和《脉经》记载狂痴病的脉象云："二手脉浮之俱有阳，沉之俱有阴，阴阳皆实盛者，此为冲督之脉也，冲督用事，则十二经不复朝于寸口，其人皆苦恍惚狂痴。"督脉"起于肾下胞中""挟膂上项，散头上"。可见督脉在肾与脑之间架起了一座"桥梁"，肾的精气不足，不能由督脉滋养于脑，或脉络不通，气血不行，也会导致脑髓失养，而发生痴呆一症。所以本症与督脉也有密切联系。

四、治疗

（一）刺法灸法

1.主穴

四神聪、风池、三阴交、内关、悬钟。

2.配穴

湿痰阻窍者加丰隆、脾俞；气郁血虚者加期门、血海；肝肾亏虚者加太溪、肝俞；髓海不足者加太溪、肾俞。

3.方义

三阴交为肝、脾、肾三经交会穴，能通调肝、脾、肾三脏，养血活血，醒神开窍；风池醒脑开窍；四神聪为经外奇穴，化瘀通络，开窍醒神；内关属心包络穴，又为八脉交会穴之一，通于阴维，维络诸阴，具有宁心安神之效；悬钟为八会穴之髓会，可滋阴通脉、益髓壮骨。配丰隆、脾俞健脾利湿，开窍化痰；期门、血海疏肝解郁、养血开窍；太溪、肝俞滋补肝肾，醒神开窍；太溪、肾俞填精益髓。

4.操作

腧穴常规消毒,四神聪向后平刺 0.6～0.8 寸,行提插捻转平补平泻法;风池向鼻尖方向刺 0.5～0.8 寸,行提插捻转泻法;三阴交直刺 0.5～1.0 寸,行提插捻转补法;内关直刺 0.5～1.0 寸,行提插捻转平补平泻法;悬钟直刺 0.5～0.8 寸,行提插捻转补法。配穴根据虚补实泻的原则,采用提插捻转补泻的方法。针刺得气后,留针 30 分钟。

本症属气血虚弱者,可使用灸法,尤宜在背部俞穴施灸,施灸时应有人看护,或用悬起灸法,每次30 分钟。

(二)针方精选

1.现代针方

(1)处方 1:分为禀赋不足、肝肾亏虚、脾虚痰阻、瘀血阻络 4 型。禀赋不足痴呆治以补肾填精,取太溪、肾俞、百会、四神聪、关元;肝肾亏损痴呆治以补益肝肾,填髓健脑,取肝俞、肾俞、百会、四神聪、悬钟;脾虚痰阻痴呆治以健脾益气,化痰通窍,取足三里、阴陵泉、丰隆、中脘、百会、四神聪;瘀血阻络痴呆治以化瘀通络,健脑益肾,取血海、膈俞、内关、百会、四神聪。

(2)处方 2:毫针法取四神聪、颞三针、人中、内关、三阴交、丰隆。颞三针为颞部耳尖直入发际 2 寸处为第 1 针;以此为中点,同一水平向前、后各 1 寸处,分别为第 2 针、第 3 针;针尖向下沿皮慢慢捻入,深 1 寸。四神聪平刺 1 寸。以上均行快速捻转,频率 200 次/分左右,连续 2 分钟。每 10 分钟再次行针,重复3 次后出针。内关穴直刺 0.5～1.0 寸,行泻法 1 分钟。人中穴向鼻中隔方向斜刺 0.3～0.5 寸,雀啄术至眼球湿润或流泪为度。三阴交,至胫骨内缘向上斜刺进针 1.5 寸,提插补法。丰隆穴,直刺 1 寸,平补平泻。以上 4 穴留针 30 分钟,其间行针 1～2 次。

电针法取四神聪、风池、内关。髓海不足配大椎,脾肾两虚加足三里、太溪,痰浊蒙蔽加丰隆、中脘,气滞血瘀加合谷、太冲。主穴进针得气后。G6805 电针仪通脉冲电流,用连续波,频率60～100 次/分,通电 30 分钟。配穴用提插捻转补泻或平补平泻,留针 30 分钟,每 10 分钟行针 1 次。每周 5 次,休息 2 天,2 个月 1 个疗程。

(3)处方 3:采用针刺后溪、神门(双侧交替),针刺得气后留针 30 分钟,每隔 5 分钟施行平补平泻手法 1 次。每天 1 次,20 次为 1 个疗程。

(4)处方 4:通过辨证将痴呆分为热浊阻窍型(实)、阴精亏损型(虚)。热浊阻窍型治以清心开窍、降浊通腑。取郄门、通里、水沟、丰隆、行间、内庭。其中郄门、通里、丰隆施提插泻法,使针感向远端放射 1～2 次,余穴施雀啄泻 1～2 秒。阴精亏损型治以滋阴益肾,健脑调神。取上星、印堂、内关、神门、廉泉、复溜、足三里。其中上星、印堂、神门施捻转补法 1～2 秒。内关、足三里施提插补法,令针感向远端放射1 次。廉泉提插雀啄补法 1～2 秒。

(5)处方 5:以百会或四神聪、肾俞为主穴、太冲、关元、三阴交及足三里为配穴,进针得气后行捻转补法,主穴接 G6805 电针治疗仪,施以连续波,频率 2～4 次/秒,强度以腧穴局部肌肉可见抽动或患者耐受为度,留针 30 分钟,每天1 次,针 6 天停 1 天;对照组口服尼莫地平,每次 20～40 mg,每天 3 次。两组均连续治疗 8 周。

2.经典针方

(1)《医学纲目》:"呆滞,刺神门一穴,沿皮向前三分,先补后泻。失志,呆凝,取神门、中冲、鬼眼、鸠尾、百会。"

(2)《扁鹊神应针灸玉龙经》玉龙歌:"痴呆一症少精神,不识尊卑最苦人,神门独治痴呆病,转手骨开得穴真。"

(3)《针灸大成》:“失志痴呆:神门、鬼眼、百会、鸠尾。”

(4)《医学入门》:“神门专治心痴呆,人中间使祛颠妖。”

(5)《针经指南·标幽赋》:“用大钟治心内之呆痴。”

(6)《针经指南·流注通玄指要赋》:“神门去心性之呆痴。”

(三)其他疗法

1.头针

取顶中线、额中线、颞前线、颞后线。每次选2～3穴,毫针强刺激,还可以配合使用电针,疏密波中强度刺激。

2.耳针

取心、肝、肾、枕、脑点、神门、肾上腺。每次选3～5穴,毫针浅刺、轻刺,留针30分钟;也可以用王不留行籽贴压。

(袁周萍)

第五节 不寐

不寐又称“失眠”“不得卧”等,是以经常不能获得正常睡眠,或入睡困难,或睡眠时间不足,或睡眠不深,严重者彻夜不眠为特征的病证。本证多因思虑劳倦,内伤心脾,生血之源不足,心神失养所致;或因惊恐、房劳伤肾,以致心火独盛,心肾不交,神志不宁;或因体质素弱,心胆虚怯,情志抑郁,肝阳扰动及饮食不节,脾胃不和所致。

西医学的神经症、围绝经期综合征、慢性消化不良、贫血、动脉粥样硬化症等以不寐为主要临床表现时属于本病范畴。

一、辨证

本病以经常不易入睡,或寐而易醒,甚则彻夜不眠为主要症状。根据病因的不同分为心脾两虚、心胆气虚、心肾不交、肝阳上扰和脾胃不和型。

(一)心脾两虚

多梦易醒,心悸健忘,头晕目眩,面色无华,食欲缺乏倦怠,易汗出,舌淡苔白,脉细弱。

(二)心胆气虚

心悸胆怯,多梦易醒,善惊多恐,多疑善虑,舌淡,脉弦细。

(三)心肾不交

心烦不寐,或时寐时醒,头晕耳鸣,心悸健忘,遗精盗汗,口干舌红,脉细数。

(四)肝阳上扰

心烦,不能入寐,急躁易怒,头晕头痛,胸胁胀满,面红口苦,舌红苔黄,脉弦数。

(五)脾胃不和

睡眠不安,脘闷噫气,嗳腐吞酸,心烦,口苦痰多,舌红苔厚腻,脉滑数。

二、治疗

(一)针灸治疗

治则:宁心安神,清热除烦。以八脉交会穴、手少阴经穴为主。

主穴:照海、申脉、神门、安眠、四神聪。

配穴:心脾两虚者,加心俞、脾俞、三阴交;心胆气虚者,加丘墟、心俞、胆俞;心肾不交者,加太溪、涌泉、心俞;肝阳上扰者,加行间、侠溪;脾胃不和者,加太白、公孙、足三里。

操作:毫针刺,照海用补法,申脉用泻法。神门、安眠、四神聪,用平补平泻法;对于较重的不寐患者,四神聪可留针1～2小时;配穴按虚补实泻法操作。

方义:照海、申脉为八脉交会穴,分别与阴跷脉、阳跷脉相通,可以调理阴阳,改善睡眠,若阳跷脉功能亢盛则失眠,故补阴泻阳使阴、阳跷脉功能协调,不眠自愈。心藏神,心经原穴神门,心包经络穴内关可以宁心安神;安眠、四神聪穴可以健脑益髓、镇静安神。

(二)其他治疗

1.耳针

选皮质下、心、肾、肝、神门。毫针刺,或揿针埋藏,或王不留行籽贴压。

2.皮肤针

自项至腰部督脉和足太阳经背部第1侧线,用梅花针自上而下叩刺,叩至皮肤潮红为度,每天1次。

3.拔罐

自项至腰部足太阳经背部侧线,用火罐自上而下行走罐,以背部潮红为度。

4.电针

选四神聪、太阳,接通电针仪,用较低频率,每次刺激30分钟。

(袁周萍)

第六节 癫　狂

癫狂是以精神错乱、言行失常为主要症状的一种疾病。癫证以沉默痴呆、语无伦次、忧郁苦闷、静而多喜为特征;狂证以喧扰不宁、躁妄打骂、哭笑无常、动而多怒为特征。癫属阴、狂属阳,两者病情可相互转化,故统称癫狂。癫狂主要是由于七情内伤、痰气上扰、气血凝滞,使机体阴阳平衡失调,不能互相维系,以致阴盛于下,阳亢于上,心神被扰,神明逆乱所致。

西医学的精神分裂症、狂躁性精神病、抑郁性精神病、反应性精神病、围绝经期精神病等均属本病范畴。

一、辨证

本病以精神错乱、言行失常为主要症状。根据表现症状不同分为癫证和狂证。癫证属阴多呆静,狂证属阳多躁动。

(一)癫证

沉默痴呆,精神抑郁,表情淡漠,或喃喃自语,语无伦次,或时悲时喜,哭笑无常,不知秽洁,不知饮食,舌苔薄腻,脉弦细或弦滑。

(二)狂证

始则性情急躁,头痛失眠,面红目赤,两目怒视等症;继则妄言责骂,不分亲疏,或毁物伤人,力过寻常,虽数天不食,仍精神不倦,舌质红绛,苔黄腻,脉弦滑。

二、治疗

(一)针灸治疗

1.癫证

治则:涤痰开窍,宁心安神。取背俞穴为主,佐以手少阴、足阳明经穴位。

主穴:肝俞、脾俞、心俞、神门、丰隆。

配穴:痰气郁结加膻中、太冲;心脾两虚加三阴交、大陵;不思饮食加足三里、中脘;心悸易惊加内关。

操作:毫针刺,痰气郁结可用泻法,心脾两虚用补法。

方义:病因痰气郁结、蒙蔽心窍所致,故取肝俞以疏肝解郁,脾俞以健脾化痰,心俞以宁心开窍,神门以醒神宁心,丰隆以涤痰化浊,痰气消散,癫证自愈。

2.狂证

治则:清心豁痰。以任脉、督脉、手厥阴和足少阴经穴位为主。

主穴:大椎、风府、内关、丰隆、印堂、水沟。

配穴:痰火上扰加劳宫;火盛伤阴加大钟。

操作:毫针刺,用泻法。

方义:本病由痰火扰心所致,取大椎、水沟能清热醒神,风府、印堂醒脑宁神,内关、丰隆祛痰开窍、宁心安神。

(二)其他治疗

1.水针

选心俞、巨阙、间使、足三里、三阴交穴,每次选用1～2穴,用25～50 mg氯丙嗪注射液,每天注射1次,各穴交替使用。本法适用于狂证。热重加大椎、百会,狂怒加太冲、支沟。

2.耳针

选心、皮质下、肾、枕、额、神门。毫针刺,每次选用3～4穴,留针30分钟。癫证用轻刺激,狂证用强刺激。

3.头针

选运动区、感觉区、足运感区。用1.5寸毫针沿皮刺入,左右捻转1分钟,留针20～30分钟。

4.电针

水沟、百会、大椎、风府透哑门。每次选用一组穴,针后接通电针仪治疗15～20分钟。

(袁周萍)

第七节 郁　证

郁证是以心情抑郁、情绪不宁、胸部满闷、胁肋胀满，或易怒易哭，或咽中如有异物哽塞等为主要临床表现的一类病证。本病主要是因情志内伤，肝失疏泄，脾失健运，心神失养，脏腑阴阳气血失调所致。

西医学的神经症、癔症、焦虑症及围绝经期综合征等均属于本病范畴。

一、辨证

本病以精神抑郁善忧，情绪不宁或易怒易哭为主要症状。根据病因可分为肝气郁结、气郁化火、痰气郁结、心神惑乱、心脾两虚和肝肾亏虚型。

(一)肝气郁结

胸胁胀满，脘闷嗳气，不思饮食，大便不调，脉弦。

(二)气郁化火

性情急躁易怒，口苦而干，或头痛、目赤、耳鸣，或嘈杂吐酸，大便秘结，舌红，苔黄，脉弦数。

(三)痰气郁结

咽中如有物哽塞，吞之不下，咯之不出，苔白腻，脉弦滑。

(四)心神惑乱

精神恍惚，心神不宁，多疑易惊，悲忧善哭，喜怒无常，或手舞足蹈等，舌淡，脉弦。

(五)心脾两虚

多思善疑，头晕神疲，心悸胆怯，失眠健忘，食欲缺乏，面色不华，舌淡，脉细。

(六)肝肾亏虚

眩晕耳鸣，目干畏光，心悸不安，五心烦热，盗汗，口咽干燥，舌干少津，脉细数。

二、治疗

(一)针灸治疗

1.治则

调神理气，疏肝解郁。以督脉及手足厥阴、手少阴经穴位为主。

2.主穴

水沟、内关、神门、太冲。

3.配穴

肝气郁结者，加曲泉、膻中、期门；气郁化火者，加行间、侠溪、外关；痰气郁结者，加丰隆、阴陵泉、天突、廉泉；心神惑乱者，加通里、心俞、三阴交、太溪；心脾两虚者，加心俞、脾俞、足三里、三阴交；肝肾亏虚者，加太溪、三阴交、肝俞、肾俞。

4.操作

水沟、太冲用泻法，内关、神门用平补平泻法。配穴按虚补实泻法操作。

5.方义

脑为元神之府，督脉入络脑，水沟可醒脑调神；心藏神，神门为心经原穴，内关为心包经络穴，二穴可调理心神而安神定志；内关又可宽胸理气，太冲可疏肝解郁。

(二)其他治疗

1.耳针

选神门、心、交感、肝、脾。毫针刺，留针15分钟，或揿针埋藏，或王不留行籽贴压。

2.穴位注射

选心俞、膻中。用丹参注射液，每穴每次0.3～0.5 mL，每天1次。

(袁周萍)

第十三章 骨科病证的针灸治疗

第一节 颈项部扭挫伤

颈部扭挫伤是指颈椎周围的肌肉、韧带、关节囊等组织受到外力牵拉、扭捩或外力直接打击而损伤。

一、诊断要点

(1)头颈部有扭捩或外力打击病史。

(2)受伤后颈项、背部疼痛,有时可牵涉到肩部。

(3)检查:①颈项部活动受限,以侧屈、旋转位较明显。②颈项部可扪及痉挛的肌肉,局部有明显压痛,但无上肢放射痛。③臂丛神经牵拉试验阴性,无颈神经压迫体征。④颈椎 X 线片未见异常。

二、病因病机

头部突然受到外力打击或头部受到撞击或坐车时的急刹车,超过颈部生理活动的范围,造成颈部经筋、脉络的损伤,经血溢于脉外,瘀血痹阻,经气不通,发为疼痛。

三、辨证与治疗

(一)主症

项背部疼痛,连及肩部,颈部活动受限,有明显的压痛。舌质黯,脉弦。

(二)治则

活血化瘀,通经止痛。

(三)处方

天柱、完骨、阿是穴、后溪。

(1)侧屈疼痛加中渚、三间。

(2)旋转疼痛加风池、阳陵泉。

(3)压痛点位于督脉加大椎。

(4)压痛点位于足太阳经加养老、至阴。

(5)压痛点位于足少阳经加外关、悬钟、关冲。

(6)压痛点位于阳明经加合谷。

(四)操作法

诸穴均采用捻转泻法,首先在井穴用三棱针点刺出血,在阿是穴用刺络拔罐法,再针刺四肢远端穴位,针刺时针感要强,并使针感传导,同时令患者活动头颈部,一般会有明显好转。如好转不明显在针刺局部穴位。

(五)方义

本证是由于瘀血阻滞经脉所致,治疗以活血化瘀、破血化瘀为法。阿是穴是瘀血凝聚的部位,刺络拔罐可破瘀血的凝聚,疏通经脉的气血;井穴放血,可消除经脉中残留的瘀血,活血止痛。其他诸穴针刺泻法旨在进一步疏通经络活血止痛。

(袁周萍)

第二节 颈项部肌筋膜炎

颈项部肌筋膜炎又称颈项部肌纤维炎或肌肉风湿病,是指筋膜、肌肉、肌腱和韧带等软组织的病变,引起项背部疼痛、僵硬、运动受限和软弱无力等症状。

一、诊断要点

(1)本病多发生于中年以上女性。

(2)颈项部疼痛、僵硬,常连及背部和肩部。

(3)晨起和气候变凉或受凉时疼痛加重,活动后或遇暖时疼痛减轻。

(4)颈项部可触及压痛点,颈后部可摸到皮下结节、条索肿块,颈项部活动受限。

(5)本病与颈项部扭挫伤症状相似,但颈项部扭挫伤有明显的外伤史,病程较短,颈项部检查无结节。

二、病因病机

本病常累及胸锁乳突肌、肩胛提肌等,一般认为颈项部筋膜炎的发生与轻微外伤、劳累、受凉等因素有关。其病理变化主要为肌筋膜组织纤维化、瘢痕及局限性小结节形成。

本病属于中医“痹症”范畴,引起本证的原因有以下两方面。

(一)风寒湿邪阻滞

久卧湿地,贪凉受冷或劳累过度,卫外乏力,风寒湿邪入侵经筋,气血痹阻发为痹证。

(二)瘀血阻滞

慢性劳损积累,或轻伤络脉,瘀血停滞,久而成结,气血阻滞发为疼痛。

三、辨证与治疗

(一)风寒湿邪阻滞

1.主症

项背疼痛、僵硬,痛引肩臂,遇寒则痛重,得热则痛减。舌淡苔白,脉弦紧。

2.治则

散风祛湿,温经通脉。

3.处方

天柱、风池、肩井、肩外俞、阿是穴、三间、后溪。

4.操作法

诸穴均用捻转泻法,并在肩井、肩外俞、阿是穴拔火罐,起火罐后再加用灸法,每穴艾灸3分钟左右。

5.方义

天柱、风池、三间、后溪散风祛邪,三间、后溪为五输穴中的“输穴”,“俞主体重节痛”,且配五行属于“木”,木主风,所以二穴是治疗外邪引起肌肉、关节疼痛的重要穴位,正如《针灸甲乙经》所说“颈项强,身寒,头不可以顾,后溪主之”,《席弘赋》“更有三间、肾俞妙,善除肩背浮风劳”。

(二)瘀血阻滞

1.主症

项背疼痛、僵硬,呈刺痛性质,晨起明显,痛有定处,活动后好转。舌质黯,苔薄,脉涩。

2.治则

活血祛瘀,舒筋止痛。

3.处方

风池、阿是穴、肩外俞、膈俞、合谷、后溪。

4.操作法

阿是穴、肩外俞、膈俞刺络拔罐,术后加用灸法。其余诸穴用捻转泻法。

5.方义

本病主要位于胸锁乳突肌和肩胛提肌,手阳明经循行于胸锁乳突肌,其经筋“绕肩胛,夹脊”;手太阳经循行于肩胛提肌部位,其经筋“上绕肩胛,循颈出走太阳之前”,所以治取合谷、后溪为主穴,且二穴对治疗颈项部疼痛有很好的效果,合谷又有行气活血化瘀的作用。阿是穴、肩外俞、膈俞刺络拔罐出血,乃破血祛瘀法,加用灸法,血得热则行,可加强祛瘀通经的效果。

(袁周萍)

第三节　项韧带劳损与钙化

项韧带劳损与钙化是临床常见病,也是项背部疼痛的常见原因之一。项韧带属于棘上韧带的一部分,因其特别粗大、肥厚,故称其为项韧带。起于枕外隆凸,向下延续至 C_7 棘突。项韧带的主要功能是维持颈椎的稳定和牵拉头部由屈变伸。

一、诊断要点

(1)有长期低头工作史,或颈项部外伤史。

(2)颈项部疼痛、酸胀,颈部屈伸时疼痛加重,抬头或颈后伸时疼痛减轻。

(3)检查:颈椎棘突尖压痛,有时在病变的局部可触及硬结或条索状物。X线片检查可见病变部位项韧带钙化影。

二、病因病机

长期的长时间低头工作，因头颈部屈曲而使项韧带拉紧，久而久之则项韧带自其附着点牵拉，部分韧带纤维撕裂，或从项韧带附着点掀起，产生损伤与劳损。损伤后局部出血，组织液渗出，之后发生机化和钙盐沉积，使劳损的项韧带钙化。

中医认为劳伤气血，颈项筋骨失于气血濡养则筋肉挛缩，气血运行受阻，导致络脉瘀血阻滞，久之则瘀血凝结成块；或卫外不固，复感风邪，加重了病情的发展。

三、辨证与治疗

（一）主症

颈项部疼痛、酸胀、僵硬，颈项活动时疼痛，可伴有响声，触摸有压痛。舌质黯，脉弦细。

（二）治则

养血柔筋，活络止痛。

（三）处方

天柱、阿是穴、风府、后溪、承浆、心俞。

（四）操作法

阿是穴针刺捻转泻法，天柱、风府、承浆、后溪龙虎交战手法，心俞针刺补法，天柱针刺后加用灸法。

（五）方义

本病隶属于督脉，故治疗以督脉经穴为主，风府是督脉与阳维脉的交会穴，既可疏通督脉，又可散风通络，主治颈项疼痛，正如《素问・骨空论》所说“颈项痛，刺风府”。承浆是任脉与手足阳明经的交会穴，又是任脉与督脉的连接穴，阳明经多气多血，任脉纳五脏之精血，故承浆可调任、督脉的气血，濡养督脉之经筋。承浆与风府配合，可加强颈项痛的治疗，《玉龙歌》“头项强痛难回顾，牙痛并作一般看，先向承浆明补泻，后针风府即时安。”即是这一组合的明证。后溪是八脉交会穴之一，通于督脉，又是治疗颈项痛的特效穴，是治疗本病的主穴，本穴与天柱相配，局部与远端结合，有利于舒筋通脉。补心俞可调血柔筋，疏解挛缩。

（袁周萍）

第四节 胸壁挫伤

胸壁是由骨性胸廓与软组织两部分组成。软组织主要包括胸部的肌肉、肋间神经、血管和淋巴组织等。胸壁挫伤是指由于外界暴力挤压、碰击胸部导致胸壁软组织损伤。本病是临床上常见的损伤性疾病，多见于青壮年。

一、诊断要点

(1)患者多由外力致伤病史。

(2)受伤后胸胁部疼痛,疼痛范围相对明确,深呼吸或咳嗽时疼痛加重。

(3)检查:①胸廓部有局限性瘀血肿,有明显压痛点。②抬肩、活动肩胛、扭转躯体时疼痛加重。③X线检查:无异常改变,但可除外骨折、气胸、血胸等。

二、病因病机

胸部挫伤,多因外力直接作用于胸部,如撞击、挤压、拳击、碰撞、跌打损伤等,使胸部皮肤、筋肉受挫,脉络损伤,血溢脉外,瘀血停滞,经脉不通而痛。

三、辨证与治疗

(一)主症

受伤之后,胸胁部痛,深呼吸、咳嗽、举肩、躯体扭转则疼痛加重,局部有明显压痛。舌质紫黯,脉弦。

(二)治则

活血祛瘀,通经止痛。

(三)处方

阿是穴、华佗夹脊穴、内关、支沟、阳陵泉。

(四)操作法

阿是穴用平刺法,术后刺络拔罐出血。华佗夹脊穴应根据病变的部位,选择相应的夹脊穴1~3个,直刺泻法,使针感沿肋间隙传导,最好达到病变处。内关直刺捻转泻法,最好少用提插手法,以免损伤正中神经,引起手指麻木、拘紧等后遗症。支沟、阳陵泉直刺捻转泻法。

(五)方义

阿是穴刺络拔罐出血,祛除瘀血,疏通局部气血的瘀阻;华佗夹脊穴,对于胸胁部疼痛及肋间神经痛有很好效果;内关属于手心包厥阴经,其经脉、经筋布于胸胁部,心包主血脉,故内关可有理血通脉,活血祛瘀的作用;内关又是手厥阴经的络穴,外联手少阳三焦经,三焦"主持诸气",故内关又有调气活血、理气止痛的功效,所以内关是治疗胸胁部疼痛的主穴;支沟、阳陵泉属于手、足少阳经,其经脉、经筋均分布于胸胁部,是治疗胁肋疼痛的重要组合。

(袁周萍)

第五节　胸椎小关节紊乱症

一、概述

胸椎小关节紊乱症是指胸椎后关节在劳损、退变或外伤等因素作用下,导致胸椎小关节发生急、慢性损伤或解剖移位及椎旁软组织发生无菌性炎症反应,刺激、牵拉或压迫其周围的肋间神经、交感神经,引起神经支配区域疼痛、不舒适或胸腹腔脏器功能紊乱等一系列症状,称为胸椎小关节紊乱症。由于胸腹腔脏腑功能紊乱的症状一般不是与胸椎小关节损伤同时出现,往往较晚一段时间出现,因此医师与患者均难于将胸腹腔脏腑功能紊乱症状与胸椎小关节损伤联系起来,导致临床上常常误诊,遗忘了疾病的根源是胸椎病变。

二、诊断要点

(1)患者有背部外伤或长期姿势不良史,如长期低头、伏案工作等。

(2)胸背部酸胀疼痛或沉重乏力,时轻时重,一般活动后减轻,劳累或受寒后加重。

(3)胸胁部疼痛,疼痛的具体部位因胸椎损伤的部位而异,如 $T_{2\sim5}$ 损伤,可表现为乳房以上胸胁部位的疼痛、心前区痛;$T_{5\sim12}$ 的损伤,可表现为乳房以下区域疼痛、胸痛、胁肋痛、胃区痛、肝区痛、腹部痛等。

(4)自主神经紊乱症状。①汗液排泄障碍:表现为多汗或无汗(局部或半身、全身)。②胸腔脏器功能紊乱症:可见心烦胸闷、胸部压迫感、心律失常、血压异常、咳嗽哮喘等心血管和呼吸系统症状,多见于 $T_{1\sim4}$ 小关节损伤。③腹腔脏器紊乱症状:可见胃脘胀痛、食滞纳呆、嗳气吞酸、腹胀便秘或腹泻等消化功能紊乱症。

(5)检查。①触诊:胸椎棘突、棘突间、椎旁有叩痛、压痛、棘突偏歪或有后凸,或有凹陷。棘突上、棘突间及椎旁的韧带有条索样改变或结节。②X线检查:可见胸椎有损伤性改变或退行改变、韧带钙化、胸椎侧弯或后凸畸形。可除外结核、肿瘤、类风湿、骨折等。③理化检查:可除外脏腑肿瘤、结石及损伤程度。

三、病因病机

(一)外邪侵袭

人体在疲劳、虚弱的情况下,复感风寒湿邪,导致筋脉痹阻,血行不畅,经脉不通,不通则痛,以致筋肉痉挛,进而引起胸椎小关节功能活动障碍,日久可致筋膜变性、增厚、粘连,从而影响脊神经和自主神经的功能,产生脊背疼痛和脏腑功能紊乱的症状。

(二)跌打损伤

外力打击背部,损伤筋肉、脉络,血溢脉外,瘀血阻滞,筋肉肿胀,挛缩作痛,搏击脊神经和交感神经而发病。

(三)劳伤气血

由于劳力过度或长久伏案用脑过度,劳伤气血,气血亏损。气血虚弱,筋骨失养,筋肉挛缩,胸椎及其小关节失稳,触及交感神经,而发病;气血虚弱,心脾两虚,则胸痛胸闷,心悸烦乱,胃脘疼痛,腹胀便溏等症。

四、辨证与治疗

(一)外邪侵袭

1.主症

背部疼痛,伴有沉重感、紧感、冷感,遇寒加重,得热痛减,疼痛可连及胸胁部。舌苔薄白,脉浮紧。

2.治则

散风祛寒,温经通络。

3.处方

胸椎夹脊阿是穴、大椎、后溪、合谷、外关。

4.操作法

夹脊阿是穴有两种，一是压痛点，二是结节、条索；针刺的方法是采用 0.30 mm×40 mm 的毫针，刺入 20 mm 左右，得气后用捻转泻法；术后加用艾条灸法。针大椎时患者微低头，直刺捻转泻法，术后加用灸法。后溪、合谷、外关均直刺泻法。

5.方义

本证是由于感受风寒湿邪而引起，病变部位属于督脉、太阳经及阳明经筋。针刺并温灸诸阳之会大椎，祛除邪气通经止痛。阿是穴处是邪气痹阻之处，针刺泻法祛邪，艾灸温通除邪。后溪、合谷属于手太阳经和手阳明经，其经筋分布背部，结聚于脊柱，又有良好的行气祛邪，通经止痛的功效。外关属于手少阳经，少阳经循行于胸胁部，是治疗胸胁痛的主要穴位之一；外关又通于阳维脉，阳维脉维系诸阳经而主表，故又有祛除邪气从表而解的功能。诸穴配合可达祛除邪气通经止痛的效果。

(二)瘀血阻滞

1.主症

背部疼痛，疼痛部位固定，呈刺痛性质，肩臂活动则疼痛加重，背部按之作痛。舌质紫黯，脉涩。

2.治则

活血化瘀，通经止痛。

3.处方

胸椎夹脊阿是穴、手三里、后溪、委中。疼痛连及胸胁部加内关。

4.操作法

胸椎夹脊穴的刺法见上，术后刺络拔火罐，委中用三棱针点刺出血，手三里、后溪直刺捻转泻法。内关直刺，捻转泻法。

5.方义

本证是由于瘀血阻滞所致，故取阿是穴刺络拔火罐，取委中放血，祛瘀活血，消肿止痛。手三里、后溪分别属于手阳明经和太阳经，其经筋分布在背部并附着于脊柱，是治疗脊背疼痛的重要穴位。内关属于手厥阴心包经，其经脉、经筋分布在胸胁部，心主血脉，所以内关既可治疗胸胁部的疼痛，又有活血祛瘀的作用。疼痛剧烈时可内关透外关，可有较强的活血化瘀、行气化瘀、通经止痛的功效。

(三)劳伤气血，心脾两虚

1.主症

背部酸痛，劳累后加重，胸闷胸痛，心悸不宁，胃脘疼痛，时发时止，纳呆腹胀，便溏乏力。舌质胖淡，脉沉细。

2.治则

健脾宁心，补益气血。

3.处方

胸椎夹脊阿是穴、膻中、神门、中脘、足三里、三阴交。

4.操作法

胸椎阿是穴的刺法同前，术后加用灸法。膻中针尖向下平刺补法。其余诸穴均用直刺捻转补法。

5.方义

本证是由于气血亏损筋骨失养所致,阿是穴是病变症结的反应点,或为压痛点,或为结节、条索状物,针刺阿是穴可缓解经筋、肌肉的挛缩,消除结节和条索,使经脉通畅,有利于气血对筋骨的濡养。膻中位于胸部正中,是心包的募穴;神门是心经的原穴,二穴配合,可宁心安神,养血通脉。中脘、足三里、三阴交调补脾胃,既可治疗胃脘部和腹部的病证,又可补益气血,乃治本之法。

(袁周萍)

第六节 胸廓出口综合征

一、概述

胸廓出口综合征是指臂丛神经、锁骨下动静脉在胸廓出口区域内受压而引起的一组综合征。

胸廓出口亦称胸廓上口(相当于缺盆),其上界为锁骨,下界为第一肋骨,前方为锁骨韧带,后方为中斜角肌,其内侧为肋锁关节,外侧为中斜角肌。在此空隙中,前斜角肌将其分为前后两部分,在前斜角肌与锁骨下肌之间,有锁骨下静脉通过;在前斜角肌与中斜角肌之间,有臂丛神经、锁骨下动脉通过。在正常情况下,臂丛神经、锁骨下动静脉在此间隙中不会受到影响,但当颈肋过长、斜角肌痉挛、肥厚及锁骨骨折畸形愈合等因素,导致此肋锁三角间隙变窄,引起病证。

二、诊断要点

(1)本病多发生于青年和中年,一般女性较多,单侧发病较双侧者多。常表现为臂丛神经和锁骨下动静脉受压或牵拉症状。

(2)臂丛神经受压症状,肩臂手的麻木、疼痛、乏力、酸胀,并有放射感。疼痛性质多为刺痛或灼痛。临床上以尺神经受压较多见。病久不愈,可见神经支配区肌肉萎缩、感觉减退和激励下降。

(3)血管受压的症状,动脉受压,患肢有间歇性无力和缺血性弥漫性疼痛、麻木,桡动脉搏动减弱,并伴有皮肤苍白、发凉、怕冷,患肢高举时更加明显。静脉受压时,患肢浅静脉曲张、水肿、手指发绀、僵硬。

(4)检查。①锁骨上窝饱满、压痛;有颈肋者,可触及骨性隆起;有斜角肌病变者,可触及前斜角肌僵硬、肥厚及压痛。②挺胸试验:患者直立,双手下垂,检查者双手分别触摸患者桡动脉。嘱患者挺胸,上肢伸直,并使肩胛骨尽量以向后下方,此时桡动脉搏动减弱或消失者为阳性。表示肋锁间隙狭窄,挤压臂丛神经及血管。③过度外展试验:将患者上肢过度外展并后伸,桡动脉明显减弱或消失为阳性,表示动脉被胸小肌挤压。④举臂外展运动试验:将患者双侧上肢外展并外旋,双手做连续快速伸屈手指运动,患肢迅速出现向心性疼痛、麻木、乏力,为阳性。健侧可持续1分钟以上。⑤头后仰试验(Adson法):患者取坐位,检查者双手分别触摸患者桡动脉。嘱患者深吸气并憋住,头后仰并转向患侧,如桡动脉搏动减弱或消失者为阳性,表示斜角肌压迫臂丛神经及动脉。⑥X线检查:颈椎正侧位片,有助于确诊是否有颈肋、C_7横突过长、锁骨及第一肋骨畸形等。

三、病因病机

(一)外感风寒邪气

风寒邪气侵袭项背肩臂的肌肉、关节、经筋,使斜角肌、胸小肌、锁骨下肌等挛缩、紧张,导致锁肋三角间隙狭窄,经络痹阻,气血运行不畅,不通而痛。

(二)瘀血阻滞

跌扑损伤,瘀血阻滞,肩臂肿胀、疼痛;或疼痛久延不愈,气血长期运行不畅,经气闭塞而成瘀血,导致斜角肌等肌肉痉挛、肿胀、僵硬,使锁肋三角间隙狭窄,经气不通而发病。

(三)气血虚弱

年老体弱,气血不足;或劳作过度,气血亏损,使肩胛部肌肉、经筋乏力而松弛,肩部下垂,锁肋间隙变小,经气不通而痛。

四、辨证与治疗

胸廓上口相当于缺盆的部位,有众多的经脉和经筋经过,如手太阴经及经筋,手阳明经、足阳明经及经筋,手少阴经及经筋,手太阳经、足太阳经筋,手少阳经、足少阳经及经筋等,故此处发生病变,会引起多条经脉的病证。在辨证与治疗时,既要治疗经络的病证,又要注意病因的治疗。

(一)循经辨证论治

1.主症

肩臂部桡侧疼痛、麻木,属于手阳明经与手太阴经;肩臂部尺侧疼痛、麻木,属于手太阳经与手少阴经;肩臂部内侧疼痛、麻木,属于手厥阴经。

2.治则

通经止痛。

3.处方

(1)肩臂部桡侧疼痛、麻木:颈臂穴、扶突、肩髃、曲池、列缺、合谷、商阳、少商。

(2)肩臂部尺侧疼痛、麻木:颈臂穴、扶突、肩贞、极泉、少海、支正、后溪、少泽、少冲。

(3)肩臂部及上肢内侧疼痛、麻木:颈臂穴、扶突、曲泽、内关、大陵、中冲。

4.操作法

颈臂穴属于经外穴,位于锁骨内 1/3 与外 2/3 的交点处向上 1 寸,当胸锁乳头肌锁骨头后缘。沿水平方向向后刺入 0.5 寸左右,当出现触电感向上肢传导时,行捻转平补平泻手法后随即出针。扶突直刺 0.5 寸,提插手法,当出现麻感时,行捻转平补平泻法后随即出针。刺极泉时,上臂抬起,用切指法进针,提插手法,当出现触电感时,行捻转泻法,随即出针。井穴均采用三棱针点刺出血法,其余诸穴直刺捻转泻法。

5.方义

上述处方系根据“经络所通,主治所及”的原则,按照疼痛部位循经取穴的方法,可达疏通经络,调理气血的作用,经络气血通达,疼痛可止。其中疼痛而兼有寒冷、麻木者,可加用灸法,以温通经气,增强止痛效果。

(二)风寒痹阻

1.主症

肩臂疼痛麻木,或上下走穿;或疼痛拒按,筋脉拘紧,皮肤苍白发凉。舌苔薄白,脉弦紧。

2.治则

祛风散寒,通经止痛。

3.处方

扶突、颈臂(阿是穴)、肩髃、曲池、外关、合谷、后溪。

4.操作法

扶突、颈臂的刺法同上。其余诸穴均直刺捻转泻法,并可在肩髃穴或大椎穴或阿是穴加用灸法。

5.方义

本证是由于风寒邪气痹阻引起的病证,扶突属于手阳明经,有散风祛邪通经止痛的作用,是治疗臂丛神经痛的经验穴。颈臂穴或在锁骨上窝寻找阿是穴,均位于锁骨上窝,属于缺盆范畴。缺盆是诸多经脉、经筋通过的部位,尤其与上肢的手三阳经、手三阴经的关系更为密切,是治疗上肢病证的主要穴位,正如《甲乙经》云缺盆主"肩引项臂不举,缺盆肿痛。"肩髃、曲池、合谷,同属于手阳明经,多气多血,既能疏通经络调理气血,又有祛除外邪的作用,是治疗上肢病变的重要组合。外关属于手少阳经,并通于阳维脉,以及可疏通经脉,又可祛邪外出,长于通经除邪。后溪是手太阳经五输穴中的输穴,"俞主体重节痛",有散风除湿止痛的作用,是治疗筋骨疼痛的重要穴位。

(三)瘀血阻滞

1.主症

锁骨上窝肿胀疼痛,上肢刺痛或麻木,手指发绀、僵硬。舌质紫黯,脉沉涩。

2.治则

活血化瘀,通络止痛。

3.处方

颈臂(阿是穴)、膈俞、极泉、曲泽、少海、曲池、合谷。

4.操作法

颈臂或阿是穴浅刺 0.5 寸左右,当出现触电感后,行捻转泻法,随即出针。针极泉时患者举肩,用切指法避开动脉进针,提插手法,当出现触电感时,行平补平泻法,随即持针。膈俞行刺络拔罐法,曲泽用三棱针点刺出血。其余诸穴直刺捻转泻法。

5.方义

本证是由于瘀血阻滞所致,故取血之会穴膈俞和曲泽点刺放血,以活血化瘀,通络止痛。颈臂或阿是穴乃是病变的部位,泻之可消肿祛瘀。极泉、少海均属于手少阴心经,心主血脉,故二穴可行血通脉,主治上肢疼痛,正如《针灸大成》云极泉"主臂肘厥寒,四肢不收",《医宗金鉴》少海主"漏肩与风吹肘臂疼痛"。曲池、合谷属于手阳明经,阳明经多气多血,二穴配合行气通脉、行气化瘀,是调理气血疏通经络的重要组合。

(四)气血虚弱

1.主症

颈项肩背酸痛,肌肉萎缩,手臂酸痛麻木,手臂乏力,举臂艰难,手指拘挛,甚或头晕心悸。舌淡苔薄,脉细弱。

2.处方

扶突、颈臂(或阿是穴)、脾俞、少海、手三里、合谷、足三里、三阴交。

3.操作法

扶突、颈臂(或阿是穴)的针刺法同前,得气后捻转平补平泻法。其余诸穴用捻转补法。

4.方义

本证是由于气血虚弱,筋肉失养、乏力,肩胛骨、锁骨下垂,导致肋锁间隙狭窄,挤压臂丛神经及锁骨下动静脉,引发病证,治当补气益血。补益气血总应培补生化之源为主,穴用脾俞、手足三里、三阴交调补脾胃,以助气血生化之源。补合谷助肺气,益宗气,"宗气积于胸中,出于喉咙,以贯心脉,而行呼吸。"故可益气通脉。少海是手少阴心经五输穴中的合穴,补之可补血养筋;配手三里用于手臂麻木的治疗,《百症赋》"且如两臂顽麻,少海就傍于三里。"

(袁周萍)

第七节　蒂策综合征

蒂策综合征是一种非特异性疾病,又称肋软骨炎、特发性痛性非化脓性肋软骨肿大。本病是胸背部病变的常见病、多发病,表现为肋软骨的痛性肿胀,尤其好发于第二肋骨。本病好发于女性,病程长短不一,常迁延数月或数年,治愈后容易复发。中医无此病名,应属于胸胁痛范畴。

一、诊断要点

(1)好发于女性,男性少见。

(2)胸痛急剧或缓慢发作,伴有胸部压迫感或勒紧感。

(3)疼痛呈持续性或间断性,当深呼吸或平卧时疼痛加重。有时疼痛可向肩及手部放射。

(4)检查:第二、三肋骨与软骨交界处肿胀、隆起,可触及结节状或条索状阳性反应物,质地柔软,按之有明显的局限性压痛。

X线检查可除外胸腔和肋骨等器质性病变,对本病无诊断价值。

二、病因病机

西医对本病的病因尚不明确,一般认为与劳损、外伤或病毒感染有关;疲劳及气候的变化可能是发病的诱因。中医根据本病的病变部位固定、局部肿胀、劳累后发作等证候特点,认为本病与瘀血、痰湿及气血虚弱有关。本病应属于筋骨病,位于胸部,与此有关的经络及经筋主要有:足阳明经及经筋,其经筋从下肢"上腹而布,至缺盆而结";足太阴经及经筋,其经筋"循腹里结于肋,散于胸中";手少阴经及经筋,其经筋"挟乳里,结于胸中";手厥阴经及经筋,其经筋"入腋散胸中";足少阳经及经筋,其经筋"系于膺乳,结于缺盆";足厥阴经布胁肋等,这些经脉或经筋均于本病的发生有关。

(一)瘀血阻滞

胸部受跌打损伤或撞击,损伤经脉,血溢脉外;或上肢过度活动,胸大肌过度收缩,引起胸肋部韧带和肋软骨膜损伤,血溢脉外,经脉瘀阻,引起局部肿痛。

(二)痰瘀互结

肝气郁结,失于疏泄,气机郁滞,气滞则不能载血运性,血滞而为瘀;气滞则津液失于运行,凝聚为痰。痰瘀互结,脉络不通,发为肿痛。

(三)气虚血瘀

体质虚弱,复加长期胸壁劳作,耗伤气血,气虚则血行乏力,滞而成瘀血,经脉不通,发为肿痛。

三、辨证与治疗

(一)瘀血阻滞

1.主症

局部肿痛,痛有定处,痛如针刺,夜间加重,疼痛向肋部或脊背放射。舌质紫黯或有瘀点,舌苔薄白,脉弦或沉涩。

2.治则

活血化瘀,疏经通络。

3.处方

阿是穴、心俞、膈俞、合谷、郄门、太冲。

4.操作法

阿是穴、心俞、膈俞刺络拔火罐,其余诸穴直刺捻转泻法。

5.方义

本证是由于瘀血痹阻经脉所致,取阿是穴、心的背俞穴心俞、血之会穴膈俞,刺络拔火罐,祛瘀通络止痛。郄门是心包经的郄穴,心主血脉,功善治疗瘀血阻滞胸部经脉引起的疼痛症。合谷是手阳明经的原穴,原穴是元气流注的部位,与手太阴肺经相表里,阳明经多气多血,故合谷穴可行气祛邪,行气活血,行气通络,通经止痛。太冲是足厥阴肝经的原穴,肝主疏泄,肝藏血,故太冲功在理气调血,理气活血,理气通脉,理气止痛。合谷与太冲配合,名曰“四关”,是疏通经络、调理气血、活血祛瘀、通经止痛的主要穴位组合。

(二)痰瘀互结

1.主症

病程较长,疼痛呈持续性隐痛,局部隆起,肿胀明显,胸部沉闷。舌苔白腻,脉弦滑。

2.治则

理气化痰,活血化瘀。

3.处方

阿是穴、膻中、内关、中脘、丰隆。

4.操作法

阿是穴采用刺络拔火罐法;膻中针尖向下平刺,捻转手法,平补平泻;其余诸穴均直刺,平补平泻手法。

5.方义

本证是由于痰瘀互结阻滞经络所致,阿是穴刺络拔火罐意在祛瘀通络。膻中是气之会穴,针刺平补平泻法,意在调气,调气可活血化瘀,调气可通经除痰;本穴又位于胸部中央,是治疗痰瘀滞留胸部的主穴。内关是手厥阴心包经的络穴,外络三焦经,心主血脉,三焦主气,故内关既可活血化瘀，又可理气化痰，善于治疗胸胁部病证。内关与膻中配合，局部与远端相结合，是治疗胸部、胁肋部及其内部脏腑疾病的主要组合。中脘与丰隆相配合，和胃祛痰，健脾化痰，是治疗痰浊病证的主要组合。

（三）气虚血瘀

1.主症

局部隐痛，疼痛与天气有关，遇冷易于发作，伴有胸背隐痛，心慌气短，体倦乏力。舌质黯红或淡红，脉沉弱。

2.治则

益气养血，通络祛瘀。

3.处方

阿是穴、膻中、太渊、足三里、隐白。

4.操作法

阿是穴采用刺络拔罐法，术后加用灸法。膻中、太渊、足三里针刺补法，隐白用艾炷灸 7～9 壮。注意针刺太渊时应避开动脉，直刺 7～9 mm。

5.方义

本证是由于气虚行血乏力，血液瘀滞胸部，痹阻脉络所致。阿是穴的部位正是瘀血阻滞所在，宗《素问·针解》："菀陈则除之者，出恶血也。"故在阿是穴处刺络出血，清除瘀血、死血，术后再加用灸法，血得热则行，可加强除瘀血通经络的作用。膻中是气之会穴，太渊是脉之会穴，又是手太阴经的原穴，二穴组合培补宗气，宗气积于胸中，以贯心脉，有益气通脉除瘀血的作用，并可消除胸部疼痛。足三里、隐白健脾补胃，培补气血生化之源，且隐白是治疗胸痛的经验效穴。

（袁周萍）

第八节　肋胸骨痛

肋胸骨痛是指肋软骨与胸骨连接处发生的自发性疼痛。本病多由于外伤、病毒感染、受寒冷刺激等原因，引起胸大肌附着处的肌纤维组织炎。

一、诊断要点

（1）胸部自发性疼痛，可连及胁肋部。

（2）疼痛的性质为锐痛或切割样、撕裂样疼痛。

（3）疼痛好发于第 2～5 肋骨软骨与胸骨的接合处。

（4）检查：胸骨外侧缘有明显压痛；加压两侧胸壁时，病变处出现疼痛。

在临床上本病常与肋软骨炎相混淆，应注意鉴别。本病的压痛点在胸骨的外侧缘与肋软骨交界处。

二、病因病机

（一）瘀血阻滞

外伤筋骨，损及血脉，血溢脉外，阻滞脉络，经气不通，不通而痛。

（二）寒瘀凝滞

胸肩部及上肢过度活动，耗伤气血，卫外不固，风寒湿邪趁虚入侵，寒主凝而血瘀，经络气血痹阻，发为疼痛。

三、辨证与治疗

（一）瘀血阻滞

1.主症

胸部疼痛，痛如针刺，部位固定，胸骨外侧缘按之疼痛。舌质紫黯或有瘀点，脉弦或沉涩。

2.治则

活血化瘀，通络止痛。

3.处方

阿是穴、膻中、心俞、膈俞、内关、合谷、太冲。

4.操作法

阿是穴、心俞、膈俞刺络拔火罐，其余诸穴均直刺捻转泻法。

5.方义

本证是由于瘀血痹阻经脉所致，处方选穴与肋软骨炎相同，方解也无差异。

（二）寒瘀凝滞

1.主症

胸部疼痛，痛则剧作，遇寒加重，得热痛减，触之作痛。舌质淡红，苔薄白，脉弦紧。

2.治则

温经祛邪，通经止痛。

3.处方

阿是穴、膻中、大椎、列缺、足三里、隐白。

4.操作法

刺阿是穴用 0.25 mm×25 mm 的毫针，沿着肋骨的上下缘向胸骨平刺，有酸痛感或胀痛感沿肋骨传导，捻转泻法，术后加用灸法。膻中针尖向下平刺，捻转补法。针大椎时患者坐位，微低头，针尖朝向胸骨柄，进针 25 mm(1 寸)左右，得气后捻转平补平泻法，术后加用灸法。列缺针尖向上斜刺，得气后行捻转补法。足三里直刺，捻转补法。隐白艾炷灸 7～9 壮。

5.方义

本证是由于寒瘀凝滞，经络痹阻所致，治疗时重用灸法，温经散寒，疏通经络。阿是穴是寒邪瘀血凝结的部位，属于局部取穴，针刺泻法并灸，针刺泻法可通经祛邪，艾灸可温经散寒，行血通脉。大椎属于督脉，又为诸阳之会，针灸并用，助阳祛邪，行气血通脉。气会膻中与列缺、足三里配合，培补宗气，贯通心脉，温阳除邪。隐白是治疗本病的经验穴，临床用之有明显效果。

（袁周萍）

第九节　剑状突起痛

剑状突起痛主要是剑状突起部疼痛，并伴有胸部、胃脘部、胁肋部及肩背部疼痛。剑状突起即胸骨剑突，相当于中医的蔽心骨。

一、诊断要点

(1)剑突部有深在的持续地疼痛。

(2)胃饱满时、扩胸时、弯腰时及扭转身体时可引起疼痛发作。

(3)疼痛可连及胸部、胃脘部、胁肋部。

(4)检查：剑突部有明显压痛，并有向胸部、腹部、胁肋部及肩背部放射痛。

二、病因病机

本病发生在心的下部，应属于心胃病证，循行的经脉有任脉、足阳明胃经、足太阴脾经、足厥阴肝经、手太阳小肠经、手少阳三焦经等，其发生的病因病机与痰热互结、寒与痰浊凝滞、肝郁气滞有关。

(一)痰热互结

痰热内结，滞留心下，不通而痛。本正与伤寒论中的小陷胸汤证相似，《伤寒论·辨太阳病脉症并治》："小结胸病，正在心下，按之则痛，脉浮滑者，小陷胸汤主之。"

(二)寒痰凝滞

寒与痰涎凝滞，结于胸膈，发为本病。本证与伤寒论中的寒实结胸证相似。痰涎结于膈上或膈下，胸与心下满闷作痛。

(三)肝郁气滞

肝气郁结，失于疏泄，胃气凝滞不通发为疼痛。

三、辨证与治疗

(一)痰热互结

1.主症

心下部疼痛，连及胸胁，按之则痛，心中烦乱，胃脘不适，有呕恶感。舌质红，苔黄腻，脉滑数。

2.治则

化痰清热，理气止痛。

3.主方

膻中、鸠尾、中脘、曲池、丰隆。

4.操作法

针膻中针尖向下平刺12～20 mm，捻转泻法。针鸠尾穴时两手臂高举置于头部，针尖向下斜刺12 mm左右，切勿直刺，捻转泻法。其余诸穴均直刺捻转泻法。

5.方义

膻中属于任脉，位于胸部正中，为气之会穴，可理气止痛，可理气化痰，是治疗胸痛、胃痛的主要穴位。鸠尾位于胸骨剑突的下缘，又是任脉的络穴，其脉络散于腹，主治心胸痛、胃脘痛；鸠尾又为膏之原，膏即膏脂，由五谷之津液化合而成，所以本穴有化合津液为膏脂的作用，津液不能化合称为膏脂，即变为痰，所以鸠尾又有清化痰浊的作用。中脘、丰隆调理脾胃、除痰浊化生之源。总之，膻中、鸠尾理局部之气机，化病位处的痰浊，中脘、丰隆除痰浊生成之源，曲池清除邪热，标本兼治，病证可愈。

(二)寒痰凝滞

1.主症

心与胸部疼痛，心下按之作痛，痛及胸背，四肢厥冷，胃脘冷痛，呕吐痰饮。舌苔白腻，脉滑而迟。

2.治则

温化痰浊，通经止痛。

3.处方

膻中、鸠尾、中脘、大椎、合谷、足三里。

4.操作法

膻中、鸠尾、中脘针刺手法同前，针刺后加灸。针大椎取坐位，患者微低头，针尖向下颌方向进针，捻转补法，有针感向胸部传导较好，并加用灸法。合谷直刺平补平泻法，足三里针刺补法。

5.方义

膻中、鸠尾、中脘的方解同前，加用灸法，可温阳通脉，可温阳化痰。足三里扶正祛邪，健脾化痰。合谷行气化痰，行气止痛。大椎属于督脉，又是诸阳之会，主治寒热，《素问·骨空论》“灸寒热之法，先灸项大椎”，又是治疗结胸症的主穴，对本证的治疗有重要作用，《伤寒论》“太阳与少阳并病……时如结胸，心下痞鞕者，当刺大椎第一间”。

(三)肝郁气滞

1.主症

心下痛，胃脘痛，痛及胸胁，呈胀痛性质，心烦急躁，口苦咽干，局部触之作痛。舌质黯，脉弦。

2.治则

疏肝解郁，理气止痛。

3.处方

膻中、鸠尾、上脘、中脘、期门、内关、太冲。

4.操作法

膻中、鸠尾、中脘的针刺法同前；上脘直刺7.5～10.0 mm(0.3～0.5寸)，平补平泻手法；期门平刺，平补平泻手法；内关、太冲直刺平补平泻手法。

5.方解

膻中、鸠尾方解同前，中脘和胃降逆，主治心胃痛，配期门治疗痛及胸胁，《针灸甲乙经》“心下大坚，肓俞、期门及中脘主之”；配上脘加强治疗心胃痛的效果，《玉龙歌》“九种心痛及脾痛，上脘穴内用神针，若还脾败中脘补，两针神效免灾侵……”。内关、太冲均属于厥阴经，上下配合，调气理气，是疏肝解郁、理气止痛的重要组合。

(袁周萍)

第十节　项背肌筋膜炎

一、概述

项背肌筋膜炎是指项背部的肌肉、筋膜由于急慢性损伤或感受风寒湿邪等原因发生无菌性炎症，引起项、背、肩等处疼痛、麻木的疾病。本病又称纤维织炎、软组织劳损、肌肉风湿病等。

本病相当于中医学中的“背痛”“肩背痛”的范畴，是针灸治疗的主要适应证之一。

二、诊断要点

(1)项背部疼痛、酸痛或伴有上肢或枕部、头顶部的放射痛，遇阴雨天、寒冷、潮湿等气候症状加重。

(2)背部有沉重感、紧束感，背如石压，或兼见头痛、头晕、视物模糊、胸闷、胸痛、心悸等。

(3)背部肌肉紧张、僵硬、压痛，并可触摸到结节或条索状阳性反应物，常见于肩胛骨内上角附分穴处(病位于肩胛提肌)、肩胛骨内侧缘附分、魄户、膏肓、神堂、等穴位处(病位于菱形肌)、肩井穴位处(病位于斜方肌上部)、肩中俞穴位处(病位于斜方肌中部)、膈关穴位处(病位于背阔肌)、脊旁夹脊穴(病位于竖脊肌)、棘突上(病位于棘上韧带)、两棘突间(病位于棘突间韧带)。

(4)颈背部有扭挫伤史，如慢性劳损史(如长期低头伏案、高枕睡眠等)。

(5)理化检查，排除风湿及类风湿脊柱炎。

三、病因病机

(一)风寒湿邪侵袭

本病位于肩背部，是诸阳经脉分布的区域，最易感受风寒湿邪。或汗出当风，或夜卧受寒，或久居寒湿之处，感受风寒湿邪，稽留于肌肤筋肉之间，致经络气血凝滞不通，发为经肩背痛。正如《灵枢・周痹》云：“风寒湿气，客于外分肉之间，迫切而为沫，沫得寒则聚，聚则排分肉而分裂也，分裂则痛。”

(二)瘀血阻滞

因劳力、扭挫或跌打损伤，久痛入络，致瘀血阻滞，脉络不通，不通则痛。

(三)气机逆乱，气血失调

《素问・阴阳别论》：“二阳一阴发病，主惊骇背痛，善噫善欠，名曰风厥。”久坐伏案或长久低头工作，劳伤气血，气血不足则筋肉失养，筋肉拘挛，发为疼痛。久坐伤肉损伤脾胃，阻碍气血生化之源。长久伏案，思虑过度，劳伤心脾，耗气伤血，致使气血虚弱，在外则筋肉失养，在内则脏腑功能失调，气机逆乱，肝阳趁机上逆，发为风厥。

四、辨证与治疗

(一)风寒湿邪痹阻

1.主症

肩背疼痛,遇寒加重,得热痛减,按之作痛和筋结。舌淡红,苔薄白,脉浮紧。

2.治则

疏风散寒,祛湿通络。

3.处方

天池、大椎、风门、天宗、阿是穴、后溪、三间。

4.操作法

针刺泻法,留针30分钟,间歇运针,同时艾灸大椎、风门、阿是穴,出针后再拔火罐。

5.方义

本证是由于风寒湿邪侵袭经络,气血凝滞,阻塞不通所致。太阳、阳维主表,故取足少阳、阳维之会穴风池、足太阳经穴风门及诸阳之会穴大椎,针而灸之,疏风散寒,通经祛邪。复取手太阳经穴天宗,再配以局部阿是穴,针灸同用,并拔火罐,以温通局部经气。后溪、三间是手太阳经和手阳明经的“输”穴,功善祛风止痛,因为二穴配五行属于风,“俞主体重节痛”,且手阳明经筋“绕肩胛,夹脊”,手太阳经筋“上绕肩胛,循颈”,故二穴是可治疗项背疼痛。《标幽赋》“阳跷阳维并督脉,主肩背腰腿在表之病”;《席弘赋》“更有三间、肾俞妙,善除肩背浮风劳”,都表明后溪、三间是治疗肩背痛、项背痛的有效穴位。诸穴合用,可达疏风散寒,祛湿通络的功效。

(二)瘀血阻滞

1.主症

项背部或肩背部疼痛,痛如针刺,部位固定,痛连肩臂,甚或麻木不仁,活动受限,遇寒或劳累则加重。舌质黯有瘀点,苔薄白,脉弦细。

2.治则

行气活血,通络止痛。

3.处方

天柱、曲垣、秉风、阿是穴、膈俞、合谷、曲池。

4.操作法

针刺泻法,间歇行针,留针30分钟。并于阿是穴、膈俞刺络拔罐出血,再加用艾条灸,每穴灸3分钟。

5.方义

本证是由于外伤或久痛入络,瘀血阻滞所致,膈俞为血之会穴,阿是穴是瘀血凝聚的部位,刺血拔罐,可活血化瘀,加用灸法可增强活血化瘀的作用。曲池、合谷均属于手阳明经,阳明经多气多血,其经筋分布于肩胛部,曲池善于疏通经络气血,合谷善于行气活血化瘀,二穴同用可疏通肩胛部经络瘀血的痹阻。其余诸穴属于局部取穴,如此局部与远端相配合,可达活血化瘀,疏通经络气血的作用。

(三)气血逆乱,肝阳上亢

1.主症

肩背部酸痛、沉重,头痛头晕,视物模糊,胸闷胸痛,心悸不宁,脘腹胀痛。舌质胖大,脉弦细。

2.治则

调补气血,平肝潜阳。

3.处方

风池、心俞、阿是穴、中脘、手三里、足三里、三阴交、太冲。

4.操作法

风池平补平泻法,阿是穴针刺泻法,并灸法,中脘平补平泻法,手足三里、三阴交针刺补法,太冲针刺泻法。

5.方义

本证是由于升降失调,气血逆乱,肝阳上亢所致。针刺风池、太冲泻上亢的肝阳,治头痛头晕;心俞、手足三里、三阴交,补脾胃生心血,补益气血生化之源,荣心养目;中脘与足三里配合,既可调补脾胃,又可斡旋气机的升降,使气血调达,升降适度,诸症可解;阿是穴除局部经筋之痉挛,疏通局部经络的痹阻;手足阳明经筋均绕肩胛附属于脊背,故手足三里可补气血荣养肩背部的经筋,缓痉挛以止痛。如此,上下之配合,局部与远端相配合,气血调达,诸症可除。

(袁周萍)

第十一节　腰背部肌筋膜炎

腰背部肌筋膜炎是一种常见的腰背部慢性疼痛性疾病,主要是由于感受风寒湿邪或损伤引起的腰背部肌筋膜及肌组织发生水肿、渗出及纤维性变,而出现的一系列临床症状。本病又称腰背筋膜纤维变性。

一、诊断要点

(1)多见于中老年人,可有感受风寒湿或劳损病史。

(2)腰部疼痛,多为隐痛、酸痛或胀痛。疼痛时轻时重,一般晨起痛重,日间减轻,傍晚复重,即轻活动后减轻,劳累后加重。

(3)腰痛多位于脊柱两侧的腰肌及髂嵴的上方。

(4)在弥漫的疼痛区有特定的痛点,按压时可产生剧烈的疼痛,并可向周围、臀部及大腿后部传导,但不过膝部。

(5)检查:①激痛点,仔细检查,可触及激痛点。②可触摸到阳性反应物,筋结或索状物。

二、病因病机

根据本病的疼痛部位,主要涉及足太阳经及其经筋,足少阳经及其经筋,足少阴经及其经筋。

(一)外受风寒湿邪

劳力汗出之后,衣着寒湿;或冒雨涉水;或久居寒冷湿地,风寒湿邪侵袭经脉,经络受阻,气血运行不畅,发为腰痛。

(二)瘀血阻滞

闪挫跌仆,损伤经脉;或劳力过度,伤及脉络;或长期姿势不当,气血阻滞等,导致瘀血停滞,经络闭阻,发为腰痛。

(三)肾精亏损

《素问·脉要精微论》"腰者,肾之府,转摇不能,肾将惫矣",是说肾虚是造成腰痛的重要原因,素体禀赋不足,或年老精血亏衰;或房劳不节;或大病久病之后,导致肾脏精血亏损,经脉经筋失于濡养,发为腰痛。

三、辨证与治疗

(一)寒湿腰痛

1.主症

腰部冷痛重着,腰部僵硬,活动转侧不利,得热痛缓,遇阴雨天疼痛加重。舌苔白腻,脉迟缓。

2.治则

散寒祛湿,温经通络。

3.处方

肾俞、关元俞、阿是穴、阳陵泉、委中。

4.操作法

肾俞平补平泻法,术后加用灸法;关元俞平补平泻法;阿是穴处有结节或条索时,用齐刺法,针刺泻法,术后加用灸法;委中、阳陵泉针刺泻法。

5.方义

《诸病源候论·腰背痛诸候》认为腰痛多是在肾虚的基础上,复感外邪所得,故云:"劳损于肾,动伤经络,又为风冷所侵,血气搏击,故腰痛也。"故取肾俞针刺并灸,扶正祛邪,温经散寒;阿是穴是寒湿邪气凝聚之处,针刺泻法可祛邪通经,艾灸可散寒化湿;本病位于足太阳经、足少阳经,故取足太阳经的关元俞、委中及足少阳经的阳陵泉,属于循经取穴的方法,正如《灵枢·始终》说"病在腰者取之腘",此局部与远端相配合,祛邪通经,且阳陵泉为筋之会穴,腰部筋肉拘禁者用之尤为合适。

(二)瘀血腰痛

1.主症

腰痛如刺,痛有定处,昼轻夜重,轻则俯仰不便,重则剧痛不能转侧,痛处拒按。舌质紫黯或有瘀斑,脉涩。

2.治则

活血化瘀,通经和络。

3.处方

膈俞、大肠俞、阿是穴、委中、阳陵泉。

4.操作法

膈俞、阿是穴用刺络拔火罐法,委中是在腘窝部位寻找暴怒的静脉或显露明显的瘀点用三棱针点刺出血,出血量掌握在血的颜色由黯红变鲜红而止。大肠俞、阳陵泉捻转泻法。

5.方义

本证是由于瘀血痹阻经脉,以致气血运行不畅发生的腰痛。膈俞是血之会穴,委中是血之郄穴,二穴又同属于足太阳经,阿是穴是瘀血凝聚的部位,宗《素问·针解》"菀陈则除之者,出恶血也",用放血的方法,以祛除恶血;《素问·刺腰痛论》"解脉会令人腰痛如引带,常如折腰状,善恐。

刺解脉在郄中结络如黍米，刺之血射，以黑见赤血而已”，解脉即委中穴处的络脉，可见在委中穴处络脉放血是治疗瘀血性腰痛重要的有效的方法，同时也指出放血量应掌握在血色由黑变赤为止。大肠俞属于局部取穴，可疏通腰部经络气血。阳陵泉疏解少阳经气，并对腰部转侧不利有良好效果。

(三)肾虚腰痛

1.主症

腰痛酸软，隐隐作痛，膝软无力，反复发作，遇劳则甚，卧息则减。阳虚者伴有腰部发冷，手足不温，少腹拘紧，舌质淡，脉沉迟；阴虚者伴有五心烦热，咽干口燥，舌质红，脉细数。

2.治则

补肾益精，濡养筋骨。

3.处方

肾俞、关元俞、阿是穴、关元、飞扬、太溪。

4.操作法

阿是穴用齐刺法和灸法，其余诸穴用捻转补法，阳虚者在肾俞、关元俞、关元加用灸法。

5.方义

本证是肾精亏损，腰府失养，引起的腰痛，故补肾俞、关元以补肾益精，濡养肾府。本病位于足太阳经及其经筋，故补足少阴经穴原穴太溪和足太阳经络穴飞扬，原络配合，补肾益精，濡养经筋，再配以阿是穴，可加强解痉止痛的效应。关元俞内应关元穴，是人体元气输注的部位，与关元穴配合培补元气，主治肾虚腰痛，正如《针灸大成》所说：关元俞“主风劳腰痛。”

(袁周萍)

第十二节　腰椎骨质增生症

腰椎骨质增生症又称腰椎退行性脊椎炎、腰椎老年性脊椎炎和腰椎骨关节病等。其特征是关节软骨的退行性变，并在椎体边缘有骨赘形成。退行性变多发生在椎体、椎间盘和椎间关节。本症多见于中年以上的腰痛患者。本症属于中医腰痛范畴。

一、诊断要点

(1)患者多在40岁以上，男性多于女性。

(2)腰部酸痛、僵硬。

(3)久坐或晨起疼痛加重、稍微活动后疼痛减轻，但活动过多或劳累后疼痛加重；天气寒冷或潮湿时症状加重。

(4)检查：①腰椎生理前凸减小或消失、弯腰活动受限；腰部肌肉僵硬，有压痛；臀上神经和坐骨神经的径路可有轻度压痛。②X线检查是诊断本病的主要依据，可见脊柱正常生理弧度减小或消失；腰椎体边缘有唇状骨质增生，边缘角形成骨赘，严重者形成骨桥。

二、病因病机

本病多见于中老人。腰骨质增生是一种生理性保护性改变,可以增加脊椎的稳定性、代替软组织限制椎间盘的突出,一般情况下无临床症状。但当脊椎的退行性改变使各椎骨之间的稳定性平衡受到破坏,韧带、关节囊和神经纤维组织受到过度牵拉或挤压时,就会引起腰部疼痛。导致椎骨稳定性失衡的原因主要有以下几个方面。

(一)肝肾亏损

人体随着年龄的增长,尤其是40岁以后,机体各组织细胞的含水分和胶体物质逐渐减少,而含钙的物质逐渐增多,组织细胞的生理功能而随之衰退、老化。其中以软骨的退行性变最显著,使脊椎失去稳定性。随着年龄的增长,人体五八肾气衰、七八肝气衰,或由于禀赋虚弱,或由于房劳过度、精血亏虚、筋骨失养而作痛。腰为肾之府,所以肝肾亏损多见于腰痛。

(二)寒湿痹阻

在肾虚的基础上,复感寒湿邪气,经脉痹阻发为腰痛。《诸病源候论·腰背痛诸候》云“劳损于肾,动伤经络,又为风冷所侵,血气搏击,故腰痛也”。或在劳力汗出之后,衣着冷湿,寒湿邪气常乘虚入侵,或久居寒湿之地,或冒雨涉水,寒湿邪气内侵,气血运行不畅发为腰痛。

(三)瘀血阻滞

随着年龄的增长,肾气逐渐虚弱,腰椎的稳定性减低,在腰部受到牵拉、摩擦、挤压的情况下,极易受到损伤,导致瘀血阻滞、经气不通,发为腰痛。

三、辨证与治疗

(一)肝肾亏损

1.主症

腰痛绵绵、反复发作、喜按喜揉,遇劳则痛甚、卧床休息则痛减,有时伴有耳鸣、阳痿、小便频数等症。舌质淡、脉沉弱。

2.治则

补益肝肾、濡养筋骨。

3.处方

肾俞、关元俞、腰阳关、阳陵泉、飞扬、太溪。

4.操作法

诸穴均采用捻转补法,肾俞、关元俞、腰阳关加用灸法。

5.方义

腰为肾之府,肾精亏损,腰府失养而作痛;肝藏血而主筋,肾虚则精血不足,筋失精血濡养而作痛。治取肾的背俞穴肾俞补肾气、益精血,濡养筋骨而止痛;关元俞内应关元,是人体元气输注之处,补之可补元气、益精血、濡筋骨,善于治疗肾虚腰痛,如《针灸大成》曰关元俞“主风劳腰痛”。太溪配飞扬属于原络配穴,旨在培补肾精,调理太阳、少阳经脉以止痛。用飞扬治疗肾虚性腰痛由来已久,在飞扬穴处又有小络脉分出,名曰飞扬脉,主治腰痛。《素问·刺腰痛论》:“飞扬之脉,令人腰痛。痛上怫怫然,甚则悲以恐,刺飞阳之脉……少阴之前与阴维之会。”用飞扬配太溪治疗肝肾亏损性腰痛确有良好效果。阳陵泉乃筋之会穴,可缓筋急以止痛。诸穴协同相助,补益精血濡养筋骨以止痛。

(二)寒湿腰痛

1.主症

腰部冷痛,遇寒湿则疼痛加重、得温则痛减。可伴有下肢麻木、沉重感。舌质淡、苔白腻、脉迟缓。

2.治则

散寒利湿、兼补肾气。

3.处方

肾俞、大肠俞、腰阳关、委中、阴陵泉。

4.操作法

肾俞用龙虎交战手法,腰阳关平补平泻法,并用灸法,委中、阴陵泉针刺泻法。

5.方义

本证的病变部位在督脉、足太阳经及其经筋,遵照循经取穴的治疗原则,故治疗取穴以足太阳经穴肾俞、大肠俞、委中为主,通经止痛。肾俞益肾助阳、扶正祛邪;《灵枢·终始》说“病在腰者取之腘”,所以委中是治疗腰痛的主穴;大肠俞位于腰部,善于治疗腰痛,正如《针灸大成》所说:大肠俞“主脊强不得俯仰、腰痛”。腰阳关属于督脉,通阳祛寒、利湿止痛。阴陵泉除湿利小便、通经止痛,《针灸甲乙经》:“肾腰痛不可俯仰,阴陵泉主之。”诸穴相配、可达扶正祛邪、通经止痛的功效。

(三)瘀血阻滞

1.主症

腰部疼痛、痛有定处,转侧不利、行动不便。舌质黯,或有瘀斑。

2.治则

活血化瘀、通经止痛。

3.处方

肾俞、阿是穴、膈俞、委中、阳陵泉。

4.操作

肾俞用龙虎交战手法,阿是穴、膈俞用刺络拔火罐法,委中用三棱针点刺放血,阳陵泉针刺平补平泻法。

5.方义

肾俞用龙虎交战手法,补泻兼施、扶正祛瘀。阿是穴、膈俞、委中点刺出血,祛瘀生新、通络止痛。阳陵泉是筋之会穴,舒筋止痛。又患者转侧困难,病在少阳转输不利,故阳陵泉可解转输之筋结、腰痛可除。

(袁周萍)

第十三节　腰椎管狭窄症

任何原因引起的椎管、神经根管、椎间孔的变形或狭窄,使神经根或马尾神经受压迫,引起的一系列临床表现者,统称为腰椎管狭窄症。本病是一个综合征,所以又称腰椎管综合征。神经受压迫可能是局限性的，也可能是节段性的或广泛性的；压迫物可能是骨性的，也可能是软组织。腰椎间盘突出引起的椎管狭窄，因有其独特性，不列入腰椎管狭窄症内，但腰椎管狭窄症可合并有椎间盘突出。

腰椎管狭窄症的主要症状是腰腿痛，所以属于中医腰腿痛的范畴。

一、诊断要点

本病发展缓慢，病程较长，病情为进行性加重。

(1)主症：腰痛、腿痛和间歇性跛行。

(2)腰腿痛的特征：腰痛位于下腰部和骶部，疼痛在站立或走路过久时发作，躺下或下蹲位或骑自行车时，疼痛多能缓解或自行消失。腰腿痛多在腰后伸、站立或行走而加重，卧床休息后减轻或缓解。

(3)间歇性跛行是本病的重要特征：在站立或行走时，出现腰痛腿痛、下肢麻木无力，若继续行走可有下肢发软或迈步不稳。当停止行走或蹲下休息后，疼痛则随之减轻或缓解，若再行走时症状又会重新出现。

(4)病情严重者，可引起尿急或排尿困难，下肢不全瘫痪，马鞍区麻木，下肢感觉减退。

(5)检查：主诉症状多，阳性体征少是本病的特点。①腰部后伸受限，脊柱可有侧弯、生理前凸减小。②X线检查：常在 $L_{4\sim5}$、L_5 和 S_1 见椎间隙狭窄、椎体骨质增生、椎体滑脱、腰骶角增大、小关节突肥大等改变，以及椎间孔狭小等。

CT 及 MRI 扫描具有诊断价值。

二、病因病机

腰椎管狭窄症可分为先天性狭窄和继发性狭窄，导致椎管前后、左右内径缩小或断面形态异常。先天型椎管狭窄多由于椎管发育狭窄、软骨发育不良或骶椎裂等所致；后天性椎管狭窄主要是腰椎骨质增生、黄韧带及椎板肥厚、小关节肥大、陈旧性腰椎间盘突出、脊柱滑脱、腰椎骨折恢复不良和脊椎手术后等。先天性椎管狭窄症多见于青年患者，后天性椎管狭窄症多见于中年以上的患者。

中医认为本病发生的主要原因：先天肾气不足，肾气衰退，以及劳伤肾气，耗伤气血为其发病的内在因素；反复遭受外伤、慢性劳损及风寒湿邪的侵袭为其外因。其主要病机是肾气不足，气血虚弱，以及风寒湿邪痹阻，瘀血阻滞，经络气血不通，筋骨失养，发为腰腿疼痛。

三、辨证与治疗

(一)肾气虚弱

1.主症

腰部酸痛，腿细无力，遇劳加重，卧床休息后减轻，形羸气短，面色无华。舌质淡，苔薄白，脉沉细。

2.治则

调补肾气，壮骨益筋。

3.处方

肾俞、腰阳关、$L_{4\sim5}$夹脊穴、关元俞、阳陵泉、飞扬、太溪、三阴交。

4.操作法

$L_{4\sim5}$夹脊穴用龙虎交战手法，其余诸穴均采用捻转补法，并于肾俞、关元俞、腰阳关加用灸法。

5.方义

本证是由于肾气虚弱而引起，主症是腰腿痛，病位于督脉、足太阳、足少阴经。腰为肾之府，肾虚则腰府失养，故治取肾的背俞穴补益肾气，濡养腰府及经脉而止痛；关元俞内应关元，是人体元气输注之处，补之可益元气，益精血濡筋骨，善于治疗肾虚腰痛，如《针灸大成》曰关元俞“主风劳腰痛”。太溪配飞扬属于原络配穴，旨在补益肾气调理太阳、少阴经脉以止痛。在飞扬穴处又有小络脉分出，名曰飞扬脉，主治腰痛，《素问·刺腰痛论》:“飞扬之脉，令人腰痛，痛上怫怫然，甚则悲以恐，刺飞阳之脉……少阴之前与阴维之会。”故飞扬是治疗肾虚及肝虚引起的腰痛。三阴交补益气血，濡养筋骨。阳陵泉乃筋之会穴，可缓筋急以止痛。诸穴协同相助，补益肾气，养筋壮骨以止痛。

(二)寒湿痹阻

1.主症

腰腿疼痛重着，自觉拘紧，时轻时重，遇冷加重，得热症减。舌质淡，太白滑，脉沉紧。

2.治则

祛寒利湿，温通经络。

3.处方

肾俞、关元俞、$L_{4\sim5}$夹脊穴、腰阳关、委中、阴陵泉、三阴交。

4.操作法

肾俞、关元俞、腰阳关均采用龙虎交战手法，并加用灸法。腰部夹脊穴、委中、阴陵泉针刺泻法。三阴交平补平泻法。

5.方义

本证属于寒湿痹阻，但病之本是肾虚，治疗当用补泻兼施的方法。肾俞、关元俞，补肾气助元气；腰阳关温督脉，通脊骨；采用龙虎交战手法，补泻兼施，扶正祛邪，加用灸法可加强其温补肾气，散寒化湿的作用。腰夹脊穴是病变的症结处，针刺泻法祛除邪气之痹阻，可达痛经止痛的作用。委中通经祛邪，是治疗腰腿痛重要的有效的穴位。阴陵泉除湿利小便，通经止痛，是治疗湿邪痹阻性腰痛的有效穴位，正如《针灸甲乙经》所说:“肾腰痛不可俯仰，阴陵泉主之。”三阴交是足三阴经的交会穴，可健脾利湿，可补肝肾壮筋骨，与肾俞、关元俞配合，既可加强补肝肾的作用，又可利肾腰部的湿邪，加快腰腿痛的缓解。

(三)气虚血瘀

1.主症

腰痛绵绵，部位固定，不耐久坐、久立、久行，下肢麻木，面色少华，神疲乏力。舌质黯或有瘀斑，脉细涩。

2.治则

益气养血，活血化瘀。

3.处方

膈俞、肝俞、脾俞、肾俞、关元俞、腰阳关、腰夹脊穴、足三里、三阴交。

4.操作法

膈俞、腰夹脊穴针刺泻法，并刺络拔火罐法。其余诸穴用捻转补法，病在肾俞、关元俞、腰阳关加用灸法。

5.方义

本证是在肾虚的基础上，复加劳损经脉，瘀血阻滞及劳作日久耗伤气血，筋脉失养所致。选取血之会穴膈俞及病变之症结夹脊穴，刺络拔火罐，铲除瘀血之阻滞，以利气血的通行及筋脉濡养。取肾俞、关元俞、肝俞补肝肾益筋骨。腰阳关温通督脉，通畅脊骨。脾俞、足三里、三阴交温补脾胃，益气血生化之源。诸穴相配，补后天益先天，除瘀血阻滞，可达益气养血，活血化瘀的功效。

（袁周萍）

第十四节 骶髂关节扭伤

骶髂关节扭伤是骶髂关节周围韧带被牵拉而引起的损伤，临床较多见，常造成腰痛，甚至坐骨神经痛，多见于中年以上患者。本病属于中医腰腿痛范畴。

一、诊断要点

(1)有急慢性腰腿痛史或外伤史，或慢性下腰部劳损史。

(2)骶髂关节疼痛，疼痛可放射到臀部、股外侧，甚至放射到小腿外侧。

(3)患侧下肢不敢负重，或不能支持体重，走路跛行，并用手扶撑患侧骶髂部，上下阶梯时需健侧下肢先行。

(4)站立时弯腰疼痛加剧，坐位时弯腰不甚疼痛，平卧时腰骶部有不适感，翻身困难。

(5)检查：①腰椎向健侧侧弯，髂后上、下棘之间有明显压痛。②旋腰试验：患者坐位，两手扶在项部，检查者站在患者背后，双手扶其两肩做左右旋转，使患者的腰部左右旋转，若患者骶髂部有明显疼痛者为阳性。③骨盆分离试验：患者仰卧位，检查着双手按在左右髂前上棘，并向后用力挤压，若患者骶髂关节疼痛加剧者为阳性。④屈髋屈膝试验：患者仰卧位，健侧下肢伸直，将患侧下肢髋、膝关节屈曲，使骶髂关节韧带紧张，患侧疼痛加剧者为阳性。⑤“4”字试验阳性、床边试验阳性。⑥X线检查：急性骶髂关节扭伤X线常无特殊改变；慢性扭伤或劳损，可有骨性关节炎改变，关节边缘骨质密度增加。

二、病因病机

骶髂关节是一个极稳定的关节。骶结节韧带、骶棘韧带和骶髂前韧带，能稳定骶椎，限制骶椎向骨盆内移动，因而骶髂关节只有极小量的有限活动。但当弯腰拿取重物时，下肢腘绳肌紧张，牵拉坐骨向下向前，髂骨被旋向后，易引起骶髂关节损伤。女性在妊娠期间，由于内分泌的改变，骶髂关节附近的肌腱和韧带变得松弛，体重和腰椎前凸增加，容易导致骶髂关节的慢性损伤。解剖结构的变异，如第五腰椎横突骶化，特别在单侧横突骶化的情况下，常因用力不平衡而使一侧骶髂关节发生急性损伤或慢性劳损。

(一)瘀血阻滞

《灵枢·百病始生》说：“用力过度，则络脉伤。阳络伤则血外溢……阴络伤则血内溢。”跌打损伤、猛然搬动过重物体，或姿势不当骤然用力，损伤筋肉、脉络，血脉破损血溢脉外，瘀血凝滞，脉络阻塞，则产生瘀血性痛、活动受限等症。

（二）气血虚弱

劳力过度或长久弯腰工作，耗伤气血，筋骨失于气血的温煦、濡养，即因虚而不荣，因不荣而不通，因不通而生痛。

（三）肝肾亏虚

先天不足，或房劳过度，或久行伤筋，久坐伤骨，导致精血亏损，筋骨失养发为腰骶部疼痛。

三、辨证与治疗

（一）瘀血阻滞

1.主症

扭伤之后，腰骶部骤然疼痛，疼痛激烈，呈刺痛或胀痛性质，痛有定处，日轻夜重，俯仰受限，转侧步履困难。舌紫黯，脉弦细。

2.治则

活血化瘀，通经止痛。

3.处方

十七椎、关元俞、次髎、阿是穴、委中、殷门、阳陵泉。

4.操作法

阿是穴、委中、殷门寻找血脉明显处用三棱针点刺出血，病在出血后加拔火罐。其余诸穴均直刺捻转泻法。

5.方义

本证属于瘀血阻滞引起的腰骶部疼痛，位于足太阳经，治疗当活血化瘀，以太阳经穴为主。《素问·针解》："菀陈则除之者，出恶血也。"所以取瘀血结聚处阿是穴、血之郄穴委中和衡络殷门点刺出其恶血，通络止痛。殷门位于腘横纹上 8 寸，主治腰骶部疼痛，《针灸大成》殷门"主腰脊不可俯仰举重，恶血泄注，外股肿。"殷门穴位于股后浮郄穴之上，衡络处，《素问·刺腰痛论》："衡络之脉，令人腰痛，不可以俯仰，仰即恐仆，得之举重伤腰，衡络绝，恶血归之，刺之在郄阳筋之间，上郄属寸，衡居为二痏出血。"所以衡络应属于股后殷门附近横行的脉络，点刺出血可治疗扭伤性腰骶部疼痛。十七椎穴、关元俞位于腰骶连接处，可疏通此关节的瘀血阻滞。阳陵泉属于足少阳经，其经筋"结于尻"，可治疗腰骶部的疼痛，尤其善于治疗腰骶部左右转侧困难的证候。

（二）气血虚弱

1.主症

腰骶部酸痛，连及臀部和下肢，痛而隐隐，遇劳则甚，体倦乏力，面色无华。舌质淡，脉沉细。

2.治则

补益气血，养筋通脉。

3.处方

膈俞、肝俞、脾俞、肾俞、关元俞、次髎、秩边、三阴交。

4.操作法

膈俞、肝俞、脾俞、肾俞均浅刺补法，关元俞、次髎、秩边均采用龙虎交战手法，三阴交直刺捻转补法。

5.方义

膈俞为血之会，肝俞补肝益肝，二穴配合，调理营血濡养筋骨。脾俞、肾俞、三阴交调后天补先天，益气血生化之源，温煦筋骨。关元俞、次髎、秩边补泻兼施，补法可调气血濡筋养骨，泻法可通经止痛。以上诸穴相配，可达补益气血，濡养筋骨，通脉止痛的功效。

(三)肝肾亏虚

1.主症

腰骶部酸软疼痛，腰背乏力，遇劳则甚，卧则减轻，喜按喜揉。舌质淡，脉沉细。

2.治则

补益肝肾，濡养筋骨。

3.处方

肾俞、肝俞、关元俞、关元、次髎、阳陵泉、悬钟、太溪。

4.操作法

次髎直刺采用平补平泻手法，其余诸穴均用捻转补法，并在肾俞、关元俞、次髎加用灸法，每穴艾灸3～5 分钟。

5.方义

肾俞是肾的背俞穴，肝俞是肝的背俞穴，太溪是足少阴肾经的原穴，旨在补肝肾益精血。关元是任脉与足三阴经的交会穴，有补益元气的作用，关元俞是元气输注的部位，二穴前后配合，补元气益精血，善于治疗虚性腰痛，《针灸大成》关元俞："主风劳腰痛"。阳陵泉乃筋之会穴，悬钟乃髓之会穴，补之可柔筋养骨而止痛。

(袁周萍)

第十五节　棘上与棘间韧带损伤

棘上与棘间韧带损伤是临床上常见病，通常归属于腰痛范畴，但在针灸治疗上有其特殊性，故单列一节以引起人们的注意和提高治疗效果。

棘上韧带是跨越各棘突点纵贯脊柱全长的索状纤维组织，自上而下，比较坚韧，但在腰部此韧带比较薄弱。棘间韧带处于相邻的棘突之间，其腹侧与黄韧带相连，其背侧与背长肌的筋膜和棘上韧带融合在一起，棘间韧带的纤维较短，较棘上韧带力弱。

一、诊断要点

(1)有明显的受伤史，受伤时患者常感觉到腰部有一突然响声，随即腰部似有折断样失去支撑感，并出现腰部疼痛。

(2)急性损伤者疼痛剧烈可为断裂样、针刺样或刀割样，慢性损伤者多表现为局部酸痛、不适，不耐久站久立，脊柱前屈时疼痛加重。

(3)检查：①身体屈曲时腰部疼痛。②棘突及棘突间有压痛，棘突上可触及韧带剥离感。棘间韧带损伤压痛点多位于 L_5～S_1 骶椎。

二、病因病机

多因脊椎突然猛烈前屈，使棘上韧带或棘间韧带过度牵拉而造成；或患者在负重时腰肌突然失力，骤然腰部前屈；或长期弯腰工作，使棘上及棘间韧带持续地处于紧张状态等原因，导致韧带撕裂、出血、肿胀，瘀血痹阻，经络气血不通，发为疼痛。

三、辨证与治疗

(一)急性损伤

1.主症

受伤之后，腰骶部剧烈疼痛，活动受限，弯腰时疼痛加重，棘突上、棘突间有明显压痛。舌质黯红，脉弦或涩。

2.治则

活血祛瘀，通络止痛。

3.处方

阿是穴、后溪、水沟、委中。

4.操作法

先刺后溪，用0.30 mm×25 mm的毫针，直刺进针，得气后用捻转泻法，在行针的同时令患者活动腰部。针水沟用上述毫针向鼻中隔斜刺，得气后施以捻转泻法。阿是穴用梅花针叩刺出血，再拔火罐，委中用三棱针点刺出血，出血由黯红变鲜红为止。

5.方义

本病位于督脉，是由于瘀血阻滞所致。后溪是手太阳经中的“输穴”，“俞主体重节痛”，功于通经止痛；后溪又通于督脉，善于治疗位于督脉的急性疼痛。水沟属于督脉，又是手、足阳明经的交会穴，阳明经多气多血，所以水沟有行气行血的作用，是治疗急性腰的经验效穴。阿是穴、委中刺络出血，活血祛瘀，通经止痛。

(二)慢性损伤

1.主症

有急性损伤史，但没有彻底治疗，或长期弯腰工作史，腰部或下腰部酸痛、不适，遇劳则加重，遇寒则发。舌质紫黯，脉沉涩。

2.治则

益气养血，活血祛瘀。

3.处方

肾俞、阿是穴、三阴交。

4.操作法

肾俞、三阴交针刺补法，阿是穴刺络拔火罐，术后加用灸法。

5.方义

《景岳全书》:“腰痛证，凡悠悠戚戚，屡发不已者，肾之虚也。”故取肾俞补肾气益精血，配三阴交培补肝脾肾，益气养血，濡养筋骨。阿是穴是瘀血闭阻的部位，刺络拔火罐，可祛除瘀血，加用艾灸法，促进血液运行，进一步消除瘀阻，加快病愈过程。

(袁周萍)

第十六节 骶臀部筋膜炎

骶臀部筋膜炎又称骶臀部纤维质炎、肌肉风湿病、肌筋膜综合征等。本病主要是由于外伤、劳累、潮湿、寒冷等多种原因,导致骶臀部肌肉、筋膜、肌腱和韧带等软组织的慢性疼痛性疾病,是骶臀部的一种常见病,多见于中老年人,属于中医痹证、腰腿痛范畴。

一、诊断要点

(1)骶臀部有广泛的疼痛。

(2)疼痛可涉及腰部和大腿部,为酸痛性质,常伴有沉重、寒凉感。

(3)疼痛在轻微活动后或得温热后减轻,剧烈运动、劳累、寒冷、久站、久坐可诱发或加重疼痛。

(4)检查。①压痛:有明显的压痛,压痛点多位于骶髂关节附近。②结节:可触及结节,多为椭圆形,质地柔软,可移动,有压痛感。③X 线检查:多为阴性。

二、病因病机

(一)寒湿邪侵袭

本病位于骶臀部部,是足太阳经、督脉分布的区域,属于中医的痹证,感受风寒湿邪,稽留于肌肤筋肉之间,致经络气血凝滞不通,发为经骶臀疼部痛。日久邪气与气血凝结形成结节,《诸病源候论·结筋候》:“体虚者,风冷之气中之,冷气停积,故结聚,为之结筋也。”

(二)气血虚弱

劳役过度,耗伤气血,经筋失于气血的濡养,筋急而痛,《医学正传·卷一》“若动之筋痛,是无血滋筋故痛”,或如筋急日久,气血不通,气虚无力通脉,也可导致气虚血瘀。

(三)肝肾亏损

人到中年之后,肾气渐衰;或房事不节,肾气早衰;或劳役过度,久站伤骨,久行伤筋,耗伤肾气,劳伤筋骨,导致骶臀部疼痛。

三、辨证与治疗

(一)寒湿邪闭阻

1.主症

骶臀部疼痛僵硬,按压可触及结节,疼痛连及腰部及大腿,遇阴雨天或寒冷则疼痛加重,得温热则疼痛减轻。舌质淡,苔薄白,脉弦紧。

2.治则

祛风散寒,利湿止痛。

3.处方

肾俞、腰阳关、次髎、阿是穴、秩边、阳陵泉、委中。

4.操作法

肾俞、腰阳关、阳陵泉针刺龙虎交战手法，秩边用0.30 mm×75 mm毫针直刺，并有触电感沿经传导，其余诸穴直刺捻转泻法，并在肾俞、次髎、阿是穴施以灸法。

5.方义

本证是由于寒湿邪闭阻足太阳经引起的痹证，根据“经脉所过，主治所及”的原则，当以足太阳经穴为主，祛除邪气通经止痛。肾俞、次髎、秩边、委中均属于足太阳经，且次髎既可通经止痛，又可除湿利尿；秩边功善腰骶痛，又可除湿利尿；委中是治疗腰骶痛的主要穴位，即《灵枢·始终》所云“病在腰者取之腘”，且委中配五行属于土，所以委中既可祛邪通经止痛，又可健脾利湿；肾俞扶正祛邪，卫气出于下焦，所以肾俞既可祛除邪气通经止痛，又可助卫气以固表。阿是穴是邪气凝聚的部位，针刺泻法和灸法，通其凝散其结。本病属于经筋病证，足少阳经筋“结于尻”，故取筋之会穴阳陵泉散筋结，解筋痛。

(二)气血虚弱

1.主症

腰骶部酸软疼痛，不耐久劳，疲劳后疼痛加重，疲乏无力，在骶臀部按压可触及结节。舌质淡，舌的边缘可有瘀点，脉沉细。

2.治则

益气养血，通脉祛瘀。

3.处方

膈俞、肝俞、脾俞、肾俞、关元俞、阿是穴、足三里、三阴交。

4.操作法

膈俞穴针刺泻法，阿是穴针刺泻法，并兼艾条灸5～8分钟，或温针灸3壮。其余诸穴均针刺补法，并在肾俞、关元俞加用艾条灸5分钟。

5.方义

本证属于气血虚弱，兼有气虚血瘀，治疗以补气养血为主，兼以活血通瘀。故本证治取肝俞、脾俞、肾俞、关元俞、足三里、三阴交温补先天与后天，以益气血生化之源。膈俞乃血之会穴，泻之可活血化瘀。阿是穴是经筋挛缩之处，是血液滞瘀之所，针刺泻法并温灸，可解经筋的挛缩，通经脉的瘀血阻滞，经脉气血通达，经筋得到气血的濡养，疼痛可解。

(三)肝肾亏虚

1.主症

骶臀部疼痛日久不愈，疼痛绵绵，腰膝酸软，遇劳则甚，休息后好转，小便频数，带下清稀。舌质淡，脉沉细。

2.治则

调补肝肾，益筋壮骨。

3.处方

肾俞、关元俞、阿是穴、白环俞、飞扬、太溪。

4.操作法

阿是穴用齐刺法，其余诸穴用捻转补法，并在肾俞、关元俞、阿是穴加用灸法。

5.方义

本证是肾精亏损，筋骨失养，引起的骶臀部疼痛，补肾俞、关元俞以补肾益精，濡养筋骨。本病位于足太阳经及其经筋，故补足少阴经穴原穴太溪和足太阳经络穴飞扬，原络配合，补肾益精，濡养经筋，再配以阿是穴，可加强解痉止痛的效应。关元俞内应关元穴，是人体元气输注的部位，与白环俞配合培补元气，主治肾虚腰背痛，正如《针灸大成》所说白环俞主“腰脊冷痛，不得久卧，劳损虚风，腰背不便，筋挛痹缩……”。

（袁周萍）

第十七节 尾骨痛

尾骨痛是指尾骨部、骶骨下部及其邻近肌肉或其他软组织的疼痛，其疼痛特点是长时间的坐位，或从坐为起立时，或挤压尾骨尖端时疼痛加重，是临床常见病，多发于女性。

一、诊断要点

(1)可有尾骶部外伤史。

(2)尾部疼痛，多为局限性，有时可连及腰部、骶部、臀部及下肢。

(3)尾部疼痛，可在坐硬板凳、咳嗽、排大便尤其是大便秘结时疼痛加重，卧床休息后减轻或消失。

(4)检查：①尾骶联合处压痛。②肛门指检：患者取左侧卧位，尽量将髋、膝关节屈曲。检查者戴手套后，用右手示指轻轻伸入肛管内，抵住尾骨，拇指置于尾骨外后方，拇示指将尾骨捏住，前后移动尾骨，检查尾骨的活动度及其感觉，仅有尾骨微动而无疼痛，表明无病变；若尾骨活动时疼痛，表明有尾骨痛。③X 线检查无异常发现。

二、病因病机

在尾骨上附着有重要的肌肉和韧带，如臀大肌、肛门括约肌、肛提肌、尾骨肌、骶尾韧带等，尾骨遭受到跌打损伤之后，局部组织出血、水肿形成纤维组织和瘢痕，牵拉或压迫尾骨及其末梢神经，以及局部血液循环障碍，产生疼痛。中医认为是由于外伤经脉，瘀血阻滞经脉，不通则痛，正如清·吴谦《医宗金鉴·正骨心法要旨》说：“尾骶骨，即尻骨也。……若蹲垫壅肿，必连腰胯。”

长期坐位，压迫尾骨周围组织，导致慢性尾骨部劳损，引起尾骨部疼痛，正如《素问·宣明五气》说“久坐伤肉”，久坐则气机不畅，导致气滞血瘀，气血运行受阻，经脉不通，筋肉失养引起疼痛。

总之，本病主要是由于瘀血阻滞经脉，经气不通，引起尾骶部疼痛。

三、辨证与治疗

(一)主症

尾骶部疼痛，疼痛可连及臀部，坐位时疼痛明显，不敢坐硬板凳，按之作痛，甚或咳嗽、大便时疼痛加剧。舌质黯，脉涩。

(二)治则

活血化瘀，通经止痛。

(三)处方

百会、次髎、腰俞、会阳、承山。

(四)操作法

先针百会,沿经向后平刺,捻转平补平泻手法,使针感沿经项背部传导。次髎先用刺络拔火罐法,后用毫针直刺 30～40 mm,使用龙虎交战手法,并使针感向尾部传导,术后加用艾灸法。腰俞向尾部平刺,捻转平补平泻法,并加用艾灸法。合阳向尾骨斜刺,平补平泻手法。承山直刺,龙虎交战手法。

(五)方义

本病属于瘀血阻滞尾骨及其周围的经脉所致,位于督脉和足太阳经,故取腰俞、百会通督脉的经气,疏通尾骨部的瘀滞以止痛;百会是督脉与足太阳经的交会穴,《灵枢·终始》"病在下者高取之",可疏导尾骨部位气血的瘀滞以止痛。次髎刺络拔火罐可祛除尾骨的瘀血,即"菀陈则除之者,出恶血也"(《素问·针解》)。足太阳经别入于肛,承山、会阳、次髎均属于足太阳经,并且会阳又为督脉气所发,故三穴组合,局部与远端相配合,可有效地疏通尾骨部瘀血的阻滞,且承山是治疗肛门及其周围病变的经验效穴。

(袁周萍)

第十四章　骨科病证的推拿治疗

第一节　落　　枕

落枕又名“失枕”，是以晨起时出现颈部酸胀、疼痛、活动不利为主症的颈部软组织损伤疾病。本病多见于青壮年，男多于女，冬春季发病率较高。轻者4～5天可自愈，重者疼痛剧烈，并向头部及上肢部放射，迁延数周不愈。

一、病因病理

本病多由睡眠时枕头过高、过低或过硬，以及躺卧姿势不良等因素，使头枕部长时间处于偏歪姿势，导致颈部一侧肌群受到过度伸展牵拉，在过度紧张状态下而发生静力性损伤，临床上以一侧胸锁乳突肌、斜方肌及肩胛提肌痉挛多见。

中医认为，本病多因素体亏虚，气血不足，循行不畅，筋肉舒缩活动失调，或夜寐肩部外露，颈肩受风寒侵袭，致使气血凝滞，肌筋不舒，经络痹阻，僵凝疼痛而发病。《伤科汇纂·旋台骨》有“因挫闪及失枕而项强痛者”的记载，因此，颈部突然扭转闪挫损伤，或肩扛重物致局部筋肌扭伤、痉挛也是导致本病的原因之一。

二、诊断

(一)症状

(1)晨起后即感一侧颈部疼痛，颈项僵滞，头常歪向患侧，不能自由旋转，转头视物时往往连同身体转动。

(2)疼痛可向肩部、项背部放射。

(3)颈部活动受限，常受限于某个方位上，主动、被动活动均受牵掣，动则症状加重。

(二)体征

(1)颈部肌肉疼痛痉挛，触之呈条索状。

(2)压痛：在胸锁乳突肌处有肌张力增高感和压痛者，为胸锁乳突肌痉挛；在锁骨外1/3处(肩井穴)或肩胛骨内侧缘有肌紧张感和压痛者，为斜方肌痉挛；在上三个颈椎棘突旁和同侧肩胛骨内上角处有肌紧张感和压痛者，为肩胛提肌痉挛。

(3)活动障碍：轻者向某一方位转动障碍，严重时各方位活动均受限制。

(三)辅助检查

X线检查:一般颈椎骨质无明显变化。少数患者可有椎体前缘增生,颈椎生理弧度改变、序列不整、侧弯等。

三、治疗

(一)治疗原则

舒筋活血,温经通络,解痉止痛。

(二)手法

一指禅推法、㨰法、按法、揉法、拿法、拔伸法、擦法等。

(三)取穴与部位

风池、风府、肩井、天宗、肩外俞等穴及受累部位。

(四)操作

1.舒筋活血

患者取坐位,术者立于其身后,用一指禅推法、按揉法沿督脉颈段、两侧颈夹脊穴上下往返操作3~5遍。自两侧肩胛带、颈根部、颈夹脊线用㨰法操作,时间3~5分钟。

2.疏通经络

用拇指或中指点按风池、风府、天宗、肩井、肩外俞等穴,每穴按压半分钟;用拿法提拿颈椎两侧软组织,以患侧为重点部位,并弹拨紧张的肌肉,使之逐渐放松。

3.解痉止痛

根据压痛点及肌痉挛部位,分别在痉挛肌肉的起止点及肌腹部用按揉法、抹法、弹拨法操作,时间2~3分钟。

4.拔伸摇颈

嘱患者自然放松颈项部肌肉,术者左手持续托起下颌,右手扶持后枕部,维持在颈略前屈、下颌内收姿势,双手同时用力向上牵拉拔伸片刻,再缓慢左右摇颈10~15次,以活动颈椎小关节。

5.整复错缝

对颈椎后关节有侧偏、压痛者,在颈部微前屈的状态下,以一手拇指按于压痛点处,另一手托住其下颌部,做向患侧的旋转扳法,以整复后关节错缝。手法要稳而快,切忌暴力蛮劲,以防发生意外。在患部沿肌纤维方向做擦法、摩肩、拍打、叩击肩背部数次,结束治疗。

四、注意事项

(1)推拿治疗本病过程中,手法宜轻柔,切忌施用强刺激手法,防止发生意外。

(2)对症状持续1周以上不缓解,短期内有2次以上发作者,必须做X线检查,以明确诊断。

(3)注意颈项部的保暖,科学用枕,参照颈椎间盘突出症。

五、功能锻炼

(1)患者应有意识放松颈部肌肉,疼痛缓解后,应积极进行颈部功能锻炼,可做颈部前屈后仰、左右侧弯、左右旋转等活动,各做3~5次,每天1~2次。

(2)坚持做颈部保健操,参照颈椎病。

六、疗效评定

(一)治愈

颈项部疼痛、酸胀消失，压痛点消失，颈部功能活动恢复正常。

(二)好转

颈项部疼痛减轻，颈部活动改善。

(三)未愈

症状无改善。

(孙博雅)

第二节 颈椎间盘突出症

颈椎间盘突出症是指颈椎间盘退行性改变，使纤维环部分或完全破裂，或因外力作用于颈部，使椎间盘纤维环急性破裂，髓核向外膨出或突出，压迫神经根，或刺激脊髓，而出现颈神经支配相应区域的症状和体征的病证。流行病学显示，近年来，由于人们生活方式改变，工作节奏加快，伏案低头工作时间延长，使得颈椎间盘突出症的发病率明显上升，成为颈椎发病的主要病证之一。因此，有必要对该病进行专门论述。

一、病因病理

颈椎间盘突出症多由脊柱急性损伤、慢性积累性劳损，颈椎生理弧度改变或侧弯等因素，在颈椎间盘退变的基础上发生，其病理与腰椎间盘突出基本一致。由于颈部长期负重，椎间盘长时间持续地受挤压，髓核脱水造成椎间盘的变性。纤维环发生变性后，其纤维首先肿胀变粗，继而发生玻璃样变性，弹性降低，纤维环部分、不完全或完全破裂。由于变性纤维环的弹性减退，承受盘内张力的能力下降，当受到头颅的重力作用，椎间盘受力不均匀，或椎周肌肉的牵拉，或突然遭受外力作用时，造成椎间盘纤维环向外膨出，严重时，髓核也可经纤维环裂隙向外突出或脱出，压迫神经根或脊髓，出现相应支配区域的疼痛、麻木症状。由于下段颈椎受力大，活动频繁，因此 C_6～C_7 椎间盘和 C_6 椎间盘最易发病。老年人肝肾亏损，筋失约束；或风寒侵袭，筋脉拘挛，失去了内在的平衡，均可诱发颈椎间盘突出。

影像学上的椎间盘突出症并不一定都会出现症状，只有当突出物压迫或刺激神经根时才会出现症状。临床症状的轻重，则与颈椎间盘突出位置和神经受压的程度有关。根据椎间盘突出的程度，可分为膨出、突出、脱出三种类型。

(一)膨出型

椎间盘髓核变性，向后方或侧后方沿纤维环部分破裂的薄弱部膨出，纤维环已超出椎体后缘，但髓核则未超出，硬脊膜囊未受压。

(二)突出型

椎间隙前宽后窄，椎间盘纤维环和髓核向后方或侧后方沿纤维环不完全破裂部突出，超过椎体后缘，但纤维环包膜尚完整，硬脊膜囊受压。

（三）脱出型

椎间隙明显变窄，纤维环包膜完全破裂，髓核向后方或侧后方沿完全破裂的纤维环向椎管内脱出，或呈葫芦状悬挂于椎管内，脊髓明显受压。

常见突出位置有以下3种：①外侧型突出。突出部位在后纵韧带的外侧，钩椎关节内侧。该处有颈神经根通过，突出的椎间盘压迫或刺激脊神经根而产生症状。②旁中央型突出。突出部位偏于一侧，介于脊神经和脊髓之间。突出的椎间盘可以压迫或刺激脊神经根和脊髓而产生单侧脊髓和神经根受压症状。③中央型突出。突出部位在椎管中央，脊髓的正前方。突出的椎间盘压迫脊髓腹面的两侧而产生脊髓双侧压迫症状。

椎间盘突出症临床症状往往表现为3种情况：一是疼痛明显，而无麻木；二是麻木明显，而无疼痛；三是疼痛与麻木并存。一般认为，疼痛是由于突出或膨出的椎间盘炎症、水肿明显，刺激硬脊膜或神经根所致；麻木是由于突出或脱出的椎间盘压迫脊神经所致；疼痛与麻木并存则有真性压迫和假性压迫之分，假性压迫由于突出物炎症水肿相当明显，既刺激又压迫脊神经，当炎症、水肿消退后，麻木也随之消失；真性压迫的，当炎症、水肿消退后，压迫依然存在，麻木也难以消失。

本病属中医"节伤"范畴。颈为脊之上枢，督脉之要道，藏髓之骨节，上通髓海，下连腰脊，融汇诸脉。颈脊闪挫、劳损，致使脊窍错移，气血瘀滞，筋肌挛急而痛。窍骸受损，突出于窍，碍于脊髓，诸脉络受阻，经气不通，则筋肌失荣，痿弛麻木，发为本病。

二、诊断

（一）症状

（1）多见于30岁以上青壮年。

（2）男性发病多于女性。

（3）本病多发生于C_6～C_7椎间盘和C_5～C_6椎间盘。

（4）有外伤者，起病较急；无明显外伤者，起病缓慢。

（5）患者常有颈部疼痛，上肢有放射性疼痛和麻木，卧床休息症状可有缓解，活动后症状加重。由于椎间盘突出部位和压迫组织的不同，临床表现也不一致。

（二）体征

1.外侧型突出

（1）主要症状为颈项部及受累神经根的上肢支配区域疼痛与麻木。咳嗽、打喷嚏时疼痛加重。

（2）疼痛仅放射到一侧肩部和上肢，很少发生于两侧上肢。

（3）颈僵硬，颈后肌痉挛，活动受限，当颈部后伸，再将下颌转向健侧时可加重上肢放射性疼痛，做颈前屈或中立位牵引时疼痛可缓解。

（4）由于颈椎间盘突出的间隙不同，检查时可发现不同受累神经节段支配区域的运动、感觉及反射的改变。

（5）颈椎拔伸试验阳性。部分病变节段成角严重的患者可反应为上肢放射性神经痛加重，称反阳性。

（6）椎间孔挤压试验阳性。

（7）病程日久者，可出现相关肌肉肌力减退和肌肉萎缩等。

颈椎不同间隙椎间盘突出神经根受压的症状与体征见表14-1。

表 14-1 颈椎间盘突出神经根受压的临床定位

颈椎间隙	$C_4 \sim C_5$	$C_5 \sim C_6$	$C_6 \sim C_7$	$C_7 \sim T_1$
受压神经	C_5 神经	C_6 神经	C_7 神经	C_8 神经
疼痛区域	颈根、肩部和上臂	肩、肩胛内缘	肩胛内侧中部和胸大肌区	肩胛内缘下部、上臂和前臂内侧至手内侧
感觉异常	肩外侧	前臂桡侧、拇指	手背示指和中指	前臂内侧至环指、小指
肌肉萎缩和肌力减退	三角肌，或肱二头肌	肱二头肌	肱三头肌	大小鱼际肌，手握力减退
腱反射减退	肱二头肌腱	肱二头肌腱	肱三头肌腱	腱反射正常

2.旁中央型突出

患者除有椎间盘外侧型突出的症状、体征外，还有一侧脊髓受压的症状和体征，可出现同侧下肢软弱无力，肌肉张力增加。严重时可出现腱反射亢进，巴宾斯基征、霍夫曼征阳性。

3.中央型突出

主要表现为脊髓受压，最常见的症状为皮质脊髓束受累，由于病变程度不一，可出现下肢无力，平衡明显障碍，肌张力增高，腱反射亢进；踝阵挛、髌阵挛及病理反射。重症者可出现两下肢不完全性或完全性瘫痪，大小便功能障碍，胸乳头以下感觉障碍。

(三)辅助检查

1.X 线检查

正位片显示颈椎侧弯畸形，侧位片上可显示颈椎生理弧度改变、椎间隙变窄及增生性改变。斜位片上可显示椎间孔的大小及关节突情况。颈椎 X 线片不能显示是否有椎间盘突出，但可排除颈椎结核、肿瘤、先天性畸形。

2.CT 及 MRI 检查

CT 检查可显示颈椎椎管的大小及突出物与受累神经根的关系。MRI 检查可显示突出的椎间盘对脊髓压迫的程度，了解脊髓有无萎缩变性等。

3.肌电图和神经诱发电位检查

可确定受累神经根及损害程度，客观评价受损程度和评定治疗效果。

三、治疗

(一)治疗原则

舒筋通络，活血祛瘀，解痉止痛，扩大椎间隙，减轻或解除神经根和脊髓受压症状。

(二)手法

㨰法、按法、揉法、拿法、拔伸法、旋转复位法等。

(三)取穴与部位

风池、风府、肩井、秉风、天宗、曲池、手三里、小海、合谷等穴以及颈根、颈臂等经验穴，突出节段相应椎旁、颈肩背及患侧上肢部。

(四)操作

1.舒筋通络

患者取坐位，术者立于其身后，用一指禅推法、按揉法沿督脉颈段、两侧颈夹脊穴上下往返操作 3～5 遍。自两侧肩胛带、颈根部、颈夹脊线用㨰法操作，时间约 5 分钟。

2.解痉止痛

在上述操作的同时，在风池、风府、肩井、秉风、天宗穴及颈根、颈臂穴做一指禅推法或按揉法操作，时间约5分钟。

3.活血祛瘀

根据神经根受累的相应节段定位，在椎间盘突出间隙同侧，用一指禅推法、按揉法重点治疗，并对上肢相应穴位用按法、揉法操作，时间约5分钟。

4.扩大椎间隙

采用颈椎拔伸法操作，可配合颈椎摇法。时间2～3分钟。

5.颈椎整复

采用颈椎旋转复位法，减轻或解除神经根和脊髓受压症状。患者取坐位，术者立于其身后，以一手屈曲之肘部托住患者下颌，手指托住枕部，另一手拇指顶推偏凸之颈椎棘突；令患者逐渐屈颈，至拇指感觉偏凸棘突有动感时，即维持该屈颈姿势；然后术者将患者头部向上牵拉片刻，以消除颈肌反射性收缩，在逐渐将颈部向棘突偏凸侧旋转至弹性限制位，在拇指用力顶推患椎棘突下做一瞬间有控制的扳动，使颈椎复位。旋转幅度控制在3°～5°。此法只用于患侧。对患者因心理紧张或老年人，可采用在仰卧位牵引拔伸状态下进行旋转整复。

6.理筋放松

重复舒筋通络手法操作，并拿肩擦颈项，搓、抖上肢，结束治疗。

四、注意事项

(1)科学用枕，对颈椎生理弧度变直、消失的，枕头宜垫在颈部；弧度过大的，宜垫在枕后部；侧卧时枕头宜与肩膀等高，使颈椎保持水平位。

(2)避免长时间连续低头位工作或看书，提倡做工间颈椎活动。

(3)注意颈部保暖，适当休息，避免劳累。

(4)乘机动车应戴颈托保护，以防紧急制动时引起颈椎挥鞭性损伤，甚至高位截瘫。

五、功能锻炼

(1)采用“与项争力”的功法以提高颈伸肌肌力和颈椎平衡代偿能力。

(2)坚持做颈保健操，同颈椎病。

(孙博雅)

第三节　寰枢关节半脱位

寰枢关节半脱位又称为寰枢关节失稳，是指寰椎向前、向后脱位，或寰齿两侧间隙不对称，导致上段颈神经、脊髓受压以致患者出现颈肩上肢疼痛，甚至四肢瘫痪、呼吸肌麻痹，严重时危及生命。

寰枢关节为一复合关节，由4个小关节组成，其中部及外侧各有两个关节，中部的齿状突和寰椎前弓中部组成前关节，齿状突和横韧带组成后关节，即齿状突关节。在寰椎外侧由两侧块的下关节面和枢椎上关节面组成关节突关节。寰枢关节的关节囊大而松弛，关节面较平坦，活动幅度较大，且寰枢椎之间无椎间盘组织，因此受到外力或在炎症刺激下容易发生寰枢关节半脱位。

一、病因病理

寰枢关节半脱位是临床常见病证，其发病原因主要有炎症、创伤和先天畸形。

（一）炎症

咽部与上呼吸道的感染、类风湿等可以使寰枢关节周围滑膜产生充血水肿和渗出，引起韧带松弛而脱位；炎症又可使韧带形成皱襞而影响旋转后的复位，形成旋转交锁，造成关节半脱位。

（二）创伤

创伤可以直接造成横韧带、翼状韧带两者或两者之一发生撕裂或引起滑囊、韧带的充血水肿，造成寰枢关节旋转不稳并脱位。寰椎骨折、枢椎齿状突骨折可直接造成寰枢椎脱位。青少年可由于跳水时头部触及游泳池底，颈部过度屈曲，寰椎横韧带受到枢椎齿状突向后的作用力引起寰枢关节前脱位。而成年人多由于头颈部受到屈曲性外伤而引起不同程度的寰椎前脱位；也可表现为向侧方及旋转等方向移位，与外伤作用力方向有关。

（三）先天畸形

发育对称的寰枢两上关节面，受力均衡，关节比较稳定，当寰枢两上关节面不对称（即倾斜度不等大、关节面不等长）时，关节面则受力不均衡，倾斜度大的一侧剪力大，对侧小，使关节处于不稳定状态，易发生寰枢关节半脱位。

中医关于该病的论述，多记载于“筋痹”“错缝”等病证中。中医认为患者素体气虚，筋肌松弛，节窍失固，或有颈部扭、闪、挫伤致脊窍错移，迁延不愈。脊之筋肌损伤，气血瘀聚不散则为肿为痛。筋肌拘挛，脊错嵌顿则活动受掣。

二、诊断

（一）症状

（1）有明显外伤史或局部炎症反应。其症状轻重与寰椎在枢椎上方向前、旋转及侧方等半脱位的程度有关。

（2）颈项部、头部、肩背部疼痛明显，活动时疼痛加剧，疼痛可向肩臂放射。

（3）颈项肌痉挛、颈僵，头部旋转受限或呈强迫性体位为主要症状。

（4）当累及椎-基底动脉时，可出现头晕、头痛、恶心、呕吐、耳鸣、视物模糊等椎-基底动脉供血不足症状。

（5）当累及延髓时，则主要影响延髓外侧及前内侧，出现四肢运动麻痹、发音障碍及吞咽困难等。

（二）体征

（1）枢椎棘突向侧后偏突，有明显压痛，被动活动则痛剧。

（2）如为单侧脱位，头偏向脱位侧，下颌转向对侧，患者多用手托持颌部。

（3）累及神经支配区域皮肤有痛觉过敏或迟钝。

（4）累及脊髓时则出现脊髓受压症状，上肢肌力减弱，握力减退，严重时腱反射亢进，霍夫曼征阳性。下肢肌张力增高，步态不稳，跟、膝腱反射亢进，巴宾斯基征阳性。

（5）位置及振动觉多减退。

(三)辅助检查

1.X 线检查

颈椎张口正位,齿状突中线与寰椎中心线不重叠,齿状突与寰椎两侧块之间的间隙不对称或一侧关节间隙消失,齿状突偏向一侧。

2.CT 检查

寰枢椎连续横断面扫描可显示寰枢椎旋转程度。矢状位和冠状位图像可显示关节突关节的序列,但大多数不能显示齿状突与寰椎分离。

3.肌电图和神经诱发电位检查

可评价神经功能受损害程度。

三、治疗

(一)治则

舒筋活血,松解紧张甚至痉挛的颈枕肌群;整复失稳的寰枢关节,纠正发生寰枢关节异常位移的因素,扩大椎管的有效容积,改善椎管内外的高应力状态,减少或消除椎动脉或脊髓的机械性压迫和刺激。采用松解类手法与整复手法并重,以颈项部操作为主的原则。

(二)手法

一指禅推法、㨰法、拔伸法、推法、拿法、按揉法和整复手法等。

(三)取穴与部位

颈项部、枕后部及患处等;风池、颈夹脊、天柱、翳风、阿是穴等。

(四)操作

(1)患者坐位,术者用轻柔的㨰法、按揉法、拿法、一指禅推法等手法在颈椎两侧的夹脊穴部位及肩部治疗,以放松紧张、痉挛的肌肉。

(2)整复手法。患者仰卧位,头置于治疗床外,便于手法操作。助手两手扳住患者两肩,术者一手托住后枕部,一手托住下颌部,使头处于仰伸位进行牵拉,助手配合做对抗性拔伸。在牵拉拔伸状态下,做头部缓慢轻柔的前后活动和试探性旋转活动。如出现弹响,颈椎活动即改善,疼痛减轻,表示手法整复成功。

(3)复位后,患者取仰卧位,采用枕颌带于头过伸牵引,牵引重量控制在 2～3 kg,持续牵引,日牵引时间不少于 6 小时。3～4 周撤除牵引,用颈托固定。

四、注意事项

(1)严格掌握推拿治疗适应证,有重度锥体束体征者不宜手法复位。

(2)注意平时预防,纠正平时的不良习惯姿势,平时戴颈围固定保护。

(3)少数伴炎症患者,可有发热,体温可达 38～40 ℃,注意观察,采取必要的降温措施。

(4)注意用枕的合理性和科学性;注意颈项、肩部的保暖。

五、功能锻炼

寰枢关节半脱位功能锻炼宜在病情基本稳定后进行,根据生物力学原理,强化颈部肌肉的功能锻炼,增强颈部的肌肉力量,对提高颈椎稳定性,延缓或防止肌萎缩,是很有必要的。锻炼方法有以下几种。

(1)立位或坐位,用全力收缩两肩。重复5～10次。

(2)立位或坐位,两手扶前额,给予一定的阻力,用全力使颈部向前屈,坚持6秒。重复3～5次。

(3)立位或坐位,一手扶头侧部,给予一定的阻力,用全力使颈部向同侧侧倾,坚持3～6秒。左、右交替,重复3～5次。

(4)立位或坐位,两手扶后枕部,给予一定的阻力,用全力使头部往后倾,坚持3～6秒。重复3～5次。

(孙博雅)

第四节 前斜角肌综合征

前斜角肌综合征是指因外伤、劳损、先天颈肋、高位肋骨等因素刺激前斜角肌,或前斜角肌痉挛、肥大、变性等,引起臂丛神经和锁骨下动脉的血管神经束受压,而产生的一系列神经血管压迫症状的病证。本病好发于20～30岁女性,右侧较多见。

一、病因病理

颈部后伸、侧屈位时,头部突然向对侧旋转,或长期从事旋颈位低头工作,使对侧前斜角肌受到牵拉扭转而损伤,出现前斜角肌肿胀、痉挛而产生对其后侧神经根的压迫症状。神经根受压又进一步加剧前斜角肌痉挛,形成恶性循环。

先天性结构畸形,如肩部下垂、高位胸骨、第7颈椎横突肥大、高位第1肋骨、臂丛位置偏后等,使第1肋骨长期刺激臂丛,使受臂丛支配的前斜角肌发生痉挛,压迫臂丛神经而发病。若前斜角肌痉挛、变性、肥厚,则易造成锁骨上部臂丛及锁骨下动脉受压。如颈肋或第7颈椎横突肥大,或前、中斜角肌肌腹变异合并时,当前斜角肌稍痉挛,即可压迫其间通过的臂丛神经和锁骨下动脉而导致出现神经血管症状。本病运动障碍出现较迟,可表现为肌无力和肌萎缩,偶见手部呈雷诺征象。

中医将本病归属“劳损”范畴。多由过度劳损,或风寒外袭,寒邪客于经络,致使经脉不通,气血运行不畅,发为肿痛。

二、诊断

(一)症状

(1)一般缓慢发生,均以疼痛起病,程度不一。

(2)局部症状。患侧锁骨上窝稍显胀满,前斜角肌局部疼痛。

(3)神经症状。患肢有放射性疼痛和麻木触电感,以肩、上臂内侧、前臂和手部的尺侧及小指、环指明显,表现为麻木、蚁行、刺痒感等。少数患者偶有交感神经症状,如瞳孔扩大、面部出汗、患肢皮温下降,甚至出现霍纳综合征。

(4)血管症状。早期由于血管痉挛致使动脉供血不足而造成患肢皮温降低,肤色苍白;后期因静脉回流受阻,出现手指肿胀、发凉、肤色发绀,甚至手指发生溃疡难愈。

(5)肌肉症状。神经长期受压,患肢小鱼际肌肉萎缩,握力减弱,持物困难,手部发胀及有笨拙感。

(二)体征

(1)颈前可摸到紧张、粗大而坚韧的前斜角肌肌腹,局部有明显压痛,并向患侧上肢放射性痛麻。

(2)局部及患肢的疼痛症状在患肢上举时可减轻或消失,自然向下或用力牵拉患肢时则加重

(3)艾迪森试验、超外展试验阳性,提示血管受压。

(4)举臂运动试验、臂丛神经牵拉试验阳性,提示神经受压。

(三)辅助检查

X 线检查:颈、胸段的 X 线正侧位摄片检查,可见颈肋或第 7 颈椎横突过长或高位胸肋征象。

三、治疗

(一)治疗原则

舒筋活血,通络止痛。

(二)手法

㨰法、按法、揉法、拿法、擦法等。

(三)取穴与部位

缺盆、肩井、翳风、风池、颈臂、曲池、内关、合谷、颈肩及上肢部。

(四)操作

1.活血通络

患者取坐位。术者站于患侧,先用㨰法在患侧自肩部向颈侧沿斜角肌体表投影区往返施术,同时配合肩关节活动,时间 3～5 分钟。

2.理筋通络

继上势,术者以一指禅推法沿患侧颈、肩、缺盆穴及上肢进行操作,斜角肌部位、颈臂穴重点治疗,时间 5～7 分钟。

3.舒筋通络

继上势,术者以拇指弹拨斜角肌起止点及压痛点,拇指揉胸锁乳突肌及锁骨窝硬结处为重点,拇指自内向外沿锁骨下反复揉压,时间 3～5 分钟。

4.通络止痛

沿患侧斜角肌用拇指平推法,然后施擦法,以透热为度。时间 1～2 分钟;然后摇肩关节,揉、拿上肢5～10 遍,抖上肢结束治疗。

四、注意事项

(1)注意不宜睡过高枕头,患部注意保暖。

(2)避免患侧肩负重物或手提重物,以免加重症状。

(3)嘱患者配合扩胸锻炼,每天 1～2 次,可缓解症状。

(孙博雅)

第十五章 常见病证的中西医结合治疗

第一节 慢性支气管炎

一、概述

慢性支气管炎是气管、支气管黏膜及其周围组织的慢性非特异性炎症，临床上以咳嗽、咳痰为主要症状，每年发病持续 3 个月，连续 2 年或 2 年以上。排除具有咳嗽、咳痰、喘息症状的其他疾病（如肺结核、肺尘埃沉着症、肺脓肿、心脏病、心功能不全、支气管扩张、支气管哮喘、慢性鼻咽炎、食管反流综合征等疾病）。慢性支气管炎在老年人中发病率最高，北方高于南方，山区高于平原，农村高于城市，吸烟者高于不吸烟者，空气污染严重的地方发病率较高。如病情迁延，反复发作者可导致支气管扩张、阻塞性肺气肿及肺源性心脏病等并发症的发生。

本病的主要症状为咳嗽、咳痰，部分患者可出现气喘。在中医学中，早就对慢性支气管炎的临床表现作了不少描述，多属于“痰饮”“咳喘”等范畴。

二、病因病理

本病的病因，不外乎外邪侵袭及肺、脾、肾三脏功能低下所致。其急性发病者，多由于人体正气不足，卫外失固，感受风寒或风热之后，以致肺失宣肃而出现咳嗽、咳痰、恶寒或发热、痰白或黄稠，甚则气喘等肺系症状。倘若失治或反复发作，久则肺气日衰，促使机体抗病能力进一步下降，更易感受外邪，以致病情缠绵不已，形成恶性循环。病久由肺累及于脾，继而由脾虚而损及于肾，终至三脏俱虚，导致水液代谢失常，聚而成痰，上渍于肺，阻滞肺络，升降失司，慢性支气管炎遂由此而始；此外，也有因于年老体弱，或起居失常、贪烟嗜酒、情绪郁结、环境污染等因素，而使肺、脾、肾受损，痰饮内生，贮滞于肺，影响其宣降功能，同样可形成本病。

三、诊断

（一）临床表现

1.病史

见于临床上有咳嗽、咳痰为主要症状或伴有喘息，每年发病持续 3 个月，并持续 2 年或 2 年以上反复发作而能排除心脏疾病和呼吸道其他疾病的患者。

2.症状

可分为单纯型和喘息型两种临床类型，前者主要表现为咳嗽、咳痰；后者除咳嗽、咳痰外，尚有喘息症状。慢性支气管炎临床可分为以下三期。

(1)急性发作期：1周内出现脓性或黏液脓性痰，痰量明显增多或伴有其他炎症表现；或1周内咳、痰、喘症状任何一项加剧至重度。

(2)慢性迁延期：有不同程度的咳、痰、喘症状，迁延不愈；或急性发作期症状一个月后仍未恢复到发作前水平。

(3)临床缓解期：经治疗或临床缓解，症状基本消失或偶有轻微咳嗽少量痰液，保持2个月以上者。

3.体征

慢性支气管炎患者早期可无任何阳性体征；急性发作期两肺下部常可闻及干、湿啰音；喘息型者可闻及哮鸣音；并发肺气肿时则可有肺气肿体征。

(二)实验室检查

慢性支气管炎患者缓解期阶段，血检白细胞数一般无变化；急性发作期或并发肺部急性感染时，血白细胞数及中性粒细胞数增多，喘息型者则见嗜酸性粒细胞数增多，但老年人由于免疫力降低，白细胞数检查可正常；痰液检查于急性发作期阶段，中性粒细胞数可增多，喘息型常见有较多的嗜酸性粒细胞；痰涂片或培养可找到引起炎症发作的致病菌。

(三)特殊检查

1.X线检查

早期常无异常改变；反复发作时可见肺纹理粗乱，严重时可呈网状、条索状、斑点状阴影；如并发肺气肿者则双肺透亮度增加，横膈低位以及肋间隙增宽等表现。

2.支纤镜检查

慢性支气管炎患者一般可见支气管黏膜增厚、充血、水肿等炎性改变，可取分泌物送检涂片或培养检查，以确定有无细菌感染。

3.免疫学检查

慢性支气管炎患者表现为细胞免疫功能低下，尤见于老年患者。由于支气管黏膜受损，分泌型IgA(SIgA)水平下降，故痰中SIgA可明显减少。

4.自主神经功能检查

慢性支气管炎患者往往表现自主神经功能紊乱，以副交感神经功能亢进为主。

5.肺功能检查

慢性支气管炎患者早期多无明显异常，但也有部分患者表现为小气道阻塞征象，如频率依赖性肺顺应性降低；75%肺活量最大呼气流速50%、肺活量最大呼气流速、25%肺活量最大呼气流速、最大呼气后期流速等均见明显降低；闭合气量可增加。

6.动脉血气分析

早期无明显变化。长期反复发作的慢性支气管炎或并发阻塞性肺气肿的患者，也可有轻度的低氧血症表现。

四、鉴别诊断

(一)肺结核

咳嗽、咯痰无季节性，常随病灶破溃程度及病灶周围炎而加重，往往有低热、盗汗、消瘦和食欲缺乏等结核中毒症状，红细胞沉降率增高，结核菌素试验为强阳性，胸部X线及查痰找结核菌能明确诊断。

(二)支气管肺癌

支气管肺癌多发生于40岁以上，特别是有多年吸烟史者，咳嗽常呈刺激性，或有少量痰，且痰中多带血，血清唾液酸增高，癌胚抗原阳性，X线检查、痰脱落细胞检查、纤维支气管镜检查及CT检查等可以确诊。

(三)支气管扩张症

支气管扩张症亦有慢性反复性咳嗽，但常伴有大量脓性痰和反复咯血，胸部听诊多在肺的中下部闻及固定性湿啰音，以单侧为多，并可见杵状指，胸部X线检查见肺纹理粗乱或呈卷发状，支气管造影可获诊断。

(四)支气管哮喘与喘息型慢性支气管炎

临床上有时颇难鉴别，支气管哮喘常有明显的个人及家族过敏史，以发作性哮喘为特征，多有一定的季节性，以秋季发病居多，血中常有IgE升高，发作时两肺满布哮鸣音，应用支气管扩张剂能见效，缓解后可毫无症状和体征，这均有助于两者的鉴别。

五、并发症

本病常可并发肺炎、支气管扩张、阻塞性肺气肿及肺源性心脏病等。

六、中医证治枢要

慢性支气管炎之咳嗽，中医学上多称为“内伤咳嗽”。由于老年多见，病程较长，往往表现为肺、脾、肾俱虚，痰饮伏肺而成，故以健脾益肾、化痰蠲饮为基本治则。如病属急性发作期者，治当祛邪为主，宜以化痰蠲饮治疗，夹寒者，则温化寒痰；夹热者，则清热化痰；兼喘息者，可酌加降气平喘之品。病属缓解期者，一般以补益为主，肺气虚者补肺益气，脾阳虚者健脾助运，肾阳虚者补肾纳气，阴阳俱虚者滋阴助阳。若病属迁延期者，常须扶正祛邪，标本兼顾。

七、辨证施治

(一)风寒束肺

主症：咳嗽咳痰，痰白清稀，或有喘息，伴鼻塞流涕，畏寒发热，头痛，肢体酸疼。舌质淡红，苔薄白，脉紧。

治法：解表散寒，温化痰饮。

处方：三拗汤加减。麻黄5 g，杏仁9 g，甘草6 g，前胡9 g，桔梗9 g，紫菀9 g，款冬9 g，荆芥6 g，姜半夏9 g，陈皮6 g。

阐述：本证常见于慢性支气管炎继发感染时。风寒痰饮闭阻肺系，因此以三拗汤解表逐寒，祛痰化饮最为适宜。方中加入荆芥，可增强解表散寒之力，其他诸药均为化痰镇咳之用。如气急痰多者，可酌加苏子、白芥子、茯苓、五味子等；头痛较甚者，可加蔓荆子、川芎、制延胡索等；腹胀纳差者，则加鸡内金、山楂、麦芽以行滞消食健胃。

(二)风热犯肺

主症：咳嗽咳痰，痰黄黏稠或咳痰不畅，身热口渴，头痛咽干，微恶风寒，或呼吸气粗，便干尿黄。舌质红，苔薄黄，脉浮数或滑数。

治法：清热解表，豁痰平喘。

处方：麻杏石甘汤合银翘散加减。麻黄 5 g，杏仁 9 g，甘草 6 g，生石膏 30 g，银花 30 g，连翘 12 g，荆芥 6 g，薄荷 5 g(后下)，牛蒡子 12 g，竹叶 9 g，芦根 30 g，桔梗 9 g，黄芩 12 g，鱼腥草 30 g。

阐述：素有慢性支气管炎者，一旦感受风热之邪而引发，往往酿成痰热壅肺而出现肺部炎症，而表现为肺热征象。多数医家认为，患者发病之后，由于正虚邪盛，病情常缠绵难已，且易于发生变证，因此必须迅速而有效地清除邪热，控制感染的进一步扩展。本方组成麻杏石甘汤重在清肺平喘，银翘散则意在疏风散热、解表透邪；为防邪热内传，加用黄芩、鱼腥草以挫病势的深入。

(三)燥热伤肺

主症：干咳无痰，或痰少而黏，咯而不爽，偶有痰血，鼻燥喉痒、口干喜饮，大便干燥，小便黄短。舌质红，苔薄黄而干，脉数或细数。

治法：清热生津，润肺止咳。

处方：沙参麦冬汤加减。南沙参 15 g，北沙参 15 g，麦冬 12 g，玉竹 12 g，甘草 6 g，桑叶 9 g，扁豆 12 g，石斛 30 g，怀山药 15 g，杏仁 9 g，枇杷叶 12 g，云雾草 30 g，金荞麦 30 g。

阐述：本型多见于长期吸烟史的慢性支气管炎患者。中医学认为，肺开窍于鼻，外合皮毛，直接与外界相通，故周围环境变化极易影响肺的生理功能，因而六淫之邪不论通过口鼻或皮毛侵袭人体，必内归于肺，从而出现肺系证候，一旦秋季当令燥邪伤肺，最易耗阴灼液而致燥咳不已；至于吸烟的危害，前人早就指出："久则肺焦"，也同样可出现燥热伤肺的症状。因此，在治疗时，显然需要采用育阴润肺、清热止咳之剂，古方"沙参麦冬汤""清燥救肺汤"有一定效果。但养阴生津的方药，有时对本病型的疗效尚欠满意，特别是慢性支气管炎患者，由于病情反复多变，过用养阴则有助湿碍脾之弊，这无疑是临床上用药的一个矛盾。为此往往需酌加扁豆、茯苓、薏苡仁、山药等健脾渗湿之品；同时方中加用金荞麦和云雾草二药以加强其清热止咳的效果。据文献记载，云雾草又名老君须，其味微苦，性辛、凉，民间一向用于止咳有良效，凡表现咽痒干咳者，临床常屡用屡验。对于因长期吸烟所致者，除应用本方治疗外，必须劝阻患者戒烟，则收效尤著。

(四)痰湿阻肺

主症：咳嗽痰多，痰白质稀或黏稠，胸闷气急，肢体困重，纳呆腹胀，大便常溏。舌苔白腻，脉濡滑。

治法：健脾燥湿，宣肺化痰。

处方：苓桂术甘汤合二陈汤加减。炙桂枝 6 g，炒白术 9 g，茯苓 12 g，甘草 6 g，陈皮 6 g，制半夏 9 g，川朴 6 g，杏仁 9 g，款冬 9 g，紫菀 9 g，桔梗 9 g，七叶一枝花 15 g，虎杖 30 g。

阐述：此型多因脾虚而致痰湿内盛，上渍于肺，阻塞气道所引起的咳嗽症状，往往于慢性支气管炎迁延期的患者表现最为突出。方中以苓桂术甘汤合二陈汤健脾助运，利湿化饮；加桔梗、川朴、杏仁、紫菀、款冬，意在宣肺化痰、畅通气机；为防痰湿蕴内，日久化热之虑，据多年临床实践经验，适当酌加七叶一枝花、虎杖、金荞麦等清热解毒之品，一则有助于消炎防感染，二则有助于加强化痰止咳的功效。若气喘重者，可酌加麻黄、苏子、降香；神疲乏力，久治不愈者，可加黄芪、党参以扶正祛邪;恶心欲呕、食欲缺乏者,可酌加枳壳、姜竹茹、麦芽、鸡内金等消食止呕等药。总之,本型的治疗重点,首为健脾化湿以杜绝其“生痰之源”,但也必须同时注意宣肺化痰以治标,只有标本兼顾,才能提高其疗效。

(五)肺气虚损

主症:久咳痰白量少,气短,动则尤甚,常自汗出,神疲乏力,懒言声低,易于感冒,畏风,纳少,大便常溏。舌苔薄白,舌淡红,脉细弱。

治法:益气补肺,固表御邪。

处方:补肺汤合玉屏风散加减。党参 15～30 g,黄芪 15～30 g,绞股蓝 15 g,麦冬 12 g,五味子 6 g,炒白术 9 g,防风 6 g,甘草 6 g,桑白皮 12 g,炙苏子 12 g,降香(后下)6 g,当归 12 g。

阐述:本型多见于慢性支气管炎临床缓解期或合并有肺气肿的患者。据近年研究认为,本型的临床表现,既是呼吸功能低下、肺微循环障碍,也是包括免疫等因素在内的机体多种功能的异常。因此,补肺汤合玉屏风散具有益气固表、补肺止咳的作用。据临床与实验观察表明,补肺汤能明显改善肺的通气功能;玉屏风散则具有增强肺的防御能力及抗细菌黏附作用;且能有效地预防感冒,减少慢性支气管炎的复发率。方中绞股蓝一药,为葫芦科多年生草质藤本植物,又名七叶胆,含有人参皂苷以及多种人体所必需的氨基酸和微量元素,对增强机体免疫功能具有较好的效果。早年贵州省曾报道根据民间经验用于治疗慢性支气管炎,经数百例临床验证确有显著的疗效。此外,根据中医气血学说“气行则血行”“气虚则血虚”的理论,一旦发生肺气虚损,则随之而来也必然存在有不同程度的血瘀现象,因此方中适当加用当归、降香等养血活血类药,对改善肺的微循环,阻止慢性支气管炎的进一步发展极为有利,值得重视。

(六)脾肾阳虚

主症:咳喘阵作,动则加剧,痰白黏或清稀,量多,腰膝酸软,纳差乏力,头昏耳鸣,形寒肢冷,夜尿较多,或咳时遗尿,或阳痿早泄,大便多溏。舌质淡或胖嫩,苔薄白,脉细迟。

治法:健脾益肾,纳气化痰。

处方:金匮肾气丸合苓桂术甘汤加减。大熟地黄 15～30 g,陈萸肉 9 g,怀山药 15 g,五味子 6 g,茯苓12 g,甘草 6 g,肉桂 5 g,制附子 9 g,淫羊藿 9 g,党参 15 g,黄芪 30 g,炒白术 9 g,姜半夏 9 g,陈皮 6 g。

阐述:本型为慢性支气管炎伴有严重肺气肿的缓解期患者,由肺气虚衰而发展至脾、至肾。三脏俱衰的结果,则水液代谢发生障碍,聚而为痰为饮。历来认为,此类患者的治疗必须“温药和之”,一直都主张应用金匮肾气丸或苓桂术甘汤治之。近年,研究表明金匮肾气丸等补肾助阳方药治疗慢性支气管炎缓解期患者,能起到加强机体对各种不良刺激的抵抗力,并能增强免疫机制,促进整个机体的细胞内生化代谢及提高肾上腺皮质功能等良好作用,在合用苓桂术甘汤的基础上加用黄芪、党参、姜半夏、陈皮、五味子、淫羊藿等药,除健脾助运、化饮祛痰外,还可加强温肾纳气作用,有助于改善呼吸功能。此外,如见尿频遗尿者,可加益智仁、芡实、金樱子以固肾缩尿;如气急显著时,可酌加炙苏子、降香以降气平喘;如有血瘀征象较明显者,可加丹参、当归养血活血以改善肺的微循环。

(七)阴阳两虚

主症:咳嗽、咳痰阵作,痰黏白或清稀,时多时少,安静时亦气短,动则尤甚,伴腰腿酸软,怕寒肢冷,头昏耳鸣,夜尿频多,阳痿早泄,口干咽燥,五心烦热,盗汗自汗;舌质暗红,苔少或光剥;脉细。

治法：滋阴助阳，益肺纳肾。

处方：左归丸、右归丸加减。大熟地黄 15～30 g，怀山药 15 g，陈萸肉 12 g，杞子 12 g，茯苓 12 g，炙甘草 6 g，菟丝子 12 g，制附子 9 g，肉桂 5 g，炙龟甲 12 g，黄芪 30 g，太子参 15 g，麦冬 12 g，五味子 6 g。

阐述：慢性支气管炎反复发作，长期不愈，久则由肺及脾及肾，先为气虚至阳虚，终至阳损及阴，而导致阴阳两虚，此时多见于慢性支气管炎发展至严重阶段，往往有明显的肺气肿征，并可有肺动脉高压及右心室肥大表现。偏阳虚时，以右归丸为主，但不可忽视益气养阴；偏阴虚时，则用左归丸为主，但同样不可忽视健脾助阳。若症见面肢水肿者，可去龟甲、杞子、甘草、麦冬等药，酌加防己、车前草、白术、泽泻以利尿消肿；舌下瘀筋明显者，加川芎、丹参；呼吸困难较甚者，可加苏子、降香。总之，本型的治疗，用药要注意“阴中求阳，阳中求阴”，使之能起到“阴生阳长、阳生阴长”而发挥其“阴平阳秘”的作用。

八、西医治疗

慢性支气管炎急性加重期伴有感染时，中医药效果不满意者，可配合西药治疗。

(一)控制感染

抗菌药物治疗可选用喹诺酮类、大环内酯类、β-内酰胺类或磺胺类口服，病情严重时静脉给药。如左氧氟沙星 0.4 g，每天 1 次；罗红霉素 0.3 g，每天 2 次；阿莫西林 2～4 g/d，分 2～4 次口服；头孢呋辛1.0 g/d，分2 次口服；复方磺胺异噁唑，每次 2 片，每天 2 次。若能查明致病菌及进行药敏试验，选择有效抗菌药物。

(二)镇咳祛痰

可试用复方甘草合剂 10 mL，每天 3 次；或复方氯化铵合剂 10 mL，每天 3 次；也可加用祛痰药溴己新 8～16 mg，每天 3 次；盐酸氨溴索 30 mg，每天 3 次；桃金娘油 0.3 g，每天 3 次。干咳为主者可用镇咳药物，如右美沙芬、那可丁或其合剂等。

(三)解痉平喘

有气喘者可加用解痉平喘药，如氨茶碱 0.1 g，每天 3 次，或用茶碱控释剂，或长效 β_2 受体激动剂联合糖皮质激素吸入。

(四)其他

缓解期阶段，嘱患者戒烟，避免有害气体和其他有害颗粒的吸入；增强体质，预防感冒；反复呼吸道感染者，可选用转移因子、核酸及菌苗等配合中药扶正固本，以增强机体的免疫功能，对预防感冒及减少慢性支气管炎复发有一定作用。

九、饮食调护

(1)多食维生素高的食物，如动物肝脏、蛋黄、胡萝卜、南瓜、杏、青椒、西红柿、山楂等。

(2)多饮水利于痰液稀释，清洁气道，大于 2 000 mL/d。

(3)严禁烟、酒，不宜吃辣椒、胡椒等辛辣刺激之物以及过冷、过热、过咸的食物。黄鱼、带鱼、海蟹等也要少吃。

(裴永斌)

第二节 肺 脓 肿

一、概述

肺脓肿是由多种病因所引起的肺化脓性感染，伴有肺组织炎性坏死、脓腔形成。临床表现为高热、咳嗽和咳大量脓臭痰。其致病菌多为金黄色葡萄球菌、化脓性链球菌、革兰阴性杆菌和厌氧菌等。因感染途径不同，可分为吸入型、血源性和继发性三种。病程在3个月以内者为急性肺脓肿；若病情未能控制，病程迁延至3个月以上者则为慢性肺脓肿。

本病多发生于青壮年，男多于女。临床主要表现为高热、咳嗽、胸痛及咯大量脓臭痰。根据其证候特征，属于中医“肺痈”范畴。

二、病因病理

外邪犯肺是肺脓肿形成的主要原因；而正气虚弱，或痰热素盛、嗜酒不节、恣食辛热厚味等，致使湿热内蕴，则是易使机体感邪发病的内在因素。

由于风热之邪袭肺，或风寒郁而化热，蕴结于肺，肺受邪热熏灼，清肃失司，气机壅滞，阻滞肺络，致使热结血瘀不化而成痈；继而热毒亢盛，血败肉腐而成脓；脓溃之后，则咳吐大量脓臭痰。若热毒之邪逐渐消退，则病情渐趋改善而愈；但若误治或治疗措施不力，迁延日久，热毒留恋不去，则必伤及气阴，形成正虚邪实的病理状态。

三、诊断

(一)临床表现

1.病史

往往有肺部感染或异物吸入病史。

2.症状

常骤起畏寒、发热等急性感染症状。初多干咳或有少量黏液痰，约1周后出现大量脓性痰，留置后可分为三层，下层为脓块，中层为黏液，上层为泡沫，多有腥臭味；炎症累及壁层胸膜可引起胸痛，且与呼吸有关。病变范围大时可出现气促。有时还可见有不同程度的咯血。

3.体征

肺部体征与肺脓肿的大小和部位有关。初起时肺部可无阳性体征，或患侧可闻及湿啰音；病变继续发展，可出现肺实变体征，可闻及支气管呼吸音；肺脓腔增大时，可出现空瓮音；病变累及胸膜可闻及胸膜摩擦音或呈现胸腔积液体征。血源性肺脓肿大多无阳性体征。慢性肺脓肿常有杵状指(趾)。

(二)实验室检查

急性肺脓肿血白细胞总数达(20～30)×10^9/L，中性粒细胞百分率在90%以上，核明显左移，常有中毒颗粒。慢性患者的血白细胞计数可稍升高或正常，红细胞和血红蛋白减少。血源性肺脓肿时，血培养可检出致病菌。

(三)特殊检查

1.X 线检查

早期多呈大片浓密模糊浸润阴影,边缘不清,或为团片状浓密阴影,分布在一个或数个肺段。当肺组织坏死、肺脓肿形成后,脓液经支气管排出后,则脓腔病灶内可出现空洞及液平,脓腔内壁光整或略有不规则。恢复期脓腔逐渐缩小、消失,最后仅残留纤维条索阴影。慢性肺脓肿脓腔壁增厚,内壁不规则,有时呈多发性,周围有纤维组织增生及邻近胸膜增厚,肺叶收缩,纵隔可向患侧移位。血源性肺脓肿,病灶分布在一侧或两侧,呈散在局限炎症,或边缘整齐的球形病灶,中央有小脓腔和气液平。炎症吸收后,亦可能有局灶性纤维化或小气囊后遗阴影。肺部 CT 则能更准确定位及区别肺脓肿和有气液平的局限性脓胸,发现体积较小的脓肿和葡萄球菌肺炎引起的肺气囊,并有助于作体位引流和外科手术治疗。

2.细菌学检查

痰涂片革兰染色,痰、胸腔积液和血培养,以及抗菌药物的药敏试验,有助于确定病原体和指导选择抗菌药物。

3.气管镜检查

有助于明确病因和病原学诊断,并可用于治疗。如有气道内异物,可取出异物使气道引流通畅。还可取痰液标本进行需氧和厌氧菌培养。经支气管镜对脓腔进行冲洗、吸引脓液、注入抗菌药物等,可以提高疗效与缩短病程。

四、鉴别诊断

(一)细菌性肺炎

早期肺脓肿与细菌性肺炎在症状和 X 线改变往往相似,有时甚难鉴别。一般而言,细菌性肺炎高热持续时间短,起病后 2～3 天,多数患者咳铁锈色痰,痰量不多,且无臭味,经充分和有效的治疗后体温可于 5～7 天下降,病灶吸收也较迅速。

(二)空洞性肺结核

本病常有肺结核史,全身中毒症状不如肺脓肿严重,痰量也不如肺脓肿多,一般无臭味,且不分层。X 线显示空洞周围炎症反应不明显,常有新旧病灶并存,同侧或对侧可有播散性病灶,痰检查可找到结核菌,抗结核药物治疗有效。

(三)支气管肺癌

本病多见于 40 岁以上,可出现刺激性咳嗽及痰血、多无高热,痰量较少,无臭味,病情经过缓慢:X 线表现为空洞周围极少炎症,可呈分叶状,有细毛刺,洞壁厚薄不均,凹凸不平,少见液平,肺门淋巴结可肿大;血检白细胞总数正常,痰中可找到癌细胞。

五、并发症

本病的并发症有支气管扩张、支气管胸膜瘘、脓气胸、大咯血及脑脓肿等。

六、中医诊治概要

肺脓肿系邪热郁肺,肺气壅滞,痰热瘀阻所致。初期为表邪不解,热毒渐盛,治疗宜在辛凉解表的基础上,酌情配合清热解毒类药以冀截断邪热传里。若热毒炽盛,痰瘀互结不化,酿成脓肿,甚而脓肿溃破,咳吐大量脓臭痰时,则须采用苦寒清解之品,佐以化痰祛瘀利络,以直折壅结肺经热瘀之邪；如肺移热于大肠，出现腑气不通，大便秘结，但正气未虚者，可予通腑泄热治之。至于肺脓肿后期或转变为慢性者，往往存在正气虚弱而余热未清的病理状况，此时应注意扶正，宜益气养阴以复其元，清热化痰以清余邪，切不可纯用补剂，以免助邪资寇，使之死灰复燃。

七、辨证施治

(一)邪热郁肺

主症：畏寒发热，咳嗽胸痛，咳而痛甚，咳痰黏稠，由少渐多，呼吸不利，口鼻干燥。舌苔薄黄，脉浮滑而数。

治法：疏风散热，清肺化痰。

处方：银翘散加减。银花 30 g，连翘 30 g，淡豆豉 9 g，薄荷 6 g(后下)，甘草 6 g，桔梗 12 g，牛蒡子 9 g，芦根 30 g，荆芥穗 6 g，竹叶 9 g，败酱草 30 g，鱼腥草 30 g，黄芩 12 g。

阐述：肺脓肿病初多表现为表热实证，与上呼吸道感染以及肺炎早期的症状颇相类似，往往甚难鉴别。在临床上，此时采用银翘散或桑菊饮以清热散邪至为合拍。但要注意，本病乃属大热大毒之证，不能按一般常法治疗。因此，在应用银翘散时，宜适当加入败酱草、鱼腥草、黄芩等清热解毒药物以增强消炎防痈的作用。邪热亢盛，极易伤阴耗液，方中芦根具有清热生津之功，用量宜重，以新鲜多汁者为佳，干者则少效；淡竹叶能清心除烦，也属必不可少之品。此外，如咳嗽较剧者，可加桑白皮、杏仁、枇杷叶、浙贝；胸痛明显者酌加广郁金、瓜蒌皮、丝瓜络；食欲较差者，加鸡内金、谷麦芽、神曲等以醒脾开胃。根据有学者的经验，若痰量由少而转多，发热持续不退者，有形成脓肿之可能，应重用鱼腥草，以鲜者为佳，剂量可加至45～60 g；也可酌加牡丹皮、红藤，此乃治疗肠痈之要药，移用于治疗肺脓肿，颇有异曲同工之妙。

(二)热毒血瘀

主症：壮热不退，汗出烦躁，时有寒战，咳嗽气急，咳吐脓痰，气味腥臭，甚则吐大量脓痰如沫粥，或痰血相杂，胸胁作痛，转侧不利，口干舌燥。舌质红绛，舌苔黄腻，脉滑数。

治法：清热解毒，豁痰散结，化瘀排脓。

处方：千金苇茎汤合桔梗汤加减。鲜芦根 30～45 g，冬瓜仁 15～30 g，鱼腥草 30 g，桔梗 15 g，甘草5 g，生苡仁 30 g，桃仁 10 g，黄芩 15 g，黄连 5 g，银花 30 g，金荞麦 30 g，败酱草 30 g，桑白皮 12 g。

阐述：肺脓肿发展至成脓破溃阶段，其实质乃为邪热鸱张、血败瘀阻所致。因而必须重用清热解毒药物，若热势燎原，病情重笃者，可每天用 2 剂，日服 6 次，待病情基本控制，肺部炎性病变明显消散，空洞内液平消失，才可减轻药量，否则病情易于反复。同时，为促使脓痰能尽快排出，桔梗一药非但必不可少，而且剂量宜大，可用至 15～30 g，即使药后略有恶心等不良反应也无妨。此药开肺排脓化痰之力较强，为历代医家屡用屡验的治疗肺痈要药。但用时要注意的是，对于脓血相兼者，其用量以 9～12 g 为宜；脓少血多者，6 g 已足矣；纯血无脓者则慎用或禁用，以免徒伤血络。此外，对因热结腑实，大便秘结者，可加大黄、枳实以通里泄热；咳剧及胸痛难忍者，酌加杏仁、浙贝、前胡、广郁金、延胡索、川楝子以理气镇痛、化痰止咳；呼吸急促、喘不得卧者则加甜葶苈、红枣以泻肺平喘；高热神昏谵语者，加服安宫牛黄丸以开窍醒神；血量较多时常加三七及白及研末冲服。

值得一提的是，本方中所用的金荞麦一药，即蓼科植物之野荞麦，具有清热解毒、润肺补肾、活血化瘀、软坚散结、健脾止泻、收敛消食、祛风化湿等多种功效。据中国医科院药物研究所等单位的研究结果，认为本品系一种新抗感染药，有抗感染解热、抑制血小板聚集以及增强巨噬细胞吞噬功能等作用。它虽然不能直接杀菌，但可通过调节机体功能，提高免疫力，降低毛细血管通透性，减少炎性渗出，改善局部血液循环，加速组织再生和修复过程，从而达到良好的治疗效果。南通市中医院以该药制成液体剂型，先后经临床验证达千余例，疗效满意；近年并提取出其有效成分——黄烷醇，制成片剂应用于临床，也同样有效。有学者的实践结果表明，以本药配合败酱草、鱼腥草、黄芩、黄连等药组方，对增强解毒排脓及促进炎性病灶的吸收，比单用金荞麦则更胜一筹。

(三)正虚邪恋

主症：身热渐退，咳嗽减轻，脓痰日少，神疲乏力，声怯气短，自汗盗汗，口渴咽干，胸闷心烦。舌质红，苔薄黄；脉细数无力。

治法：益气养阴，扶正驱邪。

处方：养阴清肺汤合黄芪生脉饮、桔梗杏仁煎加减。黄芪 15～30 g，麦冬 12 g，太子参 15～30 g，大生地黄 15～30 g，玄参 12 g，甘草 6 g，浙贝 9 g，牡丹皮 12 g，杏仁 9 g，桔梗 9 g，百合 12 g，银花 30 g，金荞麦 30 g，薏苡仁 30 g。

阐述：肺脓肿在发展过程中最易耗气伤阴，尤其在大量脓痰排出之后，此时邪势虽衰，但正虚渐明，亟须采用益气养阴之剂，临床常常选用养阴清肺汤合黄芪生脉饮等。以扶其正气，清其余热。用药时宜注意的是，补肺气不可过用甘温，以防助热伤阴；养肺阴则不可过用滋腻，以防碍胃困脾。益气生津选用太子参或绞股蓝为宜，养阴则以玉竹、麦冬、百合、沙参为妥。但须指出，本病不宜补之过早，只有在热退、咳轻，痰少的情况下、且有明显虚象时，方可适当进补。同时，在扶正之时，不可忘却酌用祛邪药物，故方中合用桔梗杏仁煎以及适当选用金荞麦、银花等清热解毒、宣肺化痰、利气止咳之品。只有这样，才能达到既防余热留恋，又可振奋正气的作用。另外，对于病后自汗、盗汗过多者，可加用炒白术、防风、浮小麦、穞豆衣以固表敛汗；如低热不退者，可加青蒿、地骨皮、炙鳖甲、银柴胡等以清虚热；脾虚纳呆、便溏、腹胀者，酌加炒白术、茯苓、扁豆、鸡内金、神曲、谷麦芽等开胃运脾类药，以生金保肺。

八、西医治疗

(一)控制感染

急性肺脓肿大多数为厌氧菌感染，因此，早期的一线治疗首选青霉素 G，一般可用 240 万～1 000 万 U/d，对于轻症患者，静脉青霉素，甚至口服青霉素或头孢菌素常可获痊愈。但随着细菌耐药的出现，尤其是产生 β-内酰胺酶的革兰阴性厌氧杆菌的增多，青霉素 G 的治疗效果欠佳，甚至治疗失败。而用甲硝唑(0.4 g，每天 3 次口服或静脉滴注)辅以青霉素 G，对严重厌氧菌肺炎是一种有效选择。甲硝唑对所有革兰阴性厌氧菌有很好的抗菌效果，包括脆弱杆菌和一些产 β-内酰胺酶的细菌。甲硝唑治疗厌氧性肺脓肿或坏死性肺炎时，则常需与青霉素 G(或红霉素)连用。青霉素 G 对某些厌氧性球菌的抑菌浓度需达8 μg/mL，故所需治疗量非常大(成人需 1 000 万～2 000 万U/d)，因此目前青霉素 G、氨苄西林、阿莫西林不再推荐单独用于中重度厌氧性肺脓肿或坏死性肺炎的治疗。同时即作痰菌培养以及药物敏感试验，然后根据细菌对药物的敏感情况应用相应的抗生素。头孢西丁、羧基青霉素(羧苄西林、替卡西林)和哌拉西林对脆弱菌属、一些产 β-内酰胺酶的拟杆菌、大多数厌氧菌及肠杆菌科细菌有效。头孢西丁对金黄色葡萄球菌有效，而哌拉西林对铜绿假单胞菌有很好抗菌活性，亚胺培南、美洛培南对所有厌氧菌都有较好抗菌活性，β-内酰胺/β-内酰胺酶抑制剂，如替卡西林/克拉维酸、氨苄西林/舒巴坦对厌氧菌、金黄色葡萄球菌和很多革兰阴性杆菌有效，氯霉素对大多数厌氧菌包括产β-内酰胺酶的厌氧菌有效，新一代喹诺酮类药物对厌氧菌具有较好抗菌活性。治疗疗程基本为2～4个月，须待临床症状及胸部X线检查炎症病变完全消失后才能停药。

血源性肺脓肿多为葡萄球菌和链球菌感染，可选用耐β-内酰胺酶的青霉素或头孢菌素，如氨苄西林舒巴坦、哌拉西林/舒巴坦、头孢哌酮/舒巴坦钠等。若为耐甲氧西林的葡萄球菌，应选用万古霉素1～2 g/d分次静脉滴注，或替考拉宁首日0.4 g静脉滴注，以后0.2 g/d，或利奈唑胺0.6 g每12小时1次静脉滴注或口服。对于肺炎克雷伯杆菌或其他一些兼性或需氧革兰阴性杆菌，氨基糖苷类抗生素治疗效果肯定。因庆大霉素耐药率的升高，目前较推荐使用阿米卡星，半合成青霉素、氨曲南、β-内酰胺/β-内酰胺酶抑制剂亦有较好抗菌疗效。复方磺胺甲唑和新一代喹诺酮对很多非厌氧革兰阴性杆菌有效，常用于联合治疗。在重症患者，特别是免疫抑制患者，β-内酰胺类抗生素和氨基糖苷类抗生素组合，也是一种不错的选择。亚胺培南、美洛培南基本能覆盖除耐甲氧西林金黄色葡萄球菌以外的大部分细菌，故亦可选择。

(二)痰液引流

1.祛痰剂

化痰片500 mg，每天3次口服；或氨溴索片30 mg，每天3次口服；或吉诺通胶囊300 mg，每天3次餐前口服；必要时应用氨溴索注射液静脉注射。

2.支气管扩张剂

对于痰液较浓稠者，可用雾化吸入生理盐水以湿化气道帮助排痰，也可以采用雾化吸入氨溴索、异丙托溴铵、特布他林等化痰及支气管舒张剂，以达到抗感染化痰的目的，每天2～3次。

3.体位引流

按脓肿在肺内的不同部位以及与此相关的支气管开口的方向，采用相应的体位引流。每天2～3次，每次10～15分钟。同时，可嘱患者做深呼吸及咳嗽，并帮助拍背，以促使痰液之流出。但对于体质十分虚弱及伴有严重心肺功能不全或大咯血的患者则应慎用。

4.支气管镜

经支气管镜冲洗及吸引也是引流的有效方法。

5.经皮肺穿刺引流

经皮肺穿刺引流主要适用于肺脓肿药物治疗失败，患者本身条件不能耐受外科手术、肺脓肿直径>4 cm，患者不能咳嗽或咳痰障碍不能充分的自我引流，均质的没有痰气平面的肺脓肿，CT引导下行经皮肺穿刺引流可增加成功率，减少其不良反应。

(三)其他

1.增强机体抗病能力

加强营养，如果长期咯血，出现严重贫血时可少量间断输注同型红细胞。

2.手术治疗

肺脓肿病程在3个月以上，经内科治疗病变无明显好转或反复发作者；合并大咯血有危及生命之可能者；伴有支气管胸膜瘘或脓胸经抽吸、引流和冲洗疗效不佳者；支气管高度阻塞使感染难以控制或不能与肺癌、肺结核相鉴别者，均需外科手术治疗。对病情重不能耐受手术者，可经胸壁插入导管到脓腔进行引流。术前应评价患者一般情况和肺功能。

九、饮食调护

(1)进食前宜以淡盐水漱口,清洁口腔。

(2)宜食清淡蔬菜、豆类和新鲜水果,如菊花脑、茼蒿菜、鲜萝卜、黄豆、豆腐、橘子、枇杷、梨、核桃等;多吃薏苡仁粥,常饮芦根或茅根汤以助排脓;禁食一切辛辣刺激物品,如葱、胡椒、韭菜、大蒜及烟、酒;忌油腻荤腥食物,如黄鱼、虾子、螃蟹等。

(3)宜少吃多餐,可用下列食谱。①早餐:赤小豆粥、酱豆腐、煎鸡蛋。②加餐:牛奶、南瓜子。③午餐:米饭、猪肺萝卜汤、菊花脑炒鸡蛋。④加餐:薏苡仁粥、梨子。⑤晚餐:汤面(肉丝、青菜)。

(裴永斌)

第三节 急性胃炎

急性胃炎是由各种原因引起的胃黏膜以及胃壁的急性炎症,可局限于胃窦、胃体或弥漫分布于全胃。临床可分为单纯性、糜烂性、腐蚀性,其中以充血、水肿等非特异性炎症为主要表现的称为急性单纯性胃炎,最为多见;以糜烂出血为主要表现者称为急性糜烂性胃炎,包括急性胃溃疡、应激性溃疡。急性胃炎多起病急骤,以上腹部疼痛、饱胀、恶心、呕吐、食欲减退为主要症状,可伴有腹泻、发热,严重时可出现上消化道出血、脱水、酸中毒和休克。本病是一种短暂的自限性疾病,病程短,去除致病因素后可以自愈,但既往有慢性胃炎而急性发作的患者病程持续时间较长,消化道大出血或反复出血者可危及生命。本病可发于任何年龄,但以青壮年多发。急性胃炎属中医"胃痛""呕吐"范畴。

一、病因病机

本病是在脾胃虚弱的基础上诸邪犯胃所致,临床表现为本虚标实,急性起病或慢性胃炎急性发作时以标实为主,体弱患者或反复发作者多为虚实夹杂。病因有寒邪客胃、肝气犯胃、饮食及毒物伤胃、湿热中阻、脾胃虚弱等,病机主要为诸邪阻滞胃部或胃虚络脉失养。

(一)寒邪客胃

外感寒邪,内客于胃,或过食生冷,寒积胃中,寒性收引,致胃的气血凝滞不通而痛,此即《素问·举痛论》所言:"寒邪客于肠胃之间,膜原之下,血不得散,小络引急,故痛……寒气客于肠胃,厥逆气出,故痛而呕也。"其临床特点是胃脘部暴痛,有凉感,遇冷痛重,喜热饮食,呕吐。

(二)肝气犯胃

肝为刚脏,喜条达,主疏泄,若忧思恼怒,情志不畅,则肝失疏泄,肝气郁结,横逆犯胃,乘土侮金,致气机阻滞不通而成胃痛,如《沈氏尊生书·胃痛》日:"胃痛,邪干胃脘病也……唯肝气相乘为尤甚,以木性暴,且正克也。"其临床特点为胃脘胀痛,走蹿游移,攻撑连胁,情志刺激则加重,常伴嗳气频频,大便不实。肝郁气滞日久可致瘀血阻络,则胃痛更甚,呈固定刺痛。

(三)饮食及毒物伤胃

饮食不节或不洁,恣食生冷海鲜、暴饮烈酒酸酪,损伤脾胃,胃失和降,不能腐熟水谷,脾失升清,不能传输精微,正如《医学正传·胃脘痛》中指出:"致病之由,多由纵恣口腹,复好辛酸,恣饮热酒煎熬，复餐寒凉生冷，朝伤暮损，日积月损深……故胃脘疼痛。"其次误食有毒、腐败变质、不洁、有毒食物，致使邪毒秽浊之气阻遏中焦，脾胃升降失常，或"饮酒过多，酒毒溃于肠胃……令人烦毒昏乱，呕吐无度"(《诸病源候论·饮酒大醉连日不解候》)，或服用损伤胃黏膜的药物以及腐蚀性药品，使胃络失养，胃痛骤然发作。饮食伤胃者临床特点是有饮食不节或误食史，出现急性上腹胀痛拒按，厌食恶心，呕吐酸腐食物，嗳气如败卵气臭，腹泻，矢气酸臭。毒物伤胃者一般起病急，多为实证，随食物或药物毒力的大小和病者正气的强弱不同，病情有轻重之别。轻者脘腹胀痛，恶心呕吐，腹泻稀水或脓血便，重者昏迷、脱水、肢厥抽搐、脉微欲脱甚至死亡。《金匮要略·禽兽鱼虫禁忌并治》指出："秽饭、馁肉、臭鱼、食之皆伤人……六畜自死，皆疫死，则有毒"；另外野生有毒的蕈、菌、菇类，误食亦可中毒伤脾胃，如《诸病源候论·食诸菜蕈菌中毒候》所云："但蕈菌等物，皆是草木变化所生，出于树木为蕈，生于地者为菌，并是郁蒸湿气，变化所生，故或有毒者。人食遇此毒，多致死，甚疾速；其不死者，犹能令烦闷吐利，良久始醒。"

(四)湿热中阻

居潮湿炎热之地，感受湿热或暑湿之邪，或偏食肥腻、辛辣、甘甜食物或饮酒，以及素蕴湿浊化热，引起湿热蕴阻肠胃，胃肠气机郁滞。由外感所致者，其临床表现如薛生白《湿热论》所云："暑月乘凉饮冷，阳气为阴寒所伤……头痛头重自汗烦渴，或腹痛吐泻。"由饮食所生者其特点是胃部疼痛伴有灼热、胃灼烧感，口苦口黏，脘腹痞满，泄泻急迫、泻而不爽、肛门灼热，舌苔黄腻。内外湿邪常相互关联，外湿困脾，必致脾失健运，内湿停滞，又常易招致外湿侵袭，正如章虚谷所云："湿土之邪，同气相召，故湿热之邪，始虽外受，终归脾胃。"

(五)脾胃虚弱

脾胃为仓廪之官，主受纳腐熟水谷和转输精微，若素禀脾胃虚弱，或后天失养，热病伤阴、久服香燥之品，损伤脾胃，每因过劳过饮、过饱过饥、情志刺激而诱发胃痛，或因脾阳过弱，寒自内生，因食生冷寒凉食物或药物，或他脏邪气所干，使中焦虚寒，胃络失于温养，络脉拘急而作痛。如《证治汇补·心痛》曰："服寒药过多，致脾胃虚弱，胃脘作痛。"其临床特点是胃痛反复发作，胃脘隐痛，绵绵不休，劳累后加重，若胃阴亏虚者胃脘呈灼痛，口燥咽干，手足心热，似饥不食，舌红少津；以脾胃虚寒为主者胃痛呈冷痛，喜温喜按，得食则缓，伴食少便塘，呕吐嗳腐。此即叶天士所论："脾胃有病，升降失常，脾之清气不升为飧泻，胃之浊气上逆为呕吐嗳腐，或脾不健运为中满腹胀，胃失通降而胸满痞闷。"

总之，急性胃炎的病因病机主要是脾胃亏虚、寒邪客胃、肝气犯胃、饮食及毒物伤胃、湿热中阻，致邪滞胃络或胃虚失养。上述病因可单独为患，或合并出现，但总而言之是一种本虚标实之证，正气亏虚为病之本，寒邪湿热、食积毒损气滞为病之标，其病理过程是以正虚为基础，因虚致实，感邪之后，邪毒伤正，或木旺克土，耗伤正气，成虚实夹杂之势，若病情反复发作，可转为慢性胃炎，更呈缠绵难愈之复杂病势。病变脏腑关键在胃，肝脾在发病中有重要作用。

二、发病机制

西医学认为急性胃炎的发病是由多种原因引起的胃黏膜急性非特异性炎症。

(一)发病原因

常由一种或多种内源性或外源性因素引起。凡经口进入胃内引起胃炎的致病因子称为外源性病因，包括细菌、病毒、药物食物中毒等，凡经血液循环到胃引起胃炎的有害因子称为内源性因素，如尿毒症、肝硬化、肺心病、急性传染病合并胃炎、应激性胃炎、过敏性胃炎等均为内因性胃炎。

(二)病理

1.胃黏膜上皮损害,屏障破坏

外源性因素(理化因素、生物因素等)均可直接损害胃黏膜,破坏黏膜的屏障作用,胃酸增加,黏膜水肿、糜烂、出血,伴有细菌感染者可致炎性细胞浸润,黏膜血管充血及小的间质出血,严重者黏膜下层水肿、充血。

2.内源性刺激致神经递质释放,损伤胃黏膜

如严重创伤、应激状态、手术、休克等致交感神经及迷走神经兴奋,前者使胃黏膜血管痉挛收缩,血流量减少,后者则导致黏膜下动静脉短路开放,使黏膜缺血缺氧,上皮损害,发生糜烂出血。休克及应激损伤时5-羟色胺、组胺大量释放,使胃壁细胞释放溶酶体,并增加胃蛋白酶及胃酸分泌,而前列腺素合成不足,黏液分泌减少,致胃黏膜糜烂、溃疡、出血。

三、临床表现

(一)症状

多数急性起病。症状轻重不一。主要表现为上腹饱胀、隐痛、食欲减退、嗳气、恶心、呕吐,严重者呕吐物略带血性。由沙门菌或金葡菌及其毒素致病者,常于进食数小时或24小时内发病,多伴有腹泻、发热,严重者有脱水、酸中毒或休克等。

由药物、腐蚀剂或应激反应引起的可出现突发上消化道出血,表现为呕血、黑便、上腹痛、晕厥、贫血或休克,由腐蚀剂所致者可伴有上腹部剧烈疼痛、咽下困难、恶心呕吐、口腔及咽喉黏膜灼痂。

(二)辅助检查

检查周围血白细胞数增加,中性白细胞增多。X线检查见病变黏膜粗糙,局部压痛、激惹。胃镜检查见胃黏膜充血、水肿,表面有片状渗出和黏液、斑点状出血、糜烂或小脓肿等。应激性胃糜烂大多数散布于全胃,但以胃底和胃窦部居多。

四、诊断标准

一般根据病史、临床表现和呕吐物及大便化验即可诊断。须排除急性阑尾炎、急性胆囊炎、急性胰腺炎等疾病。胃出血的病因诊断有赖急诊纤维胃镜检查,一般应在出血后24～48小时进行。

五、鉴别诊断

应注意和早期急性阑尾炎、急性胆囊炎、急性胰腺炎相鉴别,内镜检查有助于诊断和鉴别诊断。

(一)急性阑尾炎

早期的上腹痛或脐周痛是因内脏神经反射引起,最后转移到右下腹呈固定而明显的疼痛是其特点,同时可出现右下腹壁肌紧张和麦氏点反跳痛,可伴有腹泻,但程度轻,与急性胃肠炎的腹泻不同。腹平片检查可见到盲肠胀气,或有液平面,右侧腰大肌影消失或显示阑尾粪石。

(二)急性胆囊炎

其腹痛常位于右上腹胆囊区,疼痛剧烈而持久,可向右肩放射,常于饱餐后尤其是进食油腻

食物之后发作，莫菲征阳性，B超检查可发现胆囊壁增厚和内壁粗糙或胆囊结石。

(三)急性胰腺炎

本病和急性胃炎均可出现上腹痛和呕吐，但急性胰腺炎以20～40岁女性多见，腹痛多位于中上腹部，其次是左上腹，疼痛以仰卧位为甚，坐位和前倾位可减轻疼痛，呈持续性钝痛、钻痛或绞痛，常伴阵发性加剧，疼痛程度较剧烈，严重者可发生休克。腹部检查可发现中上腹或左上腹压痛、反跳痛与肌紧张，化验血清和尿淀粉酶升高。

六、治疗

(一)辨证论治

1.寒邪客胃证

证候特点：胃脘部暴痛，恶寒喜暖，遇冷痛重，得温痛减，喜热饮食，脘闷呕吐，或大便泄泻，苔白或白腻，脉弦紧。

治法：散寒止痛。

方药：良附丸加味。良姜，香附，陈皮，吴茱萸，藿香，紫苏。

加减：痛甚者加木香、延胡索、炒白芍、香橼以理气止痛；如兼见形寒、身热等风寒表证者可加香苏散或藿香正气丸；兼嗳气脘闷、呕吐厌食者为寒夹食滞，可加焦神曲、鸡内金、焦麦芽、枳壳、半夏以消食和胃导滞。

2.肝气犯胃证

证候特点：胃脘胀满，攻撑作痛，脘痛连胁，胸闷嗳气，大便不畅，每遇烦恼郁怒则痛作或痛甚，苔薄白，脉弦。

治法：疏肝理气，和胃止痛。

方药：柴胡疏肝散加味。柴胡，白芍，川芎，醋香附，陈皮，枳壳，甘草，白及，佛手。

加减：若疼痛较甚者可加炒川楝子、延胡索、蒲黄；胸胁胀闷，嗳气频繁者加降香、沉香、旋覆花、郁金、绿萼梅以降气散郁，理气和胃；肝郁化热，恼怒口苦，灼痛反酸者加栀子、黄连、蒲公英、煅瓦楞子以清肝泄热，制酸护胃；胃酸多者加乌贼骨、煅瓦楞、煅牡蛎、五灵脂以制酸和胃；若兼呕血黑便，胃痛拒按，夜间痛甚者，为伴瘀血阻络，可加五灵脂、三七、蒲黄炭、藕节炭以活血止血。

3.饮食伤胃证

证候特点：胃痛，胃脘饱胀，厌食拒按，嗳腐酸臭，恶心呕吐，吐出不消化食物，吐后痛减，大便不爽，矢气酸臭，舌苔厚腻，脉弦滑。

治法：消食导滞，和胃止痛。

方药：保和丸加味。焦山楂，焦神曲，炒莱菔子，半夏，陈皮，茯苓，连翘，鸡内金，枳实。

加减：若脘腹气多胀满者，可加槟榔、厚朴、砂仁以行气消滞。若胃痛急剧而拒按，伴见便秘及舌苔黄燥者，为食积化热，可合用大黄甘草汤加黄连、白芍以清热通腑，缓急止痛；若因误食药物或毒物致胃痛急剧，恶心呕吐，腹泻稀水或脓血便甚至昏迷者，须急救，监护、并根据中毒物之不同，给予解毒药物静脉滴注。

4.湿热中阻证

证候特点：胃脘热痛，胸脘痞闷，口苦口黏，头身重浊，泄泻急迫、泻而不爽、肛门灼热，舌苔黄腻，脉滑数。

治法：清化湿热，理气和胃。

方药：连朴饮合六一散化裁。

黄连，厚朴，栀子，清半夏，藿香，滑石，甘草，白蔻仁。

加减：若偏热者，加黄芩、蒲公英以增清热泻火之力；偏湿者加薏苡仁、佩兰、荷叶、茯苓以增芳香化湿之功；若寒热互结，干噫食臭，心下痞硬者，可用半夏泻心汤；热重呕血、吐血者用三黄泻心汤。

5.脾胃虚弱证

证候特点：胃痛反复发作，绵绵不休，劳累后加重，若胃阴亏虚者胃脘呈灼痛，口燥咽干，手足心热，似饥不食，舌红少津，脉细；以脾胃虚寒为主者胃痛呈冷痛，喜温喜按，得食则缓，伴食少便塘，呕吐嗳腐，舌淡苔薄白，脉沉细。

治法：胃阴亏虚者治宜益胃养阴止痛；脾胃虚寒者治宜健脾温中止痛。

方药：胃阴亏虚者用益胃汤合芍药甘草汤。北沙参，麦冬，生地黄，玉竹，淡竹叶，白芍，生甘草；伴灼痛嘈杂者加黄连、吴茱萸。

加减：脾胃虚寒者用黄芪建中汤加味：黄芪，党参，干姜，桂枝，甘草，白芍，延胡索，乌药；若泛吐清水痰涎者加姜半夏、吴茱萸、陈皮；内寒偏甚加熟附子、川椒、小茴香。

（二）治疗胃黏膜损伤的常用中药

1.白及粉

味甘、苦，性凉。归肺、胃经。功能收敛止血，消肿生肌。是治疗急性胃炎、胃溃疡、胃及十二指肠出血常用中药。本品质极黏腻，性极收涩，研末内服，可封填破损，愈合溃疡，止血生肌。《本经》记载其“主痈肿恶疮败疽，伤阴死肌，胃中邪气，贼风……”，药理研究表明白及胶浆能促进家兔创面肉芽生长及愈合，能明显减轻由盐酸引起的大鼠胃黏膜损伤，其可能的机制是刺激胃黏膜合成和释放内源性前列腺素；白及能显著缩短凝血时间及凝血酶原时间，加速红细胞沉降率，可抑制纤维蛋白溶解，并能增加血小板因子Ⅲ。本品有止血、保护胃黏膜、增加其在胃壁的吸附作用，是一味对炎症、溃疡、出血具有良好功用的药物。如出血明显，可合用三七粉、生大黄粉；反酸明显，可合用海螵蛸粉、制大黄粉冲服，入汤剂白及剂量可用至 20 g。

2.大黄

大黄味苦性寒，归胃、大肠、脾、肝经，走气分，兼入血分，功能攻下导滞，泻火解毒，祛瘀止血；生用功擅泻下解毒，酒制善清上焦血分之热，活血作用增强，熟大黄清利湿热功胜，泻下力缓；生大黄有抗胃溃疡作用，可防止和减轻胃溃疡的发生、发展。对大黄止血不留瘀的特点，清代唐容川云：“大黄一味，既是气药，又是血药，止血不留瘀，瘀血祛则血得归经，如出则虽不止血，血必自止。”治大量吐血，可以炒用甚至炒炭用，以减少快利之性而发挥其止血之功。通过适当配伍，则温清、消补皆宜，温用配炮姜炭、肉桂，凉用配黄连、生地黄炭，补用可配人参、甘草。动物实验研究表明大黄及其炮制品对大鼠黏膜糜烂性胃出血有良好的止血作用，止血机制与其改善毛细血管脆性、促进骨髓制造血小板、缩短凝血时间、促进血小板聚集及降低纤溶活性有关。大黄还有抗病原微生物、抑制幽门螺杆菌的作用，煎剂可抑制多种消化酶，但对胃蛋白酶无影响。生大黄单用即可治疗急性上消化道出血，疗效确切，安全无毒，多用粉剂，每次 3～5 g，每天4 次温水调服；或将大黄粉与白及粉、三七粉按1∶1∶0.5的比例混合，调成糊状，温开水冲服或灌胃，每次 3～5 g，每天 4 次。有报道用大黄炭、乌贼骨、苎麻根煎汤灌胃治疗上消化道出血 85 例，有效率 98.8%。对急性胃炎、胃溃疡、胃出血属于胃热型者可用泻心汤（生大黄、黄连、黄芩）以泄热凉血，或配合白及、乌贼骨，止血、制酸、护胃作用更强。

3.珠黄散

主要成分为珍珠、牛黄、冰片等。珍珠、牛黄有清热解毒、收效生肌作用，冰片内用清热止痛，外用防腐止痒。散剂内服或鼻饲给药，对胃黏膜的溃疡、糜烂、出血均有较好疗效。

4.乌贝散

乌贝散由乌贼骨、贝母组成，按 1∶0.8 比例研成粉末，每次 3～6 g，每天 3 次，凉水吞服，治疗急性出血性胃炎有明显疗效。乌贝散有收敛止血、收缩血管、促进血凝，保护胃黏膜的作用。

(三)西医治疗

1.一般治疗

首先去除外因，即停止一切对胃有刺激的饮食和药物，酌情短期禁食，或进流质饮食。急性腐蚀性胃炎除禁食外，应积极组织抢救休克，同时在静脉输液中应用西咪替丁或雷尼替丁，并肌内注射安络血、止血敏等止血药，有继发感染者应用抗生素治疗。为保护胃黏膜，中和酸、碱类化学品可饮用蛋清、牛奶、豆浆类食品，严禁进水、进食和洗胃，禁催吐，要即积极治疗诱发病，有食管和胃穿孔等急腹症患者，应立刻请外科会诊。

2.抗菌治疗

急性单纯性胃炎有严重细菌感染，特别是伴有腹泻者可用抗菌治疗。常用药：黄连素 0.3 g 口服，每天 3 次；诺氟沙星 0.1～0.2 g 口服，每天 3 次；奈替米星 5 万～10 万 U，肌内注射，每天 2 次。急性感染性胃炎可根据全身感染的情况，选择敏感的抗生素以控制感染。急性化脓性胃炎，应予足量广谱抗生素，急性腐蚀性胃炎亦可选用抗生素以控制感染。

3.纠正水、电解质紊乱

对于吐泻严重、脱水患者，应当鼓励患者多饮水，或静脉补液等。

4.止血治疗

急性胃炎导致的消化道出血属危重病证，可予冷盐水洗胃，或冷盐水 150 mL 加去甲肾上腺素 1～8 mg洗胃，适用于血压平稳，休克纠正者。保护胃黏膜可静脉滴注 H_2 受体拮抗剂如西咪替丁、雷尼替丁、法莫替丁；质子泵抑制剂如奥美拉唑等维持胃内 pH>4 可明显减少出血。小动脉出血者可在胃镜直视下用电凝、激光、冷凝、喷洒药物等方法，迅速止血。前列腺素制剂能预防应激性溃疡的发生。如经上述治疗仍未能控制的大出血可考虑手术治疗。

5.对症治疗

腹痛者给予解痉剂。如颠茄 8 mg，或普鲁苯辛 15 mg，每天 3 次。恶心呕吐者，用甲氧氯普胺5～10 mg，或吗丁啉 10 mg，每天 3 次。

(裴永斌)

第四节 慢性胃炎

慢性胃炎是指不同病因引起的胃黏膜的慢性炎症或萎缩性病变，其实质是胃黏膜上皮遭受反复损害后，由于黏膜特异的再生能力，以致黏膜发生改建，最终导致不可逆的固有胃腺体的萎缩，甚至消失。国际上对本病分类方法较多、较复杂，悉尼标准分为 7 大类，我国慢性胃炎研讨会共识意见将本病分为慢性浅表性胃炎和慢性萎缩性胃炎(CAG),后者又根据病变部位分为胃窦胃炎和胃体胃炎。本病病程迁延,大多数患者无特异性症状,而有程度不等的上腹隐痛、食欲减退、餐后饱胀、反酸、呕吐等症状,萎缩性胃炎患者可有贫血、消瘦、舌炎、腹泻等。黏膜糜烂者上腹痛较明显,可有出血。本病十分常见,占胃镜检查患者的80%~90%,男性多于女性,随年龄增长发病率逐渐增高,特别是40岁以上的患者更为多见。慢性胃炎可归属于中医文献中的"胃脘痛""胃痛""痞满""胃痞""嘈杂"等病证范畴。

一、病因病机

本病病因复杂,既有素体禀赋不足,脾胃虚弱,又有感受外邪、内伤饮食、情志失调、劳倦过度、药物所伤等因素,早期多由外邪、饮食、情志所伤,多为实证,后期常见脾虚、胃虚、肾虚等正虚证候,且实邪之间、虚实之间均可兼夹转化,形成虚实错杂之证,最终导致胃气失和,气机不利,胃失濡养,胃络瘀阻,这是慢性胃炎的基本病机。

(一)肝气犯胃

忧思恼怒,情志不遂,肝失疏泄,气机阻滞,横逆犯胃,胃失和降,而发胃痛;肝郁日久化火,致肝胃郁热,而胃脘灼痛,气滞日久,血行瘀滞,或久病入络,致瘀血阻络而发生胃痛,其痛如针刺、似刀割,痛有定处,入夜尤甚。如《临证指南医案·胃脘痛》:"胃痛久而屡发,必有凝痰聚瘀。"

(二)寒气客胃

外感寒邪,脘腹受凉,寒邪内客于胃;过食生冷,寒积胃中,寒性收引,致胃的气机凝滞不通,胃气不和收引作痛,此即《素问·举痛论》所言:"寒邪客于肠胃之间,膜原之下,血不得散,小络引急,故痛。"

(三)饮食伤胃

饮食不节,暴饮恣食,损伤脾胃,内生食滞,胃失和降,不能腐熟水谷,脾失升清,不能转输精微;或五味过极,辛辣无度,肥甘厚味,饮酒如浆,则蕴湿生热,伤脾碍胃,气机壅滞,脘闷胀痛。

(四)脾胃虚弱

素体不足,脾肾阳虚,失于温煦,或劳倦过度,或饮食所伤,或久病脾胃受损,或过服寒凉药物伤及脾胃之阳,均可引起脾胃虚弱,中焦虚寒,胃失温养而痛;或热病伤及胃阴,或久服香燥之品,耗伤胃阴,胃失濡养,亦致胃痛。

总之,慢性胃炎的病因病机主要是肝气犯胃、湿热中阻,寒邪客胃、瘀血停滞、脾胃虚弱,导致邪滞胃络或胃失濡润,各病因可单独为患,或合并致病。慢性胃炎是一种本虚标实之证,脾胃亏虚为病之本,寒邪、气滞、湿热、血瘀、食积为病之标,其病理过程是以正虚为基础,因虚致实,或感邪之后,邪气伤正,或木旺克土,耗伤正气,损伤脾阳,成虚实夹杂之势。本病大多病情缠绵难愈。病位在胃,主要与肝脾有关,可涉及胆、肾,而脾胃气机升降失常,尤其胃失和降是发病的最直接原因。

二、发病机制

(一)发病原因

西医学对该病的病因尚未完全阐明,一般认为与周围环境的有害因素及易感体质有关,物理的、化学的、生物的有害因素长期作用于易感人体即可引起本病,病因持续存在或反复发生即可形成慢性病变，目前认为与下列多种因素有关。

1.物理因素

食用对胃黏膜有刺激的烈酒、浓茶、咖啡、泡菜，过烫或过冷饮食，使胃黏膜损伤。

2.化学因素

长期服用非甾体类药物如阿司匹林、吲哚美辛等可抑制胃黏膜前列腺素的合成，破坏黏膜的屏障作用；过度吸烟，烟草中的尼古丁可影响胃黏膜的血液循环，还可导致幽门括约肌功能失调，胆汁反流，破坏胃黏膜。各种原因引起的胆汁反流，如胃大部切除术后、胃手术后幽门受损、十二指肠溃疡愈合后或修补后挛缩变形等，破坏或改变胃内环境，幽门括约肌功能失常，而导致胆汁反流，胃黏膜受损，胃黏膜屏障功能减退，使大量 H^+ 反弥散，H^+ 流出量减少，胃腔内 pH 上升。胃酸缺乏，使细菌易于在胃内繁殖，造成恶性循环。

3.生物因素

细菌感染尤其是 Hp 感染与慢性胃炎密切相关，Hp 既可以通过鞭毛运动直接侵袭胃黏膜，又可以产生多种酶、细胞毒素及代谢产物破坏胃黏膜，使细胞空泡变性。另外 Hp 抗体可造成自身免疫损伤。

4.免疫因素

在某些萎缩性胃炎的患者血清中可测得壁细胞抗体（PCA）和/或内因子抗体（IFA）。Strickland 等根据病变好发部位及血清中壁细胞抗体的存在与否将 CAG 分为 A 型和B 型，即病变在胃体，血清 PCA 呈阳性，血中胃泌素高，有内因子抗体，缺乏胃酸分泌，与免疫因素有关者为 A 型；而病变位于胃窦，PCA 阴性，胃泌素正常，无内因子抗体，胃酸分泌正常或稍偏低者为 B 型。壁细胞抗原和 PCA 形成的免疫复合物在补体的参与下，破坏壁细胞，造成胃酸分泌缺乏，IFA 与内因子结合后阻滞维生素 B_{12} 与内因子的结合，导致恶性贫血。

5.其他

急性胃炎治疗不彻底后致慢性胃炎反复发作，日久不愈；鼻、口、咽喉等局部病灶的细菌或其病毒，吞入胃内长期对胃造成刺激；营养不良，长期缺乏蛋白质、B 族维生素；心力衰竭或门脉高压，使胃长期处于瘀血和缺氧状态；遗传因素，根据 Varies 调查，慢性萎缩性胃炎患者的第一代亲属间，慢性萎缩性胃炎的发病率明显增高，恶性贫血的遗传因素也很明显，有亲戚关系的发病率比对照组大20 倍；糖尿病、甲状腺病、慢性肾上腺皮质功能减退和干燥综合征患者同时伴有萎缩性胃炎的较多见，其他疾病如胃息肉、胃溃疡等也常合并慢性萎缩性胃炎。

(二)发病机制

1.发生于黏膜层至腺区的慢性炎症、萎缩、破坏

疾病初期，慢性胃炎表现为浅表性黏膜炎症，胃小凹和胃黏膜固有层的表层甚至全黏膜层中有浆细胞、淋巴细胞的浸润，在胃炎活动期，还出现中性粒细胞的浸润，黏膜上皮出现变形、脱落、水肿、充血，而腺体尚保持完整。当炎症进一步发展，扩展到深部，会造成黏膜腺体的破坏、萎缩、消失，腺体数量减少，黏膜变薄，胃黏膜表现为萎缩、分泌功能减退。

2.胃黏膜发生不完全再生、不典型增生

慢性炎症的持续存在，致胃腺逐渐转变成肠腺样，即肠腺化生，近幽门部的黏膜腺体转化为幽门腺的形态，称为假性幽门腺化生，增生的上皮和肠化的上皮可发生细胞形态和功能的异常，形成不典型增生，中重度的不典型增生被认为是癌前病变。

三、临床表现

(一)症状和体征

慢性胃炎起病隐匿,临床表现缺乏特异性,一般多见于以下情况。

(1)胃脘部疼痛,呈隐痛、胀痛、钝痛,急性发作时也可见剧痛或绞痛,有的胃脘不适或胃脘部难受无可名状。疼痛可出现在胁部、背部、腹部或胸部,可局部压痛或深压不适感。

(2)上腹部胀满、痞闷、嗳气,胃脘胀或腹部、胁部、胸部胀满,或见胃脘堵塞感。痞闷症状较上腹疼痛顽固。嗳气频繁发作,有持续而声音响亮者,或间断而声低者。

(3)食欲减退甚至无食欲,或虽有食欲,但进食后或进食过量,或进食生冷后即感胃脘部胀满不适或消化不良。

(4)大便秘结,数天 1 次,或便溏,肠鸣音亢进。

(5)反酸胃灼烧或嘈杂不适。

(6)睡眠障碍。

(7)日久可见虚弱诸症,身体疲乏无力、神情倦怠、精神萎靡等。伴胆汁反流者,可出现口苦、口干、胁痛、恶心等,胃大部切除术后萎缩性残胃炎者还可出现消瘦、头晕、乏力;伴恶性贫血者,头晕、乏力、睑结膜色淡、甲床色淡或苍白、面色萎黄。

慢性胃炎除了上腹有轻压痛外,一般无明显的腹部体征,伴贫血者可有消瘦、贫血貌。多数患者有黄、白厚腻舌苔。

(二)实验室检查

1.胃液分析

正常胃内容物的 pH 为 1.3～1.8,如刺激后,最大分泌时的 pH>6.0 则可诊断为真正胃酸缺乏。A 型萎缩性胃炎患者无酸或低酸,提示壁细胞数量显著减少;B 型萎缩性胃炎患者大多为正常或正常值低限,但一般不会乏酸。浅表性胃炎一般为正常,少数呈高酸,也可以为低酸,低酸可能是由于 H^+ 逆弥散进入炎性胃黏膜所致。

2.血清学检查

(1)血清胃泌素:空腹血清胃泌素正常值 30～120 pg/mL(多数人认为 100 pg/mL),浅表性胃炎患者此值正常或偏低,CAG 患者空腹血清胃泌素正常或偏高,因为胃酸缺乏,胃窦部黏膜的 G 细胞数量不减少,反馈性高分泌胃泌素;伴发恶性贫血时血清胃泌素水平可升高数倍至数十倍,维生素 B_{12} 水平则下降;而 B 型患者胃窦黏膜萎缩,直接影响 G 细胞分泌胃泌素功能,血清胃泌素低于正常。

(2)内因子(IF)检查:IF 对萎缩性胃炎、胃萎缩及恶性贫血的诊断有帮助,CAG 患者尤其以体部病变明显者则明显降低;病变严重而伴有恶性贫血者,内因子缺如或降至微量。

(3)血清 PCA 和胃泌素细胞抗体(GCA):这些抗体存在于萎缩性胃炎的血清中,A 型萎缩性胃炎的发病机制与壁细胞抗体有关,而 B 型萎缩性胃炎则可能与胃泌素细胞抗体有关。我国以胃窦部 CAG 居多,血清中存在 PCA 的患者较少。

3.HP 测定及其抗体测定

伴有活动性胃炎时,此检查常呈阳性。检测方法有血清 HP 抗体测定和 ^{13}C 或 ^{14}C-尿素呼气试验。

4.伴恶性贫血

伴恶性贫血者，其贫血性质为巨幼红细胞性贫血，可见 Howell-Jolly 小体，网织红细胞增高，部分患者白细胞及血小板计数轻度低下。骨髓象显示有核细胞增生，以红细胞系增生为特征，红细胞呈巨幼型改变。

5.胃蛋白酶原测定

在胃液、血液、尿液中均可以测得，其水平高低基本与胃酸平行，浅表性胃炎时常属正常水平[尿中为(575±471)U/24 h；胃液中为 40～60 U/mL]；而萎缩性胃炎常呈低水平分泌。

6.微量元素的测定

CAG 患者血清锌、铜、铁、锰等元素随萎缩性病变的加重而增加，在重度 CAG 时，则与胃癌值相近。

7.X 线检查

浅表性胃炎的 X 线无阳性表现，气钡造影下重度慢性萎缩性胃炎可显示黏膜皱襞细小或消失，由于其特异性和敏感性均不如胃镜，已很少使用。

8.胃镜检查

胃镜检查是诊断慢性胃炎的最可靠的方法，按悉尼标准，慢性胃炎的胃镜表现可分为充血渗出性胃炎、平坦糜烂性胃炎、隆起糜烂性胃炎、萎缩性胃炎、出血性胃炎、反流性胃炎、皱襞增生性胃炎 7 种。

(1)浅表性胃炎表现：黏膜充血与水肿混杂出现，镜下呈红白相间，以红为主，表面附着灰白色分泌物，可见局限性出血点和糜烂。

(2)CAG 表现：黏膜呈灰白、灰黄、灰色或灰绿色；同一部位的黏膜深浅不一致，红色强的地方也带灰白色，一般灰黄、灰白色的地方也有略隆起的小红点或红斑存在，萎缩黏膜的范围可以是弥漫的，也可以是局部的，甚至呈小灶状，黏膜变薄而凹陷，境界常不明显。萎缩初期可见到黏膜内小血管，重者可见到黏膜下的大血管如树枝状，暗红色，有时犹如在黏膜表面上，易与皱襞相混；胃底贲门的血管正常时也可见到。

CAG 也可合并浅表性胃炎：腺体萎缩后腺窝可增生延长或有肠上皮化生，黏膜层变厚，此时不能看到黏膜下血管，只见黏膜表面粗糙不平，颗粒或结节僵硬感，光泽也有变化。

镜下黏膜活检有助于病变的病理分型和鉴别诊断。

四、鉴别诊断

(一)与消化性溃疡相鉴别

消化性溃疡常表现为规律性上腹部疼痛，胃溃疡多饭后发作，而十二指肠溃疡常空腹发作，进食则缓解。消化性溃疡常反复发作，在活动期 X 线检查可发现溃疡壁龛。但在十二指肠球部溃疡较表浅或呈巨型十二指肠溃疡以及十二指肠球内瘢痕变形时，X 线则不易发现活动性溃疡，此时要借助于纤维胃镜作出诊断。

(二)与胃癌相鉴别

胃癌患者临床表现缺乏特异性，因此常常在查体时意外发现。癌肿位于胃底部或邻近贲门时，可出现吞咽困难，位于幽门区者可有幽门梗阻症状。X 线检查可见胃内钡剂充盈缺损，肿瘤表面有溃疡时可见龛影。X 线检查较难鉴别良、恶性肿瘤，应行纤维胃镜检查，经活组织检查可确诊。

(三)与慢性胆道疾病鉴别

慢性胆道疾病与本病的消化道症状易混淆,但前者上腹疼痛部位偏右上腹,常向右肩胛和后背部放射,莫菲征阳性,呕吐、厌油腻症状突出,疼痛多为持续性,常伴有发热,行十二指肠引流、胆道造影、胆囊B超和胃镜检查可以鉴别。

五、治疗

(一)辨证论治

1.辨证要点

(1)辨寒热虚实:寒性收引凝滞,故寒邪犯胃的胃痛,多疼痛较剧而拒按,喜暖恶寒,或呈绞痛,有胃脘部难以名状的堵塞痞闷感,苔白,脉弦紧;虚寒证者多呈隐痛、痞满,遇冷加重,喜温喜按,不能食或食少不化,大便通利,舌淡苔白,脉虚大无力或弦或涩;湿热阻滞或肝郁化热之胃痛,多为灼痛、胀痛、痞塞不通感,遇情志刺激则加重,苔黄腻或黄燥,舌红,脉滑数或弦滑。

(2)辨脏腑气血:初病在气,久痛在血,在气者胃胀且痛,伴胀满痞塞、上逆嗳气、矢气可缓,揉按气散可缓,时发时止,痛处走蹿,或连及胁、背、胸;病属血分者,持续刺痛,痛有定处,持续疼痛,而夜间尤重,按之疼剧,或有吐血黑便,舌质紫暗。本病病位在胃,涉及脾、肝、胆,如肝气犯胃,肝胃郁热,则常兼见胸胁胀满,心烦易怒,嗳气频作,发病与情志有关等肝气郁滞的表现;而脾气虚弱,中阳不振,则见神疲乏力,大便溏薄,食少纳呆等脾胃虚寒之征象。另外本病与胆、肾等脏腑有关,当随证辨之。

2.治疗要点

本病病机关键是中焦气机阻滞,升降失和,病机有邪滞中焦之实和脾胃虚弱之虚,且常虚实夹杂,治疗原则以通为用,以降为顺,补虚泻实,和胃为主,兼顾各相关脏腑,理气为要。当随病邪性质而施治,“通则不痛”“六腑以通为顺”,理气通导之剂实属必要,只是不可过用香燥,以免耗津伤液,对于虚证,尤当慎重。

3.分证论治

(1)肝胃不和证。①证候特点:胃脘胀满疼痛,痛蹿两胁,嗳气频繁,嘈杂反酸,每因恼怒等情志刺激而发病,或有胃脘灼痛,口苦口干,烦躁易怒,大便干燥,舌质红,苔薄白或黄,脉弦或弦数。②治法:疏肝泄热,理气和胃。③方药:柴胡疏肝散加味。柴胡,芍药,香附,川芎,陈皮,甘草,栀子,青皮。④加减:若见胃脘灼痛,口苦口干,烦躁易怒,大便干燥,舌质红等肝胃郁热证候,可合用丹栀逍遥散或化肝煎,或在上药基础上加黄连、牡丹皮、黄芩、当归。反酸嘈杂明显加乌贼骨、连翘、旋覆花、清半夏、苏梗。胁痛脘痛明显加延胡索、川楝子、制乳香、香橼、荔枝核理气通络止痛。

(2)脾胃湿热证。①证候特点:胃脘痞满胀痛或灼热,口苦口黏,纳呆恶心,大便黏滞不爽,肛门灼热。舌质红,苔黄厚或厚腻,脉滑或濡数。②治法:清热化湿,通降气机。③方药:半夏泻心汤加减。清半夏,黄连,黄芩,干姜,党参,甘草,蒲公英,茵陈,厚朴。④加减:若恶心呕吐者加竹茹、苏梗、枳实、藿香、生姜以化湿和胃降逆;兼表湿者加香薷、藿香以解表化湿;食欲缺乏明显者加佩兰、鸡内金、炒神曲、焦麦芽以消食导滞;嗳气者加菖蒲,郁金、苏梗理气化浊降逆。本型若湿重热轻者可用三仁汤(《温病条辨》)加减,或用连朴饮加味。有低热者,加金银花、柴胡化湿清热;胃黏膜充血、糜烂者加地榆、仙鹤草、墨旱莲;Hp感染者加白花蛇舌草。

(3)胃络瘀阻证。①证候特点:胃脘刺痛或刀割样痛,痛处固定、拒按,或见吐血、黑便、面色晦暗。舌质紫暗或有瘀点瘀斑，舌下脉络瘀血或扩张，脉细涩或弦细。②治法：活血化瘀，通络止痛。③方药：血府逐瘀汤合失笑散加减。当归，生地黄，桃仁，红花，赤芍，柴胡，川芎，桔梗，川牛膝，蒲黄，五灵脂。④加减：若见吐血黑便，加三七粉、白及粉、大黄粉或云南白药粉吞服，出血量较大者宜配合现代医学手段先止血；胃脘疼痛较剧者加延胡索、炒蒲黄、三七；兼有气虚加黄芪、黄精以益气；兼有血虚加熟地黄、阿胶以补血。

(4)脾胃虚弱证。①证候特点：胃脘痞闷，食后胀甚，食少纳呆，胃脘发堵，倦怠乏力，面色萎黄，泛吐清水，大便溏薄，舌质淡或胖淡，苔薄白，脉沉弱。②治法：补中益气。③方药：香砂六君子汤加味。党参，白术，茯苓，木香，砂仁，陈皮，炙甘草，半夏，炒麦芽，干姜。④加减：若夹食滞者加莱菔子、神曲、鸡内金以消食导滞，气血两虚者加当归、黄芪、熟地黄以益气补血；兼出血者加生三七、白及以化瘀止血；胃脘冷痛，泛吐清水明显者加吴茱萸、桂枝、乌药；肠上皮化生或异型增生者加败酱草、莪术、薏苡仁，薏苡仁有化湿健脾、防癌之功效。

(5)胃阴不足证。①证候特点：胃脘隐痛或灼痛，饥不欲食，口干舌燥，或有手足心热，大便干燥，舌红少苔或有裂纹，或花剥苔，脉细数。②治法：养阴清热，益胃生津。③方药：麦冬汤加味。麦冬，党参，半夏，大枣，沙参，生地黄，百合，乌药，八月札，白梅花。④加减：夹湿者加茵陈、黄芩以清热化湿；阴虚内热重加栀子、黄连、知母；饥不欲食者加焦三仙、鸡内金、白术；伴肠上皮化生者加败酱草、白花蛇舌草、仙鹤草，仙鹤草有保护细胞免疫功能及免疫调节作用；疼痛较重者加九香虫、白芍、木香；胃酸缺乏者加用石斛、天花粉、乌梅；兼血虚者加当归、女贞子、熟地黄、川芎养血活血。

4.治疗慢性胃炎常用中成药

(1)胃苏冲剂(颗粒)：由香附、陈皮、紫苏梗、香橼、佛手、鸡内金等组成，是在香苏散基础上与董建华验方结合而成。香苏散出自《太平惠民和剂局方》，由香附、陈皮、紫苏叶、炙甘草组成，共为细末，冲服或水煎服，主治四时瘟疫、伤寒，现代多用此方与良附丸配合治疗寒邪客胃之胃脘痛。与董氏验方结合研制成的中药新药胃苏冲剂，具有舒肝理气、和胃健脾之功效，成为最常用的治疗慢性胃炎的中成药，方中香附、陈皮、苏梗有理气和胃、解痉止痛之功效，且能抗菌消炎、修复胃黏膜；佛手、香橼、鸡内金等可以消胀和胃，健脾，助消化。现代医学研究表明胃苏冲剂可抑制胃分泌，降低胃蛋白酶活性，促进黏膜炎症消退和溃疡愈合，还可增强胃肠蠕动。

(2)胃复春片：由菱角、三七、枳壳等组成，功能：健脾益气，活血解毒，用于慢性胃炎、胃癌前病变及肠上皮不典型增生、胃癌术后辅助治疗。药理研究证明本品可抑制幽门螺杆菌作用，提高人体血浆 cAMP 含量，改善胃黏膜病变，使肠上皮不典型增生逆转，抑瘤作用达到 30%。

(3)摩罗丹及摩罗丹浓缩丸：由百合、泽泻、茯苓、三七、地榆、川芎、九节菖蒲、麦冬、乌药、茵陈、玄参、蒲黄、白芍、鸡内金、石斛、当归、延胡索、白术 18 味中药组成，具有和胃降逆、健脾消胀、通络定痛的功效，用于慢性萎缩性胃炎及胃痛、胀满、痞闷、纳呆、嗳气、胃灼烧等症。

(4)血府逐瘀胶囊：由桃仁、红花、当归、生地黄、赤芍、川芎等组成，具有活血化瘀、行气止痛的功效，用于治疗瘀血内阻所致的头痛、胸痛、失眠、急躁等症，也常用于消化系统多种疾病，如慢性肝炎、慢性肥厚性胃炎、十二指肠球部溃疡、顽固性呃逆等。

(5)香砂六君子汤由人参(党参)、白术、茯苓、甘草、陈皮、半夏、砂仁、生姜、木香等组成，功效：健脾和胃，理气止痛。用于脾胃气虚，寒湿滞于中焦所致的纳呆、嗳气、胃脘胀满或疼痛、呕吐、泄泻等症。药理研究表明本品能改善消化系统功能，增加机体免疫力，调节内分泌及环核苷酸代谢。

5.合并症治疗

(1)合并溃疡性结肠炎:少数慢性胃炎可合并溃疡性结肠炎,刘玉东报道了57例此类患者,并进行了中医辨证治疗,57例患者均以脘腹部胀痛不适、大便稀烂或黏液血便为主症。

(2)合并胆石症:晏珍元等报道了对112例慢性胃炎合并胆石症患者的临床观察,全部病例均经B超和纤维胃镜确诊。

(二)西医治疗

1.抗酸药

抗酸药多为弱碱性药物,口服能中和胃酸,保护胃黏膜,缓解胃灼烧、吐酸等症状。再舒平2~4片,每天3次,胃得乐,2~4片,每天3次,复方铝酸铋1~2片,每天3次。

2.黏膜保护剂

黏膜保护剂如硫糖铝,每次1 g,每天3次,可保护胃黏膜及黏膜屏障,组织学证实硫糖铝能促使黏膜增殖、再生和血管新生。铋剂如德诺、果胶铋等,也可服维酶素片6片,每天3次,麦滋林0.67 g,每天3次,硫糖铝1 g,每天3次。

3.抑酸剂

(1)H_2受体拮抗剂:西咪替丁0.2~0.3 g,每天3次,雷尼替丁150 mg,每天2次,法莫替丁20 mg,每天2次。

(2)质子泵抑制剂:奥美拉唑10~20 mg,每天1次,兰索拉唑30 mg,每天1次。

4.解痉剂

解痉剂用于疼痛明显者,如颠茄8 mg,或普鲁苯辛15 mg,每天3次;山莨菪碱5~10 mg,每天1~2次,肌内注射;颠茄合剂,每次0.3~0.6 mL或颠茄片每次4~8 mg,口服。

5.抗Hp药

常用的有以下几种方案。

(1)铋剂标准剂量+阿莫西林500 mg+甲硝唑400 mg,均每天2次,连用2周。

(2)铋剂标准剂量+克拉霉素250 mg+甲硝唑400 mg,均每天2次,连用2周。

(3)质子泵抑制剂标准剂量+克拉霉素500 mg+阿莫西林1 000 mg,均每天2次,连用1周。

(4)质子泵抑制剂标准剂量+克拉霉素250 mg+甲硝唑400 mg,均每天2次,连用1周。

(5)质子泵抑制剂标准剂量+阿莫西林1 000 mg+甲硝唑400 mg,均每天2次,连用1周。

(6)雷尼替丁枸橼酸铋400 mg替代上述方案中的质子泵抑制剂。

(7)H_2受体拮抗剂或质子泵抑制剂+上述方案(1)或(2),组成四联疗法。

6.促动力剂

促动力剂用于胃动力弱,胀满嗳气、恶心者,吗丁啉10 mg,每天3次,西沙必利5 mg,每天3次,胃复安5~10 mg,每天3次。

7.健胃药

健胃药用于胃酸偏低及术后残胃萎缩性胃炎者,稀盐酸0.5~2 mL,每天3次;胃蛋白酶0.5~1 g,每天3次;乳酶生0.3~1 g,每天3次;或胃蛋白酶合剂,每次10 mL,每天3次。

8.抗贫血药

伴贫血者可根据病情服用或肌内注射铁剂或维生素 B_{12} 或口服叶酸。

（裴永斌）

第五节 消化性溃疡

消化性溃疡是一种常见的慢性胃肠道疾病，简称为溃疡病，通常指发生在胃或十二指肠球部的溃疡，分别称为胃溃疡和十二指肠溃疡。实际上本病可发生在所有的可能与胃酸接触的部位，包括食管下端、胃肠吻合术后的吻合口及其附近的肠襻，以及含有异位胃黏膜的 Meckel 憩室，严重病例甚至可出现于食管的中上段、咽喉或十二指肠降部黏膜。所以，溃疡病的发生与胃酸和胃蛋白酶关系密切，自从澳大利亚医学家 Marshall 和 Warren 发现 Hp 并获得诺贝尔医学奖以来，Hp 在消化性溃疡的发病中所起的作用已经得到公认。但依然有学者认为，对黏膜的直接损伤导致溃疡的出现还是依靠胃酸和胃蛋白酶的作用，Hp 仅在消化性溃疡发病的初起和复发中起到重要的作用，故认为“无酸无溃疡”的说法依然是正确的。本病在中医归于“胃脘痛”范畴。

目前已知胃溃疡和十二指肠溃疡是两种不同的疾病，它们在发病原因、机制等方面均有明显的区别。

一、病因病机

中医认为，胃在中焦，与脾互为表里，胃主受纳，脾主运化，胃以降浊，脾以升清，共同起到吸收营养、化生气血以供养全身的重要作用，同时，脾胃的功能受肝胆的调节，肝胆疏泄正常，脾胃也能很好地吸收运化水谷精微；而一旦肝气不舒，极易横逆克脾，导致脾胃升降失常，从而出现呕吐、口苦、腹胀、泄泻的症状。脾胃又是一个水谷受纳之所，贵为娇脏，易损而不易平复，饮食不节、烟酒无度、饥饱失常必将伤及脾胃，长期反复戕害刺激，脾胃不能修复，极易导致溃烂出血之症。

（一）情志所伤

多因忧思恼怒，久郁不解，伤及于肝，肝气不舒，横逆犯胃，胃失和降而致腹痛或胃痛。肝气犯胃，若迁延不愈，可以转化为下述几种情况。

(1)肝气不舒，郁而化火，火热移于胃，耗伤胃阴，胃失润降则胃脘灼痛、口干口苦，胃火炽盛，迫血妄行则呕血、便黑。

(2)肝失疏泄，横逆犯胃，中焦气滞，胃失和降，而见胃痛、吐酸等症。

(3)肝气郁滞，胃络瘀阻，病久迁延，“久痛入络”，脉络失和，气血瘀滞，故痛有定处而拒按，甚则脉络破裂而出现呕血、便血。

(4)肝气侮脾，脾失运化，湿浊内生，或湿浊化热，湿热胶结，中焦气阻，脾胃失和，胃气不降而出现痞满、腹痛等症。

(5)病久迁延，伤及脾阳，中阳不振，寒气内生，中焦失于温煦而脾不能运化，胃不能受纳则见纳呆、腹部隐痛、四肢不温等症。

(二)饮食不节

饮食不节包括嗜食肥甘、辛辣、烟酒,或饮食不洁,或饥饱失调等。

(1)损伤脾胃,脾不运化,胃失和降,气机阻滞则见腹痛、腹胀。

(2)脾不运化,湿浊内生,湿郁化热,则见口苦、恶心、纳呆、腹痛。

(3)脾阳虚衰,中焦寒凝,胃络失温而见胃痛、反酸等症。白天属阳,夜间属阴,阳虚寒凝夜间为重,故有夜间痛甚之症。

(4)胃火内炽,胃液亏虚,或因老年之体,胃阴自亏,皆致胃火内盛,灼伤胃液,胃体失养,生机不荣,失其润降,而见胃痛等症。

(5)若腹痛经久不愈,脾胃虚弱,中气不足,脾不统血,血渗脉外,则吐血、便血、气短、消瘦。

二、发病机制

人体正常的胃和十二指肠黏膜具有很好的自我保护功能,黏膜上皮的黏膜屏障——黏液屏障,黏膜下层的血流量,细胞更新及前列腺素等多种因素构成一道强有力的防线,使得黏膜能够抵御高浓度的胃酸、胃蛋白酶的侵袭。有的时候,药物、微生物或其他有害物质也会对胃十二指肠黏膜造成损害,只有在黏膜的自我保护功能下降和/或胃酸-胃蛋白酶侵袭作用增强超过胃黏膜的修复功能,溃疡病才会发生。一般认为,胃溃疡的发生是因为胃黏膜受到损伤,例如胃黏膜的炎症不能得到及时的修复而出现,也就是防御或修复功能下降而致;十二指肠溃疡的发生则是在胃酸-胃蛋白酶的浓度过高,超过了胃黏膜的正常修复能力的基础上出现的,也就是侵袭因素增强所致。

(一)损害因素

1.胃酸的致病作用

正常情况下胃液 pH 为 1.5～2.5,由于胃黏膜屏障的保护,这种强酸环境并不造成胃黏膜损害。在下述情况下,胃酸可造成黏膜损害。

(1)胃酸分泌过多:当胃酸分泌过多,胃内 pH<1.3 时可对胃黏膜造成损害。当 pH 降低时,胃蛋白酶可加重黏膜损害,甚至造成黏膜自身消化,故过高的胃酸是溃疡病发病的病理生理基础。

(2)胃酸相对增多:以胃酸为主的攻击因子与保护因子的动态平衡被破坏,有时虽胃酸分泌正常甚至偏低,但因保护因子的明显削弱,不能维持二者的平衡,相对高的胃酸仍可致病,故临床上治疗仍以抑酸为主。

(3)胃酸的大量异位:食管黏膜的细胞间连接较松,不具备黏膜屏障功能,胃酸过多地反流入食管,就容易通过细胞连接渗入黏膜引起症状或黏膜损伤。

(4)胃内氢离子即[H^+]通透性增加:尽管胃酸的分泌量正常,但某些致病因素如 Hp 和反流入胃的胆盐等可增加[H^+]的通透性而损伤黏膜。

2.胃泌素和胃窦部功能障碍

胃窦部运动障碍可使食物在此处滞留,刺激 G 细胞分泌胃泌素,促进胃酸分泌而导致胃溃疡形成。

3.饮食不当和情绪应激

粗糙食物不易被胃液消化,使胃黏膜发生物理性损伤,酸辣食物可致化学性损伤,烈酒可直接损伤黏膜,还能促进胃酸分泌,咖啡也可刺激胃酸分泌,这些均是消化性溃疡发病和复发的因素。情绪应激和心理不平衡对消化性溃疡的发病作用有争议,但目前多数学者认为有部分患者与之有关,情绪波动可影响胃的分泌和运动功能。这主要通过两个途径影响胃的功能:①迷走神经反射学说,迷走神经功能亢进使胃酸分泌增多,胃运动加强,交感神经兴奋剂使胃黏膜血管收缩而缺血,胃运动减弱。②内分泌学说,通过下丘脑-垂体-肾上腺轴而使皮质酮释放,促进胃酸分泌并减少胃黏液分泌。

4.药物性损伤

最常见的药物有阿司匹林、布洛芬、吲哚美辛等非甾体抗炎药(NSAID),其不但能直接损伤胃黏膜,还可抑制前列腺素合成,损伤黏膜的保护作用。肾上腺皮质酮可致上消化道出血,该药能促进胃酸分泌,使黏液分泌减少,蛋白质分解可能影响黏膜的修复。

(二)削弱黏膜的因素

1.黏膜-黏液屏障作用被破坏

正常的胃黏膜被其上皮分泌的黏液覆盖,黏液与正常的上皮细胞间紧密连接形成一屏障线称为“黏液-黏膜屏障”,它具有以下主要功能:滑润黏膜不受食物的机械磨损;阻碍胃腔内[H^+]反弥散入黏膜;上皮细胞的碳酸氢根即[HCO_3^-]可扩散黏液层中,中和胃液中[H^+],从而使胃黏膜表面之 pH 保持在 7 左右,维持胃腔与黏膜间酸度阶差;保持黏膜内外电位差。过多的胃酸、乙醇、阿司匹林等药物,十二指肠反流液可破坏这种黏膜屏障,使[H^+]反渗入黏膜内,引起上皮细胞破坏及黏膜炎症,为溃疡形成创造条件;十二指肠球部黏膜也有这种屏障,Brunner 腺主要分泌黏液和[HCO_3^-],当十二指肠发生溃疡时这种分泌减少,且胆汁和胰液中[HCO_3^-]也减少,因此由胃腔内进入十二指肠的胃酸不能充分被中和,导致十二指肠溃疡形成。

2.前列腺素缺乏

前列腺素具有促进黏膜上皮细胞分泌黏液与[HCO_3^-]、加强黏膜血运循环和促进蛋白合成等作用,是增强黏膜上皮细胞更新、维持黏膜完整性的一个重要保护因素。前列腺素缺乏,可能是溃疡形成的原因之一。NSAID 能抑制前列腺素的合成,认为是该类药物引起黏膜损害的机制之一。

3.胃及十二指肠炎症

炎症可破坏黏液-黏膜屏障,上皮细胞分泌[HCO_3^-]能力降低,[H^+]反弥散加剧,削弱了黏膜的抗酸能力,为溃疡形成创造条件。消化性溃疡常发生在胃及十二指肠炎的基础上,约 50%溃疡患者有胃窦炎。

4.幽门螺杆菌感染

近年来认为溃疡与 Hp 感染有关,在胃溃疡的周围黏膜约 85%可检测到 Hp,十二指肠溃疡周围也常检出 Hp,Hp 虽无直接形成溃疡的证据,但可致黏膜炎症,可能间接参与溃疡的发生。

Hp 定植于人体胃黏膜表面与黏液层之间,通过黏附、毒力因子对黏膜细胞的直接损伤,以及机体对细菌的免疫反应等机制而引起黏膜损伤和溃疡、慢性胃炎、胃癌、胃 MALT 淋巴瘤。Hp 作为消化性溃疡的主要致病因素已无争议,Hp 感染人群中有 10%~20%患消化性溃疡,危险率是不感染人群的 3~4 倍。十二指肠溃疡患者 Hp 感染率达 90%。致病作用的相关因素包括尿素酶、鞭毛、黏附素、蛋白酶、磷脂酶、细胞空泡毒素和细胞毒素相关蛋白等。另外,感染诱导宿主的免疫 Hp 反应,特别是 $CD4^+$ T 细胞亚群中 Th_1 介导的细胞免疫反应,通过 INF-γ 导致黏膜炎症损伤,在消化性溃疡的发生中起重要作用。由于 Hp 在人群中的感染率为 50%~80%,感染者可持续带菌数十年甚至终生,但 10%~15%的感染者发生消化性溃疡等胃十二指肠疾病，因此，不同基因和/或表型特征的 Hp 菌株和所具有的毒性被认为与其致病性相关。

5.黏膜的上皮细胞更新及血循环

胃及十二指肠黏膜层有丰富的微循环网，以清除代谢废物及提供必要的营养物质，以保证上皮细胞更新，从而保持黏膜的完整性。正常的胃十二指肠黏膜细胞更新很快，3～5 天可全部更新一次。若血液循环障碍，黏膜缺血坏死而细胞的再生更新差，在胃酸-胃蛋白酶的作用下即有可能形成溃疡。

吸烟能引起血管收缩，降低胰液和胆汁中的[HCO_3^-]含量，还能加剧十二指肠液反流，亦为削弱黏膜的重要保护因素。持续抽烟还不利于溃疡的愈合，且可引起复发。

三、临床表现

(一)症状和体征

1.症状

上腹部可有烧灼痛、隐痛、钝痛的不同，有节律性和复发性的特点；春秋季节多发。胃溃疡疼痛部位常在剑突下或偏左，多在餐后 0.5～2 小时发作，经 1～2 小时胃排空后缓解，规律是进食-疼痛-缓解；十二指肠溃疡疼痛部位常在剑突下或偏右，多在空腹和夜间发作，进餐或饮水后缓解，规律是疼痛-进食缓解-饥饿疼痛。二者起病多缓慢，病程可长达数年或数十年，往往伴有嗳气、反酸、流涎等症状。对于胃底贲门区溃疡、幽门管溃疡、巨大溃疡、多发性溃疡等特殊类型溃疡的患者，疼痛往往不典型。

2.体征

缓解期多无明显体征，发作时仅上腹部有压痛，胃溃疡压痛点常在中上腹或偏左处。十二指肠溃疡压痛点常在中上腹或偏右处，后壁穿透性溃疡在背部第 11～12 胸椎两旁常有压痛。

(二)辅助检查

1.胃液分析

先插胃管抽取空腹胃液计算基础胃酸(BAO)，再用五肽胃泌素肌内注射以刺激胃酸分泌，抽取一定时间内全部胃液计算最大胃酸分泌(MAO)。胃溃疡患者的胃液分泌正常或稍低于正常，十二指肠溃疡患者约半数增高，以 BAO 和夜间分泌更明显。由于操作复杂和耗时较久，对鉴别良恶性溃疡也无明显价值，现已少用。

2.粪便隐血试验

此试验阳性，提示活动性溃疡，应用单克隆法可以鉴别是否为人体来源的血红蛋白，故不必经素食准备。

3.腹部超声

高分辨率的超声仪器可将胃壁分为 5 层结构，表现为强回声和低回声相向排列。正常人胃壁厚度范围为 2～5 mm，平均值 3.7 mm。十二指肠球部一般仅能显示 3 层结构，厚度测量一般为3 mm。发生溃疡性病变时，局部可见黏膜局限增厚，增厚区中央可见溃疡，但超声检查对溃疡的诊断只能作为临床参考，特别是对浅表及小范围溃疡显示较困难，对显示有胃溃疡或十二指肠壶腹部溃疡还是建议做胃镜检查，以免漏诊恶性溃疡。但常规超声对胃壁层次受损情况及邻近脏器观察是其优势，对恶性溃疡、胃癌可以观察浸润范围和深度，对年老体弱、小儿、孕妇患者，胃超声可作为腹部疾病的初选手段。

胃溃疡：胃壁局限增厚，厚度＜15 mm，回声低，溃疡直径多在 10 mm，增厚区中央可出现

3～8 mm深度的凹陷，边缘隆起为溃疡面周围黏膜圈集现象，称“黏膜纠集征”。如胃壁结构不清，有较高回声自黏膜穿过浆膜面向外隆起，提示胃溃疡并发胃穿孔。幽门管壁厚，管腔狭窄，内容物通过困难，空腹8小时胃内容物＞200 mL，提示幽门梗阻、胃潴留。

十二指肠球部局限增厚，厚度一般＜10 mm，溃疡病变周围呈低回声，球部形态不整或变形，管腔变小或充盈欠佳，常伴有激惹或痉挛现象，较大溃疡可见凹陷，凹陷表面可探及强回声团。

4.X线钡剂检查

气钡双重造影有较好的诊断价值，直接征象可见龛影，但对一些浅小溃疡或胃底贲门区溃疡则不易发现。间接征象可见溃疡对侧有痉挛性切迹。

5.胃镜检查和活组织检查

胃镜不仅可以看到一些浅小溃疡，而且对溃疡的严重程度以及鉴别其良、恶性有很大价值。镜下可有溃疡呈圆形或椭圆形，边缘充血、水肿，底部有白苔，有时可见皱襞向溃疡集中，镜下可根据所见分为活动期（A_1、A_2）、愈合期（H_1、H_2）、瘢痕期（S_1、S_2），同时可直视下取活检做病理检查。也可经内镜取活组织做Hp检查，诊断其溃疡是否与Hp感染有关。

（1）活动期的镜下表现：溃疡的基底部覆盖有白色或黄白色厚苔或陈旧性出血斑块，边缘光整，四周黏膜充血水肿，有时见出血。一旦水肿消退，则黏膜纹向溃疡集中。溃疡周围常见红晕环绕。

（2）愈合期的镜下表现：溃疡缩小变浅，四周水肿消退，基底出现薄苔。薄苔是愈合期的标志。

（3）瘢痕期的镜下表现：溃疡基底部的白苔消失，遗下红色瘢痕（即红瘢期，S_1期）。最后红色瘢痕转变为白色瘢痕，四周有黏膜纹辐射（白瘢期，S_2期），表示溃疡已完全愈合。由于溃疡与胃酸有关，故多出现在泌酸区，如果在胃底或胃体上段的非泌酸区见到溃疡要特别引起注意，应除外恶性溃疡。

因胃镜的广泛应用，能熟练进行胃镜操作的医师很多，并且已有经鼻胃镜的引进，检查时的恶心等不适明显减轻，故提倡将胃镜检查作为胃部疾病的首选，以免遗漏早期的恶性疾病。

6.Hp检测

按检测方法分为侵入性和非侵入性两大类。前者需通过胃镜检查取胃黏膜活组织进行检测，主要包括快速尿素酶试验、组织学检查、Hp培养和聚合酶链反应等；后者主要有^{13}C或^{14}C-尿素呼气试验（^{13}C或^{14}C-UBT）、粪便Hp抗原检测及血清学Hp抗体检查。

（三）并发症

1.出血

消化性溃疡是上消化道出血最常见的病因（约占所有病因的50%）。并发于十二指肠溃疡者多于胃溃疡，球后溃疡更为多见。小量出血仅表现为粪便隐血，大量出血表现为呕血和/或黑便。

2.穿孔

溃疡病灶向深部发展穿透浆膜层则并发穿孔。溃疡穿孔临床上可分为急性、亚急性和慢性3种类型，以第一种常见。急性穿孔的溃疡常位于十二指肠前壁或胃前壁，出现急性腹膜炎体征。十二指肠或胃后壁的溃疡深至浆膜层时已与邻近的组织或器官发生粘连，穿孔时胃肠内容物不流入腹腔，称为慢性穿孔，表现为腹痛规律改变，变得顽固而持续，疼痛常放射至背部。邻近后壁的穿孔或穿孔较小时，只引起局限性腹膜炎时称亚急性穿孔，症状较急性穿孔轻而体征较局限。

3.幽门梗阻

可见恶心、厌食、上腹胀，呕吐出隔顿或隔天食物，上腹部可见胃型和蠕动波。

4.癌变

胃溃疡癌变的发生率为1%～2%，十二指肠溃疡则少有癌变者。出现癌变者，可逐渐出现面色苍白、厌食、消瘦，对既往治疗疗效下降等表现。有的患者症状如上腹部疼痛等可在 H_2RAs 或 PPIs 治疗后得到暂时缓解，故不能以治疗是否有效来作为良、恶性疾病的判断。

5.特殊类型溃疡

如穿透性溃疡、无症状型溃疡、幽门管溃疡、多发性溃疡、胃及十二指肠复合性溃疡、球后溃疡、巨大溃疡、老年人消化性溃疡、儿童期消化性溃疡、胃泌素瘤、应激性溃疡以及类固醇性溃疡等。特殊类型的溃疡常不具备典型溃疡的疼痛特点，往往缺乏节律性。胃泌素瘤多有顽固性症状和多发性难治性溃疡，手术后近期多复发，有的伴有水泻和脂肪泻。

四、诊断标准

(1)长期反复发作的周期性、节律性上腹部疼痛，应用制酸和碱性药物可缓解。

(2)上腹部有局限性压痛。

(3)胃镜检查可见到溃疡，并经活组织病理检查排除恶性溃疡。

(4)X 线钡餐造影见溃疡龛影。

五、鉴别诊断

(一)慢性胃炎

有慢性上腹不适或疼痛，部分有胃黏膜糜烂性病变者可有近似消化性溃疡的症状，但周期性与节律性一般不明显。胃镜检查是二者主要的鉴别方法，组织病理学可见胃黏膜慢性炎症、萎缩以及肠上皮化生、不典型增生等改变。

(二)功能性消化不良

有慢性上腹不适或疼痛，溃疡型可有近似消化性溃疡的临床表现，但多以早饱、腹胀为主要症状，但无明显消化系统器质性疾病。上消化道 X 线钡餐或胃镜无溃疡表现。

(三)胃癌

胃溃疡必须鉴别是良性溃疡还是恶性溃疡。溃疡型早期胃癌单凭内镜所见很难与良性溃疡鉴别，必须依靠直视下取活组织检查鉴别。胃癌如属进展期，内镜下与胃溃疡鉴别一般困难不大，恶性溃疡的内镜特点为：①溃疡形状不规则，一般较大。②底部凹凸不平、苔污秽。③边缘呈结节状隆起。④周围黏膜皱襞中断。⑤胃壁僵硬、蠕动减弱。活组织病理学检查发现肿瘤细胞是确诊胃癌的金标准。怀疑恶性溃疡而一次活检阴性者，必须在短期内复查胃镜进行再次活检；即使内镜下诊断为良性溃疡且活检阴性，仍有漏诊恶性溃疡的可能，因此对初诊为胃溃疡者，必须在完成正规治疗的疗程后进行胃镜复查。胃镜复查溃疡愈合不是鉴别良、恶性溃疡的可靠依据，必须重复活检加以证实，胃黏膜染色和放大胃镜可以提高活检的准确性。对黏膜下弥漫浸润型胃癌，胃镜检查除可见黏膜僵硬外不易发现有明显隆起或溃疡性病变，活组织检查也不容易取到病变部位，容易漏诊，对高度怀疑该疾病者，要做病变同一部位的深部取材。

(四)慢性胆囊炎和胆石症

慢性胆囊炎和胆石症多见于中年女性,常呈间歇性、发作性右上腹痛,常放射至右肩胛区,多与进食油腻食物或饮酒有关,发作时可有右上腹疼痛、发热、黄疸、莫菲征阳性,有的患者可以引起胆源性胰腺炎,出现左上腹和左侧腰背部疼痛,血、尿淀粉酶增高,B超、上腹部CT和MRCP检查常可发现胆道结石征象。有些发作不典型者,可仅表现为上腹不适、隐痛、饱胀,可长期作为慢性胃炎治疗而疗效不稳定,对这些患者应该行肝胆胰B超检查以除外慢性胆囊炎和胆石症。

(五)胃泌素瘤

胃泌素瘤亦称Zollinger-Ellson综合征,胃十二指肠球部和不典型部位(十二指肠降段、横段甚或空肠近端)发生顽固、多发性溃疡,且具难治性特点,多伴有不明原因的腹泻和消瘦。有过高胃酸分泌(BAO明显升高,可>15 mEq/h,给予五肽胃泌素刺激后,MAO无明显增加,使BAO/MAO>60%)及高空腹血清胃泌素(>1 000 pg/mL)。

六、治疗

(一)辨证论治

1.辨证要点

消化性溃疡属于中医的胃脘痛范畴,其辨证要点是:一是要辨别邪气的偏盛;二是要辨别病证的虚实。临床上病因都有长期情志不舒和饮食不节的情况,故无论因何致病都有本虚的因素在先,而后或因气滞,或因湿热,或因寒凝,或因阴液不足而致病者都有本虚标实的情况,只是虚实多少和外邪不同。肝气郁滞,侵犯胃腑,起病较急,以实证为主;遇寒而痛,反复发作,是外寒入内加重阳虚内寒,虚实俱病;嗜食肥甘、辛辣、烟酒或饥饱失常而致病者,多是脾胃虚弱为主。

2.分证论治

(1)肝气犯胃证。①证候特点:胃脘疼痛或痞满,胃灼烧反酸,两胁胀痛,走蹿不定,每因情志不舒加重,伴见嗳气呃逆,嘈杂不适,善太息,急躁易怒,大便不爽,舌质暗,苔薄白,脉弦。②治法:疏肝理气,和胃止痛。③方药:柴胡疏肝散加减:柴胡、郁金、川楝子、丹参、黄芩、百合、白芍、香附。

(2)脾胃湿热证。①证候特点:胃脘痞满,疼痛,纳呆乏力,口苦而黏,恶心欲呕,口干不欲饮水,肢体困重,烦躁身热,大便黏腻而不爽,小便赤黄,舌质红,苔黄腻,脉濡数或滑数。②治法:清热化湿,健脾和胃。③方药:温胆汤加减:黄芩、茯苓、滑石、枳壳、白术、三棱、生大黄、鸡内金、煅瓦楞、清半夏、陈皮、竹茹。

(3)脾胃阳虚证。①证候特点:胃脘疼痛,痛势绵绵,喜温喜按,饥饿或劳累后加剧,食后痛缓,泛吐清涎,形寒肢冷,倦怠乏力,面色萎黄或苍白,大便溏薄,或下利清谷,舌质淡胖而嫩,苔白或滑,脉沉细无力,或沉细而迟。②治法:温阳健脾,暖胃散寒。③方药:黄芪建中汤加味:黄芪、白芍、桂枝、甘草、饴糖、白及。

(4)胃阴亏损证。①证候特点:胃脘隐隐灼痛,嘈杂似饥而不欲饮食,胃灼烧反酸,口舌咽喉干燥,烦渴思饮,或干呕呃逆,形体消瘦,面色干枯,大便秘结,舌质红少津或有裂纹,苔少或苔花剥,脉细数。②治法:养阴益胃,滋阴清热。③方药:一贯煎加减:沙参、麦冬、生地黄、枸杞子、当归、川楝子。

(5)脾胃虚弱证。①证候特点:脘腹痞满,食后为甚,或胃脘隐隐,反复发作,神疲乏力,少气懒言,纳少不食,胃灼烧反酸,面色萎黄或苍白,大便溏薄,舌质淡嫩,苔薄白,脉细弱无力。②治法：益气健脾，制酸和胃。③方药：香砂六君子汤加减：党参、白术、茯苓、陈皮、木香、甘草、半夏、砂仁。

(6)瘀血阻滞证。①证候特点：腹痛持续，如针如刺，夜间较重，按压更甚，胃灼烧反酸，面暗便黑，舌暗或见瘀斑，苔薄白，脉弦涩。②治法：活血化瘀，理气止痛。③方药：膈下逐瘀汤加减：五灵脂、川芎、牡丹皮、赤芍、乌药、延胡索、当归、桃仁、红花、甘草、香附、枳壳。

3.常用中成药

(1)舒肝和胃丸：适用于肝气犯胃型，每次 6 g，每天 3 次。

(2)舒肝止痛丸：适用于肝气犯胃疼痛较重者，每次 6 g，每天 3 次。

(3)附子理中丸：适用于脾胃阳虚型，每次 9 g，每天 2～3 次。

(4)虚寒胃痛颗粒：适用于脾胃阳虚型患者，每次 1 袋(5 g)，每天 3 次。

(5)胃气止痛丸：适用于胃寒较甚，疼痛较明显的患者，每次 6 g，每天 3 次。

(6)大补阴丸：适用于胃阴亏虚兼有肝火者，每次 6 g，每天 3 次。

(7)养胃舒胶囊：适用于胃阴亏虚，口苦较重者，每次 2～3 粒，每天 2～3 次。

(8)参苓白术散：适用于脾胃虚弱，湿邪较重，每次 6 g，每天 3 次。

(9)气滞胃痛颗粒：适用于腹胀胃痛患者，每次 1 袋(5 g)，每天 3 次。

(二)西医治疗

1.治疗原则

(1)胃溃疡：抑酸＋保护胃黏膜。

(2)十二指肠溃疡：抑酸。

不论是胃溃疡或十二指肠溃疡，凡是合并 Hp 感染者，都要进行 Hp 根治。

2.抑制胃酸

(1)中和胃酸药。复方氢氧化铝每次 2～3 片，每天 3～4 次，嚼碎后服用较好。碳酸氢钠每次 2～3 片，每天 3～4 次，嚼碎后服用较好。

(2)抑制胃酸分泌药有以下几种。①H_2 受体阻断剂(H_2RAs)：西咪替丁每天 3 次，每次 200 mg，或者每晚 1 次，每次 400 mg；雷尼替丁每天 2 次，每次 150 mg，或每晚 1 次，每次 300 mg；法莫替丁每天 2 次，每次 20 mg；尼扎替丁每天 2 次，每次 150 mg，或每晚 1 次，每晚 300 mg。②质子泵抑制剂(PPIs)：奥美拉唑每天 2 次，每次20 mg；兰索拉唑每天 2 次，每次 30 mg；泮托拉唑每天 2 次，每次40 mg；雷贝拉唑每天2 次，每次 10 mg；埃索美拉唑每天 2 次，每次 20 mg。

疗程：十二指肠溃疡 4～6 周，胃溃疡 6～8 周。

特别提示：对诊断不明确者，特别是不能排除有恶性溃疡者尽量不用 PPIs，以免掩盖病情。

3.黏膜保护剂

(1)硫糖铝：每天 3～4 次，每次 1.0 g，本品为抗胃蛋白酶抑制药，具有细胞保护活性，能增加胃黏液分泌，并促进黏膜前列腺素的合成，不仅对胃十二指肠溃疡疗效显著，亦能显著抑制复发，两餐之间、空腹口服效果较好。除便秘外，偶有腹泻、恶心、皮疹、胃部不适、眩晕、背痛等不良反应，需停药者罕见。本品不能与 H_2RAs、四环素等同时应用，如需联用应间隔 2 小时，否则会影响生物利用度，因为本品要求在酸性环境下激活。

(2)替普瑞酮：每次 50 mg，每天3 次，饭后 30 分钟内服用。可增加黏液、黏膜中的糖蛋白含量及疏水层磷脂的含量，促进胃黏膜损伤的修复，促进内源性前列腺素的合成，改善胃黏膜血流，促进胃黏膜再生，主要用于治疗胃溃疡。服用本品可能出现便秘、腹泻、口渴、恶心、食欲缺乏、腹痛等一过性消化道症状，肝酶可以一过性增高、头痛、变态反应、胆固醇升高等，总的来说不良反应少，安全性高。

4.对症治疗

(1)腹胀：多潘立酮每天 3 次，每次 10～20 mg，饭前服用；莫沙必利每天 3 次，每次 5～10 mg，饭前服用；伊托必利每天 3 次，每次 50 mg，饭前服用。

(2)腹痛：山莨菪碱每次每天 3 次，每次 10 mg；颠茄每天 3 次，每次 5～10 mg。

(3)出血。①使用 H_2RAs 或 PPIs 抑制胃酸即可达到止血目的，出血量较少，可以按常规剂量口服 H_2RAs 或 PPIs，出血量较大时可以用 H_2RAs 或 PPIs 的静脉制剂，如：法莫替丁 20 mg＋5％葡萄糖生理盐水 250 mL 静脉滴注，每天 2 次；或奥美拉唑 40 mg 或泮托拉唑 40 mg＋5％葡萄糖生理盐水 250 mL 静脉滴注，必要时，可以重复使用。②云南白药：每天 3 次，每次 2 g。③生大黄粉每天 2～3 次，每次 2～3 g，不但可以止血，还可以促进胃肠道的瘀血排出，减轻腹胀等吸收反应。

（裴永斌）

参考文献

[1] 何裕民.现代中医肿瘤学[M].北京:中国华侨出版社,2023.
[2] 陈文君,张喆.中医内科学方证速记一本通[M].北京:人民卫生出版社,2023.
[3] 武建设.一气呵成学中医诊断[M].南京:江苏凤凰科学技术出版社,2022.
[4] 韩平.慢性筋骨疾病的中医治疗与养护[M].北京:中国中医药出版社,2022.
[5] 任永昊,孙敏,亓慧博,等.常见病的中医诊断与治疗[M].成都:四川科学技术出版社,2022.
[6] 王宁,王培华.中医临证处方思维[M].南京:江苏凤凰科学技术出版社,2022.
[7] 罗莎.现代中医临床应用[M].西安:陕西科学技术出版社,2021.
[8] 侯静,陈洪平,李帅,等.常见疾病中医诊治与研究[M].哈尔滨:黑龙江科学技术出版社,2022.
[9] 朱明军.中医经方理论与临证集萃[M].北京:中国中医药出版社,2022.
[10] 黄福忠,黄俊,黄毅.中医诊治常见疾病[M].成都:四川科学技术出版社,2021.
[11] 周仲瑛.中医临证技巧[M].北京:中国中医药出版社,2021.
[12] 郭恒怡.中医实证芳疗全书[M].北京:中国轻工业出版社,2022.
[13] 郁东海.中医全科优势病种诊治指南[M].上海:上海科学技术出版社,2022.
[14] 谢庆斌,徐先涛,王风,等.实用中医临床诊疗学[M].开封:河南大学出版社,2021.
[15] 冯风.经方与中医临床护理[M].济南:山东科学技术出版社,2022.
[16] 陈川.中医老年医学精要[M].上海:上海科学技术出版社,2022.
[17] 张玉林.古中医诊断学新解[M].沈阳:辽宁科学技术出版社,2022.
[18] 杜革术.中医临床诊断与治疗技术[M].西安:陕西科学技术出版社,2022.
[19] 于东林,张磊,李星华.中医单元证辨证研究[M].北京:化学工业出版社,2023.
[20] 庞国明,朱庆文,林天东,等.中医外治大成[M].北京:科学出版社,2022.
[21] 丁照亮.中医临床实用与实践[M].长春:吉林科学技术出版社,2022.
[22] 李淳.中医特效处方大全[M].北京:中医古籍出版社,2022.
[23] 邵中英.中医疾病诊疗思路[M].哈尔滨:黑龙江科学技术出版社,2022.
[24] 李其信,黄娜娜,曾令斌,等.实用中医疾病诊疗学[M].开封:河南大学出版社,2022.
[25] 麦建益,何锦雄,马拯华,等.常见病中医诊断与治疗[M].开封:河南大学出版社,2022.
[26] 王桂茂.中医辨证诊病轻松学[M].北京:化学工业出版社,2022.
[27] 悠扬.中医基础入门一本通[M].北京:北京联合出版公司,2022.

[28] 刘志勇.新编中医诊治学[M].开封:河南大学出版社,2022.
[29] 林慧敏.针灸推拿诊治与康复治疗[M].上海:上海交通大学出版社,2023.
[30] 颜莉芳.中医疾病诊疗精要[M].开封:河南大学出版社,2022.
[31] 李淳.中医经典处方大全[M].北京:中医古籍出版社,2022.
[32] 李明,王琳.中医临床能力综合实训[M].北京:中国中医药出版社,2022.
[33] 刘绍贵,廖建萍,刘红宇.中医临证处方手册[M].长沙:湖南科学技术出版社,2022.
[34] 王加志,姚壮.中医常见病辨证调治[M].北京:中国中医药出版社,2022.
[35] 周洪进.当代名中医验方选[M].北京:中国医药科技出版社,2022.
[36] 刘禹全,董秋梅,崔宏伟,等.类风湿关节炎血脂异常及中医辨证治疗的研究进展[J].风湿病与关节炎,2022,11(7):64-66.
[37] 刘晓玉,郑福增,刘玉莹,等.中医辨证施治治疗类风湿性关节炎的临床疗效观察[J].中文科技期刊数据库(全文版)医药卫生,2022(2):0131-0133.
[38] 陈瑞芹.加强中医辨证用药管理促进中药制剂在妇科安全使用[J].中医药管理杂志,2022,30(18):151-153.
[39] 潘俐玲.从临证用药特色视角探讨中医药治疗妇科疾病的优势[J].中医药管理杂志,2022,30(7):125-127.
[40] 俞翔,金宇安.中医药辨证治疗眩晕概要[J].中医研究,2023,36(9):87-92.